高等职业教育中医药类创新教材

西医外科学

（供中医学、针灸推拿、中医骨伤等专业用）

主　编　袁志勇　文兆峰

副主编　来卫东　张　铮　宋桂红　张　伦　黄　诚

编　委　（以姓氏笔画为序）

于　勇（山东医学高等专科学校附属医院）

王　军（菏泽医学专科学校）

王力闯（南阳医学高等专科学校）

文兆峰（菏泽医学专科学校）

刘桂元（重庆三峡医药高等专科学校）

李辉然（山东医学高等专科学校附属医院）

来卫东［山东医学高等专科学校（临沂）］

佟立权（哈尔滨医科大学附属第五医院）

宋桂红（山东中医药高等专科学校）

张　伦（菏泽医学专科学校）

张　铮（南阳医学高等专科学校）

陈　湘（江苏医药职业学院）

袁志勇（山东中医药高等专科学校）

殷　森（乌兰察布医学高等专科学校）

黄　诚（江苏医药职业学院）

崔　敏（山东中医药高等专科学校）

中国健康传媒集团

中国医药科技出版社

内容提要

西医外科学是中医学类专业学生的必修课程之一，本教材根据教学大纲的基本要求和课程特点编写而成，内容涵盖外科基本操作、基础知识和常见外科疾病三大部分。本教材注重综合素质培养，依据高职高专层次教育要求，以"必需""适用""实用"为指导，体现理论与实践技能结合的特点；并体现书网融合特色，配套有课程PPT、微课、重点知识思维导图、题库等数字化资源，使教学资源更加多样化、立体化。本教材供中医学、针灸推拿和中医骨伤等专业使用。

图书在版编目（CIP）数据

西医外科学 / 袁志勇，文兆峰主编 . —北京：中国医药科技出版社，2022.8

高等职业教育中医药类创新教材

ISBN 978-7-5214-3179-7

Ⅰ.①西… Ⅱ.①袁…②文… Ⅲ.①外科学－高等职业教育－教材 Ⅳ.① R6

中国版本图书馆CIP数据核字（2022）第078635号

美术编辑　陈君杞
版式设计　南博文化

出版　**中国健康传媒集团** | 中国医药科技出版社

地址　北京市海淀区文慧园北路甲22号

邮编　100082

电话　发行：010-62227427　邮购：010-62236938

网址　www.cmstp.com

规格　889×1194mm $^1/_{16}$

印张　20 $^3/_4$

字数　612千字

版次　2022年8月第1版

印次　2022年8月第1次印刷

印刷　北京紫瑞利印刷有限公司

经销　全国各地新华书店

书号　ISBN 978-7-5214-3179-7

定价　65.00元

获取新书信息、投稿、为图书纠错，请扫码联系我们。

《高等职业教育中医药类创新教材》
建设指导委员会

主 任 委 员

吴少祯（中国健康传媒集团董事长）

袁志勇（山东中医药高等专科学校党委书记）

战文翔（山东中医药高等专科学校校长）

副主任委员

荆雪宁（山东中医药高等专科学校副校长）

范　真（南阳医学高等专科学校副校长）

沈　力（重庆三峡医药高等专科学校副校长）

葛淑兰（山东医学高等专科学校副校长）

蒋继国（菏泽医学专科学校副校长）

覃晓龙（遵义医药高等专科学校副校长）

何　坪（重庆医药高等专科学校副校长）

高璀乡（江苏医药职业学院副校长）

张明理（中国医药科技出版社执行董事、经理）

委　　员

沈　伟（山东中医药高等专科学校教务处处长）

刘荣志（南阳医学高等专科学校教务处处长）

孙　萍（重庆三峡医药高等专科学校发展规划处处长）

来卫东（山东医学高等专科学校教务处副处长）

代爱英（菏泽医学专科学校教务处处长）

刘　亮（遵义医药高等专科学校教务处副处长）

兰作平（重庆医药高等专科学校教务处处长）

王庭之（江苏医药职业学院教务处处长）

张炳盛（山东中医药高等专科学校教务教辅党总支原书记）

张明丽（南阳医学高等专科学校中医系党委书记）

苏绪林（重庆三峡医药高等专科学校中医学院院长）

王　旭（菏泽医学专科学校中医药系主任）

于立玲（山东医学高等专科学校科研处副处长）

冯育会（遵义医药高等专科学校中医学系副主任）

万　飞（重庆医药高等专科学校中医学院院长）

周文超（江苏医药职业学院医学院党总支书记）

办公室主任

范志霞（中国医药科技出版社副总编辑、副经理）

徐传庚（山东中医药高等专科学校中医系原主任）

数字化教材编委会

出版说明

中医药职业教育是医药职业教育体系的重要组成部分，肩负着培养中医药行业多样化人才、传承中医药技术技能、促进就业创业的重要职责。为深入贯彻落实国务院印发的《中医药发展战略规划纲要（2016—2030 年）》《国家职业教育改革实施方案》和教育部等九部门印发的《职业教育提质培优行动计划（2020—2023 年）》等文件精神，充分体现教材育人功能，适应"互联网+"新时代要求，满足中医药事业发展对高素质技术技能中医药人才的需求，在"高等职业教育中医药类创新教材"建设指导委员会的指导下，中国医药科技出版社启动了本套教材的组织编写工作。

本套教材包含 21 门课程，主要特点如下。

一、教材定位明确，强化精品意识

本套教材认真贯彻教改精神，强化精品意识，紧紧围绕专业培养目标要求，认真遵循"三基""五性"和"三特定"的原则，在教材内容的深度和广度上符合中医类专业高职培养目标的要求，与特定学制、特定对象、特定层次的培养目标相一致，力求体现"专科特色、技能特点、时代特征"。以中医药类专业人才所必需的基本知识、基本理论、基本技能为教材建设的主题框架，充分体现教材的思想性、科学性、启发性、先进性和适用性，注意与本科教材和中职教材的差异性，突出理论和实践相统一，注重实践能力培养。

二、落实立德树人，体现课程思政

党和国家高度重视职业教育事业的发展，落实立德树人是教材建设的根本任务。本套教材注重将价值塑造、知识传授和能力培养三者融为一体，在传授知识和技能的同时，有机融入中华优秀传统文化、创新精神、法治意识，弘扬劳动光荣、技能宝贵、创造伟大的时代风尚，注重加强医德医风教育，着力培养学生"敬佑生命、救死扶伤、甘于奉献、大爱无疆"的医者精神，弘扬精益求精的专业精神、职业精神、工匠精神和劳模精神，以帮助提升学生的综合素质和人文修养。

三、紧跟行业发展，精耕教材内容

当前职业教育已经进入全面提质培优的高质量发展阶段。教育部印发的《"十四五"职业教育规划教材建设实施方案》强调：教材编写应遵循教材建设规律和职业教育教学规律、技术技能人才成长规律，紧扣产业升级和数字化改造，满足技术技能人才需求变化，依据职业教育国家教学标准体系，对接职业标准和岗位能力要求。本套教材编写以学生为本，以岗位职业需求为标准，以促进就业和适应产业发展需求为导向，以实践能力培养为重点，增加实训内容和课时的设置，力争做到课程内容与职业标准对接、教学过程与生产过程对接，突出鲜明的专业特色。内容编写上注意与时俱进，注重吸收融入行业发展的新知识、新技术、新方法，以适应当前行业发展的趋势，实现教材与时代的融合，以提高学生创造性解决实际问题的能力。

四、结合岗位需求，体现学考结合

为深入贯彻执行《国家职业教育改革实施方案》中推动的1+X证书制度，本套教材充分考虑学生考取相关职业资格证书、职业技能等级证书的需要，将岗位技能要求、劳动教育理念、国家执业助理医师资格考试等有关内容有机融入教材，突出实用和实践。教材理论内容和实训项目的设置涵盖相关考试内容和知识点，做到学考结合，满足学生在学习期间取得各种适合工作岗位需要的职业技能或资格证书的需求，以提升其就业创业本领。

五、配套数字教材，丰富教学资源

本套教材为书网融合教材，编写纸质教材的同时，重视数字资源配套增值服务的建设，通过教学课件PPT、思维导图、视频微课、题库等形式，丰富教学资源，利用中国医药科技出版社成熟的"医药大学堂"智能化在线教学平台，能够实现在线教学、在线评价、在线答疑、在线学习、在线作业、在线考试、在线互动等功能，极大提升教学手段，满足教学管理需要，为提高教育教学水平和质量提供支撑。

六、以学生为本，创新编写形式

本套教材在编写形式上坚持创新，在内容设置上注重模块化编写形式，整套教材设立相对统一的编写模块，模块设计分为"必设模块"和"选设模块"两种类型。"必设模块"是每本教材必须采用的栏目，使整套教材整齐划一。"选设模块"是每本教材根据课程的特点自行设计，目的是增强课堂互动和教材的可读性，提高学习的目的性和主动性。模块设置注重融入中医经典，融入课程思政，融入职业技能与中医助理执业医师资格考试内容，凸显本轮中医学专业教材编写的"传承创新"特色。

为编写出版一套高质量的精品教材，本套教材建设指导委员会的专家给予了很多宝贵的、建设性的指导意见，参编的几十所院校领导给予了大力支持和帮助，教材的编写专家均为一线优秀教师，他们业务精良，经验丰富，态度认真严谨，为本套教材的编写献计献策、精益求精、无私奉献，付出了辛勤的汗水和努力，在此一并表示衷心感谢。

本套教材目标明确，以满足高等职业院校中医药类专业教育教学需求和应用型中医药学人才培养目标要求为宗旨，旨在打造一套与时俱进、教考融合、特色鲜明、质量优良的中医类高职教材。希望本套教材的出版，能够得到广大师生的欢迎和支持，为促进我国中医类相关专业的职业教育教学改革和人才培养做出积极贡献。希望各院校师生在教材使用中提出宝贵意见或建议，以便不断修订完善，为下一轮教材的修订工作奠定坚实基础。

中国医药科技出版社

2022 年 6 月

西医外科学是中医学类专业必修课，是中医执业助理医师资格考试必考科目，本教材遵守与医考、医改、教改相结合的原则，围绕高职高专中医药学类专业人才培养目标，紧扣专业教学标准，结合中医执业助理医师资格考试考试大纲，努力打造一门培养高职高专中医药学类专业人才的优质教材。

本教材坚持"三基"（基本理论、基本知识、基本技能）和"五性"（思想性、科学性、先进性、启发性、适用性）的要求，充分体现以中医药学类行业岗位任职要求、职业标准、工作过程等作为指导编写教材，突出中医药类相关专业学科特色。全书除绪论外共十二章，包括第一章外科基本操作（技能）、第二章外科基础理论和三至十二章的外科常见疾病（第三章外科感染、第四章创伤、第五章颅内压增高与脑疝、第六章肿瘤、第七章甲状腺及乳腺疾病、第八章外科急腹症、第九章腹外疝、第十章周围血管疾病、第十一章骨折和第十二章骨与关节疾病）。第一章设置实训实练6个，对接中医执业助理医师资格考试第三站考试要求，注重基本操作技能培养。本教材为书网融合教材，文中设置知识拓展、思政课堂和岗位情景模拟，章末设置目标检测；配套课件PPT、课程微视频、重点知识回顾思维导图、题库等数字化资源，融入"立德树人、德技并修"的培养理念，做到构思新颖、内容充实、实践性强。

本教材采取分工编写、互相审定、主编把关的原则。编写人员均具有丰富的教学和临床工作经验，治学态度严谨，在编写过程中团队精诚合作、一丝不苟、精益求精，确保教材质量，使其具有必需、实用、适用的特点。具体分工如下：绪论由宋桂红编写，第一章第一节由崔敏编写，第二节、第三节、第四节、第五节由袁志勇、宋桂红编写，第六节由文兆峰编写，第七节由张伦编写；第二章第一节由崔敏编写，第二节、第三节由陈湘编写，第四节由李辉然编写，第五节由来卫东编写；第三章由李辉然编写；第四章第一节、第二节由张伦编写，第三节由黄诚编写，第四节由殷森编写，第五节由文兆峰编写，第六节由宋桂红编写；第五章由张伦编写；第六章第一节和第二节的肺癌、食管癌、胃癌由黄诚编写，第二节的胰腺癌、肝癌、结直肠癌由刘桂元编写，肾肿瘤、膀胱肿瘤由来卫东编写；第七章由于勇编写；第八章第一节至第五节由佟立权编写，第六节至第八节由刘桂元编写；第九章由殷森编写；第十章由张铮编写；第十一章由王军编写；第十二章由王力闯编写。数字资源编写分工同纸质教材。

本教材在编写过程中得到了山东中医药高等专科学校、菏泽医学专科学校、山东医学高等专科学校、南阳医学高等专科学校、江苏医药职业学院、重庆三峡医药高等专科学校、哈尔滨医科大学附属第五医院及乌兰察布医学高等专科学校各级领导的关怀、支持及帮助，谨此表示真挚的感谢。

真诚地希望广大院校师生在使用过程中，多提宝贵意见，使教材不断优化完善。

《西医外科学》编委会
2022 年 5 月

CONTENTS **目录**

绪　论

外科学是医学科学的重要组成部分，是研究外科疾病的发生、发展规律、诊断、预防及治疗的一门科学。而外科疾病是指那些只有通过手术或手法整复处理才能获得最好治疗效果的疾病。外科学在整个医学发展历史中形成并不断更新变化，为整个人类的健康做出了卓越贡献。作为医学生，我们应该刻苦学习外科学的基础理论、外科疾病相关知识，熟练掌握外科学的基本操作技能，为未来临床医疗打下坚实基础。

一、外科学研究内容

（一）外科基本操作

外科基本操作主要包括无菌术、外科手消毒、穿手术衣戴手套、手术区皮肤消毒及铺无菌单、手术器械识别、打结、切开与止血、缝合及外科包扎法等基本操作技术。通过学习和实练实训强化学生基本操作技能，培养其良好的职业能力和职业素养。

（二）外科基础理论

外科基础理论主要包括体液失衡、外科休克、麻醉、围手术期处理及心肺脑复苏等。通过学习这部分内容，培养学生树立疾病的整体观和应用理论知识解决临床实际问题的能力。

（三）外科常见疾病

外科常见疾病主要包括外科感染、创伤、肿瘤、甲状腺及乳腺疾病、外科急腹症、腹外疝、周围血管疾病、骨折及骨与关节疾病。通过学习，培养学生学会通过外科常见疾病的主要表现，正确诊断疾病并给出治疗原则和方案的能力。

二、如何学习外科学

学习外科学必须始终坚持"以病人为中心"的理念，以"医者仁心"为主线，努力学习理论知识和手术基本技能，用过硬的本领更好地为患者服务。

（一）注重医学理论与实践相结合

医学本身就是一门理论与实践紧密结合的科学，学习外科，必须注重理论与实践相结合，既要认真学习课本上的理论知识，又要亲自实践，掌握疾病的各种诊疗流程和操作，并不断进行各种外科基本操作的练习。理论和实践可以相互促进，共同促进职业素质养成。

（二）加强外科基本操作技能训练

外科学是一门实践性很强的学科，在诊治疾病的过程中需要各种操作手法和手术技能，如打结、缝合、切开、分离、止血、固定、换药及拆线等，娴熟的操作技能是外科医生必备的基本功；学习过程中需要强化各种操作技能训练，培养学生实践操作能力。

（三）重视基本知识和基础理论学习

医学是直面生命的科学，医学生必须认真学习医学基本知识和基础理论，甚于融合各科知识，力求准确无误，扎实的理论知识可以帮助外科医生加深对临床实践的理解和认识，更顺利地开展手术，并不断开拓思路，有所创新。

三、外科学发展概况

外科学作为医学的组成部分，也是人们长期同疾病做斗争的经验总结。

（一）西医外科学的发展

手术疼痛、伤口感染及出血曾经是制约外科学发展的三大瓶颈。1846年美国的Morton首先采用乙醚进行全身麻醉，协助临床医生完成了很多大手术，自此手术疼痛问题得以解决。100多年前，伤口感染也曾是外科医生面临的重大难题之一，1846年匈牙利的Semmelweis首先提出在检查产妇前用漂白粉洗手，可降低产妇的死亡率，这是无菌术的开端，此后手术器械的消毒、手术部位的消毒包扎，直至蒸汽灭菌等措施的应用和手臂消毒、戴无菌手套等使无菌术日臻完善，基本解决了伤口感染的问题，加上1929年英国科学家Fleming发现青霉素和此后各种抗生素的出现，为外科学的发展开辟了新时代。手术中出血也是妨碍外科发展的另一重要因素，1872年英国医生Wells正式提出将血管钳应用于术中止血，1873年德国的Esmarch提倡止血带的应用，解决了手术出血的难题；1915年德国Lewisohn的间接输血法，也基本避免了因术中出血而引起失血性休克的发生。这三大瓶颈的解决促使现代外科学飞速发展。

西医学于19世纪初传入我国，经过几代中国外科医生的不懈努力，我国外科学发展突飞猛进，尤其是1980年后，在很多领域逐步赶上甚至超过发达国家水平。

（二）中医外科学的发展

在中医学史上，从公元前14世纪，商代甲骨文中就有与外科相关的"疔""疮"等文字记载。周代（公元前1066~公元前249年）以"疡医"称呼外科医生，说明外科已成为一门独立的专科。秦汉时代的医学名著《黄帝内经》设"痈疽篇"，汉末神医华佗尤其擅长外科技术，开展了死骨剔除术、剖腹术等。我国最早的外科学专著为南北朝的《刘涓子鬼遗方》，金元时期还有关于正骨经验、悬吊复位法等的记载。明代是我国中医外科学的兴盛时期，遗留下许多经典名作，如《外科正宗》《外科精义》等，记载了用丝线缝合伤口、急性乳腺炎及乳癌的治疗、先天性肛管闭锁的治疗等。清代的《医宗金鉴》里也总结了传统的正骨疗法。上述事实均说明中医学在外科学方面的悠久历史和丰富的实践经验。

外科学发展至今，离不开古今中外许多代医学工作者的钻研和探索，我们要继承和学习他们为解除患者病痛不断探究的精神。

（宋桂红）

第一章　外科基本操作

学习目标

知识要求：

1. 掌握外科各项基本技能的规范操作。
2. 熟悉外科各项基本操作的注意事项及目的。
3. 了解各项基本操作的发展及演变。

技能要求：

1. 熟练进行各项外科基本技能的操作。
2. 培养学生的无菌意识和严谨的操作规范。

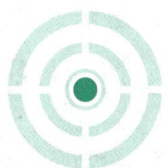

第一节　无菌术概述

PPT

在外科领域，病原体可在手术、穿刺、插管、注射及换药等过程中进入伤口或组织，引起感染。无菌术就是针对微生物及感染途径所采取的一系列预防措施，包括灭菌法、消毒及相关的操作规则及管理制度，目的是尽量避免和减少外科感染的发生。

灭菌是指杀灭一切活的微生物，包括芽孢。消毒是指杀灭病原微生物和其他有害微生物，但并不要求清除或杀灭所有微生物。从临床角度上讲，无论灭菌或消毒，都必须杀灭所有致病微生物，才能达到临床无菌术的要求。通常对应用于手术区域或伤口的物品按灭菌要求处理，即预先用物理或化学方法把相关物品上所有的微生物彻底消灭掉；患者的皮肤、手术人员手臂、某些特殊手术器械、手术室的空气等按消毒的标准进行处理，去除有害微生物。

无菌术的内容涉及各种灭菌和消毒的方法，相关操作规则及管理制度亦非常重要。医务人员在医疗护理操作过程中，须遵循一套操作规程，保持无菌物品、无菌区域不被污染，防止病原微生物侵入人体。所有医护人员都必须自觉遵守、严格执行这些规则及制度，确保无菌术的实施。

一、分类及应用

（一）物理灭菌法

1. **高压蒸汽灭菌法**　该灭菌法临床应用最普遍，效果很可靠，适用于大多数医用物品，包括手术器械、消毒衣巾及布类敷料等的灭菌。

（1）灭菌方法　①下排式蒸汽灭菌器灭菌法。灭菌器式样很多，有卧式、手提式及立式等多种，其基本结构和作用原理相同，均由一个有两层壁的耐高压的锅炉构成。蒸汽进入灭菌室内，积聚而使压力升高，室内温度也随之升高。当高压蒸汽达到一定的温度和时间，即能杀灭包括具有顽强抵抗力的细菌芽孢在内的一切微生物。②预真空式蒸汽灭菌器灭菌法。灭菌器较下排式灭菌器更为先进，具有灭菌时间缩短、对灭菌物品的损害更轻微的优点。

（2）注意事项　①需灭菌的各种包裹不宜过大，包扎不宜过紧，体积上限为长40cm、宽30cm、高30cm。②放入灭菌器内的包裹，不要排得太密，下排式蒸气灭菌器的装载容量为柜室容积的10%~80%，预真空式蒸气灭菌器的装载容量为柜室容积的5%~90%，以免妨碍蒸气透入，影响灭菌效果。③预置专用的包内及包外灭菌指示纸带，当压力及温度均达到灭菌要求时，指示纸带即出现黑色条纹，表示已达到灭菌的要求。④已灭菌的物品应注明有效日期，通常为2周。

2. 煮沸灭菌法　适用于金属器械、玻璃及橡胶类等物品的灭菌。煮沸灭菌器灭菌法，在水中煮沸至100℃并持续15~20分钟，一般细菌即可被杀灭，但带芽孢的细菌至少需煮沸1小时才能被杀灭。压力锅煮沸灭菌法，高原地区应用该法可节省时间和保证灭菌质量，压力锅的蒸气压力一般为127.5kPa，锅内最高温度可达124℃左右，10分钟即可灭菌。

3. 干热灭菌法　适用于耐热、不耐湿，蒸气或气体不能穿透物品的灭菌，如玻璃、粉剂及油品等的灭菌，不适合橡胶、塑料及大部分药品的灭菌。一般规定，160℃灭菌时间2小时，170℃灭菌时间1小时，180℃灭菌时间30分钟。

4. 电离辐射法　适用于无菌医疗耗材（如一次性注射器、丝线）和某些药品的灭菌。^{60}Co释放的γ射线或者加速器产生的电子射线能起到灭菌效果。

（二）化学灭菌法

目前临床用于无菌术的化学药液既可用于消毒，又可用于灭菌。若浓度低或作用时间短时，只能消毒；若浓度高或作用时间长时则可用于灭菌。

1. 化学气体灭菌法　适用于不耐高温、湿热的医疗材料的灭菌，如电子仪器、光学仪器、内镜及其专用器械、心导管、导尿管及其他橡胶制品等物品。

（1）环氧乙烷气体法　气体有效浓度为450~1200mg/L，灭菌室内温度为37~63℃，时间为1~6小时。物品以专用纸袋密封后放入灭菌室，灭菌有效期为半年。

（2）过氧化氢等离子体低温法　过氧化氢作用浓度为>6mg/L，温度为45~65℃，时间为28~75分钟。灭菌前物品需充分干燥。

2. 化学药液浸泡法　适用于皮肤消毒和不耐高温灭菌的锐利器械、内镜、缝线、有机玻璃等的灭菌。目前临床上大多采用2%中性戊二醛作为浸泡液，30分钟达到消毒效果，灭菌时间为10小时。用于消毒的其他品种浸泡液包括10%甲醛、70%乙醇、1∶1000苯扎溴铵（新洁尔灭）及1∶1000氯己定（洗必泰）等。

二、无菌操作规则

无菌操作规则要求手术相关人员在手术过程中严格执行无菌要求，若出现违规操作，必须立即予以纠正。

（1）手术人员穿无菌手术衣和戴无菌手套之后，手不能接触背部、腰部以下和肩部以上部位，这些区域属于有菌地带；同样，也不要接触手术台边缘以下的布单。

（2）不可在手术人员的背后传递手术器械及用品。坠落到无菌巾或手术台边以外的器械物品，按污染处理。

（3）手术中如果手套破损或接触到有菌地方，应更换无菌手套。如前臂或肘部触碰有菌地方，应更换无菌手术衣或加套无菌袖套。如无菌巾、布单等物已被湿透，其无菌隔离作用不再完整，应加盖干的无菌布单。

（4）在手术过程中，同侧手术人员如需调换位置，一人应先退后一步，背对背地转身到达另一位置，以防触及对方背部不洁区。

（5）手术开始前要清点器械、敷料，手术结束时，检查胸、腹等体腔，待核对器械、敷料数无误后，才能关闭切口，以免异物遗留腔内，产生严重后果。

（6）切口边缘应以无菌大纱布垫或手术巾遮盖，并用巾钳或缝线固定，仅显露手术切口。术前手术区粘贴无菌塑料薄膜可达到相同目的。

（7）做皮肤切口以及缝合皮肤之前，需用70%乙醇再涂擦消毒皮肤一次。

（8）切开空腔脏器前，要先用纱布垫保护周围组织，以防止或减少污染。

（9）参观手术的人员不能太多，应与手术人员和无菌器械台保持30cm以上的距离，尽量减少在手术间的走动。

（10）手术进行时不应开窗通风或用电扇，室内空调机风口不能吹向手术台。

（11）所有参加手术人员必须严格遵守无菌制度，人人应对无菌原则保持高度的责任感。对于可疑被污染的物品，一概按污染处理。

三、手术室的基本要求和制度

手术室是为患者提供手术及抢救的场所，在一定程度上代表了医院的整体水平，是医院的重要科室，要求设计合理，设备齐全，规章制度和操作流程规范合理。

（一）基本要求

1. **位置和大小**　建立手术室时，应该将手术室设在靠近外科、妇产科、五官科等手术科室病房近的地方，以便接送患者。若为高层楼房，可设在高楼的最高层，以便管理和做好清洁消毒工作。手术室房间大小宜适中、实用，一般为24~40m²。

2. **房间设置**　手术室内房间的设置应根据医院的规模、性质及手术科室床位的数量及开展手术工作的需要而定，至少应将无菌手术室与有菌手术室区分开。酌情配置更衣室、麻醉医师办公室、护士办公室、无菌物品室、取血室、观察室、复苏室等。

3. **室内配置**　室内设备宜简单、实用，只放置与手术相关的物品、用具和仪器。手术台位于室中心，其上方屋顶悬挂无影灯，有条件时可配备摄影监护仪器，并备立式可移动的照明灯。室内应有器械台、麻醉台或麻醉机、药品橱、敷料橱、吸引器、氧气筒或输氧管道以及心、肺等监护仪器。墙上应安置阅片灯、温湿度计及有关预警信号装置，现代化的手术室尚配有中央空调、超滤平层气流式滤过器等设备。

（二）手术室制度

1. **区域隔离**　进手术室要换手术室准备的清洁鞋和衣裤，戴好口罩及帽子。口罩要盖住鼻孔，帽子要盖住全部头发。剪短指甲，并除去甲缘下积垢。手臂皮肤破损有化脓感染时，不能参加手术。

2. **保持安静**　手术过程中避免不必要的走动和谈笑，以免影响手术。

3. **定期消毒**　每次手术完毕和每日工作结束后，常规清洗地面，去除污液及杂物，手术室内定期进行空气消毒。基层医院仍可选择紫外线照射灭菌进行空气消毒。

4. **合理安排**　手术间当日要安排多台手术时，一般按无菌手术、污染手术、感染手术、特殊感染手术次序进行。

5. **用品放置**　手术室内各种用品，如器械、缝线、敷料、胶布、抢救设备及急救药品等，要求放置场所固定，并且经常检查，随时补充。

（崔　敏）

第二节　外科手消毒

PPT

外科手消毒是指外科手术前医务人员用肥皂（皂液）、洗手液和流动水洗手，再用手消毒剂（具有持续抗菌活性）清除或杀灭手部暂居菌和减少常居菌的过程，是确保手术过程中无菌操作的重要一环。

洗手用的消毒剂有含碘与不含碘两大类，如安尔碘和灭菌王。临床常用含碘消毒剂，清洗双手、双臂后涂擦一遍消毒剂即可，节约了手消毒时间；尤其是急诊手术，快速的手消毒为抢救患者赢得更多时间和机会。

在皮肤皱纹和皮肤深层如毛囊、皮脂腺等处都藏有细菌，手臂消毒法仅能清除皮肤表面的细菌，并不能消灭藏在皮肤深处的细菌。在手术过程中，这些深藏的细菌可逐渐移到皮肤表面，所以在手臂消毒后，还要戴上消毒橡胶手套和穿无菌手术衣，以防止这些细菌污染手术伤口。

实训实练一　外科手消毒

【目的要求】

1. 清除指甲、手、前臂的污物和暂居菌，将常居菌减少到最低程度。

2. 抑制微生物的快速再生。

【实训准备】

1. **人员准备**　指甲平短、清洁，不涂指甲油；换好洗手衣，口罩、帽子佩戴规范；不戴耳环、手镯、手链、戒指等饰品。

2. **物品准备**　洗手液或肥皂液、消毒液、无菌擦手纸或毛巾、无菌刷。

3. **环境准备**　无接触式洗手池、刷手流程图、计时器、镜子。

【操作步骤】

1. **清洁**　一般有两种刷手法。

（1）**揉搓法**　打湿双手双臂，取洗手液3~5ml，按照6步洗手法依次揉搓手掌、手背、指缝、关节、大拇指、指尖，两手交互进行，左手握右手腕及前臂旋转揉搓直至肘上10cm（图1-2-1），同法揉搓右侧。然后流水冲净手及胳膊上的洗手液，冲洗时双手指尖朝上，肘部最低，流水自指尖流向肘部自然冲净双手双臂。目前此法临床上常用。

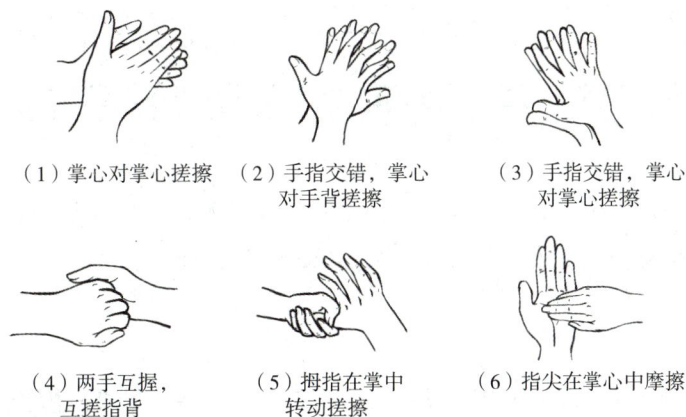

（1）掌心对掌心搓擦　（2）手指交错，掌心　（3）手指交错，掌心
　　　　　　　　　　　　　对手背搓擦　　　　　　对掌心搓擦

（4）两手互握，　　　（5）拇指在掌中　　　　（6）指尖在掌心中摩擦
　　　互搓指背　　　　　　转动搓擦

图1-2-1　6步洗手法

（2）刷手法　取无菌刷，接取洗手液，采取3段式刷手法，即手、前臂、上臂3段。先刷指尖、指腹、手掌、手背、指缝、关节，双手刷完再刷前臂，两侧前臂刷完再刷上臂至肘上10cm，前臂和上臂按由远及近的顺序依次刷洗。然后将刷子丢入污物池，双手指尖朝上，肘部最低，流水自指尖流向肘部冲净双手、双臂。

2. **擦干**　一般用无菌纸巾或无菌小方巾擦干。

（1）无菌纸巾擦干　取3张无菌纸巾，第1张擦干双手，第2张依次擦干左侧前臂上臂，第3张擦干右侧前臂上臂。目前临床较常用。

（2）无菌小方巾擦干　无菌台取无菌小方巾，用一面擦干双手，然后两对角对折呈三角形，将擦过手的一面包在里面，将对折后的小方巾对折角朝向手掌搭于左前臂，右手捏住另外两角围绕手臂旋转小方巾，依次擦干前臂和上臂；将小方巾未接触左臂的一面搭在右前臂上，同法擦干右臂。需要注意，小方巾的每一面都不可以重复使用。

3. **消毒**　取适量消毒液依次涂擦双手、前臂及上臂，自然晾干后方可穿手术衣、戴手套。如果用无碘消毒液如灭菌王，需要同法涂擦2遍。

附：

（1）碘尔康刷手法：肥皂水刷洗双手、前臂至肘上10cm 3分钟，清水冲净，用无菌纱布擦干。用浸透0.5%碘尔康的纱布擦手和前臂1遍，稍干后穿手术衣和戴手套。

（2）灭菌王刷手法：灭菌王是不含碘的高效复合型消毒液。清水洗净双手、前臂至肘上10cm处后，用无菌刷蘸灭菌王溶液3~5ml刷手和前臂3分钟。流水冲净，用无菌纱布擦干，再取吸足灭菌王的纱布涂擦手和前臂。待稍干后穿手术衣及戴手套。

（3）碘伏刷手法：肥皂水刷洗双手、前臂至肘上10cm 2遍共5分钟，清水冲净，用无菌纸巾或方巾擦干，用浸透0.5%（有效碘）碘伏的纱布擦手和前臂2遍，稍干后穿手术衣和戴手套。

【注意事项】

（1）有上呼吸道感染、手臂皮肤破损或感染者不应参加手术。

（2）严格规范手消毒的步骤和顺序，先清洁后消毒。

（3）消毒好的手擎于胸前等待晾干，高不过肩，低不过腰，不可接触其他物品。

（袁志勇　宋桂红）

第三节　穿无菌手术衣及戴无菌手套法

PPT

穿手术衣、戴无菌手套是手术人员在外科手消毒后，按照无菌原则将无菌手术衣和无菌手套正确穿戴，确保手术区域无菌状态，避免手术污染和交叉感染的一项操作。

一、手术衣类型

常用的手术衣有3种：传统式手术衣、包背式手术衣和一次性手术衣。传统式手术衣和一次性手术衣款式一样，衣服材质不同。一次性手术衣使用简单高效，免去了普通手术衣清洗消毒的时间成本，但总体费用高于普通手术衣。普通手术衣经清洗消毒后可反复使用。

二、无菌手套

外科无菌手套有6~8号大小不同型号，医务人员根据个人手掌大小选择不同型号。根据材质不同，一般有两种类型：①天然橡胶、乳胶手套。②人工合成的非乳胶产品，如乙烯、聚乙烯手套。

三、连台手术更换手术衣及手套法

如果手术完毕，手套未破，连续施行另一手术时，可不用重新刷手，仅需浸泡酒精或新洁尔灭溶液5分钟，也可用碘而康或灭菌王涂擦手和前臂，再穿无菌手术衣和戴手套。但应采用下列更衣方法：先将手术衣自背部向前反折脱去，使手套的腕部随之翻转于手上，然后用右手扯下左手手套至手掌部，再以左手指脱去右手手套，最后用右手指在左手掌部脱下左手手套。脱手套时，手套的外面不能接触皮肤。

若前一次手术为污染手术，则连接施行手术前应重新洗手。

● 实训实练二　穿脱无菌手术衣、戴无菌手套 ●

【目的要求】

1. 知晓穿手术衣、戴手套的目的即隔绝皮肤及衣物的细菌，防止细菌污染手术区。
2. 掌握无菌手术衣和无菌手套的规范穿戴流程。
3. 培养学生无菌意识和无菌观念。

【实训准备】

1. **人员准备**　指甲平短、清洁，不涂指甲油；换好洗手衣，口罩、帽子佩戴规范；不戴耳环、手镯、手链、戒指等饰品。
2. **物品准备**　器械台、无菌手术衣（模拟消毒包刚打开的状态）、无菌手套、持物钳。

【操作步骤】

1. **穿包背式无菌手术衣**

（1）双手举于胸前，保持洗手后状态；抓取一件叠好的手术衣，移步到宽阔区域。

（2）领口朝上，双手沿领口边缘将衣服轻轻展开，勿触及衣服外侧；务必确保衣服内侧面向自己。

（3）将手术衣轻轻上抛约10cm，两手顺势迅速插入衣袖内。

（4）协助者（临床上一般为巡回护士）抓住衣领后端两侧协助穿衣，不可碰触其衣袖，操作者双臂向前平伸，手露出或不露出袖口，协助者在后方将颈部和腰部衣带系好（图1-3-1）。

图1-3-1 穿包背式无菌手术衣

（5）操作者戴好手套后，解开腰带，将右手一端递于协助者，协助者用持物钳（或直接用戴好无菌手套的手）接住腰带，操作者原地旋转一圈，手术衣完整包裹在身上，接过腰带在侧胸前系好（图1-3-2）。

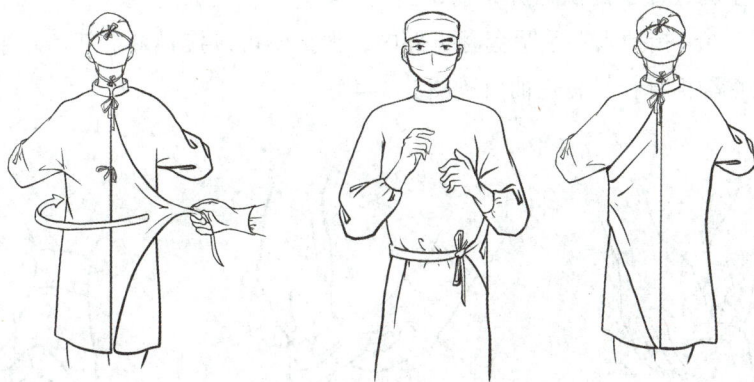

图1-3-2 包背式无菌手术衣系腰带法

2. 戴无菌手套 无菌手套有两种戴法，一是无接触式戴法，一是常规戴法。

（1）无接触式戴手套

①穿好手术衣后，两手不可露出袖口，协助者将手套外包装打开，操作者取出包有内包装的手套置于无菌器械台上。

②打开内包装，取出左手手套，将手套拇指朝外隔着衣袖置于左手手掌上，手套手指指向自己；操作过程中手不可露出衣袖。

③隔着衣袖，左手捏住手套手掌侧翻折，右手捏住手套手背部翻折，将手套翻折部向上拉平套在袖口上，左手迅速伸出衣袖插入手套内，右手提拉袖口戴好手套。

④同样的方法戴好右手手套（图1-3-3）。

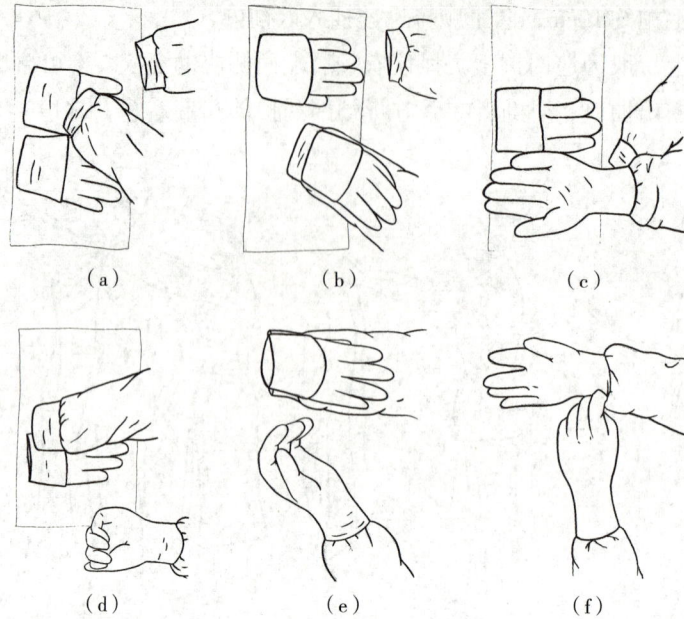

图1-3-3　无接触式戴手套

（2）常规戴手套

①穿好手术衣后，两手伸出衣袖，打开手套内包装，取出手套，两掌心相对，左手捏住两只手套翻折部。

②右手插入右手手套，左手提拉翻折部戴好右手手套。

③右手除拇指外其余4指插入左手手套翻折部内，拇指不可以接触翻折部，左手插入手套内；然后分别整理两侧袖口，将翻折部拉平裹住袖口（图1-3-4）。

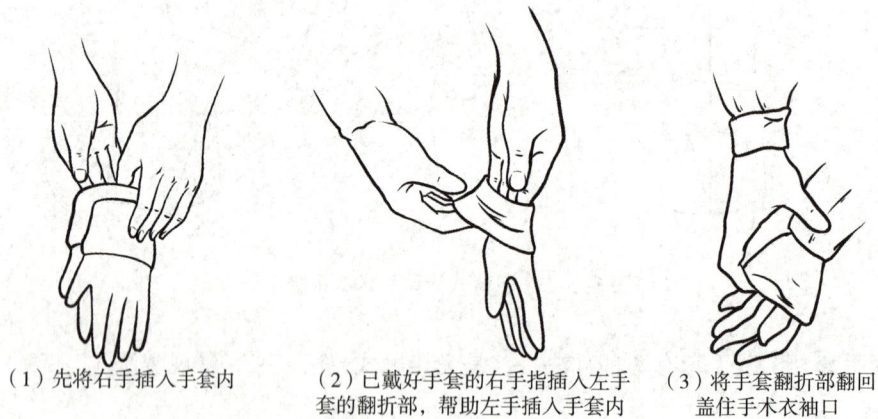

（1）先将右手插入手套内　　（2）已戴好手套的右手指插入左　　（3）将手套翻折部翻回
　　　　　　　　　　　　　　　　手套的翻折部，帮助左手插入手套内　　　盖住手术衣袖口

图1-3-4　常规戴手套

3. 穿传统式手术衣

（1）前三步穿法与包背式手术衣相同。

（2）巡回护士协助穿衣，在后方将颈部和腰部衣带系好；露出双手，然后稍弯腰双臂交叉提起腰带向后递，由巡回护士接过腰带在身后系紧。最后戴无菌手套（图1-3-5）。

目前临床上常用一次性手术衣，穿法同传统式手术衣。

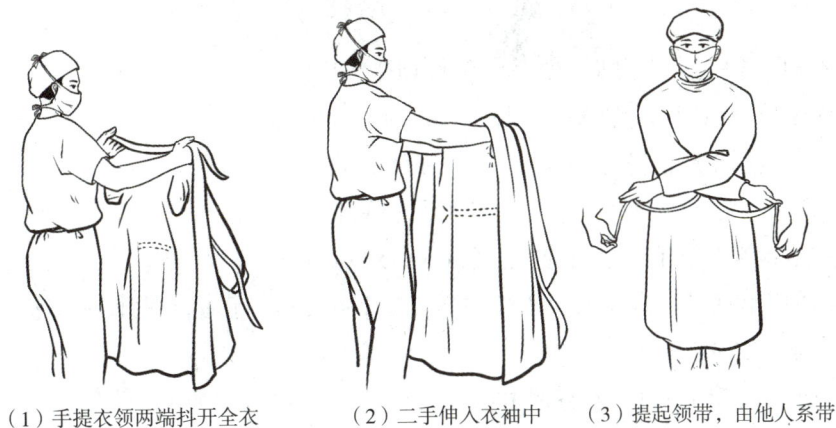

（1）手提衣领两端抖开全衣　　（2）二手伸入衣袖中　　（3）提起领带，由他人系带

图 1-3-5　传统手术衣穿法

4. 脱手术衣和手套

（1）术毕，操作者解开前面腰带，露出后背部衣带（包背式手术衣），协助者解开后颈部和腰部衣带，操作者两臂交叉，分别捏住手术衣两肩部，褪下手术衣，置于污物筐内。另一种脱法：解开前后部衣带后，协助者和操作者面对面，分别拉住操作者两肩背部衣服边缘帮助其脱下手术衣。

（2）一手捏住另一只手套的腕管部将手套退下，脱下手套的拇指插入未脱的手套内，将手套翻转脱掉。注意戴着手套的手不可以接触自己的皮肤，脱掉手套的手不可以接触手套的外面。

【注意事项】

（1）整个过程时刻注意无菌原则，双手活动范围限于胸前，不可低于腰部，不可高于肩部。

（2）没有戴手套的手不可以接触手术衣和手套的外面；戴上手套的手不可以接触手术衣、手套的里面和皮肤。

（3）协助者不可碰触操作者上肢皮肤，也不可碰触手术衣前面及外侧。

（袁志勇　宋桂红）

第四节　手术区皮肤消毒及铺无菌单

一、手术患者的体位

手术时应辅助患者摆置合适体位，以便更好地显露手术视野，保证手术顺利进行。

（一）具体体位

根据手术部位不同，常见的手术体位如下（图 1-4-1）。

1. **仰卧位**　是最常见的手术体位。

（1）水平仰卧位　适用于大部分头、面、前胸及腹部手术。患者仰卧于手术床上，双手置于身体两侧，头枕低枕或头圈（图 1-4-1a）。

（2）乳房手术仰卧位　乳腺手术时，在平卧位的基础上，须将同侧上肢外展90°，并将同侧肩部、胸部垫高，以便充分显露手术部位（图 1-4-1b）。

（3）颈仰卧位　适用于颈部手术，如甲状腺手术、气管切开术等。患者平卧，头部后仰低垂，充分暴露颈部（图 1-4-1c）。

2. 侧卧位

（1）胸部手术侧卧位　适用于肺、食管等手术（图1-4-1d）。

（2）肾手术侧卧位　适用于肾脏手术（图1-4-1e）。

（3）半侧卧位　适用于肝、脾等手术，也可作为胸腹联合手术体位。

3. 俯卧位　适用于脊椎及背部手术。患者俯卧于手术床上，前胸部、髂部、膝关节、踝关节处均垫海绵垫。根据手术具体部位予以适当调整（图1-4-1f，g）。

4. 截石位　适用于肛门、直肠及会阴部手术（图1-4-1h）。患者仰卧于手术床上，双腿分开固定于腿架上，充分暴露会阴部。

5. 折刀位　适用于肛门、直肠及臀部手术（图1-4-1i）。患者俯卧于手术床，臀部垫高，双腿分开固定，充分暴露臀部。

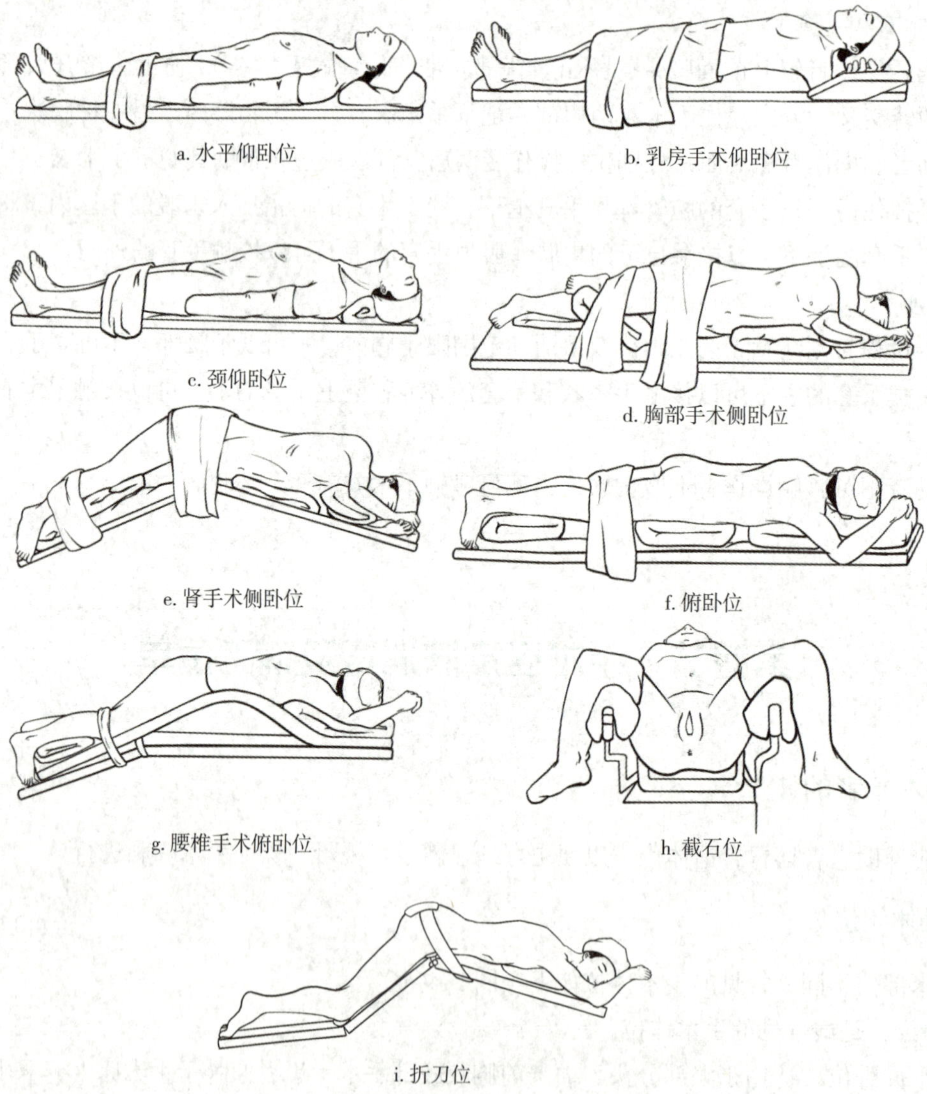

a. 水平仰卧位　　b. 乳房手术仰卧位

c. 颈仰卧位　　d. 胸部手术侧卧位

e. 肾手术侧卧位　　f. 俯卧位

g. 腰椎手术俯卧位　　h. 截石位

i. 折刀位

图1-4-1　各部位手术体位

（二）注意事项

（1）安置不同手术体位时，一定注意保证患者安全。在关节部位及软组织较薄的位置放置海绵垫，防止局部长时间受压导致不适或褥疮。

（2）由于手术部位特殊，需要患者配合安置不适体位时，一定做好解释和安抚工作，以取得患者理解和配合。

二、手术人员分工

手术中团队的每位成员合理分工、默契配合、互相协作，才能保证手术的顺利完成。手术团队一般包括手术者、第一助手、第二助手、扶镜助手、器械护士、巡回护士、麻醉师。

（1）手术者负责术前制订合理的手术计划和操作步骤，实施整个手术。胸腹部手术时，手术者一般站在患者右侧，也可根据手术需要站在方便操作的位置。

（2）第一助手协助手术者完成术野暴露、组织分离、结扎、止血等；站在手术者的正对侧。

（3）第二助手协助术野暴露、拉钩、剪线、吸引器吸引出血及渗液，保持术野洁净等；站在手术者左侧。大型开腹或开胸手术，有时需要第三助手。

（4）在腹腔镜手术中，需要扶镜助手负责暴露术野、维持镜面洁净等。一般站在患者两腿之间或与主刀同侧。

（5）器械护士又称洗手护士，负责整个手术中器械、物品、辅料的供给和传递；同时在手术开始及结束前与巡回护士、手术医生完成器械、物品及辅料的清点、核对等。一般站在手术者右侧器械桌旁。

（6）巡回护士在台下负责整个手术过程的器械、物品、辅料等的准备、供给及核对清点，同时根据手术需要，协助完成输血、补液、照明、腹腔镜及能量平台设备连接及维护、手术标本的登记送检等。

（7）麻醉师负责手术患者的麻醉、术中监测及病情变化时的处理及抢救，应记录手术全过程的患者生命体征变化数据。

三、手术区皮肤消毒及铺巾

患者皮肤表面存在暂居菌和常居菌，为防止这些细菌进入切开的组织引起感染，故手术前需要清除手术切口及其周围皮肤上的暂居菌，并抑制常居菌的移动，最大程度减少手术部位相关感染。

手术区域附近皮肤如果有毛发，可能影响显露和操作时，应于术前刮除。如果条件允许，手术前一日应沐浴。如皮肤上有油脂或胶布粘贴痕迹，应用有机溶剂去除。临床上将术前一日清洁皮肤的过程称为"备皮"。

（一）消毒剂

手术前皮肤消毒一般在麻醉后进行，传统的皮肤消毒法用2.5%~3%碘酊涂擦手术区，待其干燥后用70%的乙醇涂擦两遍，称为"脱碘"。近年来，含活性碘和活性氯的专用皮肤消毒剂陆续问世并广泛用于临床。新型消毒剂对皮肤刺激小，消毒抑菌作用持久。

（二）铺无菌单

为保护手术野，尽量减少手术中的污染，为手术操作提供充分的无菌平面，手术区域消毒后，需要铺设无菌布单。除手术切开部位外，手术切开周围务必覆盖4层或以上无菌布单。

实训实练三　手术区皮肤消毒及铺无菌单

【目的要求】

1. 知晓手术区皮肤消毒及铺单的目的是杀灭切口处及周围皮肤上的微生物。

2. 掌握规范的手术区皮肤消毒及铺巾流程、方法和注意事项。

3. 培养学生无菌意识、爱伤观念和严谨的工作作风。

【实训准备】

1. **人员准备**　换好洗手衣，戴好口罩、帽子，做好手、臂消毒。器械护士穿好手术衣，戴好手套。评估手术部位，确定消毒范围。

2. **物品准备**　无菌手术衣、无菌手套、弯盘、卵圆钳、布巾钳、消毒剂、无菌纱布、消毒模型、4块无菌小巾、2块中单、1块大单。

【操作步骤】

1. **消毒顺序**　确定手术区域，操作者（已洗手，尚未穿手术衣、戴手套）接过器械护士递来的弯盘及卵圆钳，用卵圆钳钳夹弯盘里蘸有消毒液的无菌纱布球，由手术切口部位开始依次向周围呈叠瓦方式涂擦，每个部位沿一个方向涂擦1次，不可来回反复涂擦，下1次涂擦要覆盖上次涂擦部位的边缘，中间不可留白。若切口位于污染区域，消毒时应按由远及近顺序涂擦，最后涂擦拟切口部位。已经接触感染部位或污染区的纱布，不可以再涂擦清洁部位。

2. **消毒范围**　涂擦范围距离切口周围15cm，如果手术切口长度有延长的可能，应扩大消毒范围。涂擦完一遍后将用过的纱布球丢弃于医疗垃圾桶，重新钳夹新的纱布球，同法再消毒两遍，后两遍比上一遍的范围稍小。各部位手术区域消毒范围见图1-4-2。

3. **铺小巾**　消好毒后，先铺4块小巾，操作者接过器械护士递来的小巾（共4块），先铺相对不洁区（如下腹部、会阴区），注意小巾折面朝下朝内。铺巾顺序一般为相对不洁区——对侧——头侧——已侧，4块小巾围绕切口形成方形暴露区。

4. **固定**　用布巾钳夹住小巾交角处固定，防止移动，现在多用护肤膜贴敷固定。

5. **铺中单**　操作者和器械护士分别拉住中单四角将中单展开，分别铺设在头侧和脚侧，注意不要覆盖手术区；同时注意无菌原则，避免污染。

6. **铺大单（孔巾）**　操作者再次外科洗手，穿无菌手术衣，戴无菌手套后，与器械护士一起铺设大单。

【注意事项】

（1）严格遵守消毒顺序，应朝一个方向依次涂擦，不可来回反复涂擦，中间不可留白。

（2）消毒后的皮肤区域应视为无菌区，不可以用未戴手套的手直接触摸或再接触未消毒的物品。

（3）接小巾过程中，操作者不可碰触器械护士的手。铺设过程中一定注意小巾、大单的方向和铺设顺序。铺好的无菌单禁止向切口部位移动。

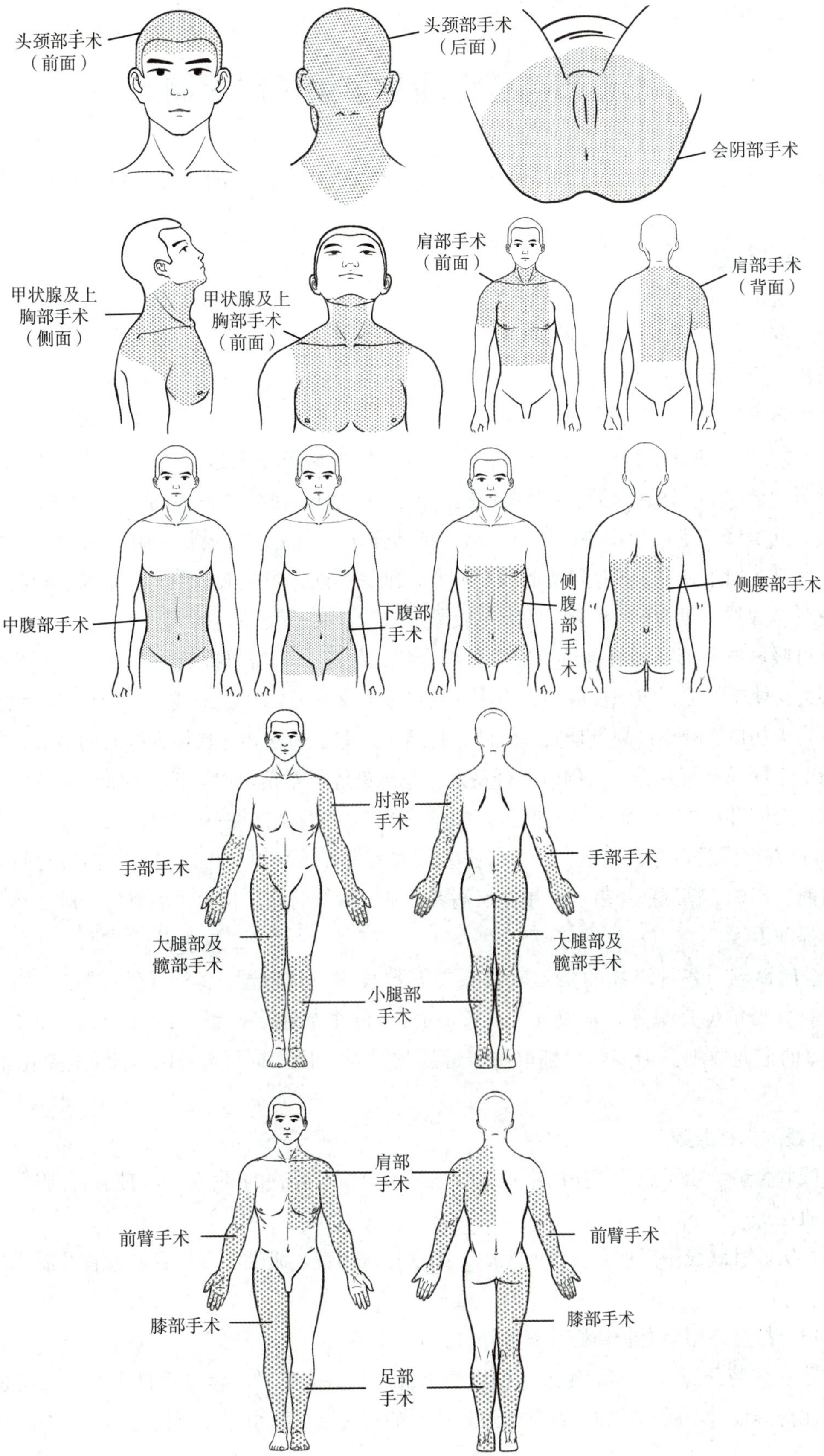

头颈部手术（前面）

头颈部手术（后面）

会阴部手术

甲状腺及上胸部手术（侧面）

甲状腺及上胸部手术（前面）

肩部手术（前面）

肩部手术（背面）

中腹部手术

下腹部手术

侧腹部手术

侧腰部手术

肘部手术

手部手术

手部手术

大腿部及髋部手术

大腿部及髋部手术

小腿部手术

肩部手术

前臂手术

前臂手术

膝部手术

膝部手术

足部手术

图1-4-2 各部位手术区消毒范围示意图

（袁志勇 宋桂红）

第五节　缝合线及常用手术器械

PPT

缝线是用于结扎血管或对合（缝合）组织，使之产生适当结合的线性材料，在临床手术中广泛使用。

1. 缝合线的作用

（1）提供组织再生时所需要的适当张力。

（2）对合创口组织，促使组织愈合及复原。

（3）结扎血管，用以止血。

（4）减少瘢痕生长。

2. 缝合线类别　临床上用到的缝合线主要有可吸收线和不可吸收线。

（1）可吸收缝合线　根据材质及吸收程度不同又分为羊肠线、化学合成线（PGA）、纯天然胶原蛋白缝合线。此类线组织反应很小，伴有耐酸、抗菌作用，因为线可吸收，组织愈合后不需要拆除缝线，近年已广泛在临床应用。根据可吸收线材质和粗细等不同，吸收天数不同，羊肠线吸收天数一般为6~20天，化学合成线一般为60~90天，纯天然胶原蛋白缝合线一般为8~15天。

（2）不可吸收线　即不能够被组织吸收的缝合线，故缝合后需要拆线。主要有：①丝线，最为常用，拉力持久，便于打结，组织反应小，临床使用最多。②尼龙线和涤纶线，其特点是组织反应小，张力强大，对污染伤口影响小，缺点是质地偏硬，打结手感差，易松扣。具体拆线时间因缝合部位及伤口和患者的情况不同而有所差异，当创口愈合良好，无感染等异常情况时，拆线时间一般为：面颈部4~5日；下腹部、会阴部6~7日；胸部、上腹部、背部、臀部7~9日；四肢10~12日，近关节处可延长一些，减张缝线14日方可拆线。对营养不良、切口张力较大等特殊情况可考虑适当延长拆线时间。青少年可缩短拆线时间，年老、糖尿病患者、有慢性疾病者可延迟拆线时间。伤口术后有红、肿、热、痛等明显感染者，应提前拆线。

3. 缝合线命名　各种缝线的粗细以号数与零数表明，号数越大表示缝线越粗，如1号、4号、7号。缝线的直径单位是毫米，常以几个0来表示，0的个数越多，说明缝线越细，如6个0的尼龙线要比4个0的尼龙线细。但实际粗细取决于缝线的材料，比如同样5个0，羊肠线要比聚丙烯合成线粗。

4. 缝合线的选择原则

（1）可吸收性缝线用于愈合较快的组织，特别是不应留有异物的部位，如胃肠道、胆管、泌尿道黏膜层、子宫肌层等。

（2）不可吸收性缝线用于愈合缓慢的组织，如软骨、韧带、肌腱、支气管、食管及需要长期固定的移植物等。

（3）单股纤维缝线用于血管外科及整形外科。

（4）对于一些特殊患者，如老年人、糖尿病患者、肥胖症患者、营养不良患者、衰弱患者等，选择缝线时应注意缝线对术后伤口愈合速度和过程的影响，应选用与组织原有韧性相当、组织反应最小的缝线。

（5）关于线的粗细选择的原则是，在能够承受伤口张力的条件下，尽可能选择细的缝线。

实训实练四 常用手术器械识别

【目的要求】

1. 掌握各种常用手术器械的名称及用途。

2. 熟练掌握各种手术器械的使用方法及传递方法。

3. 培养学生严谨作风和刻苦练习的学习态度。

【实训准备】

各种常用手术器械摆放整齐。

【识别内容】

1. **手术刀** 手术刀是手术中必不可少的器械,分刀片和刀柄两部分。

(1)型号 刀片分不同型号,大刀片型号分别为20~24号,主要用于大创口切割;小刀片型号为9~17号,主要用于眼科及耳鼻喉科手术。刀片根据形状又分为圆刀、弯刀、尖刀等。刀柄根据外形长短不同也分为3号、4号、7号不等(图1-5-1)。

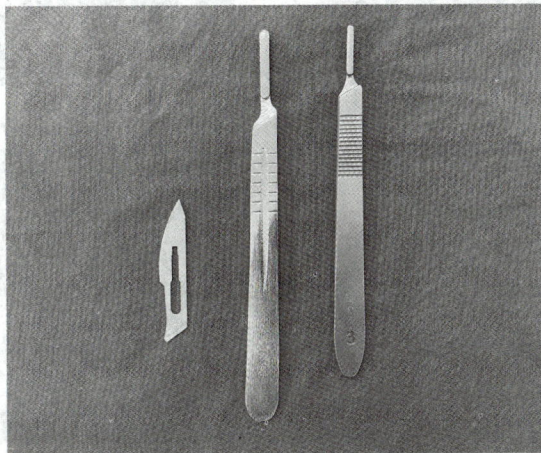

图1-5-1 手术刀片、刀柄

(2)手术刀片的装卸 选取合适的刀片和刀柄,用中弯(中号弯止血钳)将刀片安装到刀柄上,注意刀片与刀柄的方向,使卡槽完整吻合(图1-5-2)。

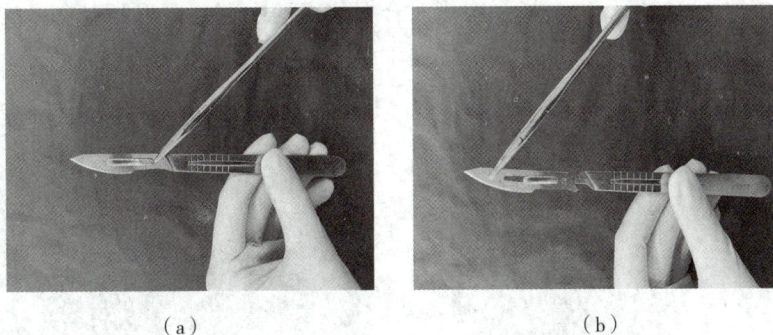

(a)   (b)

图1-5-2 手术刀片的装卸

（3）执刀方法练习（图1-5-3）。

①执弓式：拇指与中指、无名指对合捏住刀柄中部，食指压在刀柄近刀片端，用力涉及整个上肢，主要在腕部。用于较长的皮肤切口和腹直肌前鞘的切开等。

②执笔式：像握笔一样执刀。操作灵活准确，便于控制刀的动度，其动作和力量主要在手指。用于短小切口及精细手术，如解剖血管、神经及切开腹膜等。

③握持式：全手握持刀柄，拇指与食指紧捏刀柄刻痕处。此法控刀比较稳定，用于切割范围广、组织坚厚、用力较大的切开，如截肢、肌腱切开、较长的皮肤切口等。

④反挑式：执刀方式同执笔式，但刀刃朝上，向上挑开组织，以免损伤深部组织及器官，常用于浅表脓肿的切开。

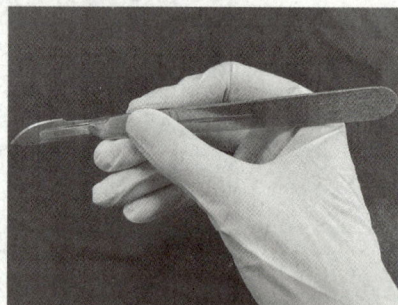

（1）执弓式　　　　　　　　　　　　（2）执笔式

（3）握持式　　　　　　　　　　　　（4）反挑式

图1-5-3　执刀方式

在手术中无论使用哪种持刀方法，都应将刀刃面垂直于组织，将组织逐层切开；执刀位置应适中，既要稳定握持，又要不阻挡视线。

（4）手术刀的传递方式　拇指与食指、中指对合捏住刀柄中部，刀刃背对自己的手，将刀柄递于术者（图1-5-4）。

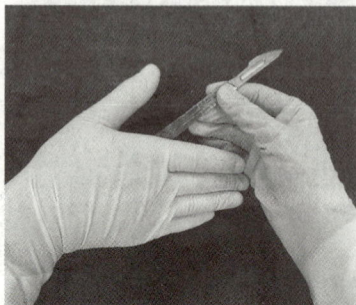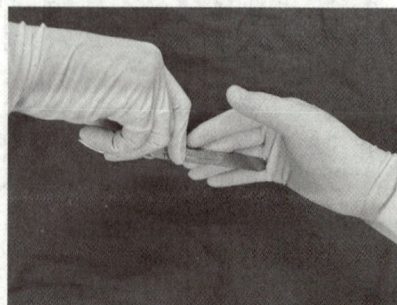

（a）　　　　　　　　　　　　　　　（b）

图1-5-4　手术刀的传递

2. **手术剪** 手术剪用于锐性分离组织、剪除或拆除缝线等。

（1）类型 根据其结构特点分尖——钝、直——弯、长——短各型。根据用途不同分为组织剪、线剪和拆线剪（图1-5-5）。

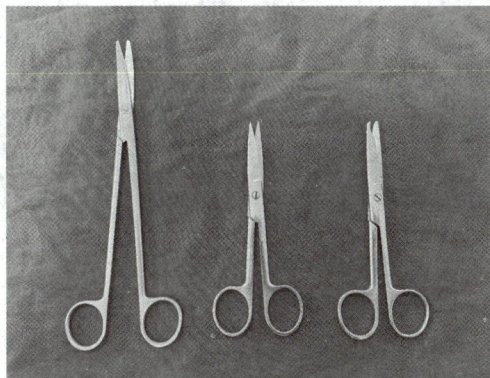

图1-5-5 手术剪

组织剪有直剪和弯剪，尖端圆钝，刀刃锐利而精细，用来解剖、剪开及分离组织；通常浅部组织可用直剪，深部操作用弯剪，可避免尖端损伤组织。线剪多为直剪，刃较厚钝，尖端尖锐。拆线剪则一页钝凹，另一页直尖，主要用来剪断缝线、辅料、引流物等。

（2）持剪方法练习 正确持剪法是将拇指和无名指分别插入剪刀柄的两环内，食指压在轴节处，中指放在无名指所在环的柄上，可将手术剪稳定地握在手里，并能灵活操作（图1-5-6）。

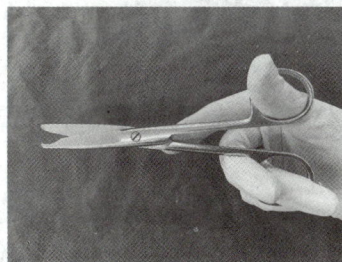 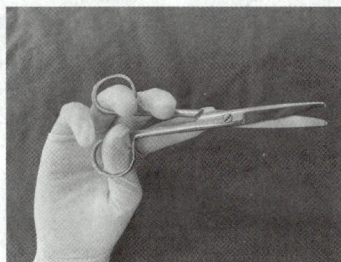 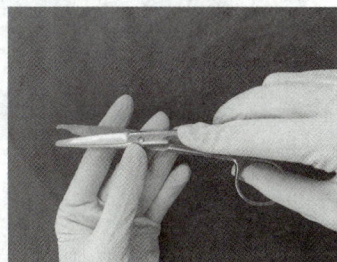

正剪法　　　　　　　　　反剪法　　　　　　　　　扶剪法

图1-5-6 执剪方式

（3）传递方式 拇指、食指和中指握住手术剪轴节处，将剪柄递于术者（图1-5-7）。

3. **血管钳** 血管钳又称为止血钳。主要用于止血，还可用于钝性分离、解剖、夹持组织；也可用于辅助缝合，固定缝针或拔针。用于止血时，血管钳尖端应与组织垂直，夹住出血血管断端，尽量少夹附近组织。

（1）类型 止血钳有大、小、有齿、无齿、直形、弯形之分。根据不同操作部位选用不同类型的止血钳。手术中最常用的是弯形中号止血钳，俗称中弯。直止血钳和无齿止血钳用于

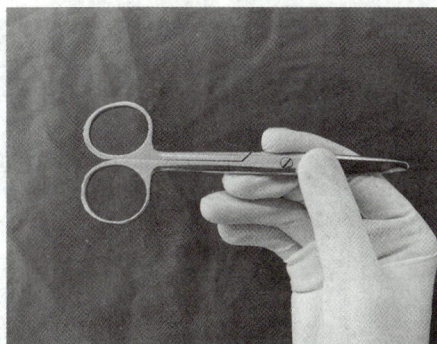

图1-5-7 手术剪传递方式

手术部位的浅部止血和组织分离，有齿止血钳主要用于强韧组织的提拉牵引，不宜夹持血管、神经等组织。弯止血钳用于手术深部组织或内脏的止血。蚊式止血钳较细小，用于小血管止血、分离小血管及神经，不适宜夹持大块或较硬的组织（图1-5-8）。

图1-5-8　止血钳

（2）持钳方法练习　止血时持钳方法基本同手术剪，但在辅助缝合时，左手持弯血管钳的方法为拇指和食指放入两个柄环内，钳尖朝下，将血管钳置于掌心，辅助固定、拔取缝针。松钳时将拇指及无名指分别套入柄环，拇指向内前推柄环即可松开；也可用拇指和食指持住一个环口，中指和无名指挡住另一环口，将拇指和无名指轻轻用力对顶即可打开钳扣（图1-5-9）。

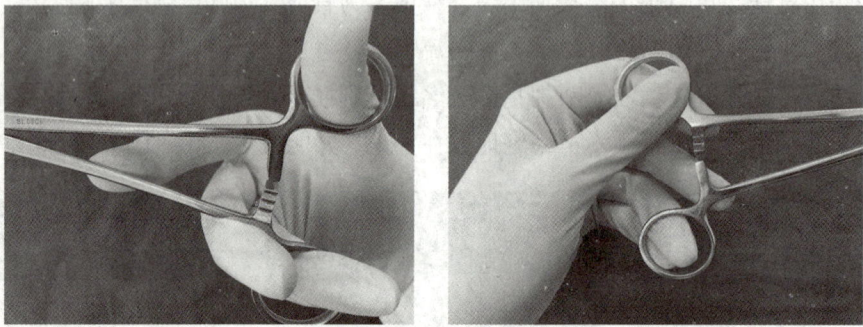

图1-5-9　止血钳的执法和松法

（3）传递方式　将钳扣锁住，拇指、食指和中指握住钳轴节处，将钳柄递于术者（图1-5-10）。

4. 手术镊　手术镊主要用于夹持和提起组织，以利于解剖和缝合，也可夹持缝针及辅料等。

（1）类型　有大小型号不同，分为无齿镊和有齿镊两种（图1-5-11）。

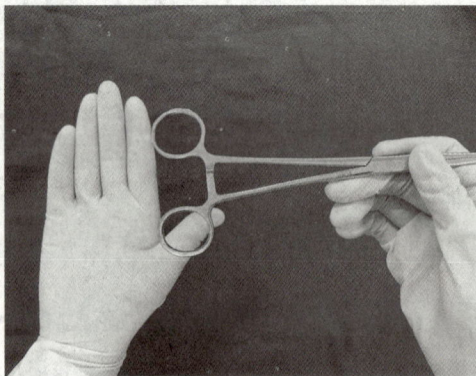

图1-5-10　止血钳的传递方式

图1-5-11　手术镊

无齿镊：又称为平镊或辅料镊，尖端无钩齿，用于夹持脆弱组织、脏器及辅料，如腹膜、胃肠道壁黏膜等，对组织损伤较小。浅部操作时用短镊，深部操作时用长镊。

有齿镊：又称为组织镊，尖端有齿，夹持牢固，但对组织有一定损伤。齿又分为粗齿与细齿。粗齿镊对组织损伤较大，仅用于夹持坚韧的组织，如皮肤、筋膜、瘢痕等；细齿镊用于精细手术，如肌腱缝合、整形手术等。

（2）持镊方法练习　方法为拇指对食指和中指，分执两镊脚中上部（图1-5-12）。

（3）传递方式　握住手术镊中间靠尖部，将镊柄递于术者（图1-5-13）。

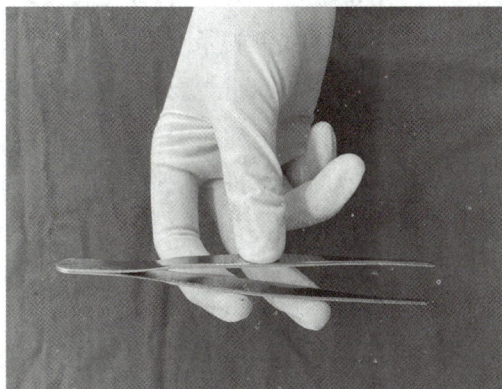

图1-5-12　执镊方法

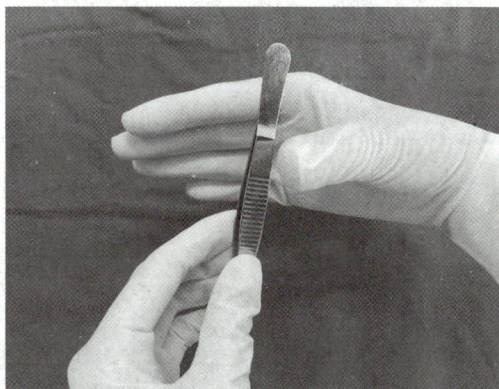

图1-5-13　手术镊的传递

5. **持针钳**　持针钳又称为持针器，主要用于夹持缝针缝合各种组织，也可用于器械打结（图1-5-14）。

（1）夹针方式　用持针钳的尖部近钳尖中外1/3交界处夹住缝针的中后1/3交界处，针形成的平面与持针钳垂直，缝线回线长度约为长线的1/3，并将缝线重叠部分置于钳尖持针处，以免缝线滑脱，便于操作。

（2）执钳练习（图1-5-15）。

①掌握法：又称为一把抓或满把握，即钳环紧贴大鱼际肌上，拇指、中指、无名指和小指分别压在钳柄上，后三指并拢起固定作用，食指压在钳柄近轴节处。此法缝合稳健，容易改变缝合针的方向，缝合顺利，操作方便。

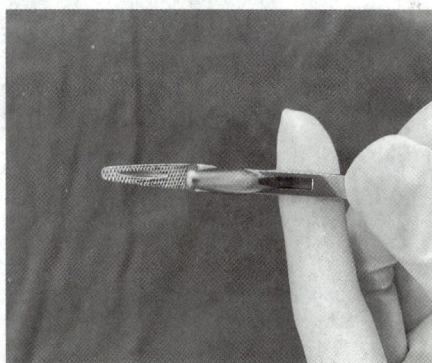

图1-5-14　持针钳

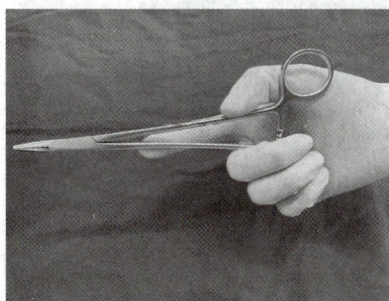

掌握法

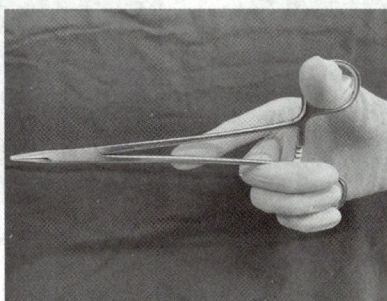

掌指法

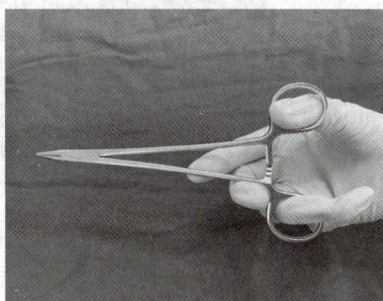

指套法

图1-5-15　持针钳的执钳方式

②指套法：与手术剪、止血钳执法相同，是传统持钳方法。以手指活动力量来控制持针钳的开闭，并控制其张闭范围。

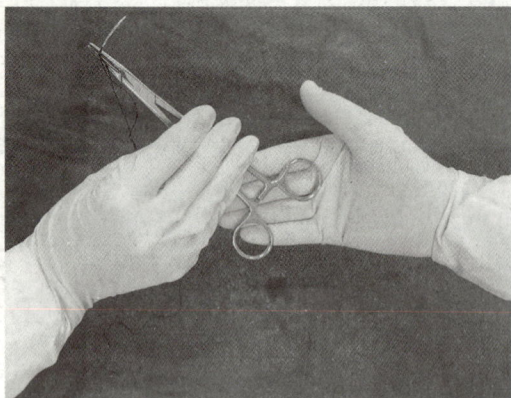

图1-5-16　持针钳的传递

③掌指法：拇指套入钳环内，食指压在钳的前半部做支撑引导，余三指压钳环固定于掌中。拇指可以上下开闭活动，控制持针钳的张开与合拢。

（3）传递方法　拇指与其余四指分执持针钳钳柄轴节两侧，锁住钳扣，将钳柄轻叩于术者手掌中（图1-5-16）。

6. 常用其他钳类器械

（1）海绵钳　又称持物钳或卵圆钳。分为有齿纹的和无齿纹的两种。有齿纹海绵钳主要用于夹持、传递已消毒的器械、缝线、缝针、辅料、引流管等，皮肤消毒时用于夹持蘸有消毒液的纱布进行皮肤消毒。无齿纹海绵钳用于夹持脏器，协助暴露（图1-5-17）。

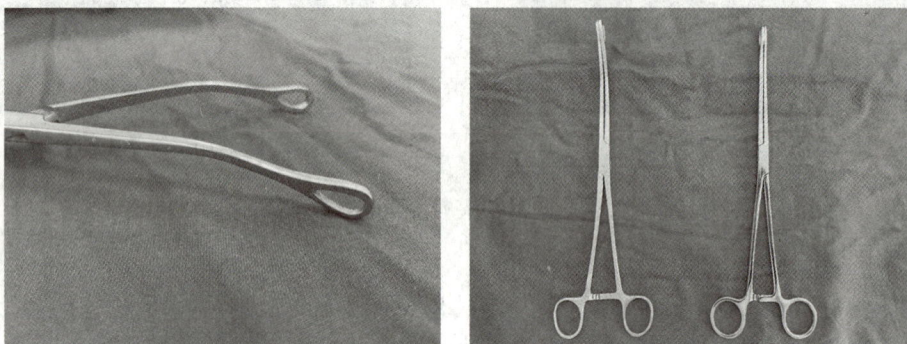

图1-5-17　海绵钳

（2）组织钳　又称为鼠齿钳，夹持组织不易滑脱，协助暴露，对组织的损伤较血管钳轻（图1-5-18）。

（3）布巾钳　用于固定铺盖手术切口周围的手术巾（图1-5-19）。

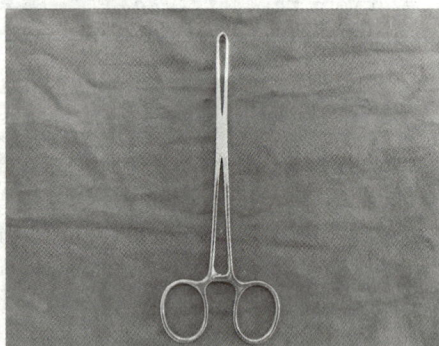

图1-5-18　组织钳

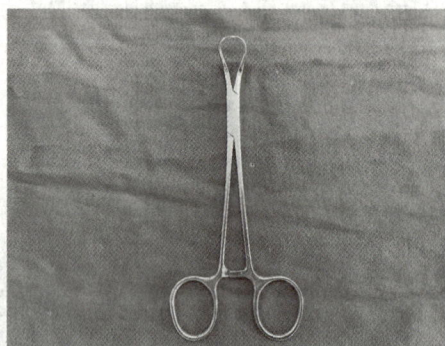

图1-5-19　布巾钳

（4）肠钳　肠吻合钳，分直、弯两种，用于夹持肠管，齿槽薄，弹性好，对组织损伤小，使用时可外套乳胶管，以减少对肠壁的损伤（图1-5-20）。

（5）阑尾钳　用于夹提固定阑尾、输尿管等组织（图1-5-21）。

（6）胃钳　用于钳夹固定胃，多关节轴，力量大，压榨力强，齿槽为直纹且较深，组织不易滑脱，利于胃肠吻合（图1-5-22）。

（7）肺叶钳　用于钳夹、提拉牵引肺叶，以显示手术野（图1-5-23）。

图1-5-20 肠钳

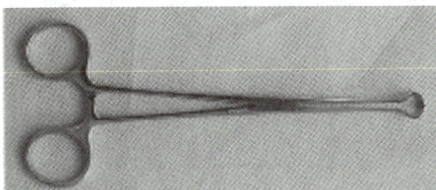

图1-5-21 阑尾钳

图1-5-22 胃钳

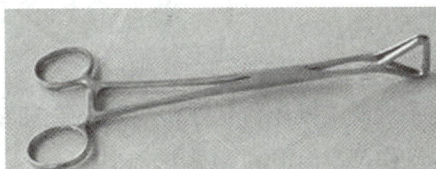

图1-5-23 肺叶钳

7. **拉钩** 拉钩又称为牵引器或牵引钩，是显露术野的必要器械。常用拉钩包括皮肤拉钩、甲状腺拉钩、阑尾拉钩、腹部平头拉钩、S形拉钩、自动拉钩等（图1-5-24）。

8. **吸引器** 用于吸除术野中出血、渗出物、脓液、胃肠内容物等，使术野清楚，减少污染机会，吸引器头主要有单管及套管型。套管吸引头外套管有多个侧孔及进气孔，可避免大网膜、肠壁等被吸住堵塞吸引器头（图1-5-25）。

9. **缝针** 用于各种组织的缝合。针尖按形状主要分为圆针和三角针两种。圆针根据弧度不同，可分为1/2、3/8弧度等，弧度大者多用于深部组织缝合。三角针前半部为三棱形，较锋利，用于缝合皮肤、软骨、韧带等坚韧组织，损伤性较大。在使用弯针缝合时，应顺弯针弧度顺势拔出针，可避免针折断，同时也减少对组织的过度牵拉损伤。无损伤缝针属于针线一体，主要用于血管神经的吻合（图1-5-26）。

图1-5-24 拉钩

【**注意事项**】

（1）装卸刀片时切勿损伤自己及他人，注意卡槽方向，装卸时不要弄断刀片。

（2）所有带柄环的器械常规使用时拿法均为拇指和无名指放入柄环内。

（3）器械传递原则为将器械柄递于术者；尤其传递手术刀、手术剪、缝针时，注意不要损伤自己和他人。

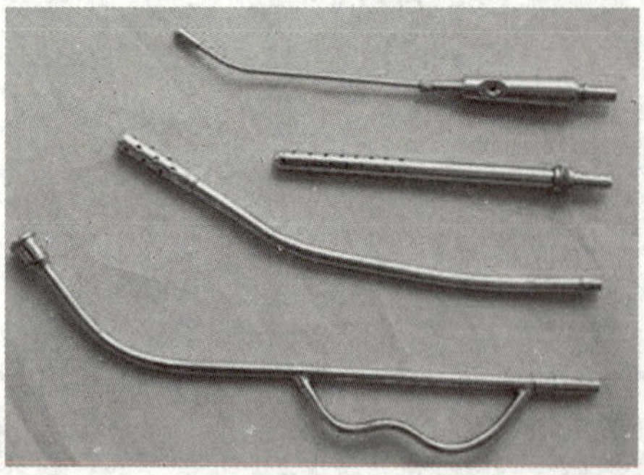

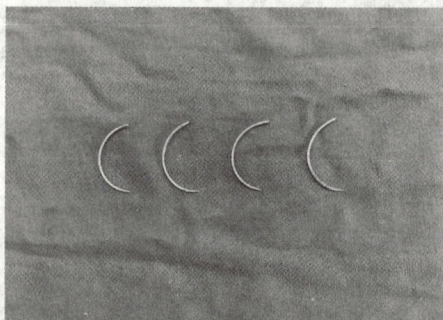

图1-5-25 吸引器头

图1-5-26 缝针

（袁志勇 宋桂红）

PPT

第六节 手术基本操作

熟练掌握手术基本操作，是外科医生必备的基本技能。尽管手术复杂程度、操作范围和种类不尽相同，但其基本操作都是由下列几项组成。

一、切开与止血

（一）切开

1. 切口的选择 切开病变表层组织（切口）是显露、处理病变的开始。切口选择是否得当，关系到手术区的显露，因而直接影响到手术能否顺利进行及手术效果。除面部、手、乳晕、肛门等特殊部位外，切除位于皮肤皮下组织内、体积较小、位置表浅的病变，一般多于病变表面做皮肤切口。对某些特殊部位、深部病变，包括胸、腹腔内脏及四肢关节等部位手术需行较长切口时，要考虑应符合下述要求：①接近病变部位、显露充分、有利于手术操作、便于延长切口。②减少组织创伤，尽可能避开重要的神经、血管，有利于组织愈合。③适合局部解剖和生理特点，例如关节切口，要考虑保护关节的生理功能。

2. 组织切开 组织切开前应核对切口位置。拟做较长或特殊位置切口时，可画上切口标记，然后进行皮肤消毒及铺无菌巾。也可于切开皮肤前先用刀尖背侧轻轻画出痕迹，并做数条与切口垂直的短线，以便术后准确缝合。在做较长切口时，由术者与助手各用其左手尺侧将切口两侧皮肤固定，然后在二手间做切口。行短小切口时，由术者用左手拇指及食指将切口两侧皮肤固定，然后在此二指间做切口。

切开皮肤时，先将刀柄向上用刀刃尖部切开皮肤全层后，逐渐将手术刀放平至与皮肤成 30°~45°角，用刀刃圆突部分进行切开。至计划切开之全长时，又将刀柄抬高，用刀刃尖部结束皮肤切口。切开时用力要均匀、适中，要求能一次将皮肤全层整齐、深浅均匀地切开。应避免用力不均、切开深度不一致或反复切割造成皮肤切口边缘成锯齿状（图1-6-1）。

3. 切开的注意事项

（1）组织切开须按解剖层次逐层切开。要尽量按该组织的纤维方向切开。防止刺入过深，以免损伤深部组织或重要神经、血管。在深部行组织切开时，尤应谨慎从事。应结合组织分离在直视下进行。

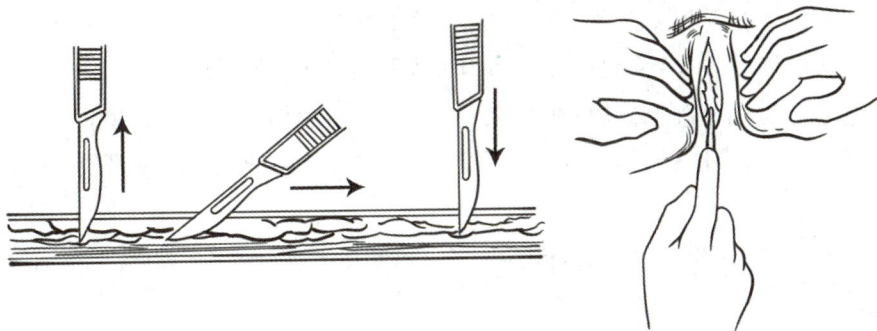

图1-6-1 皮肤切开

（2）切开时手术刀必须与所切开组织保持纵向垂直，不得向左或右侧倾斜。在皮下脂肪层较厚的患者做切口时，注意勿将皮下脂肪向一侧牵拉，以免偏离切开线。

（3）手术刀必须锐利。刀刃变钝不但给拟行切开的组织带来不必要的挤压伤，而且因用力不易掌握，有时会突破浅层组织伤及深部重要组织。

👨‍⚕️ 岗位情景模拟1

一男性患者，26岁，因转移性右下腹痛入院。体格检查：体温38.6℃，麦氏点压痛、反跳痛。实验室检查：白细胞15×10^9/L。结合临床表现和辅助检查诊断为急性阑尾炎，拟手术治疗。

问题与思考

1. 如果你是手术第一助手，请列出在主刀医生手术开始前你需要做的所有手术相关准备。

2. 请描述患者手术及体位、手术切口的位置。

答案解析

（二）止血

常用的止血方法有：①压迫止血。用纱布压迫出血处，使血管破口缩小、闭合，血小板、纤维蛋白和红细胞迅速形成血栓而止血。对于较广泛的渗血，利用湿热盐水纱布压迫有助于止血。②结扎止血。单纯结扎是用血管钳尖端钳夹活动出血点，再用丝线结扎止血。③缝合结扎止血。用于大血管和重要部位止血，方法是在血管钳与单纯结扎线之间贯穿血管缝合，先结扎一侧组织，再绕过另一侧打结，撤去血管钳后继续拉紧线再打结。④电凝止血。高频电流通过电刀使组织接触电产热，起凝固气液作用，在手术过程中应用最多。由于电凝止血不易控制其电灼深度，故电凝时间不宜过长，以免烧伤组织范围过大、坏死组织过多而影响切口愈合。在空腔脏器、大血管附近及皮肤等处不能用电凝止血，以防发生并发症。对较大血管出血仍应以结扎或缝扎止血法为宜，以免术后因纤维蛋白溶解、凝血块或坏死组织脱离而发生继发性出血。⑤其他止血物应用。如局部止血剂、明胶海绵、骨蜡、生物胶等。

二、打结

打结是外科手术中最常用的基本操作之一，熟练正确的打结既可以节省手术时间，还确保止血、缝合安全可靠。

临床手术中常用的结有方结、三重结和外科结（图1-6-2）。

（1）方结　由方向相反的两个单结组成，适用于各种结扎或缝合后的打结。

（2）三重结　是在方结基础上再加1个单结，第3个单结应与第2个结方向相反。适用于直径较重要的血管、张力较大的组织间缝合后的结扎。使用羊肠线或化学合成线等易于松脱的线打结时，通常需要作多重结。

（3）外科结　在打第1个单结时多绕1扣，使之摩擦面增大，打第2个结时第1个结不易松开，用于组织张力大的打结。

常出现的错误结包括假结和滑结（图1-6-2）。

（1）假结　由同一方向的2个单结组成，结扎后易于滑脱而不应采用。

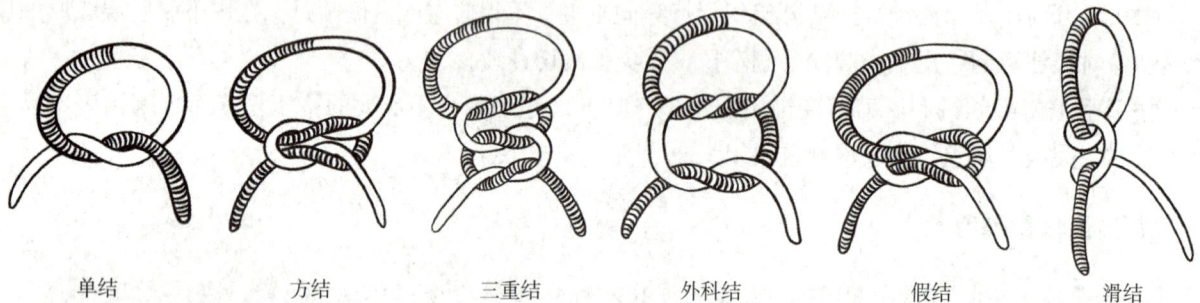

| 单结 | 方结 | 三重结 | 外科结 | 假结 | 滑结 |

图1-6-2　结的种类

（2）滑结　尽管其结扣的构成类似于方结，但是由于操作者在打结拉线时双手用力不均，一紧一松甚或只拉紧一侧线头而用另外一侧线头打结，所以完成的结扣并非方结，而是极易松脱的滑结，术中尤其要注意避免。

三、缝合

缝合是各种手术的重要组成部分，组织愈合与缝合技术密切相关。缝合方法主要包括手工缝合法、吻合器法及钉合器法。手工缝合应用最为广泛，是外科医生必须掌握的基本功。吻合器法主要用于空腔脏器或管道结构的对合性缝合，快速简便，大大缩短了缝合时间。钉合器法指不用缝线，借助于特殊器械钉合器完成组织吻合的方法。

根据缝合后切口边缘的形态，缝合方法分为单纯缝合、内翻和外翻缝合三类。各类缝合又有间断或连续缝合之分。

（1）单纯缝合　缝合后切口两侧组织彼此平齐靠拢。常用的单纯缝合法如下。

①单纯间断缝合法：为最常用的一种缝合法。可用于皮肤、皮下组织、筋膜等多种组织缝合。

②"8"字形缝合法：常用于缝合腱膜及腹直肌前鞘。此缝合法使组织对合牢固，节省时间。

③单纯连续缝合法：常用于缝合腹膜及肠吻合时吻合口后壁缝合，如病情危急、需要迅速结束手术时，也可用此法缝合腹壁全层。此种缝合法具有缝合速度快、打结少、创缘对合严密、止血效果较佳等优点。但抽线过紧，可使环形缝合口缩小，且若有一处断裂或因伤口感染而需剪开部分缝线做引流时，均可导致伤口全长裂开。

④连续锁边缝合法：又名毯边缝合法。优缺点与前者同，其防止边缘外翻及止血作用较单纯连续缝合法更佳，但缝合时必须始终将缝线拉紧，锁过一针后难以将锁过的缝线拉紧。

（2）内翻缝合　缝合后边缘内翻，外面光滑，可减少污染，促进愈合（图1-6-3）。

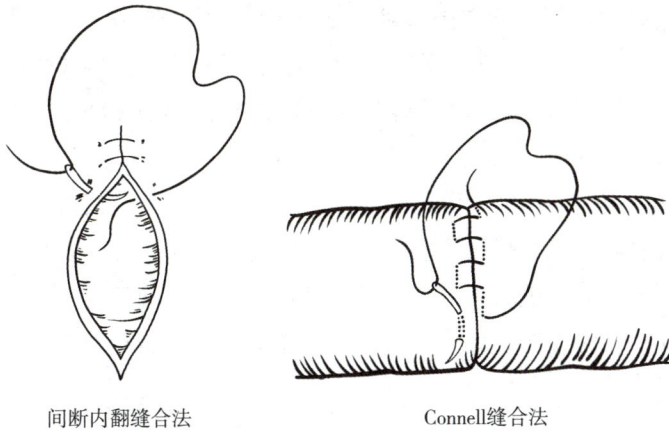

间断内翻缝合法
Connell缝合法

图1-6-3 内翻缝合

间断内翻缝合法可用于肠道吻合口的全层缝合，从肠黏膜进针，穿透肠壁全层，由浆膜出针，再从对侧相应浆膜进针，由黏膜出针，线结系在黏膜表面。连续全层内翻缝合法又称Connell缝合法，用于胃肠道吻合的前壁全层缝合。

（3）外翻缝合 缝合后，边缘外翻，里面光滑，在常松弛皮肤的缝合（如阴囊皮肤的缝合）、血管吻合中常用（图1-6-4）。

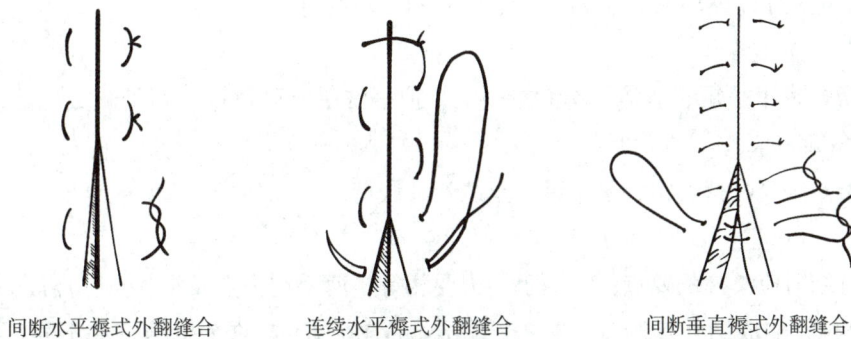

间断水平褥式外翻缝合
连续水平褥式外翻缝合
间断垂直褥式外翻缝合

图1-6-4 外翻缝合

间断外翻缝合为U字形缝合，用于减张缝合或血管吻合，有间断水平褥式外翻缝合、间断垂直褥式外翻缝合。连续外翻缝合为连续的U字形缝合，有连续水平褥式外翻缝合。

四、剪线和拆线

（一）剪线

剪线是将缝合或结扎后残留的缝线剪除。术中正确的剪线方法是手术者结扎完毕后，将双线尾提起略偏向手术者的左侧，助手将剪刀微张开，顺线尾向下滑动至线结的上缘，再将剪刀向上倾斜45°左右，然后将线剪断。为了防止结扣松开，须在结扣外留一段线头，丝线留1~2mm，羊肠线及尼龙线留3~4mm，细线可留短些，粗线留长些，浅部留短些，深部留长些，结扣次数多的可留短，次数少可留长些，重要部位应留长。皮肤缝线留5~8mm以便于拆线。线头过短的线结易于滑脱，而线头过长易导致组织对线头的异物反应。剪线应在明视下进行，可单手或双手完成剪线动作。

（二）拆线

拆线是指皮肤切口缝线的剪除。只有皮肤缝线需要拆除，拆线时间应结合切口部位、局部血液供应情况、患者的年龄及营养状况、切口的大小与张力等因素综合考虑来决定。一般头、面、颈部伤口4~5天拆线，下腹部和会阴部伤口6~7天拆线，胸、上腹、背、臀部伤口7~9天拆线，四肢伤口10~12天拆线（近关节处可适当延长时间），减张伤口14天拆线。有时可先采用间隔拆线，已化脓伤口应立即拆线。

拆线的步骤如下：按一般换药方法进行创口清洁消毒后，用镊子夹起线头轻轻提起，用剪刀插进线结下空隙，紧贴针眼，从由皮内拉出的部分将线剪断。向拆线的侧将缝线拉出，动作要轻巧，如向对侧硬拉可能使创口拉开，且患者有疼痛感，再次清洗伤口后覆盖创面。

可吸收线可以不拆，待其自行吸收脱落。有时可根据情况采用间隔拆线。对于已经感染化脓的伤口应及早部分拆线或全拆线，及时换药处理。拆线后如发现愈合不良而有裂开的可能，则可用蝶形胶布将伤口固定，并以绷带包扎。

实训实练五　打结、缝合

【目的要求】

1. 知晓外科常用的打结、缝合方法。
2. 掌握单手打结和单纯间断缝合技术。
3. 培养学生重视手术基本功，培养其精益求精的专业精神。

【实训准备】

1. **人员准备**　指甲平短、清洁，不涂指甲油；换好洗手衣，口罩、帽子佩戴规范；不戴耳环、手镯、手链、戒指等饰品。

2. **物品准备**　细绳、持针钳、手术镊、丝线卷、线剪。

【操作步骤】

1. **打结**　打结时应掌握的要点：①两手用力要相等，两手用力点及结扎点三点成一线，原位打结，避免用力向上提拉，造成结扎点撕脱。②2个单结组成1个方结，2个单结打法不同，拉线方向相反，③打第2个结时，第1个线结不能松扣。

（1）单手打结法　左右手均可打结，在手术中最为常用，方法简单迅速（图1-6-5）。

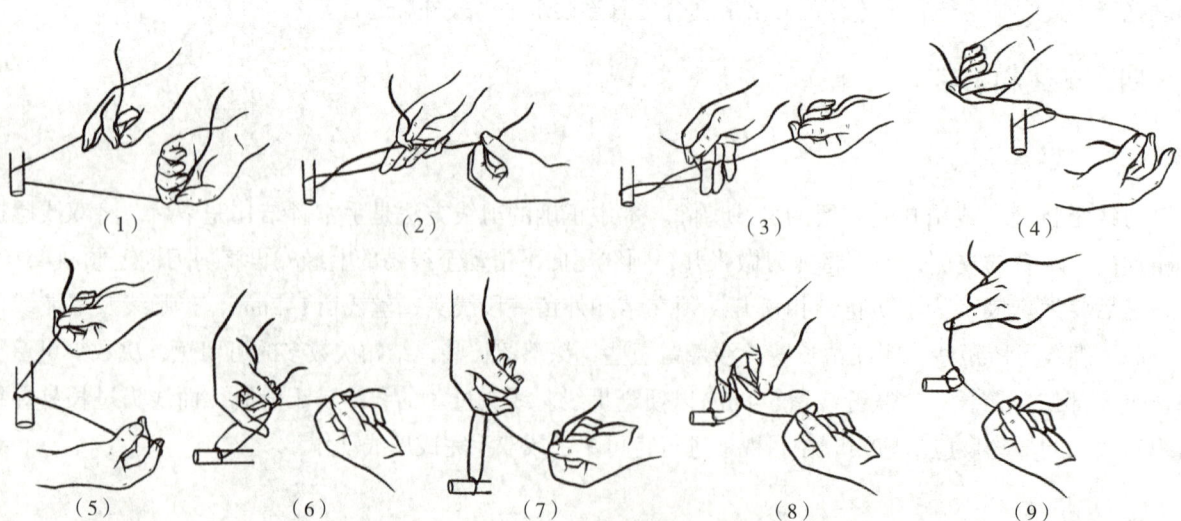

(1)　　　(2)　　　(3)　　　(4)

(5)　　　(6)　　　(7)　　　(8)　　　(9)

图1-6-5　右手单手打结法

（2）双手打结法　为最可靠的打结法，不易出现滑结，唯其操作步骤较单手打结法略繁琐。适用于深部、较大血管的结扎或组织器官的缝合。左、右手均可为打结之主手。第1、第2两个单结的顺序可以颠倒（图1-6-6）。

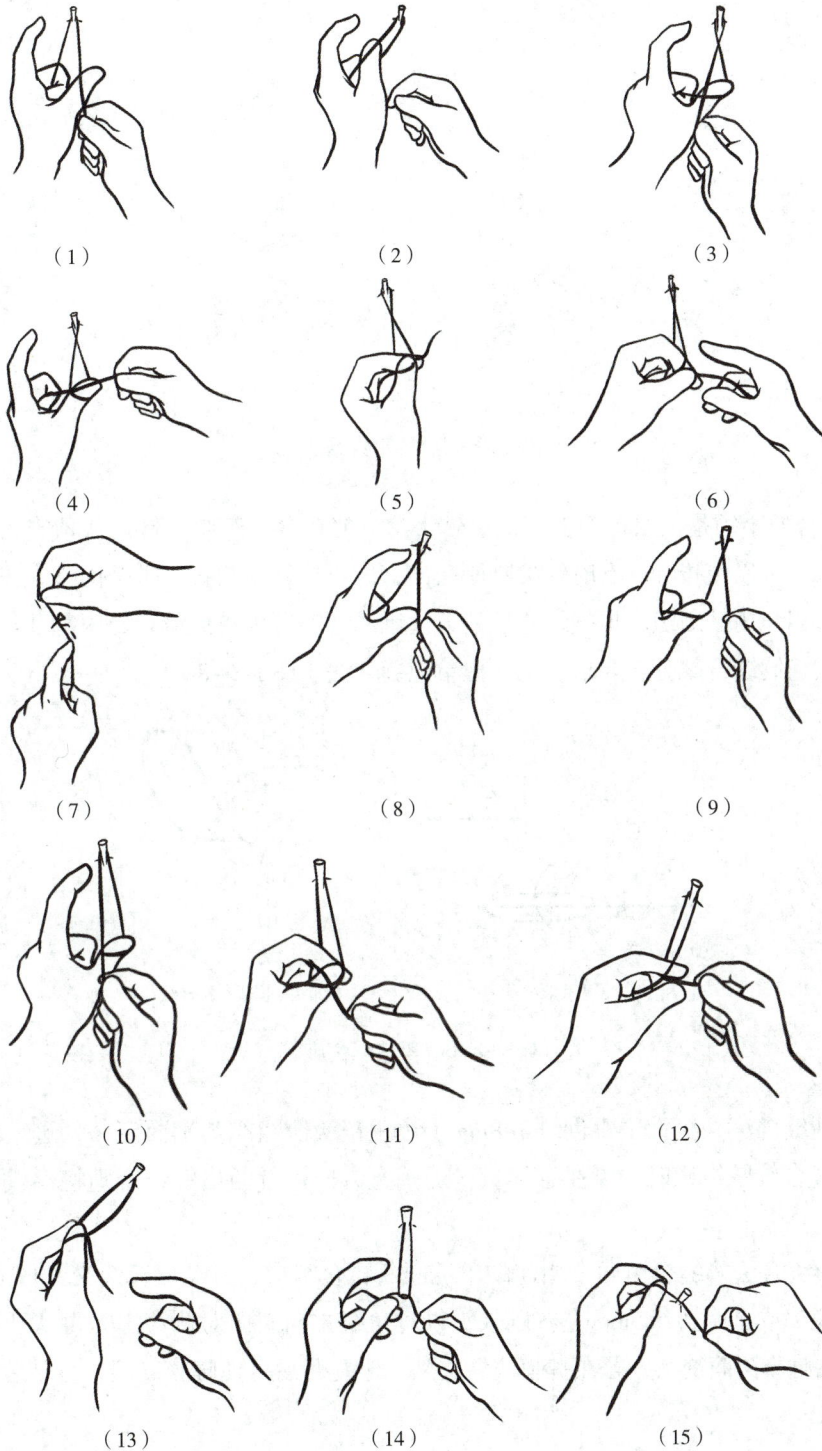

（1）　　　　　（2）　　　　　（3）

（4）　　　　　（5）　　　　　（6）

（7）　　　　　（8）　　　　　（9）

（10）　　　　（11）　　　　（12）

（13）　　　　（14）　　　　（15）

图1-6-6　双手打结法

（3）持钳打结法　适用于线头过短或小手术仅术者一人操作（图1-6-7）。

教师示教，学生跟随学习，掌握后单独练习。方法如图。

（1）　　　　　　　（2）　　　　　　　（3）　　　　　　　（4）

（5）　　　　　　　（6）　　　　　　　（7）　　　　　　　（8）

图1-6-7　持钳打结法

2. 缝合　缝合的要领是依照针的弧度，旋转手腕，使针穿过组织，针尖从预定的部位穿出。注意出针应有足够的长度，以便拔针。有时针尖刚刚露出，即止推针，给拔针带来困难。拔针时同样需要按照针的弧度拔出，以免撕扯组织。根据缝合后切口边缘的形态分为单纯缝合、内翻和外翻缝合三类。各类缝合又有间断或连续缝合之分。要求学生掌握单纯缝合法（图1-6-8）。

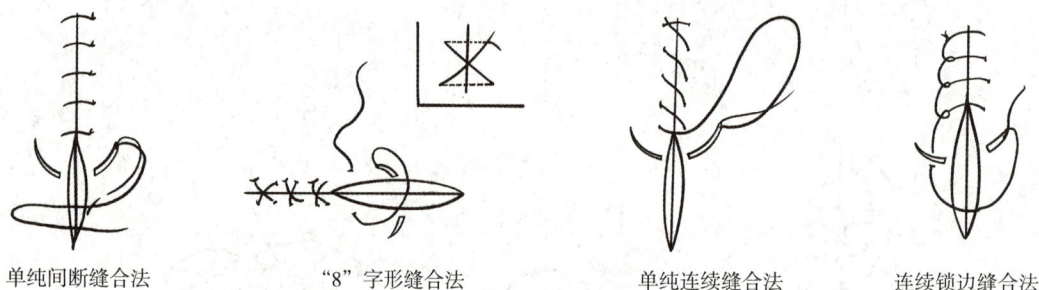

单纯间断缝合法　　　　"8"字形缝合法　　　　单纯连续缝合法　　　　连续锁边缝合法

图1-6-8　单纯缝合法

（1）单纯间断缝合法　缝针于距创缘3~8mm（边距依缝合组织类别而定）处进入组织，于相同边距自对侧穿出。缝合较厚组织时，要注意尽量接近垂直方向进针与出针，否则将形成两侧边缘内翻或外翻。

（2）"8"字形缝合法　缝合由两个相连的单纯间断缝合组成，打结后缝线交叉形成外"8"字，缝扎牢靠，不易滑脱。或自距边缘5mm左右刺入，以对角线方向斜向对侧穿出，再从开始侧刺入点平齐处穿出。缝线应在腱膜深面交叉，若在腱膜浅层交叉，于扎紧后可使腱膜纵起；打结后缝线平行，形成内"8"字。

（3）单纯连续缝合　开始先做一单纯间断缝合，打结后剪去缝线短头，用其长头连续缝完切口全长。结束时将线尾留在穿入侧，缝针所带之双股缝线结扎。

（4）连续锁边缝合法　又名毯边缝合法。开始与结束方法与单纯连续缝合法同，只是每针自前一针缝合所成线襻内穿出。

【注意事项】

（1）打结时，两手用力要一致，保证"三点一线"，两个单结打法不同，拉线方向相反，确保打出来的两个相邻的结组成一个方结。

（2）缝合时，注意全层缝合不留死腔；切缘对合平整，针距和边距保持一致。

（3）练习时注意防止刺伤自己或同学。

（文兆峰）

第七节　外科包扎法

PPT

包扎伤口是各种外伤中最常用、最重要、最基本的急救技术之一。所有开放性伤口都是污染伤口，为了防止伤员的伤口被再次污染，救护者要及时为其进行包扎。及时正确的包扎，可以达到压迫止血、减少感染、保护伤口、减少疼痛，以及固定敷料和夹板等目的，为伤员的救护创造良好的条件。相反，错误的包扎可导致出血增加、加重感染、造成新的伤害、遗留后遗症等不良后果。

常用的包扎方法有绷带包扎法和三角巾包扎法。救护者在包扎伤口时要做到快、准、轻、牢、细。包扎位置要准确严密，覆盖伤口并包全，不遗漏伤口；处理伤口要仔细，包扎动作要轻，不要碰压伤口，以免增加伤员的疼痛和出血；包扎要牢靠，但不宜过紧，以免妨碍血液流通和压迫神经；包扎前伤口一定要加盖辅料，于创面上覆盖一层抗菌药物纱布后，再用厚2~3cm的吸水棉垫或纱垫覆盖，范围要超出创缘5cm，这些敷料均须平贴于创面上，切忌高低皱褶不平。常用的包扎材料有消毒纱布、绷带卷、三角巾、四头带、丁字带、多头带等，但现场急救中如果上述材料不够用或缺如，可利用伤员或急救者的手巾、围巾、毛巾、衣裤等布制品代替。

一、绷带包扎法

用纱布或其他织物条带或卷带裹缠固定敷料、夹板和肢体，称为绷带包扎。绷带适用于头颈及四肢的包扎，可随部位的不同变换不同的包扎方法。包扎时使用适当的拉力，将保护伤口的敷料固定及达到加压止血的目的，注意要压力均等，松紧适度，牢固可靠。包扎四肢时，应将患肢置于功能位置，要由肢体远端包向近端，指（趾）端应外露，便于观察末梢血液循环状态。常用的绷带种类有纱布、棉布、弹力绷带和石膏绷带等，纱布绷带透气轻软，用于固定敷料；棉布绷带用于加压止血、悬吊肢体及固定关节；弹性绷带用于四肢包扎，可防肿胀，或用于胸部伤口包扎；石膏绷带用于固定骨折或矫正畸形，为骨科专用。按不同部位的需要做成宽窄不等、长短不同的长带，卷成圆柱形备用。规格3cm宽用于手指或脚趾；5cm宽用于头、手、足及前臂等；7cm宽用于上臂、肩、腿；10~15cm宽用于胸、腹、乳房、腹股沟等。包扎结束时，可将绷带撕开打结或用胶布将绷带末端固定。解除绷带时，按包扎相反方向，以两手互相传递松解，也可剪开。

绷带的基本包扎法主要有以下几种（详见实训实练六外科包扎）。

1. **环形包扎法**　此法是绷带包扎法中最常用，多用于手指、腕、踝、颈和额部等圆柱形部位较短距离的包扎。

2. **螺旋形包扎法**　多用于上肢、大腿、指、躯干等肢体周径近似部位较长距离的包扎。

3. **螺旋反折包扎法**　又称人字形包扎法，此法主要用于周径不均匀的肢体，如小腿和前臂等。

4. **"8"字绷带包扎法**　主要用于关节部位的包扎。

5. **回返包扎法**　多用于头顶部或残肢端。

二、三角巾包扎法

三角巾制作简单，使用方便，容易掌握，包扎面积大。三角巾不仅是较好的包扎材料，还可作为固定夹板、敷料和代替止血带使用。三角巾急救包使用方法是先把三角巾急救包的封皮撕开，然后打开三角巾，将其内的消毒敷料盖在伤口上，进行包扎；还可将三角巾叠成带状、燕尾状或连成双燕尾状和蝴蝶形等。这些形状多用于肩部、胸部、腹股沟部和臀部等处的包扎。使用三角巾，两底角打结时应为外科结，比较牢固，解除时可将其一侧边和其底角拉直，即可迅速地解开。

根据受伤的部位及伤情，三角巾有头面部、胸背部、腹部、四肢及悬臂带等多种包扎方法。其中面具式包扎法多用于广泛的面部损伤或烧伤，悬臂带适用于肩关节损伤、锁骨和肱骨骨折（详见实训实练六外科包扎）。

三、与体腔相通的伤口包扎方法

对于与体腔相通的开放性伤口，现场一般只须对伤口进行简单的覆盖，然后尽快送医院或紧急联系医务人员前来救治。

（1）头颅外伤者如果出现鼻孔、耳朵流出较大量的淡红色液体，应考虑颅底骨折，伤口与颅腔相通，不要在现场试图压迫和填塞伤者鼻孔、耳朵，以免造成颅内感染。遇有脑组织从伤口膨出，不可压迫包扎，要先用大块消毒湿纱布盖好，然后再用纱布卷成保护圈，套住膨出的脑组织，再用三角巾包扎。

（2）与胸腔相通的胸部伤口，可造成开放性气胸。其中，交通性气胸与张力性气胸症状严重，甚至可致昏迷、死亡。前者应尽快用无菌纱布或其他清洁的敷料封闭伤口，包扎固定，防止反常呼吸，以便减轻症状和减轻持续伤害。对于张力性气胸，由于破裂口形成单向活瓣，当吸气时裂口开放，气体不断进入胸膜腔，呼气时裂口关闭，以至气体不能排出。胸腔内压力不断增加，使肺受压增加，从而导致进行性呼吸困难。此时须做紧急排气处理，可用大号注射针头在患侧锁骨中线第2肋间刺入胸膜腔排气。

（3）与腹腔相通的腹部伤口，可用干净的纱布、毛巾、被单等覆盖。如有肠管或网膜从创口处膨出，切勿试图将其回纳腹腔内，以免加重腹腔污染。先用大块的纱布覆盖在脱出的内脏上，再用纱布卷成保护圈，放在脱出的内脏周围，保护圈可用碗或皮带圈代替，再用三角巾包扎。伤员取仰卧位或半卧位，下肢屈曲，尽量不要咳嗽，严禁饮水进食（图1-7-1）。

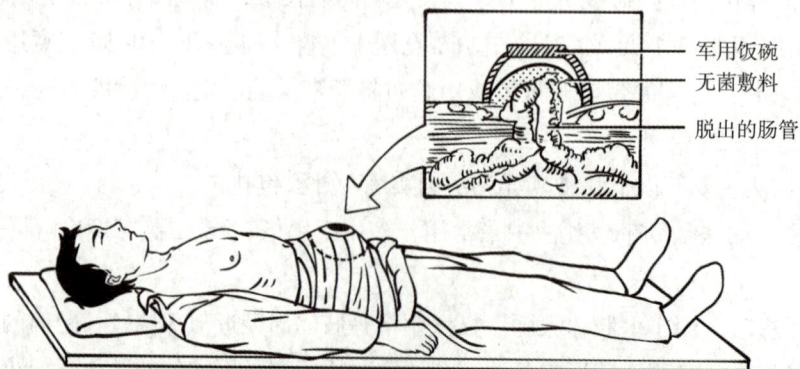

军用饭碗
无菌敷料
脱出的肠管

图1-7-1　腹腔脏器脱出包扎法

四、异物刺入体内的包扎方法

异物包括刀子、匕首、钢筋、铁棍以及其他因意外刺入体内的物体。异物刺入胸背部，易伤及心脏、肺、大血管；刺入腹部，易伤及肝、脾等器官；刺入头部，易伤及脑组织。异物刺入体内后，切忌拔出异物，可用绷带绕过异物或三角巾开窗穿过异物后再包扎，因为这些异物可能刺中重要器官或血管，如果把异物拔出，会造成出血不止（图1-7-2）。

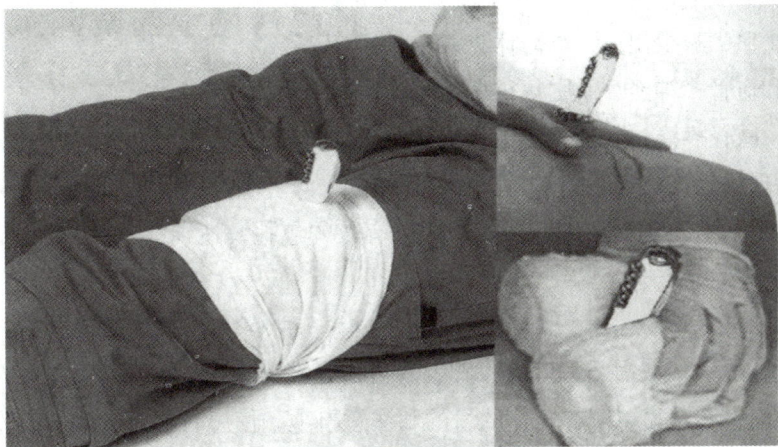

图1-7-2 异物刺入体内包扎法

五、出血伤口的包扎方法

在有出血的情况下，外伤包扎的实施必须以止血为前提。如不及时给予止血，则可造成严重失血、休克，甚至危及生命。有时候，包扎本身就是止血的措施。例如，组织损伤造成的毛细血管出血，出血时血液成水珠样从伤口流出，稍微压迫即可止血，有时也可自动凝固止血。这种出血，往往只需要在伤口贴上止血贴，或在伤口上覆盖消毒纱布，然后稍微加压包扎，即可完成止血和包扎的双重任务。但对于由动脉血管损伤引起的动脉出血和由静脉血管损伤引起的静脉出血，单纯的压迫包扎伤口，往往不能达到止血的目的。

包扎是外伤现场应急处理的重要措施之一。施行包扎前须检查患者生命体征，了解伤口及畸形情况。当患者出现呼吸困难、呼吸停止或心搏骤停等状况时须首先予以抢救，此时不宜先进行伤口处理。在外伤急救现场，不能只顾包扎表面看得到的伤口而忽略其他内在的损伤。同样是肢体上的伤口，有没有合并骨折，其包扎的方法就有所不同，有骨折时，包扎应考虑到骨折部位的正确固定。同样是躯体上的伤口，如果合并内部脏器的损伤，如肝破裂、腹腔内出血、血胸等，则应优先考虑内脏损伤的救治，不能在表面伤口的包扎上耽误时间。同样是头部的伤口，如合并颅脑损伤，不能仅简单地包扎止血，还需要加强监护。对于头部受撞击的患者，即使自觉良好，也需观察24小时，如出现头晕、头痛加重，甚至恶心、呕吐，则表明存在颅内损伤，需要紧急检查救治。因此，在对伤者明显可见的伤口进行包扎之前或同时，一定要了解有没有其他部位的损伤，特别要注意是否存在比较隐蔽的内脏损伤。将患者转运至医院后，医护人员对伤口的处理要严格遵循无菌操作技术规程。

• 实训实练六　外科包扎 •

【目的要求】

1. 知晓外科绷带包扎和三角巾包扎的目的。

（1）保护伤口，防止进一步污染，减少感染机会。

（2）固定敷料和夹板的位置。

（3）加压包扎止血，减少出血，预防休克。

（4）保护内脏和血管、神经、肌腱等重要组织。

（5）稳定肢体，减轻疼痛，有利于转运伤病员。

2. 了解和掌握现场包扎技术的基本知识及操作要领。

3. 学会检伤、验伤，正确做出判断，实施正确有效的包扎，达到在紧急救护现场采取积极有效的包扎措施，保护伤员的生命安全。

【实训准备】

1. **操作者准备**　洗手，戴帽子、口罩。仪表端庄，姿势规范。

2. **患者准备**　向患者及家属解释操作的目的和注意事项，使患者愿意合作，有安全感。

3. **物品准备**　绷带、棉垫、纱布、三角巾、胶布等。

4. **环境准备**　环境清洁，温度适宜，光线充足。

【操作步骤】

1. 备齐用物，解释操作目的及配合方法。

2. 取舒适体位，正确处理伤口。

3. 绷带的基本包扎方法。

（1）环形包扎法　把绷带作环形重叠的缠绕，每周均呈叠瓦状。要使绷带牢固，环行包扎的第一圈可以稍斜缠绕，第二、三圈用环行，并把斜出圈外的绷带的一角折回圈里，再重叠缠绕（图1-7-3）。

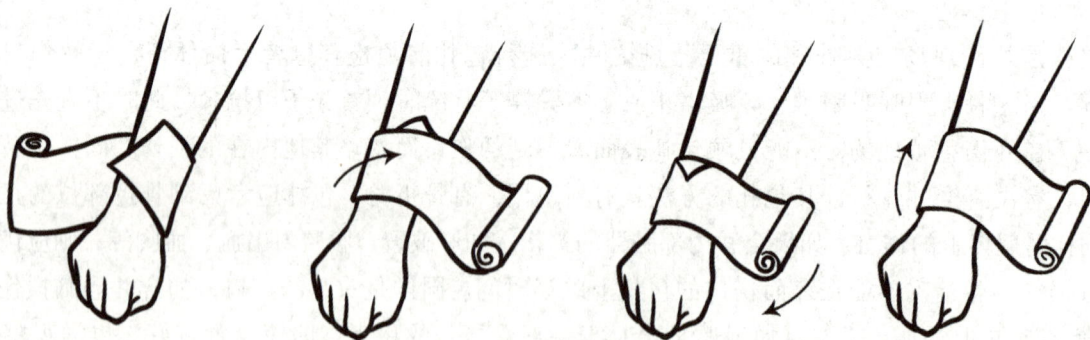

图1-7-3　环形包扎法

（2）螺旋形包扎法　把绷带逐渐上缠，每周盖住前周的1/3至1/2，成螺旋形（图1-7-4）。

（3）螺旋反折包扎法　先用环形法固定始端，再用螺旋方法每周反折一次，反折时以左手拇指按住绷带上面的正中处，右手将绷带向下反折，向后绕并拉紧，并把反折排在一条线上，呈人字形。注意回返处不要在伤口上或骨隆起处（图1-7-5）。

图1-7-4 螺旋形包扎法

图1-7-5 螺旋反折包扎法

（4）"8"字绷带包扎法 在弯曲关节的上、下方，把绷带由下而上，成"8"字形来回地缠绕，每周在正面和前周相交，并叠盖前周的1/2宽度（图1-7-6）。

（5）回返包扎法 此法为一系列的反折，第一周常在中央，以后各周分向左右，直到该端全部包扎后，再做环形包扎固定（图1-7-7）。

4. 三角巾包扎方法。

（1）头部包扎法

①头巾式包扎法：将三角巾底边的中点放在眉间上部，顶角经头顶垂向枕后，再将底边经左右耳上向后拉紧，在枕部交叉，并压住垂下的枕角，再交叉绕耳上到额部拉紧

图1-7-6 "8"字绷带包扎法

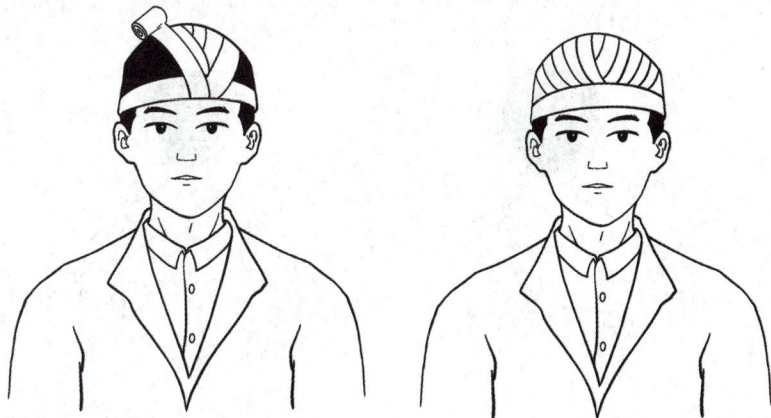

打结，最后将顶角向上反掖在底边内或用安全针或胶布固定（图1-7-8）。

②头顶下颌包扎法：将三角巾底边齐眉，顶角向后盖头上，两底角经两耳上缘拉向头后部，在枕部交叉压住顶角，再经两耳垂下向前拉，一底角包绕下颌到对侧耳垂前下，与另一底角十字交叉后，分别经两耳前上提到头顶打结，再将顶角反折到头顶部，与两底角相遇打结。

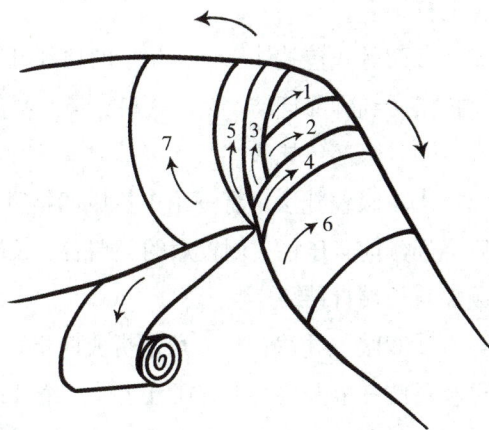

图1-7-7 头部回返包扎法

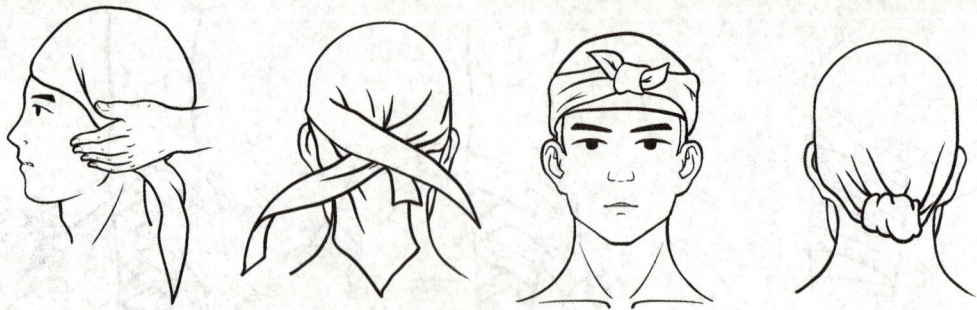

图1-7-8 头部三角巾包扎法（头巾式包扎法）

（2）面部包扎法

①单侧面部包扎法：将三角巾对折双层，一手将顶角压在伤员健侧眉上，另一手将底边的一半经耳上绕到头后，用底角与顶角打结，然后将底边的另一半反折向下包盖面部，并绕额下，用底角与顶角在耳上打结。

②面具式包扎法：将三角巾的顶部打结后套在下颌部，罩住面部及头部，拉到枕后，将底边两端交叉拉紧后到额部打结，然后在口、鼻、眼部剪孔、开窗。

（3）眼部包扎法

①单眼包扎法：将三角巾折成四指宽的带状巾，以2/3向下斜放在伤眼上，将下侧较长的一端经枕后绕到额前，压住上侧较短的一端后，长端继续沿着额部向后绕至健侧颞部，短端反折环绕枕部至健侧颞部与长端打结。

②双眼包扎法：将三角巾折成四指宽的带状巾，将中央部盖在一侧伤眼上，下端从耳下绕到枕后，再经对侧耳上至眉间上方压住上端，继续绕过头部到对侧耳前，将上端反折斜向下，盖住另一伤眼，再绕耳下与另一端在对侧耳上或枕后打结，也可用带状巾作交叉法包扎。双眼包扎法还可用三角巾折叠成四指宽的带状巾横向绕头两周，于一侧打结。

（4）胸背部包扎法

①一侧胸背部伤包扎法：伤在右胸，就将三角巾的顶角放在右肩上，然后把左右底角从两腋窝拉过到背后（左边要长一些）打结，再把顶角拉过肩部与双底角结系在一起，或利用顶角小带与其打结。如果是左胸，就把顶角放在左肩上（图1-7-9）。使用在左背和右背也和胸部一样，不过其结应打在胸前（图1-7-10）。

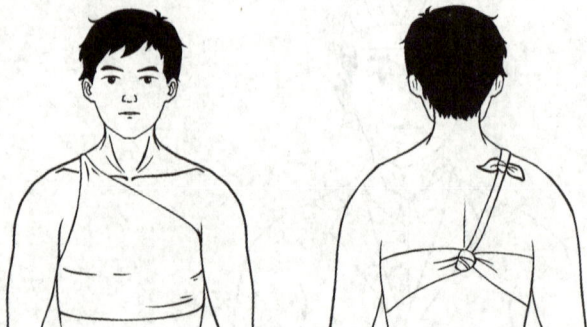

图1-7-9 胸部三角巾包扎法（一侧胸部伤包扎法）

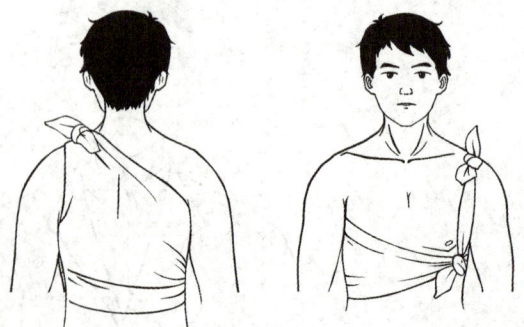

图1-7-10 背部三角巾包扎法（一侧背部伤包扎法）

②全胸部包扎法：用一个大三角巾的顶角在中间直向剪开25~30cm，分别放在颈部左右两边，然后

把基底的左右两角在背后打一半结，再把本结两角上提和顶角撕开的两头相结。

（5）肩部包扎法　先把三角巾的中央放于肩部，顶角向颈部，底边折叠二横指宽横放在上臂上部，两端绕上臂在外侧打结，然后把顶角拉紧经背后绕过对侧腋下拉向伤侧腋下，借助系带与两底角打结。

（6）腹部包扎法　把三角巾横放在腹部，将顶角朝下，底边置于脐部，拉紧底角至围绕到腰后打结，顶角经会阴拉至臀部上方，用底角余头打结。此法也可包扎臀部，不同的是顶角和左右两底角在腹部打结（图1-7-11）。

图1-7-11　腹部三角巾包扎法

（7）单侧臀部包扎法　将三角巾置于大腿外侧，中间对着大腿根部，将顶角系带围绕缠扎，然后将下边角翻上拉至健侧髂嵴部与前角打结。

（8）四肢包扎法

①前臂及上臂包扎法：将三角巾一底角打结后套在伤手上，结留余头稍长些备用，另一底角沿手臂后侧拉到对侧肩上，顶角包裹伤肢，前臂曲至胸前，拉紧两底角打结，并起到悬吊作用。

②手部包扎法：将伤手平放在三角巾中央，手指指向顶角，底边横于腕部，再把顶角折回拉到手背上面，然后把左右两底角在手掌或手背交叉向上拉到手腕的左右两侧缠绕打结（图1-7-12）。

③足部包扎法：与手的包扎法相似（图1-7-13）。

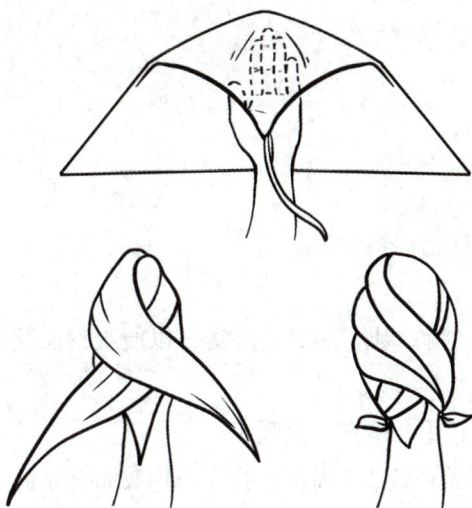

图1-7-12　手部三角巾包扎法

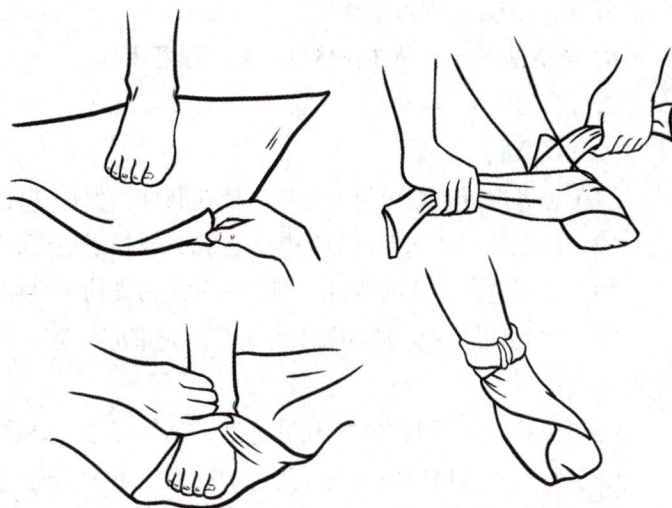

图1-7-13　足部三角巾包扎法

④小腿及以下部位包扎法：朝向三角巾底边，把脚放进底角底边一侧，提起顶角与较长一侧的底角交叉包裹，在小腿打结，再将另一底角折到足背，绕脚腕与底边打结。

⑤膝部包扎法：根据伤情把三角巾折叠成适当宽度的带状巾，将带的中段斜放在伤部，其两端分别压住上下两边，两端于膝后交叉，一端向上，一端向下，环绕包扎，在膝后打结，呈"8"字形（图1-7-14）。

⑥大腿根部包扎法：把三角巾的顶角和底边中部（稍偏于一端）折叠起来，以折叠缘包扎大腿根部，在大腿内侧打结。两底角向上，一前一后，后角比前角要长，分别拉向对侧，在对侧髂骨上缘打结。

（9）三角巾悬臂带包扎法

①大悬臂带包扎法：将前臂屈曲，用三角巾悬吊于胸前，叫悬臂带，用于前臂损伤和骨折。方法是将三角巾放于健侧胸部，底边和躯干平行，上端越过肩部，顶角对着伤臂的肘部，伤臂弯成直角放在三角巾中部，下端绕过伤臂反折越过伤侧肩部，两端在颈后或侧方打结。再将顶角折回，用别针固定（图1-7-15）。

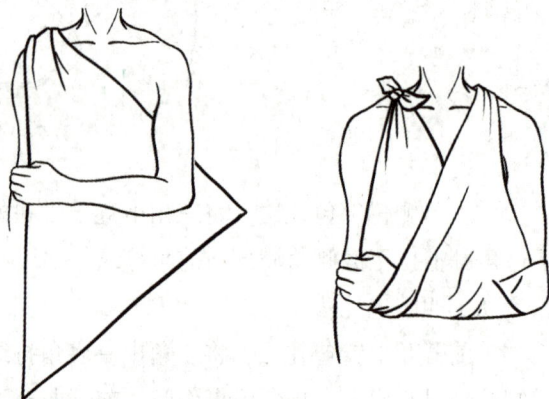

图1-7-14　膝部三角巾包扎法　　　　　　　　图1-7-15　大悬臂带包扎法

②小悬臂带包扎法：将三角巾折叠成带状，吊起前臂的前部（不要托肘部），适用于肩关节损伤、锁骨和肱骨骨折。

5. 抬高患肢，保持功能位。

6. 安置患者于舒适体位休息，交代注意事项。

7. 整理用物。

【注意事项】

（1）患者取舒适的坐位或卧位，扶托肢体，保持功能位置。

（2）注意练习特殊部位的包扎，包扎时要松紧适度，骨隆突处用棉垫保护。

（3）选择宽度合适的绷带，绷带潮湿或污染均不宜使用。

（4）包扎四肢应从远心端开始（石膏绷带应从近心端开始），指（趾）端尽量外露，以便观察血液循环。

（5）包扎时应用力均匀，松紧适度，动作轻快。要求牢固、舒适、整齐、美观。

（6）每包扎一周应压住前一周的1/3~1/2，包扎开始与终末均需环绕2~3周。包扎完毕用胶布粘贴固定，或撕开末端，打结在肢体外侧，避免打在伤口及骨隆突处（图1-7-16）。

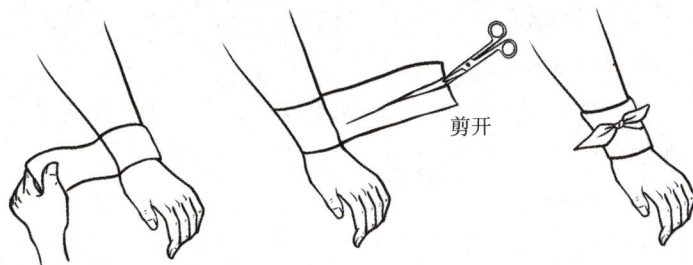

图1-7-16 包扎固定方法

剪开

📖 知识拓展

微创技术的发展

微创技术已经历了近百年的发展史，1987年全球第一例腹腔镜胆囊切除术成功完成，揭开了微创技术发展的新篇章。随之涌现出了大量先进的手术器械，推动了微创技术的发展进程，使之慢慢走向成熟。随着发展，微创技术力求在最小的切口路径、最少的组织损伤、机体最轻的应激反应下，完成对体内病灶的观察、诊断以及治疗。和传统的手术相比，微创技术降低了手术风险，大大缩短了手术时间，减轻了患者痛苦，同时，医生工作环境也得到了大大改善。

目前在欧美发达国家，微创手术技术已经基本取代了传统开腹手术并全面普及。在此方面，中国虽然起步晚，但发展迅速。目前，全国大中型城市已经普遍导入微创手术技术，并在治疗心脏病、妇科疾病等方面走在了全球的前列。未来，微创外科手术不仅是当代外科医生的信念和追求，同时也将成为未来医学发展的风向标。

（张 伦）

目标检测

答案解析

一、单项选择题

1. 灭菌法的目的可以达到（ ）
   A. 杀死一切微生物
   B. 杀不死带芽孢细菌
   C. 清除器械表面上的细菌
   D. 清除皮肤表面上的细菌
   E. 清除切口内的细菌

2. 经高压蒸汽灭菌的物品，一般可保存（ ）
   A. 5日
   B. 7日
   C. 10日
   D. 14日
   E. 21日

3. 煮沸杀灭带有芽孢的细菌至少需要（ ）
   A. 20分钟
   B. 30分钟
   C. 40分钟
   D. 50分钟
   E. 60分钟

4. 手术器械和敷料的常用灭菌方法是（ ）
   A. 乳酸消毒
   B. 紫外线消毒
   C. 高压蒸汽灭菌
   D. 甲醛熏蒸法
   E. 电离辐射法

5. 手术刀的拿法不包括（ ）

　　　A. 指压式　　　　　B. 持弓式　　　　　C. 执笔式　　　　　D. 反挑式　　　　　E. 握持式

6. 精细手术或整形手术采取的持刀方法是（　　）

　　　A. 指压式　　　　　B. 持弓式　　　　　C. 执笔式　　　　　D. 反挑式　　　　　E. 握持式

7. 手术区域消毒范围为（　　）

　　　A. 5cm　　　　　　B. 10cm　　　　　　C. 15cm　　　　　　D. 20cm　　　　　　E. 25cm

8. 止血钳正确的持镊方法应该是（　　）

　　　A. 左手拇指及食指、中指相对应　　　　　　　　B. 左手拇指对食指

　　　C. 左手拇指对中指　　　　　　　　　　　　　　D. 右手拇指和无名指分别放入柄环

　　　E. 右手拇指及食指、中指相对应

9. 气管切开术的正确体位是（　　）

　　　A. 颈仰卧位　　　　　　　　B. 侧卧位　　　　　　　　　　C. 半卧位

　　　D. 仰卧、头正中位　　　　　E. 半卧、头正中位

10. 浅表脓肿切开常用的执刀方法是（　　）

　　　A. 指压式　　　　　B. 持弓式　　　　　C. 执笔式　　　　　D. 反挑式　　　　　E. 握持式

11. 在常松弛皮肤的缝合（如阴囊皮肤的缝合）常用的缝合方法是（　　）

　　　A. 单纯间断缝合　　　　　　B. 连续锁边缝合　　　　　　　C. 单纯连续缝合

　　　D. 间断外翻缝合　　　　　　E. 内翻缝合

12. 穿手术衣戴手套后，无菌区域指（　　）

　　　A. 肩、上肢、胸、腹部　　　　　　　　　　　B. 肩以下，胸以上，双上肢及腋前线前

　　　C. 腰以上　　　　　　　　　　　　　　　　　D. 肩以下

　　　E. 前胸及双上肢

13. 戴无菌手套时不正确的操作是（　　）

　　　A. 手套外面为无菌区，请保持无菌状态　　　　B. 未戴手套的手不可以接触手套外面

　　　C. 戴手套后，手不可以碰触污染区域　　　　　D. 发现手套破损应立即更换

　　　E. 戴好手套后，手可以垂下

14. 手术区域的消毒完成人员为（　　）

　　　A. 术者　　　　　　B. 第一助手　　　　　C. 第二助手　　　　D. 器械护士　　　　E. 麻醉师

15. 术前刷洗双手，正确的顺序是（　　）

　　　A. 前臂，腕部，手背，手掌，手指，指缝，指　　B. 手掌，手指，前臂，指缝，腕部

　　　C. 前臂，腕部，指甲，指缝，手背，手掌　　　　D. 手掌，腕部，手指，前臂，指甲，指缝

　　　E. 手指，指缝，手背，手掌，腕部，前臂

16. 包扎伤口的目的不包括（　　）

　　　A. 压迫止血　　　　　　　　B. 保护伤口　　　　　　　　　C. 减少感染和疼痛

　　　D. 保持呼吸通畅　　　　　　E. 固定敷料和夹板

17. 头部伤口的绷带包扎法多选用（　　）

　　　A. 环形包扎法　　　　　　　B. 螺旋形包扎法　　　　　　　C. 螺旋反折包扎法

　　　D. "8" 字绷带包扎法　　　　E. 回返包扎法

二、简答题

1. 请列出外科洗手的操作流程。

2. 请简述包背式手术衣的穿法。

3．请简述打结要点。

4．切开皮肤的要求有哪些？

书网融合……

知识回顾	微课1	微课2	习题

第二章 | 外科基础理论

学习目标

知识要求：

1. 掌握水和电解质、酸碱平衡失调，外科休克的临床表现和治疗及心肺复苏的规范操作。

2. 熟悉麻醉的分类、局麻方法、术前准备。

3. 了解术后并发症发生的原因。

技能要求：

1. 熟练掌握各种休克的处理措施、术前准备内容、心肺脑复苏的基本生命支持。

2. 学会应用理论知识解决临床实际问题。

3. 培养学生爱伤观念和爱伤意识。

第一节　体液代谢

PPT

人体新陈代谢在体液环境中进行，疾病和外界环境变化常引起水、电解质代谢紊乱及酸碱平衡失调，从而导致体液容量、分布、电解质浓度变化以及酸碱平衡失调，这些紊乱若得不到及时纠正，常会引起严重后果，甚至危及生命。

一、概述

体液平衡能使机体保持内环境稳定，要求机体在正常情况下维持一定的容量、分布和电解质离子浓度。具体包括三个平衡，即水平衡、电解质平衡及酸碱平衡。

（一）水平衡

正常人每天水摄入和排出处于动态平衡中，水的来源有饮水、食物水和代谢水。机体排出水途径有消化道、肾脏、皮肤和肺。体液容量及渗透压的稳定通过神经-内分泌系统调节，渗透压感受器主要分布在下丘脑视上核和室旁核，当渗透压变化时可影响抗利尿激素分泌。血容量和血压等非渗透性变化则可通过容量感受器和颈动脉窦、主动脉弓的压力感受器而影响抗利尿激素分泌。当机体水分不足或摄入较多食盐时，细胞外液渗透压升高，一方面刺激下丘脑渗透压感受器，产生口渴感觉，机体会主动饮水以补充水。此外，高渗透压促进抗利尿激素分泌，增加肾远曲小管和集合管对水重吸收，减少水排出。另一方面，高渗透压抑制醛固酮分泌，降低肾小管对Na^+的重吸收，增加Na^+的排泄，从而降低细胞外液渗透压。反之，当体内水过多时，细胞外液渗透压降低，一方面通过抑制抗利尿激素分泌，减弱肾远曲小管和集合管对水重吸收，排出体内多余水，另一方面促进醛固酮分泌，加强肾小管对Na^+的重吸收，减少Na^+的排出，使已降低的细胞外液渗透压回升至正常。抗利尿激素分泌对渗透压的反应十分敏感，只要细胞外液渗透压有1%~2%变化就可影响抗利尿激素释放。

> ✎ **知识拓展**
>
> ### 无功能性细胞外液
>
> 体内有一小部分组织间液在维持体液平衡方面作用甚小，但它们具有各自的功能，占体重的1%~2%，如胸腔液、心包液、脑脊液和关节液等，故称其为无功能性细胞外液。

（二）电解质平衡

体液中的电解质分布在细胞内液或细胞外液，具有很重要的生理功能。细胞外液中最主要的阳离子是Na^+，阴离子是Cl^-、HCO_3^-和蛋白质；细胞内液中主要阳离子是K^+和Mg^{2+}，阴离子是HPO_4^{2-}及蛋白质。细胞外液和细胞内液渗透压相等，正常血浆渗透压为280~310mOsm/L。渗透压的稳定是维持细胞内、外液平衡的基本保证。

（三）酸碱平衡

人体有维持血液的pH值在7.35~7.45之间的能力，称之为酸碱平衡。主要通过体液的缓冲系统、肺的呼吸和肾的调节作用，使血液内H^+浓度仅在小范围内变动。

1. **体液缓冲系统**　血液中的HCO_3^-和H_2CO_3是最重要的一对缓冲物质。其中HCO_3^-的正常值平均为24mmol/L，H_2CO_3平均为1.2mmol/L，两者比值是20/1。只要HCO_3^-/H_2CO_3的比值保持20/1，则血浆的pH就能维持正常。

2. **肺调节**　肺通过排出CO_2和调节血液中的呼吸性成分来调节血中的H_2CO_3。因此，机体的呼吸功能失常，既可直接引起酸碱平衡紊乱，又可影响对酸碱平衡紊乱的调节。

3. **肾调节**　肾是最重要的酸碱平衡调节系统，能排出固定酸和过多的碱性物质，以维持血浆HCO_3^-浓度的稳定。

二、水钠代谢紊乱

水和钠的关系非常密切，故缺水和失钠常同时存在。水和钠既可按比例丧失，也可缺水多于缺钠，或缺水少于缺钠。

（一）低渗性缺水

低渗性缺水即细胞外液减少合并低血钠，特点是Na^+丢失多于失水，血清Na^+浓度<135mmol/L，血浆渗透压<280mOsm/L，伴有细胞外液量减少。

【病因】

（1）大量消化液丢失，这是最常见原因。如大量呕吐、长期胃肠减压或慢性肠梗阻，以致钠随着大量消化液而丧失。

（2）经皮肤丢失，如大量出汗、大面积烧伤等。

（3）长期连续应用排钠利尿剂（呋塞米、依他尼酸等）时，未注意补给适量的钠盐，以致体内缺钠相对多于缺水。

（4）液体在第三间隙集聚，如腹膜炎、胰腺炎形成大量腹水，肠梗阻导致大量肠液在肠腔内集聚，胸膜炎形成大量胸水等。

【临床表现】

随缺钠程度而不同。常见症状有恶心、呕吐、头晕、视觉模糊、软弱无力、脉搏细速、起立时容易晕倒等。当循环血量明显下降时，肾的滤过量相应减少，以致体内代谢产物潴留，可出现神志不清、肌痉挛性疼痛、肌腱反射减弱、昏迷等。根据缺钠程度，低渗性缺水可分为3度。

1. **轻度缺钠**　疲乏无力，头晕，手足麻木，口渴不明显。尿中Na^+少。血清Na^+在135mmol/L以下。

2. **中度缺钠**　除上述症状外，尚有恶心、呕吐，脉搏细速，血压不稳定或下降，脉压变小，浅静脉萎陷，视力模糊，站立性晕倒。尿量少，尿中几乎不含钠和氯。血清Na^+在130mmol/L以下。

3. **重度缺钠**　神志不清，肌痉挛性抽痛，腱反射减弱或消失，出现木僵，甚至昏迷，常发生休克。血清Na^+在120mmol/L以下。

【诊断】

如患者有上述体液丢失病史和临床表现，可初步诊断为低渗性缺水。进一步检查结果如下。

（1）血清Na^+在135mmol/L以下。

（2）尿Na^+、Cl^-测定常明显减少，尿比重常在1.010以下。

（3）红细胞计数、血红蛋白量、红细胞比容、血尿素氮均升高。

【治疗】

积极处理致病原因。针对细胞外液缺钠多于缺水和血容量不足的情况，采用含盐溶液或高渗盐水静脉输注，以纠正体液的低渗状态和补充血容量。临床上治疗原则是根据血钠降低速度、程度及症状进行，出现急性症状特别是有严重神经症状时必须处理。低渗性缺水补钠量可按下列公式计算：需补充的钠量（mmol）＝[血钠的正常值（mmol/L）－血钠测得值（mmol/L）]×体重（kg）×0.6（男性）或0.5（女性）。按17mmol Na^+=1g钠盐计算补给氯化钠的量。总输入量应分次完成，一般先补充缺钠量的一部分，以解除急性症状，然后再根据临床表现及血Na^+、Cl^-浓度、动脉血血气分析等指标补充剩余量。重度缺钠出现休克者，应先补足血容量，以改善微循环和组织器官灌注，可应用晶体液（复方乳酸氯化钠溶液、等渗盐水）、白蛋白及血浆等胶体溶液。输注高渗盐水应严格控制滴速，每小时不应超过100~150ml，随后根据病情及血钠浓度再调整治疗方案。

（二）高渗性缺水

高渗性缺水又称原发性缺水。水和钠虽同时缺失，但缺水多于缺钠，血清Na^+浓度>150mmol/L，血浆渗透压>310mOsm/L，细胞外液量和细胞内液量都减少。

【病因】

（1）水分摄入不足，如食管癌的咽下困难、重危患者的给水不足、鼻饲高浓度的要素饮食或静脉注射大量高渗盐水溶液。

（2）水分丧失过多，如高热大量出汗（汗中含氯化钠0.25%）、烧伤暴露疗法、糖尿病未控制致大量尿液排出等。

（3）呕吐、腹泻及消化道引流等可导致等渗或含钠低的消化液丢失。

（4）中枢性或肾性尿崩症均可经肾排出大量低渗性尿液。

【临床表现】

随缺水程度而异。根据症状轻重，一般将高渗性缺水分为三度：轻度缺水除口渴外，无其他症状。缺水量为体重的2%~4%。中度缺水极度口渴，唇舌干燥，皮肤弹性差，眼窝凹陷，伴有乏力、尿少和尿比重升高，常出现烦躁，缺水量为体重的4%~6%。重度缺水者除上述症状外，出现躁狂、幻觉、谵妄，甚至昏迷等脑功能障碍症状，缺水量超过体重的6%。

【诊断】

（1）有水分摄入不足及水分丧失过多病史。

（2）有口渴、乏力、尿少、躁狂、谵妄等临床表现。

（3）血清Na^+升高，在150mmol/L以上。

（4）尿比重升高。

（5）红细胞计数、血红蛋白量、红细胞比容轻度升高。

【治疗】

应尽早去除病因。不能口服的患者，静脉滴注5%葡萄糖溶液或0.45%氯化钠溶液，以补充已丧失的液体。根据临床表现估计丧失水量占体重的百分比，进而估计需要补充的液体量。每丧失体重的1%，补液400~500ml。纠正高渗性缺水速度不宜过快，以免快速扩容导致脑水肿。

必须注意，血清Na^+测定虽然升高，但因同时有缺水，血液浓缩，体内总钠量实际上仍减少，故在补水的同时应适当补钠，以纠正缺钠。

（三）等渗性缺水

等渗性缺水又称急性缺水或混合性缺水。外科患者最易发生这种缺水。水和钠成比例丧失，血清钠仍在正常范围，细胞外液渗透压也保持正常。

【病因】

（1）消化液急性丧失，如大量或频繁呕吐、肠瘘等。

（2）体液丧失在感染区或软组织内，如腹腔内或腹膜后感染、肠梗阻、烧伤等，这些丧失的液体与细胞外液基本相同。

（3）大量抽放胸水、腹水，大面积烧伤等。

【临床表现】

出现尿少、厌食、恶心、乏力等，但不口渴，舌干燥，眼窝凹陷，皮肤干燥、松弛。如短期内体液丧失达到体重的5%，即丧失细胞外液的25%时，患者出现脉搏细速、肢端湿冷、血压不稳定或下降等血容量不足的症状。体液继续丧失达体重的6%~7%时（相当于丧失细胞外液的30%~35%），则出现更严重的休克表现。

【诊断】

（1）有消化液急性丧失及体液丧失在感染区或软组织内等病史。

（2）有厌食、皮肤干燥、松弛，但不口渴等临床表现。

（3）血清Na^+和Cl^-一般无明显降低。

（4）存在血液浓缩现象。

（5）尿少，尿比重升高。

【治疗】

积极处理原因，以减少水和钠的丧失。针对细胞外液量的减少，用平衡盐溶液或等渗盐水尽快补充血容量。脉搏细速和血压下降等血容量不足表现者，需从静脉快速输注补液以恢复其血容量。

目前常用的平衡盐溶液有乳酸钠与复方氯化钠混合液，以及碳酸氢钠与等渗盐水混合液两种。在纠正缺水后，钾的排泄有所增加，K⁺浓度也会因细胞外液量增加而降低，故应注意低钾血症的发生。

（四）水中毒

水中毒又称稀释性低血钠。机体的摄入水总量超过排出水量，水分在体内潴留，引起血浆渗透压下降和循环血量增多。

【病因】

常见各种原因导致的抗利尿激素分泌过多；肾功能不全，排尿能力下降；机体摄入水分过多或接受过多的静脉输液。

【临床表现】

1. **急性水中毒** 起病急，具有明显的神经、精神症状，如头痛、躁动、谵妄、惊厥、精神错乱甚至昏迷。严重者可出现脑疝而致呼吸、心搏骤停。

2. **慢性水中毒** 症状常不典型，多被原发病所掩盖。表现为乏力，呕吐，嗜睡，皮肤苍白而湿润，体重明显增加，有时唾液、泪液增多。一般无凹陷性水肿。

3. **实验室检查** 红细胞计数、血红蛋白量、血细胞比容和血浆蛋白量均降低；血浆渗透压降低，红细胞平均容积增加，红细胞平均血红蛋白浓度降低，提示细胞内、外液量均增加。

【诊断】

根据患者病史特点、临床表现及实验室检查，常可确定诊断。

【治疗】

（1）积极纠正原发疾病。

（2）轻者只需限制水分摄入，在机体排出多余的水分后，即可缓解。

（3）严重者，除严禁水摄入外，还应静脉输注高渗盐水，以缓解细胞肿胀和低渗状态，并酌情使用渗透性利尿剂（如20%甘露醇），以促进水分排出。

三、其他电解质代谢紊乱

（一）低钾血症

血清钾的正常值为3.5~5.5mmol/L。低于3.5mmol/L为低钾血症。

【病因】

（1）钾摄入不足 消化道梗阻、长期禁食、昏迷、神经性厌食等。

（2）钾丢失过多 呕吐、持续胃肠减压、腹泻、肠瘘等胃肠道液体丢失。

（3）药物影响 长期应用呋塞米或噻嗪类利尿剂，肾小管性酸中毒，盐皮质激素分泌过多使肾排出钾过多。

（4）钾分布异常 如代谢性碱中毒、静脉输注葡萄糖和胰岛素后钾向细胞内转移。

【临床表现】

肌无力为最早表现，一般先出现四肢肌软弱无力，以后延及躯干和呼吸肌，严重时可有软瘫、腱反射减弱或消失。消化道可表现为吞咽困难、腹胀和肠麻痹等。心脏受累主要影响心脏的除极和复极过程，典型的心电图改变为早期出现ST段降低、T波降低、变宽或倒置，随后出现Q-T间期延长和U波。但并非每个患者都有上述心电图改变，故不应仅凭心电图异常来诊断低钾血症。

【诊断】

根据详细的病史、临床表现以及实验室检查即可做出低钾血症的诊断，血清钾低于3.5mmol/L有诊断意义，心电图检查可作为辅助性诊断手段。

【治疗】

应尽早治疗原发病，补充钾盐以纠正低钾血症，注意"四不"原则：不能过量，不能过浓，不能过快，见尿补钾。具体如下。

（1）能口服者尽量口服补钾。

（2）24小时内补钾量3~6g，不要超过6g。

（3）见尿补钾，血容量不足者以尽快恢复血容量，待每小时尿量超过40ml后，再从静脉输给氯化钾溶液。

（4）静脉输入时，钾的浓度不要超过0.3%，即每500ml液体中钾的含量不宜超过1.5g。

（5）静脉输入时，补钾的速度不宜过快，滴速每分钟不超过60滴。

（6）完全纠正体内缺钾需时较长，患者能够口服后，可将注射钾盐改为口服钾盐。

（7）补钾过程中，特别是静脉补钾过程中，随时注意血钾变化。

（二）高钾血症

血清钾超过5.5mmol/L时，即称高钾血症。

【病因】

1. **进入体内的钾增多**　如口服含钾药物或静脉输入过多钾，以及大量输入保存期较久的库血等。

2. **肾排钾功能减退**　如急性肾功能衰竭，应用保钾利尿剂（如螺内酯、氨苯蝶啶），盐皮质激素分泌不足等。

3. **细胞内钾外移**　如溶血、组织损伤（如挤压综合征），以及酸中毒等。

【临床表现】

高钾血症可出现肌肉轻度震颤、手足感觉异常和四肢软弱等。可以引起窦性心动过缓、房室传导阻滞或快速性心律失常，甚至发生心搏骤停。高钾血症，特别是血钾超过7mmol/L时，几乎都有心电图的改变。典型的心电图改变为早期T波高尖，Q-T间期缩短，QRS波增宽伴幅度下降，P波波幅下降并逐渐消失。

【诊断】

有引起高钾血症原因的患者，当出现无法用原发病解释的上述临床表现时，应考虑到有高钾血症可能。血清钾浓度超过5.5mmol/L即可确诊，心电图有辅助诊断价值。

【治疗】

高钾血症患者有心搏突然停止的危险，故发现患者有高钾血症后，除尽快处理原发病和改善肾功能外，同时采取如下紧急措施。

1. **停止钾盐摄入**　停用一切含钾的药物或溶液，尽量不食含钾量较高的食物，以免血钾更加升高。

2. **促使K^+暂时向细胞内转移**　5%碳酸氢钠溶液250ml静脉滴注，可使血容量增加，K^+得到稀释，又可使K^+移入细胞内或由尿排出，同时还有助于酸中毒的治疗；10U胰岛素加入10%葡萄糖溶液300~500ml中静脉滴注；10%葡萄糖酸钙溶液10~20ml稀释后缓慢静脉注射。

3. 减少钾的吸收　阳离子交换树脂，每日口服2~3次，每次15g，可从消化道携带走较多的钾离子。

4. 透析疗法　主要为血液透析，一般用于上述疗法仍不能降低血清钾浓度时。

（三）低钙血症

血清钙浓度低于2.25mmol/L时，称为低钙血症。

【病因】

多见于维生素D缺乏、急性胰腺炎、坏死性筋膜炎、肾功能衰竭、胰及小肠瘘和甲状旁腺功能受损的患者。

【临床表现】

神经肌肉的兴奋性升高，如容易激动、口周和指（趾）尖麻木及针刺感、手足抽搐、肌肉和腹部绞痛、腱反射亢进以及Chvostek征阳性。精神症状表现为烦躁不安、抑郁及认知能力减退。低钙对心血管系统的影响主要为引起传导阻滞等心律失常，严重时可出现室颤、心力衰竭。心电图典型表现为Q-T间期和ST段明显延长。

【诊断】

结合病史、临床表现及血清钙浓度低于2.25mmol/L即可确诊。

【治疗】

积极纠治原发疾病，同时用10%葡萄糖酸钙10~20ml稀释后缓慢静脉注射。然后可用10%葡萄糖酸钙稀释于5%葡萄糖溶液中静脉滴注，调整滴注速度直至血清钙浓度达到正常值下限。对需要长期治疗的患者可服乳酸钙，或同时补充维生素D。

（四）低磷血症

血清无机磷<0.8mmol/L称为低磷血症。

【病因】

（1）饥饿、长期禁食，反复呕吐、腹泻等导致肠道吸收磷减少。

（2）急性乙醇中毒、甲状旁腺功能亢进、长期应用糖皮质激素或利尿剂、代谢性酸中毒、糖尿病等可使得尿磷排泄增加。

（3）应用胰岛素、雄性激素，大量静脉输注葡萄糖等可促使磷进入细胞内。

（4）长期肠外营养未补充磷制剂。

【临床表现】

轻度低磷血症往往因无特异性的临床表现而易被忽略。低磷血症可引起代谢性脑病，表现为易激动、神志障碍，重症者可有木僵、昏迷。神经肌肉症状表现为肌无力，甚至可因呼吸肌无力出现呼吸困难、呼吸衰竭。胃肠道症状为食欲下降、恶心、呕吐、腹泻、便秘等。重度低磷血症临床上还可出现心律失常、急性心力衰竭、心搏骤停、低血压、休克等表现。

【诊断】

根据病史、临床症状及实验室检查常可明确诊断，测定尿磷和血磷有助于诊断，血清无机磷<0.8mmol/L时诊断成立。

【治疗】

低磷血症主要是针对病因治疗，轻度无症状的低磷血症无须特别处理，或每日口服补充磷1~2g,

分次给予。严重低磷血症或症状明显患者需要静脉补充磷，当血清磷<0.3mmol/L，每日静脉补充磷酸盐量为0.3mmol/kg，在24小时内给予。血磷浓度在0.3~0.6mmol/L时，一般每日静脉补充50~60mmol磷酸盐，安全且有效。补充磷制剂时应注意低钙血症、抽搐、低血压、腹泻等，应及时纠正存在的低钾血症和低镁血症以及水、酸碱代谢紊乱，维护心、肺等重要脏器功能。

四、酸碱平衡失调

正常人的体液保持着一定的酸碱度，是机体维持正常生命活动的基础。无论发生哪种酸碱平衡失调，机体都有继发性代偿反应，使pH恢复至正常范围，以维持内环境的稳定。原发性酸碱平衡失调有代谢性酸中毒、代谢性碱中毒、呼吸性酸中毒和呼吸性碱中毒四种。有两种或两种以上的原发性酸碱平衡失调同时存在的情况，称为混合型酸碱平衡失调。临床上最常见的是代谢性酸中毒。

（一）代谢性酸中毒

代谢性酸中毒临床最为常见，由体内HCO_3^-减少所引起。

【病因】

（1）碱性物质丢失过多 严重腹泻、肠瘘、胆瘘和胰瘘等。

（2）酸性物质产生过多 组织缺血、缺氧，碳水化合物氧化不全等，产生大量丙酮酸和乳酸，发生乳酸性酸中毒。在糖尿病或长期不能进食时，体内脂肪分解过多，可形成大量酮体积聚，引起酮体酸中毒。

（3）肾功能不全 肾小管功能不全，不能将内生性H^+排出而积聚在体内，HCO_3^-在近曲小管重吸收下降。

（4）外源性固定酸摄入过多 消耗HCO_3^-缓冲，如大量摄入阿司匹林、长期服用氯化铵等药物。

（5）高钾血症 各种原因引起细胞外液K^+升高，K^+与细胞内H^+交换，引起细胞外H^+增加，导致代谢性酸中毒。

【临床表现】

轻症可无明显症状，重症出现疲乏、眩晕、嗜睡、感觉迟钝或烦躁，严重时出现昏迷。最突出的表现是呼吸深而快，称为酸中毒大呼吸。呼气中有时带有酮味，面部潮红，心率加快，血压常偏低，心律不齐。有对称性肌张力减退、腱反射减弱或消失，常伴有严重缺水的症状，可发展至急性肾衰竭和休克。

【诊断】

（1）患者有严重腹泻、肠瘘或输尿管乙状结肠吻合术等病史。

（2）出现深而快伴有鼾音的大呼吸，即应怀疑有代谢性酸中毒。

（3）血气分析可以明确诊断，并可了解代偿情况和酸中毒的严重程度。部分代偿时，血液pH、HCO_3^-和PCO_2均有一定程度的降低；失代偿时，血液pH和HCO_3^-明显下降，PCO_2正常。

（4）尿液检查一般呈酸性反应。

【治疗】

消除引起代谢性酸中毒的原因。较轻的酸中毒（血浆HCO_3^-在16~18mmol/L）常可自行纠正，一般不需应用碱剂治疗。对血浆HCO_3^-低于10mmol/L的患者，应立刻用液体和碱剂进行治疗。常用碱性溶液为碳酸氢钠溶液。此外，酸中毒纠正时容易导致低钾血症和低钙血症，出现相应的临床表现，应及时注意防治。

（二）代谢性碱中毒

代谢性碱中毒由体内 HCO_3^- 增多所引起。

【病因】

（1）酸性物质丢失过多　如严重呕吐、长期胃肠减压等，由于肠液中的 HCO_3^- 未能被来自胃液的盐酸所中和，使血液中 HCO_3^- 升高。此外，大量胃液的丧失也丢失了钠、氯和细胞外液，引起 HCO_3^- 在肾小管内的重吸收增加，K^+ 和 Na^+ 的交换及 H^+ 和 Na^+ 的交换增加，引起 H^+ 和 K^+ 丧失过多，造成碱中毒和低钾血症。

（2）碱性物质摄入过多　几乎都是由长期服用碱性药物所引起。

（3）H^+ 向细胞内移动　低钾血症时，每3个 K^+ 从细胞内释出，即有2个 Na^+ 和1个 H^+ 进入细胞内，引起代谢性碱中毒。

【临床表现】

一般无明显症状，对神经肌肉系统的影响表现为烦躁不安、精神错乱或谵妄等中枢神经兴奋症状，面部及肢体肌肉抽动，腱反射亢进，手足抽搐，严重时发生昏迷。

【诊断】

（1）有酸性胃液丧失过多及碱性物质摄入过多等病史。

（2）有呼吸变浅、变慢或神经精神方面异常等临床表现。

（3）血气分析可确定诊断。

🖳 岗位情景模拟2

女性，45岁，阵发性腹痛、呕吐、腹胀2日，以急性肠梗阻入院。患者感口渴、心慌、四肢无力。实验室检查：血清 Na^+ 140mmol/L，血清 K^+ 3.1mmol/L，HCO_3^- 26mmol/L。

问题与思考

1. 该患者存在哪种体液失衡？诊断依据是什么？

2. 该如何治疗？

答案解析

【治疗】

在积极处理原发疾病的基础上，纠正碱中毒。对丧失胃液所致的代谢性碱中毒，可静脉输注等渗盐水或葡萄糖盐水，恢复细胞外液量和补充 Cl^-，纠正低氯性碱中毒，使 pH 恢复正常。代谢性碱中毒时常伴有低钾血症，可同时补给氯化钾，补充后 K^+ 进入细胞内将其中的 H^+ 交换出来。另外，通过补钾可促进肾脏排泄 HCO_3^-，有利于加速纠正碱中毒。治疗严重碱中毒时可应用盐酸的稀释溶液来迅速排出过多的 HCO_3^-。输入的酸只有一半可用于中和细胞外 HCO_3^-，另一半要被非碳酸氢盐缓冲系统所中和。配制盐酸稀释溶液的方法为：取 1mol/L 盐酸 100ml，溶入生理盐水 1000ml，以 25~50ml/h 速度通过导管从中心静脉缓慢滴注。

（三）呼吸性酸中毒

呼吸性酸中毒指 CO_2 排出障碍或吸入过多导致 pH 下降，引起高碳酸血症。

【病因】

（1）全身麻醉过深、镇静剂过量、心搏骤停、气胸、急性肺水肿、支气管痉挛、喉痉挛和呼吸机使用不当等，显著影响呼吸，使通气不足，引起急性、暂时性的高碳酸血症。

（2）肺组织广泛纤维化、重度肺气肿等慢性阻塞性肺疾病，这些疾病有换气功能障碍或肺泡通气血流比例失调，故能引起CO_2在体内潴留，导致高碳酸血症。

【临床表现】

表现为呼吸困难、换气不足和全身乏力，有时有气促、紫绀、头痛、胸闷。随着酸中毒的加重，可出现血压下降、谵妄、昏迷等。

【诊断】

（1）有呼吸功能受影响病史。

（2）血气分析显示血液pH明显下降，$PaCO_2$升高。

【治疗】

在治疗原发病的基础上，改善通气功能：通过吸痰、扩张支气管、消除支气管黏膜肿胀等手段通畅呼吸道，促进二氧化碳排出。必要时，行气管插管或气管切开术，或使用呼吸机以改善换气。如因呼吸机使用不当而发生酸中毒，则应调整呼吸机的频率、压力或容量。

（四）呼吸性碱中毒

呼吸性碱中毒指肺泡通气过度，体内生成的CO_2排出过多，以致血液中的$PaCO_2$降低，引起低碳酸血症。

【病因】

癔症、精神过度紧张、发热、创伤、感染、中枢神经系统疾病、轻度肺水肿、肺栓塞、低氧血症、肝功能衰竭和使用呼吸机不当等。慢性呼吸性碱中毒在外科患者中比较少见。

【临床表现】

一般无症状，可出现眩晕，手、足和口周麻木和针刺感，肌震颤，手足抽搐，心动过速。这些症状很可能是引起碱中毒的疾病的症状，而不是碱中毒本身的症状。危重患者发生急性呼吸性碱中毒，常提示预后不良，或将发生急性呼吸窘迫综合征。

【诊断】

（1）有癔症、精神过度紧张、发热、创伤等病史。

（2）有眩晕，手、足和口周麻木和针刺感，肌震颤，手足抽搐，心动过速等临床表现。

（3）血液pH升高，$PaCO_2$和HCO_3^-下降。

【治疗】

在积极治疗原发疾病的基础上，通过不同途径减少CO_2的排出和增加CO_2的吸入。用纸袋罩住口鼻，增加呼吸道死腔，减少CO_2的呼出和丧失，也可给予含5%CO_2的氧气吸入。如系呼吸机使用不当所造成的通气过度，应调整呼吸机。静脉注射葡萄糖酸钙注射液可消除手足抽搐。

五、外科补液

补液的目的是纠正体内已经存在的体液失衡，恢复和维持血容量、渗透压、酸碱度及电解质成分的稳定。补液时需要结合患者的具体情况，如病史、临床表现、体格检查、辅助检查等进行综合分析后，制订出合理补液方案。

（一）补液计划制订

临床补液一般补充三方面液体：当日生理需要量、累积丢失量、继续丢失量。对于禁饮食患者，第一个24小时补液量＝当日生理需要量＋1/2累积丢失量＋继续丢失量。

1. **当日生理需要量**   即维持当日正常生理活动所必需的液体量。成人日需液体2000~2500ml，氯化钠4~5g，氯化钾2~3g。其中可补充生理盐水或平衡液500ml，5%~10%葡萄糖液1500~2000ml，10%氯化钾20~30ml。

2. **累积丢失量**   即患者从发病开始到就诊时总共丢失的体液量。临床无法精确计算，只能根据临床表现、缺水程度加以推算。因为机体自身具有一定的调节能力，所以第一日一般先补半量，其余半量可于次日再酌情补给。

3. **继续丢失量**   指机体除日常生理活动过程排出的液体量之外，额外造成的液体丢失量。常包括：①消化液的丢失，如呕吐、腹泻、胃肠减压、肠瘘等。②发热、汗液的丢失等。③创面渗液的丢失，如烧伤创面渗液的丢失、胸腔和腹腔手术后创面渗液的丢失等。

（二）补液原则

补液一般先扩容，继而调整血浆渗透压，再纠正酸碱平衡失调，后调整电解质紊乱，遵循先盐后糖、先快后慢、先晶后胶、尿畅补钾、液种交替的原则，但在临床实践中需要结合实际情况灵活掌握。

1. **扩容**   对于重度缺水、有循环障碍者可进行扩容，快速补充血容量，恢复或改善肾功能。扩容量不大时可用生理盐水或5%葡萄糖氯化钠液；若扩容量大时多采用平衡盐溶液，如乳酸林格液等。

2. **调整血浆渗透压**   根据缺水的性质进行纠正。如高渗性缺水，应先输入5%葡萄糖液或低渗盐水；低渗性缺水应输入等渗盐水或高渗盐水；等渗性缺水则输入等渗盐水即可。通常每输入晶体液3000ml，需同时输入500ml胶体液以维持体液渗透压平衡。

3. **纠正酸碱平衡失调及电解质紊乱**   根据临床表现及实验室检查结果确定酸碱平衡失调及电解质紊乱的性质，制订出纠正方案。

（三）补液种类选择

1. **非电解质液**   5%葡萄糖液或10%葡萄糖液。主要用于纠正高渗性缺水及补充热量。

2. **电解质液**   ①等渗含钠液：有0.9%氯化钠液、林格液、乳酸钠林格液、碳酸氢钠等渗盐水，可用于补充血容量及纠正等渗性缺水。②高渗含钠液：如5%氯化钠液，可用于纠正严重的低渗性缺水；5%碳酸氢钠液，可纠正代谢性酸中毒。在纠正等渗性缺水时，临床多采用平衡盐溶液代替。

（四）补液监护指标

体液失衡的纠正需要一定的时间。如有效循环血量的恢复，应在3~6小时内完成；酸碱平衡失调可在12~36内小时纠正；低钾血症可在3~4日或更长时间内纠正。输液过程中应密切观察患者的临床表现，注意心、肺、肾功能状况，进行一些必要的监测及实验室检查作为输液适度的监测指标，如中心静脉压、血压、尿量、血气等。

（崔　敏）

第二节 外科休克

PPT

一、概述

休克是机体受到强烈的致病因素侵袭后，出现的有效循环血量减少、组织灌注不足、细胞代谢紊乱和器官功能受损的一种危急临床综合征。有效循环血量是指单位时间内在心血管系统内参与循环的血量，休克的最基本病理生理改变就是有效循环血量减少，氧供应减少和机体对氧需求增加导致氧代谢障碍是休克的本质。正常的有效循环血量有赖于心脏的功能状态、血管的舒缩状态和体内总的血容量这三个基本因素的正常。

休克的分类方法很多，按照有效循环血量的三个维持因素这一基本分类依据，可将休克分为心源性、血管源性、低血容量性、复合性；按病因又可将休克分为低血容量性、感染性、心源性、神经源性、过敏性等。外科常见的休克有低血容量性休克和感染性休克，低血容量性休克中以失血性和损伤性休克最常见。

📝 知识拓展

休 克

休克（shock）原意为打击、震动或震荡。1731年法国医生Le Dran首次将法语secousseuc翻译成shock，并用于医学。19世纪末，Warren和Crile对休克患者的临床表现做了经典描述：面色苍白，四肢湿冷，脉搏细数，脉压缩小，尿量减少，神志淡漠，低血压。20世纪60年代，通过不断的临床研究，Lillehei提出了休克的微循环障碍学说及难治性休克与弥散性血管内凝血（DIC）的有关概念。20世纪80年代以来，临床学者们从低血容量性休克转向感染性休克，从细胞、亚细胞和分子水平对休克的发病机制进行了研究，发现休克与许多具有促炎或抗炎作用的体液因子有关，提出全身炎症反应综合征等概念。

【病理生理】

1. 微循环障碍

（1）微循环收缩期　在休克的早期，受到强烈的致病因素侵袭后，有效循环血量锐减，引起组织灌注不足和细胞缺氧。此时机体立刻启动代偿机制，即肾上腺髓质释放大量儿茶酚胺，使外周（皮肤、骨骼肌）和内脏（肝、脾、胃肠等）小血管收缩，微循环动静脉短路和直捷通路开放，毛细血管血流减少，静脉回心血量增加。这种代偿，维持血压暂时不出现明显下降，保证心、脑等重要器官的血液供应。此期微循环的特点是毛细血管括约肌"前紧后紧"、微循环灌注"少灌少流"，也称为微循环的缺血期。此期为休克早期、休克代偿期（轻度休克），若能及时救治，患者预后较好。

（2）微循环扩张期　机体处于微循环收缩代偿状态时，若未得到及时正确治疗，组织长时间缺氧，导致体内大量酸性代谢产物蓄积，酸性环境使微循环的毛细血管前括约肌松弛开放，大量血液淤积于微循环，故也称为微循环的淤血期。血液淤积导致毛细血管内静水压升高，毛细血管通透性增加，血浆大量外渗。血液的淤积和外渗，使回心血量明显减少，血压明显下降，重要器官得不到血流灌注。此期微循环的特点是毛细血管括约肌"前松后紧"、微循环灌注"多灌少流"。此期为休克中期、休克失代偿期（中度休克），经及时救治后大部分患者可逆转。

（3）微循环衰竭期　淤滞在微循环中的黏稠血液，在酸性环境中处于高凝状态，细胞和血小板在毛细血管内凝集，形成微血栓，也称为微循环的凝血期。血液流动明显受阻，毛细血管灌注趋于停止，出现弥散性血管内凝血（DIC）。组织细胞溶酶体破裂，水解酶溢出，造成细胞自溶和死亡、器官功能障碍甚至衰竭。此期微循环灌注的特点是"少灌少流"或"不灌不流"。此期为休克晚期、重度休克（难治性休克或顽固性休克），但若积极抢救，仍有部分患者能够逆转。

2. **代谢障碍**　微循环障碍、组织灌注减少，使抗利尿激素（ADH）和醛固酮分泌增加，致使尿量减少、水钠潴留。组织缺氧，进行无氧代谢造成代谢性酸中毒。无氧糖酵解使三磷酸腺苷（ATP）生成减少，细胞膜钠钾泵功能失常，钾离子游出细胞外形成高钾血症，钠离子进入细胞内致细胞水肿自溶。体内蛋白质分解加速，引起血尿素氮、肌酐升高。

3. **重要器官继发性损害**　微循环障碍的持续存在和发展，使各器官的部分组织严重缺血缺氧而发生细胞变性、坏死和出血，进而引起器官功能障碍或功能衰竭。血压下降导致冠状动脉血流量明显减少，心肌缺血缺氧导致心功能下降，心肌微循环内血栓形成时可引起心肌局灶性坏死；肺内微循环障碍，导致肺间质水肿、肺泡萎陷、局限性肺不张，最终因通气/血流比例失调而致急性呼吸窘迫综合征（ARDS）；肾血流减少以及体内抗利尿激素和醛固酮分泌增加，导致尿量减少、体内代谢废物蓄积，肾脏持续缺血导致肾实质受损，最终出现急性肾衰竭（ARF）；脑血管通透性增高可致脑水肿和颅内压增高，缺血、CO_2潴留和酸中毒可致脑细胞肿胀，患者可出现意识障碍甚至脑疝；肝脏缺血缺氧致肝细胞功能受损，肝脏的合成、解毒和代谢能力下降；肝解毒能力下降可引起内毒素血症，加重原有的代谢紊乱和酸中毒；严重的缺血和缺氧可使胃肠道黏膜细胞受损，出现黏膜糜烂、出血等，正常的肠道屏障功能遭到破坏之后，肠道内的细菌或其毒素越过肠壁移位，形成肠源性感染。

知识拓展

肠道菌群易位

　　消化道是人体内最大的细菌和内毒素库，在正常情况下肠道屏障功能使细菌和内毒素局限在肠道内，而在严重创伤、烧伤、大手术、休克等应激状态下，肠黏膜发生缺血缺氧损伤、肠内菌群失调、免疫功能异常，使肠道屏障发生破坏，促使肠道菌群易位和内毒素吸收，导致全身炎性反应综合征（SIRS）、全身感染和多器官功能障碍的发生。在抢救危重患者的过程中，要注意保护患者胃肠道屏障功能，减少细菌移位、内毒素吸收所引起的炎性反应、全身感染，避免多脏器功能障碍的发生，可能是危重患者治疗成功的关键之一。

【临床表现】

1. **休克代偿期**　相当于微循环收缩期。患者精神紧张或烦躁不安，心率增快，呼吸急促，皮肤苍白，四肢湿冷，尿量减少，尿比重升高，血压正常或稍高，脉压缩小。此期若能及时做出诊断并积极治疗，休克可较快好转，否则病情继续发展，则进入休克抑制期。

2. **休克抑制期**　相当于微循环扩张期和衰竭期。患者表情淡漠，反应迟钝，甚至意识模糊或昏迷，皮肤黏膜发绀，四肢厥冷，脉搏细速，呼吸困难，血压下降，少尿甚至无尿；若皮肤、黏膜出现瘀斑或消化道出血，提示病情已发展至DIC阶段；若出现进行性呼吸困难、烦躁、发绀，一般的吸氧不能改善呼吸状态，应考虑并发ARDS。

【诊断】

1. **诊断标准**　根据病史和临床表现，休克的诊断一般不难，关键在于休克早期（代偿期）的诊断和抢救。诊断要点：患者有严重损伤、大量出血、严重感染等强烈致病高危因素存在，病程中出现出汗、兴奋、心率加快、脉压小或尿少等症状者，应疑有休克存在；若出现神志淡漠、反应迟钝、面色苍白、呼吸浅快、收缩压<90mmHg、尿量<25ml/h，应考虑患者已进入休克抑制期。

2. **休克程度**　可分为轻度、中度和重度，中度、重度休克表明患者进入休克抑制期，详见表2-2-1。

表2-2-1 休克的临床表现及休克的严重程度

临床表现	轻度	中度	重度
	休克代偿期	休克抑制期	
神志	神志清楚或烦躁，表情痛苦	尚清楚，表情淡漠	意识模糊，甚至昏迷
皮肤色泽	开始苍白	苍白	显著苍白，肢端青紫
皮肤温度	正常或发凉	发冷	冰冷
口渴	口渴	很口渴	非常口渴，可能无主诉
脉搏（次/分钟）	<100，有力	>100	脉搏细速或摸不清
血压（mmHg）	正常或稍高	70~90	<70或测不到
周围循环	正常	深静脉塌陷，毛细血管充盈延迟	表浅静脉塌陷，毛细血管充盈非常迟缓
尿量	正常	少尿	少尿或无尿
失血量估计（成人低血容量性休克）	20%以下（800ml以下）	20%~40%（800~1600ml）	40%以上（1600ml以上）

【监测】

休克的监测对确定诊断、判断病情轻重及预后，以及指导抢救都有十分重要的意义。对外科休克患者，要争取早期发现、及时诊断，并在休克过程中掌握病情动态，以便采取及时有效的治疗措施。在设备俱全的医院，将休克患者置于重症监护室，有利于监测和治疗。

1. 一般监测

（1）意识状态 提示脑组织的血流灌注情况，是反映休克的一项敏感指标。患者安静，神志清楚，对外界的刺激能正常反应，说明患者循环血量基本充足；若患者烦躁不安，表情淡漠，谵妄或嗜睡、昏迷说明循环血量不足。

（2）皮肤温度、色泽 反映体表组织灌注情况。休克时，患者面色苍白，皮温降低，出冷汗，毛细血管充盈时间延长，若皮肤出现大理石样紫纹或花斑，提示重度休克DIC的发生。若患者四肢温暖，皮肤干燥，轻压指甲或口唇时，局部暂时苍白，放松压迫后色泽迅速转为正常，表明末梢循环已经恢复，休克好转。

（3）脉搏和血压 主要反映有效循环血量情况。通常认为收缩压<90mmHg、脉压<20mmHg是休克存在的表现。脉率变化常出现在血压变化之前。当血压仍较低，但脉率已恢复，神志清楚，且肢体温暖，常表示休克趋于好转。常用脉率、收缩压二者之比计算休克指数，帮助判定休克的有无及轻重。休克指数为0.5多表示无休克，1.0~1.5为休克，>2.0为严重休克。

（4）呼吸 反映肺部功能状况和缺氧情况。呼吸深快提示代谢性酸中毒，呼吸急促、缺氧经吸入高浓度氧后仍无法纠正，或呼吸节律不规则表示休克严重。

（5）尿量 能反映肾脏灌注情况，同时能间接反映其他内脏灌注情况。尿量减少较血压降低更早出现，对疑有休克或已确认者，应保留导尿，连续监测患者每小时尿量，尽量早期发现休克。血压正常但尿量仍少且比重偏低者，提示有急性肾衰竭的可能；尿量维持在30ml/h以上，血压虽仍偏低，但提示休克趋于好转。

2. 特殊监测

（1）中心静脉压（CVP） 主要反映右心房和胸腔段静脉内压力变化，在反映全身血容量及心功能状态方面比动脉压改变早。正常值为5~10cmH$_2$O。当CVP<5cmH$_2$O时，表示血容量不足；CVP>15cmH$_2$O时，提示右心功能不全、静脉血管床过度收缩或肺循环阻力升高；CVP>20cmH$_2$O时，提示有充血性心力衰竭。连续监测CVP的动态变化能准确反映心脏前负荷的情况，可用于指导临床治疗及估计预后。

📝 **知识拓展**

补液试验

　　若患者中心静脉压CVP位于5~10cmH$_2$O正常范围，血压偏低，则有可能是心功能不全或者血容量不足，可使用补液试验加以鉴别。取等渗盐水250ml，于5~10分钟内经静脉输入，若血压升高，CVP不变，提示血容量不足，若血压不变，CVP升高3~5cmH$_2$O，则提示心功能不全。注意补液试验禁用于心肺功能不全的患者。

　　（2）肺毛细血管楔压（PCWP）　将Swan-Ganz漂浮导管随血流漂过右心房、右心室进入肺小动脉，可测得肺动脉压（PAP）和肺毛细血管楔压（PCWP），有助于了解肺静脉、左心房压力和肺循环阻力情况。通过漂浮导管进行混合静脉血气分析，可了解肺内动静脉分流或肺内通气/血流比的变化情况。PAP正常值为10~22mmHg，PCWP的正常值为6~15mmHg，与左心房内压接近。PCWP低于正常值提示血容量不足，PCWP升高提示肺微循环阻力升高、左房压力升高。

　　（3）动脉血气分析　动脉血氧分压（PaO$_2$）正常值为80~100mmHg，动脉血二氧化碳分压（PaCO$_2$）正常值为36~44mmHg。PaCO$_2$>45mmHg时提示肺泡通气功能障碍；PaO$_2$<60mmHg，吸入纯氧仍无改善者则可能是ARDS的先兆。

【治疗】

　　治疗原则：消除病因，改善循环，纠正缺氧，维持重要器官功能。

　　1.　**一般紧急治疗**　积极治疗原发病。保持呼吸通畅，避免过度搬动。采用休克体位，即上身抬高20°~30°，下肢抬高15°~20°，以改善呼吸及增加回心血量。建立静脉通道，鼻导管或面罩吸氧，留置尿管测每小时尿量，注意保暖。

　　2.　**补充血容量**　恢复有效循环血量是治疗休克的基本措施。静脉输液以增加静脉回心血量，增加心搏出量，此法即扩充血容量治疗，简称扩容。实施时应结合患者具体情况选择输液的成分、剂量和输注速度，适应休克的病因和程度，并兼顾心、肺、肾功能状况。要注意扩容过量亦将危及患者生命，补液扩容过程中必须动态观察患者的反应，及时调整治疗方案。

　　3.　**控制原发病**　原发病的治疗是抢救休克成功的关键。外科休克常需要手术来处理原发病。原发病易控制者，可先抗休克，待休克基本控制后再手术处理原发病；对原发病不去除难以纠正休克时，如外伤性脾破裂伴失血性休克等，应边手术边抗休克。

　　4.　**纠正酸碱平衡失调**　经给氧、扩容等治疗后，酸碱平衡失调常能自行纠正。对给氧扩容后仍不能自行纠正的严重的酸碱平衡失调，可适当应用碱性或酸性药物进行纠正（参见水电解质酸碱平衡失调章节）。

　　5.　**血管活性药物的应用**　应用血管活性药物是抗休克的重要措施。血管活性药物一般在有效扩容、纠正酸碱失衡的前提下使用，否则效果欠佳。

　　（1）血管收缩剂　①多巴胺：为外科抗休克时的常用药物，兼具兴奋α受体、β受体和多巴胺受体作用，其药理作用与剂量有关，抗休克时常用小剂量，兴奋多巴胺、β受体，扩张内脏血管，尤其是能扩张肾脏血管以改善肾脏供血，同时增强心肌收缩力。一般取40mg加入到平衡液500ml中静脉滴注，滴注速度为2~15μg/（kg·min）。当积极扩容后血压仍不能有效回升时，或暂无有效扩容措施时，可加快多巴胺滴注速度，起到大剂量兴奋α受体的缩血管作用，血压回升后再减缓滴速。②多巴酚丁胺：为多巴胺衍生物，能增强心收缩力，明显扩张肺小动脉，而对其余血管作用较弱，故可用于肺换气功能不佳、肺动脉高压的休克患者。静脉滴注用量为2.5~10μg/（kg·min）。③去甲肾上腺素：以兴奋α受体为主，轻度兴奋β受体。能兴奋心肌，收缩血管，升高血压及增加冠状动脉血流量。作用时间约10分钟。常用量为1~5mg，加入到生理盐水或平衡液500ml内静脉滴注。④间羟胺：间接兴奋α、β受体，对心脏和血管的作用同去甲肾上腺素，但作用弱，维持时间约30分钟。常用量为2~10mg肌内注射或2~5mg静脉注射；或10~20mg加入到生理盐水或平衡盐100ml中静脉滴注，20~30滴/分钟。

（2）血管扩张剂

1）α受体阻滞剂：①酚妥拉明：能扩张阻力血管，增加组织灌流量。作用短暂，易于控制。常用10mg加入到平衡液100~250ml内静脉滴注，0.3mg/min。多与去甲肾上腺素合用，以抵消后者的强力收缩血管作用。②酚苄明：能阻滞α受体，间接反射性兴奋β受体，作用缓慢而持久，一般可维持3~4天。多用于治疗顽固性休克。用量为0.5~1mg/kg，加入到10%葡萄糖溶液或生理盐水200~400ml中，1~2小时内滴完。

2）抗胆碱能药：包括阿托品、山莨菪碱、东莨菪碱。大剂量直接扩张血管，增加冠脉血流量，减轻心脏前、后负荷，且可疏通微循环，防止血栓形成和DIC，对感染性休克有良效。首选山莨菪碱静脉注射，（5~10）mg/（10~30）min，总量不超过30mg。

（3）强心药　包括兴奋α受体和兴奋β受体，兼具强心功能的药物，如多巴胺和多巴酚丁胺等，其他还有强心苷如毛花苷丙，可增强心肌收缩力，减慢心率。充分扩容后血压低而中心静脉压高时，可静脉注射毛花苷丙行快速洋地黄化，首次剂量0.4mg，加入到50%葡萄糖溶液20~40ml中缓慢静脉注射，有效时可再给维持量0.2mg。休克时心肌缺氧，对洋地黄类药敏感，易致心律失常，毛花苷丙用量宜偏小，并应做心电图监测。

6. 改善微循环　怀疑合并DIC时，应用肝素抗凝治疗，1.0mg/kg，6小时1次，也可用丹参或双嘧达莫等药物，在抗凝有效的基础上补充凝血因子。

7. 肾上腺皮质激素　用于感染性休克和其他较严重的休克。可在血容量基本补足，代谢性酸中毒已初步纠正，而患者情况仍不见显著好转或感染性休克血压急剧下降时，早期、足量、短期使用。常用氢化可的松10~30mg/kg或地塞米松1~3mg/kg，加入到10%葡萄糖溶液500ml中静脉滴注。一般主张短期冲击性大剂量给药，防止长时间大剂量应用激素可能产生的不良反应。

二、低血容量性休克

低血容量休克是外科患者中最为常见的休克类型，常因大量出血、体液丢失或液体滞留在第三间隙，导致有效循环量降低而引起，包括失血性休克、失液性休克和损伤性休克。失血及失液性休克的原因是血容量锐减；损伤性休克的发病机制较复杂，除有血液和体液丢失外，还有其他因素。失血多见于创伤、肝脾破裂、上消化道出血等；血浆及细胞外液丢失可见于创伤、烧伤、急性胰腺炎或肠梗阻等。

【病因及发病机制】

1. 急性出血　损伤部位有较大血管破裂，出血量超过血容量15%~20%，即可引发休克。大出血的肢体可先用局部压迫或（和）止血带压迫止血。若为下半身多处伤，可用含气囊的抗休克裤（服）充气压迫止血，并驱血回心，有利于稳定血压和重要脏器的血流灌注。大出血应积极输液、输血，以维持血容量，同时急诊手术止血。

2. **大量血液成分外渗或失液**　如大面积烧伤、大范围组织挫伤（如挤压伤、多处伤）、大面积组织暴露（如撕裂伤、手术分离范围广）、毛细血管通透性增高，大量渗液而使血容量骤减，应及时补充血容量以防止休克。

3. **疼痛可加重或促成休克**　疼痛刺激，加上患者紧张，虽创伤不大，出血量不多，也可因强烈的交感神经兴奋，大量儿茶酚胺分泌，导致面色苍白、脉搏细弱、猝倒、晕厥，重者发生休克。应立即使患者平卧，给予必要的安慰镇静，指压人中穴，口服葡萄糖溶液，重者输液，多能较快好转。

4. **心脏大血管功能障碍**　胸部有开放性气胸、张力性气胸或多处肋骨骨折形成反常呼吸运动等，可导致换气功能障碍及腔静脉回流障碍，从而引起血流动力学失常，造成或加重休克。

5. **其他**　脊柱损伤并有截瘫时，因肌张力减弱，大量血液滞留在微循环，回心血减少，血压降低，呈早期不典型休克表现，应输液和使用缩血管药以维持血压。

【急救】

（1）首先处理威胁生命的伤情，如心跳呼吸骤停、窒息、大出血、开放性或张力性气胸等。

（2）早期避免随意搬动重伤患者，待血容量基本纠正后，再做需搬动的X线、CT等检查。

（3）需大量持续扩容才能维持正常血压者，常提示存在隐蔽而致命的损伤，如肝脾破裂或较大血管损伤等，需仔细检查并紧急手术。

【治疗】

1. **补充血容量**　可根据血压和脉率，即休克指数协助判断失血量，要求补充失血量2~3倍的平衡液，参照输血指征决定是否需要输血。此外，还要根据血流动力学指标，如中心静脉压、心率、血压、肺毛细血管楔压的变化，每小时尿量及周围微循环情况，来调节输液、输血的量及速度。

2. **纠正酸碱及水电解质失衡**　肠梗阻由于大量碱性肠液、胆汁、胰液的丢失而常发生代谢性酸中毒，并伴有钠、钾、氯等电解质缺失。幽门梗阻由于酸性胃液及钾离子大量丧失，常伴低钾低氯性代谢性碱中毒，应补充等渗盐水加10%氯化钾。

3. **病因治疗**　对于创伤出血，一般先采取压迫、填塞、包扎等急救措施暂时控制出血，待休克病情平稳后再手术彻底止血。对于上消化道出血，大多可以使用止血药物、垂体后叶素、胃镜局部处理。对于肝脾破裂等内脏器官的出血，应在抗休克的同时及早手术止血治疗。

4. **预防感染**　严重损伤和休克，能明显降低患者的抵抗力，伤后的感染又会引起或加重休克，故应及时应用有效抗生素预防感染。

5. **对症治疗**　比如镇痛，因剧痛可引起或加重休克，可根据情况适当选用吗啡、哌替啶等药物进行止痛，但腹内损伤诊断不明者忌用，有呼吸抑制者禁用吗啡；对骨折的患者，及时妥善固定骨折，可以减轻疼痛。

📋 **岗位情景模拟3**

男性，35岁，汽车撞伤左季肋区4小时入院。查体：神志模糊，体温37.5℃，脉搏细弱，血压60/40mmHg，眼结膜苍白，腹部膨隆，全腹压痛，轻度反跳痛，移动性浊音阳性。腹部B超提示腹腔内大量积血。

问题与思考

1. 患者是否处于休克？属于哪种类型？
2. 说说该患者的治疗。

答案解析

三、感染性休克

感染性休克是由脓毒症引起的低血压状态，又称为脓毒性休克。外科感染性休克多见于烧伤、腹膜炎、化脓性胆管炎、重症胰腺炎、绞窄性肠梗阻、泌尿系感染等。

【分型及临床表现】

按血流动力学改变情况可将感染性休克分为两型。

1. 低动力型（低排高阻型、冷休克） 多由革兰阴性菌（大肠杆菌、类杆菌、变形杆菌、铜绿假单胞菌）感染引起，如急性化脓性梗阻性胆管炎、绞窄性肠梗阻、弥漫性腹膜炎、大面积烧伤等。血管以收缩为主，临床上较多见。特点是低心输出量、高外周血管阻力、低血压、低中心静脉压，四肢湿冷发绀。

2. 高动力型（高排低阻型、暖休克） 多由革兰阳性菌（金黄色葡萄球菌、链球菌、肺炎球菌）感染引起，见于中毒性肺炎、脑膜炎、脓毒症等。血管以扩张为主，临床上较少见。特点是高心输出量、低外周血管阻力、低血压、中心静脉压正常或偏高，四肢皮肤温暖干燥。见表2-2-2。

【治疗】

1. 补充血容量 以输入平衡盐溶液为主，配合适当的胶体液。要求3~6小时内输注至少30ml/kg的晶体液，以维持血压稳定，保证脏器的组织灌注。充分扩容的同时，需注意细菌毒素对心、肾的损害，补液过多，有心力衰竭、肺水肿危险，因此，扩容时应尽量精准估计，并根据监测指标进行精细调节。

表2-2-2 感染性休克的分型及临床表现

临床表现	低排高阻型（冷休克）	高排低阻型（暖休克）
神志	烦躁、淡漠、嗜睡或昏迷	清醒
皮肤色泽	苍白、发绀	淡红或潮红
皮肤温度	湿冷或冷汗	温暖、干燥
毛细血管充盈时间	延长	1~2秒
脉搏	细速	慢而有力
脉压（mmHg）	<30	>30
尿量（ml/h）	<25	>30

2. 病因治疗 控制感染，包括应用抗生素和局部感染灶控制两方面。早期可依据感染部位及可能的致病菌经验性选用抗生素，或选用广谱抗菌药，待体外药敏试验结果明确后，调整使用敏感抗生素。原发感染灶的存在是休克发生和持续存在的主要原因，应尽早处理，如切开排脓、切除坏死的肠管等。

3. 纠正酸碱失衡 感染性休克的患者，早期可能出现呼吸性碱中毒，中期可能出现代谢性酸中毒，晚期可能出现呼吸性酸中毒，应根据血气分析结果，动态调整治疗方案，纠正患者的酸碱失衡。

4. 血管活性药物的应用 经充分的液体复苏，休克仍未见好转者，可给以血管活性药物，如去甲肾上腺素、多巴胺。

5. 皮质激素治疗 一般在经过充分的液体复苏及血管活性药物治疗后血流动力学仍不稳定时推荐使用。但应用限于早期，用量宜大，可达正常用量的10~20倍，维持不宜超过48小时，否则易发生急性胃黏膜损害和免疫抑制等严重并发症。

6. 维持重要脏器功能 感染性休克患者，合并心功能受损比较常见，应根据患者病情需要使用强心药物，比如强心苷（毛花苷丙）、β受体兴奋剂（多巴酚丁胺）。合并肾功能不全的患者，必要时需使用透析治疗。酌情使用质子泵抑制剂比如奥美拉唑，抑制胃酸分泌，从而预防应激性溃疡的发生。推荐预防性使用低分子肝素，从而预防弥散性血管内凝血的发生。注意加强营养，必要时可进行肠内营养。

> **知识拓展**
>
> ### 免疫调节药——乌司他丁
>
> 　　脓毒症是机体对严重感染的全身反应，本质上是炎症介质引起的全身效应。乌司他丁是体内天然的抗炎物质，可以调控机体的免疫反应，及时有效地阻断全身炎症反应综合征向多脏器功能障碍综合征发展，是危重症患者治疗成功的关键环节。具体来说，它可以抑制炎症介质的产生和释放，保护血管内皮，改善毛细血管通透性、组织低灌注和微循环，保护脏器功能，有效降低急性感染患者的死亡率。

（陈　湘）

第三节　麻　醉

PPT

一、麻醉概述

（一）基本概念及分类

　　麻醉是指用药物或非药物，使患者整个机体或机体的一部分暂时失去疼痛，以达到手术或某些疼痛治疗的目的。其中临床麻醉是麻醉学的主要内容，其任务是消除患者手术疼痛，保证患者安全，为手术创造良好条件。

　　疼痛的产生是一个复杂的过程，其感受依赖于感受器、传入神经和中枢神经。消除手术疼痛，即麻醉作用的产生，主要是利用麻醉药物使神经系统中某些部位受到抑制。根据麻醉的作用部位及所用药物的不同，将临床麻醉分为如下几种。①全身麻醉：麻醉药物作用于大脑中枢神经系统，使全身都不感到疼痛。②局部麻醉：麻醉药物作用于外周神经，使其所支配的部位感觉丧失。③椎管内麻醉：麻醉药物作用于相应脊神经而产生麻醉作用。④复合麻醉：又称平衡麻醉，采用不同药物或（和）方法配合使用施行麻醉的方法。⑤基础麻醉：麻醉前使患者进入类似睡眠状态，以利于其后的麻醉处理。本节将在后面重点介绍前三种麻醉方法。

　　随着西医学及麻醉学的发展，手术止痛已不是麻醉的全部内容，现今疼痛治疗、重症监测治疗、急救复苏、控制性降压、低温等都已成为麻醉学专业的重要内容。

> **知识拓展**
>
> ### 针刺麻醉
>
> 　　针刺麻醉技术及其理论是中国医务工作者和科研人员，在针刺治疗各种疾病引起的疼痛的传统针灸学宝贵经验基础上，将针刺疗法与外科手术相结合而创造的一种中国所特有的麻醉方法。作为中西医结合的典范，针刺麻醉无疑是中国医学史上最具原创性的医学研究领域之

一，被世界卫生组织认可为中国原创性医学科学研究五项重大成果之一。1958年8月30日上海第一人民医院首次在扁桃体摘除术中采用针刺双侧合谷穴的方法，在没有使用任何麻醉药物的情况下顺利完成手术并获得成功，从而开辟了针刺麻醉这一新的研究领域。1976年，中国邮政发行一套共4枚《医疗卫生科学新成就》邮票，选取4个典型项目，向世人宣传和展示我国六七十年代在医疗卫生方面所取得的新成果，其中针刺麻醉位列第一位。（摘自周嘉《针刺麻醉临床实践60年历程回顾》）

（二）麻醉前病情评估

为保障患者在麻醉手术期间的安全，增强患者对麻醉和手术的耐受力，避免和减少围麻醉期的并发症，应认真做好麻醉前评估和准备工作。麻醉前必须访视患者，通过了解病情、全面体检、查验必需的化验及特殊检查单，对患者心、肺、肝、肾、脑等重要脏器功能做出综合判断，以确保麻醉的安全性。

1. **询问病史** 包括饮酒、吸烟、哮喘、过敏和用药史等。
2. **仔细查体** 重点是生命体征、心肺功能及对麻醉有影响的相关因素，如穿刺部位有无感染、脊柱是否有畸形等。
3. **查阅病历** 包括实验室检查结果、临床诊断、拟行手术方式、手术时间等。
4. **术前交流** 与手术医师及时交流，就麻醉方案取得一致意见。
5. **术前评估** 评估术前患者身体健康状况（表2-3-1），参考美国麻醉医师协会分类方法（ASA）。

表2-3-1 ASA病情分级

分级	标准	麻醉耐受力
I	体格健康，发育营养良好，各器官功能正常	良好
II	除外科疾病外，有轻度并存疾病，功能代偿健全	有一定危险
III	并存病较严重，体力活动受限，但能应对日常活动	危险
IV	并存病严重，丧失日常活动能力，经常面临生命威胁	危险很大
V	无论手术与否，生命难以维持24小时的濒死患者	异常危险
VI	确诊为脑死亡，其器官拟用于器官移植手术	——

（三）患者准备

1. **心理准备** 做好解释工作，解除患者对麻醉和手术的疑虑，消除患者的紧张情绪。
2. **改善或纠正病理生理状态** 目的是使患者处于最佳状态，提高对手术及麻醉的耐受力（详见第二章第四节围手术期处理）。
3. **胃肠道准备** 一般择期手术前12小时开始禁食，4小时禁饮，防止呕吐物误吸而导致吸入性肺炎。

（四）麻醉前用药

1. **麻醉前用药** 用药目的主要有以下几点。
（1）消除患者对手术的恐惧和紧张心理，提高手术的安全性。

（2）对抗或消除不良神经反射。

（3）提高痛阈，降低痛感，增强麻醉效果。

（4）对抗某些麻药的毒性反应。

（5）抑制呼吸道腺体分泌，保持气道通畅。

2. 常用药物

（1）镇静、催眠药　具有镇静催眠、抗焦虑及抗惊厥作用，对局麻药的毒性反应也有一定的防治作用。常用药物有地西泮、咪达唑仑、苯巴比妥等。

（2）镇痛药　具有镇痛、镇静作用，增强麻醉效果。常用药物有哌替啶、吗啡和芬太尼。

（3）抗胆碱药　抑制腺体分泌，解除平滑肌痉挛和迷走神经兴奋对心脏的抑制及胃肠蠕动增强所致恶心、呕吐。常用药物有阿托品和东莨菪碱。

3. 用药方法

（1）成人全麻　阿托品0.5mg，哌替啶100mg，术前半小时肌内注射。

（2）局部麻醉　苯巴比妥100mg，哌替啶100mg，术前30分钟肌内注射。

（3）椎管内麻醉　阿托品0.5mg，苯巴比妥钠100mg，术前30分钟肌内注射。

（五）麻醉器械及药品的准备

根据麻醉方法的选择，充分准备好麻醉机、监护仪、氧气、喉镜、气管导管、麻醉穿刺包等，并做好相应的性能检查。麻醉用药及抢救用药均应准备齐全，做到有备无患。

二、局部麻醉

局部麻醉简称局麻，是用局部麻醉药物暂时阻断某些周围神经的冲动传导，使受其支配的相应区域产生麻醉作用。其优点是简便易行，安全且并发症少，患者保持清醒，对重要器官功能干扰轻微。局麻适用于较浅表局限的中小型手术，如手术范围大，病情复杂，局麻难以奏效，则须考虑应用其他麻醉方法。对小儿、精神病或神志不清的患者，不宜单独使用。

（一）表面麻醉

将渗透能力强的局麻药施于黏膜表面，使其透过黏膜，阻滞黏膜下的神经末梢产生痛觉消失的方法称为表面麻醉。适用于眼、鼻、咽喉、尿道等处的浅表手术、检查和治疗性操作。常用药为1%~2%丁卡因溶液或2%~4%的利多卡因溶液。给药方法有滴注、涂敷、喷射、注射等。

（二）局部浸润麻醉

将局麻药分层注射至拟行手术部位组织内，以阻滞神经末梢传导，称局部浸润麻醉。

注意事项：①掌握麻药浓度与剂量。普鲁卡因常用浓度为0.5%~1%，成人一次用量不超过1000mg；利多卡因常用浓度为0.25%~0.5%，成人一次用量不大于400mg。②一针技术。针斜面向下刺入皮内，注药后形成橘皮样隆起的皮丘。将针拔出，在第一个皮丘边缘再进针，如法操作形成第二个皮丘，如此在切口线上形成皮丘带，上述操作法的目的是使患者只有第一针刺入时的痛感。③分层注射。手术部位较深者，依次浸润皮肤、皮下、筋膜、肌肉，体腔手术尚需浸润腹（胸）膜后切开，直至病灶充分显露。④回吸无血方可注药，以免局麻药误注入血管引起毒性反应。⑤无禁忌者可加入少量肾上腺素，可减少渗血，延长麻醉时间，减少麻药吸收。⑥手术部位有感染或肿瘤部位不宜用局部浸润麻醉。⑦加压注射使药液在组织内形成张力，使与神经末梢广泛接触，能增强麻醉效果。

（三）区域阻滞麻醉

围绕手术区，在其四周及底部注射局麻药，阻滞进入手术区的神经干和神经末梢，称为区域阻滞麻醉。主要适用于肿块、小囊肿的切除及组织活检、腹股沟疝修补等门诊小手术。

区域阻滞麻醉操作要点及局麻药配制与局部浸润法相同。其优点在于：①避免直接穿刺病理组织。②可避免因局部浸润药液使小肿块不易扪及或局部解剖难以辨认而增加手术难度。

（四）神经干（丛）阻滞麻醉

在神经干、丛、节的周围注射麻醉药，阻滞其冲动传导，使受它支配的区域产生麻醉作用，称为神经阻滞麻醉。该操作较简便，需药量少，效果好，且十分安全，但必须熟悉局部解剖，以免产生严重并发症。临床常用神经阻滞麻醉有指（趾）神经阻滞，臂丛神经、肋间神经阻滞，颈丛神经阻滞等。神经阻滞成功的关键在于熟悉局部解剖，正确运用体表、骨和血管等标志来确定穿刺入路、方向和深度。近年来，外周神经刺激器的应用，提高了神经定位的准确性和麻醉效果。

1. **指（趾）神经阻滞** 先在指（趾）根一侧正中处，垂直进针直抵指（趾）骨，无血才注药，阻断指神经，然后稍退针分别向指（趾）掌面和背面注药；按同法阻滞另一侧指（趾）神经，并使药液环绕指（趾）根。通常用2%普鲁卡因溶液或1%利多卡因溶液4ml左右，忌加肾上腺素。

2. **臂丛神经阻滞** 臂丛神经由$C_{5\sim8}$和T_1脊神经的前支组成。这些神经自椎间孔穿出后，经前、中斜角肌之间，从锁骨的外下方于第1肋骨上面穿过，经腋窝分布于上肢，支配上肢的感觉和运动。臂丛神经由椎前筋膜形成的三角形管鞘包膜，该神经血管束向腋窝延伸即为腋鞘。在成人鞘内任何部位注入1%~1.5%利多卡因溶液20~30ml（加肾上腺素），可使臂丛神经阻滞2小时左右。临床上臂丛神经阻滞可经肌间沟、锁骨上路或腋路操作，阻滞部位越高，上肢麻醉范围越大。

（1）适应证 适用于上肢手术，肌间沟法也可用于肩部手术，腋路法仅用于前臂和手部手术。

（2）并发症 ①局麻药毒性反应，三种径路均可发生。②膈神经阻滞、喉返神经阻滞和霍纳综合征见于肌间沟法和锁骨上路法。③肌间沟径路如穿刺不当，药液误注入硬膜外腔可致高位硬膜外阻滞，药液误注入蛛网膜下腔可引起全脊髓麻醉。④气胸，见于锁骨上径路。

（3）注药方法可经肌间沟、锁骨上或腋路行穿刺注药。

①肌间沟法：患者仰卧，头偏向对侧，手臂贴身旁，使肩下垂，充分显露操作部位。令患者略抬头以显露胸锁乳突肌，然后在平环状软骨水平（C_6）、胸锁乳突肌后缘深部可摸到前斜角肌，其后为中斜角肌，两者间的凹陷即为前、中斜角肌间隙，以6~7号针垂直穿刺，穿破椎前筋膜时有突破感，继而向后、下、内方向探触，患者诉异样感，此时回抽无血或脑脊液，即可注射局麻药，一般用含1：200000肾上腺素的1.3%利多卡因溶液25ml。

②锁骨上路法：患者仰卧，肩下垫枕，充分显露操作部位。麻醉者站在患者头端，确定锁骨中点，在锁骨上窝摸到锁骨下动脉搏动，臂丛神经一般在其外侧，取20ml的注射器，连接7号针头，抽取加肾上腺素的麻醉药，于锁骨中点上1cm、搏动点外侧0.5cm进针，并向后、内、下方向推进1~2cm，触及第1肋骨，反复针刺骨面，当患者诉有异样感时，固定针头，回抽无血、无气即可注药。

③腋路法：患者仰卧，患肢外展90°，呈行军礼姿势，于腋动脉搏动最明显处做皮丘，用两指固定皮肤及动脉，以6号针垂直缓慢刺入腋鞘，当阻力突然消失停止进针，松指后针头随动脉搏动而摆动，示针尖已进入腋鞘内，回抽无血注药。

三、椎管内麻醉

将局麻药注入椎管内不同腔隙，阻滞脊神经传导的一种麻醉方法，称为椎管内麻醉。根据局麻药注入部位不同，将椎管内麻醉分为蛛网膜下腔阻滞、硬膜外腔阻滞与腰硬联合阻滞麻醉。

（一）椎管解剖

脊柱由骨性结构、韧带、脊髓与脊神经、被膜与相应腔隙组成。

1. **骨性结构**　脊柱由脊椎连接而成，椎体和椎弓构成椎管，脊髓位于其中。脊柱有颈、胸、腰和骶尾四个生理弯曲。颈、腰曲向前突，胸、骶曲向后突。患者仰卧时 C_3 与 L_3 部位最高，T_5 与 S_4 最低，这对一定体位下的蛛网膜下腔麻醉药液扩散有影响。

2. **韧带连接**　椎弓的纤维组织，自外而里依次为棘上韧带、棘间韧带、黄韧带。棘上韧带连接脊柱棘突尖端，质地较坚韧，老年时常发生钙化；棘间韧带连接上下两棘突，质地较疏松；黄韧带连接上下椎板，覆盖椎间孔，几乎全由弹力纤维构成，组织致密厚实，穿刺时具有阻力抵抗感。故行椎管内麻醉时，穿刺针需经过皮肤，皮下组织，棘上、棘间和黄韧带，即进入椎管内的硬膜外腔。如刺过硬脊膜和蛛网膜，即进入蛛网膜下腔。

3. **脊髓与脊神经**　椎管内的脊髓，在成人终止于 L_1 椎体下缘，儿童位置较成人低，故行腰椎穿刺成人应选择 L_2 以下椎间隙，而儿童则在 L_3 以下间隙，以免损伤脊髓。脊神经有31对（颈8、胸12、腰5、骶5、尾1），分前根和后根。前根含运动和交感（骶段为副交感）传出纤维，后根含感觉和交感（骶段为副交感）传入纤维。各种神经纤维粗细不同，交感和副交感神经纤维最细，最易被局麻药所阻滞，其次是感觉纤维，运动纤维最粗。

4. **硬膜与腔隙**　脊髓的被膜自内向外，分别为紧贴于脊髓表面的软脊膜、透明而薄的蛛网膜和坚硬结缔组织形成的硬脊膜。软脊膜与蛛网膜之间称蛛网膜下腔，最宽处位于 L_{3-4}，称为终池，内有脑脊液 25~30ml，pH7.4，比重为 1.003~1.009，与颅内相通，下端终止于 S_2。硬脊膜在外层，与蛛网膜之间有一潜在的硬膜下腔。硬脊膜与椎管内壁构成硬膜外腔，脊神经在此通过。此间隙内有静脉丛、淋巴管及脂肪组织充填。

5. **脊神经根与体表标志**　人体脊神经在体表呈节段性分布，甲状软骨部由 C_2 支配，两侧乳头连线由 T_4 支配，剑突下由 T_6 支配，脐由 T_{10} 支配，耻骨联合部由 T_{12}~L_1 支配，下肢前面由 L_{1-5} 支配，大腿后面、骶部及会阴部由 S_{1-5} 所支配。

（二）蛛网膜下腔阻滞麻醉

将局麻药注入蛛网膜下腔，被药物波及的脊神经根及脊髓表面部分受到阻滞后，使脊神经所支配的相应区域产生麻醉作用，称为蛛网膜下腔阻滞麻醉，简称脊麻或腰麻。

1. **适应证**　适用于脐以下部位（下腹部、盆腔、肛门会阴及下肢）2~3小时内的手术。

2. **禁忌证**　①中枢神经系统疾病，如颅内高压、椎管内疾病。②休克。③穿刺部位或周围有感染灶。④脓毒症。⑤脊柱畸形、外伤或结核。⑥急性心衰或冠心病发作。⑦凝血功能障碍。⑧难以合作者。

3. **常用麻醉药物**　多用重比重药液（所配药液比重高于脑脊液比重）。

（1）布比卡因　0.75%布比卡因溶液2ml+10%葡萄糖注射液1ml+3%麻黄碱溶液1ml，总量3ml，成人用量8~15mg。

（2）丁卡因　1%丁卡因溶液1ml+10%葡萄糖注射液1ml+3%麻黄碱溶液1ml，配成所谓1∶1∶1溶液，总量3ml，成人用量8~10mg。

4. 麻醉方法

（1）体位 一般取侧卧位，患者双手抱膝，大腿贴腹，下颌贴胸，脊柱背屈呈弓形，使椎间隙尽量增宽，有利于穿刺针进入。

（2）定位与消毒 一般首选L$_{3~4}$间隙为穿刺间隙，其次为L$_{2~3}$间隙。定位方法：可用四指按摸髂骨翼最高点，拇指在两侧髂骨翼连线与脊柱中线交叉处，相当于L$_{3~4}$棘突之间。皮肤消毒后覆盖孔巾。

（3）穿刺方法 常用直入穿刺法和侧入穿刺法。

①直入穿刺法：用左手拇指、食指固定穿刺针刺入棘突间隙中点，保持与患者背部水平垂直位，针尖稍向头侧缓慢进针，当针头抵达黄韧带时阻力增加，突破黄韧带时阻力消失，即所谓落空感。穿破硬脊膜与蛛网膜时进入蛛网膜下腔，可出现第2个落空感。

②侧入穿刺法：由棘突间隙中点旁开1.5cm处进针，针与皮肤呈75°，对准椎间孔刺入。避开棘上韧带与棘间韧带，经黄韧带和硬脊膜达蛛网膜下腔。

穿刺成功的标志是拔出针芯，见有脑脊液流畅滴出，穿刺成功后，将装有配制好的局麻药注射器与穿刺针紧密衔接，稍加回抽后将药液以每5秒1ml的速度注入。

（4）麻醉平面调控 麻醉平面是指皮肤感觉消失的界限。使用重比重局麻药时应注意体位、穿刺间隙、注药速度及斜面的朝向，调节麻醉平面达到手术所需要求。

①患者体位：由于重比重药液在蛛网膜下腔向低处移动扩散，因此调控患者的体位对麻醉平面具有重要作用。注药后一般在5~10分钟之内调节患者体位，以获适宜阻滞范围。

②穿刺间隙：仰卧位，L$_3$最高，T$_5$及S$_4$最低。经L$_{2~3}$注药后，应立即转向仰卧位，局麻药循脊柱斜坡流向胸段，将出现较高的麻醉平面。经L$_{4~5}$注药后转向仰卧位，药液流向骶部，使会阴部出现麻醉效应。

③针斜面朝向与注药速度：针斜面决定注入药液的流向，如针斜面朝头端，易使麻醉面升高。注药速度快，药液扩散广，相反，药液则较集中。

5. 不良反应及并发症

（1）血压下降和脉搏缓慢 与麻醉平面过高、交感神经受阻滞过广有关。一般阻滞平面超过T$_4$时，常出现血压下降，伴心动过缓。血压下降可快速静脉输液扩容，同时静脉注射麻黄碱15mg；心动过缓可给予阿托品0.3~0.5mg静脉注射。

（2）呼吸抑制 麻醉平面过高时，可因肋间肌麻痹致呼吸抑制，其症状为胸闷气促，咳嗽无力，胸式呼吸减弱或消失。应给氧或面罩给氧辅助呼吸，一旦呼吸停止，应立即行气管插管和人工呼吸进行急救。

（3）恶心呕吐 多因麻醉平面过高抑制呼吸与循环，导致脑缺氧而兴奋呕吐中枢；交感神经被阻滞，副交感神经兴奋，胃肠蠕动增强；内脏牵拉反射等因素也易发生恶心、呕吐。应针对原因采取治疗措施，如升压、吸氧、麻醉前使用阿托品、暂停手术牵拉等。若恶心呕吐较剧，可静脉注射氟哌利多2.5mg镇吐。

（4）头痛 头痛是腰麻后较常见并发症，多发生于麻醉后1~3天，7~14天消失。头痛原因多认为与脑脊液丢失所致颅内压降低有关。处理：①去枕平卧，轻度头痛2~3天自行消失。②静脉补液。③应用小剂量止痛片或地西泮。④重者可硬膜外腔注射生理盐水或右旋糖酐15~30ml。

（5）尿潴留 因支配膀胱的骶神经被阻滞后恢复较晚所致。下腹部、会阴、肛门手术切口疼痛及患者不习惯在床上排尿，均是产生尿潴留的诱因。大多数可自行恢复，必要时可行针刺、热敷、导尿等处理。

（三）硬膜外腔阻滞麻醉

将局麻药注入硬膜外腔，阻滞部分脊神经根的传导功能，使其支配的区域出现暂时性麻醉作用的方法，称硬膜外腔阻滞麻醉。有连续法和单次法两种。连续性硬膜外阻滞是通过硬膜外穿刺针将一合适塑料导管置入硬膜外腔，根据病情、手术范围、时间长短分次给药，使麻醉时间得以延长，避免了单次给药麻醉时间的限制、缺乏可控性和易发生全脊髓麻醉的缺点。相比于腰麻，硬膜外腔阻滞麻醉有麻醉节段明显的特点，且连续法给药的麻醉时间不受限制，是目前临床上使用较多的麻醉方法。

1. 适应证 最常用于横膈以下各种腹部、腰部和下肢手术；用于颈部、上肢和胸壁手术时，麻醉操作和管理技术都较复杂，并发症后果严重，临床现已严格控制应用。

2. 禁忌证 同腰麻类似。

3. 常用麻醉药 一般用1.5%~2%利多卡因、0.25%~0.33%丁卡因、0.5%~0.75%布比卡因及0.5%~1%罗哌卡因。常采用两种药物的联合用药，取长补短，如1%利多卡因与0.15%~0.2%丁卡因，或1%利多卡因与0.25%~0.375%布比卡因或罗哌卡因等混合。若患者无高血压，局麻药中可加入1∶200000肾上腺素，以延长麻醉作用时间。

4. 麻醉方法

（1）体位 同腰麻。

（2）定位 选择穿刺点，根据手术要求选择，一般穿刺点应选择支配手术区中央的脊神经相应的棘突间隙，手术范围广的可选高、低两个穿刺点。参考体表解剖标志确定棘突间隙，如颈部最突出的C_7棘突，两肩胛下角连线与脊柱相交于T_7棘突，两侧髂骨翼连线与脊柱中线交叉处相当于L_4棘突或$L_{3~4}$棘突间隙。

（3）穿刺方法 与腰麻穿刺类似，可用直入法或侧入法。与腰麻不同的是，穿刺针用带有针芯的能放入导管的勺状针，当穿刺针穿过黄韧带后即停止进针，不能刺破硬脊膜。

（4）注射药物 用1%~2%利多卡因溶液或0.5%~0.75%布比卡因溶液。穿刺置管成功后，使患者取仰卧位，先注入试验剂量3~5ml，观察5~10分钟，排除误注入蛛网膜下腔，根据试验剂量后麻醉平面出现的范围及血压变化情况，决定追加剂量，一般3~15ml，一次或分次给予。

（5）麻醉平面的调节 硬膜外阻滞的麻醉平面呈节段性，麻药的扩散主要取决于以下几点。①局麻药容积。注入的量愈多，扩散愈广，麻醉范围愈宽。②穿刺间隙。麻醉上、下平面的高低决定于穿刺间隙的高低，若间隙选择不当，常导致麻醉失败，尤其是当平面过高，影响呼吸与循环。③导管方向。导管向头端置放，药液易向胸、颈段扩散。④注药方式。药量相同，如一次集中注入则麻醉范围较广，分次注入则范围缩小。⑤年老、妊娠、脱水、恶病质的患者，注药后麻醉范围较一般人广，故应减少药量。

5. 并发症

（1）全脊椎麻醉 是硬膜外麻醉最严重的并发症。原因为穿刺针或硬膜外导管误入蛛网膜下腔而未及时发现。表现为全部脊神经支配区域均无痛觉，低血压，意识丧失及呼吸停止。处理原则：①维持患者循环和呼吸功能。②意识丧失者，应立即行气管插管、机械通气、加速输液、使用升压药等。③心搏骤停者，按心肺脑复苏术进行处理。

（2）血压下降　多发生在胸段硬膜外阻滞，一般在注药后15~30分钟出现，应加液补充血容量，必要时静脉注射麻黄碱15mg，可有效提升血压。

（3）呼吸抑制　颈、胸段硬膜外阻滞多有不同程度呼吸抑制，尤其是阻滞平面达T_2以上时，患者呼吸功能明显低下，应严密观察患者呼吸，面罩给氧应列为常规，并做好呼吸急救的准备。

（4）脊神经损伤　多因穿刺时操作粗暴所致。穿刺中患者自诉有电击样痛并向单侧肢体放射，须调整进针方向，以防损伤。术后出现该神经根分布区疼痛、感觉障碍，可采取对症处理，数周或数月自愈，一般预后较好。

（5）硬膜外血肿　多由穿刺和插管时损伤出血、凝血功能障碍等引起。表现为麻醉作用持久不退或消退后又出现，同时腰背部剧痛。由于血肿压迫造成截瘫，24小时后就很难恢复，应及早诊断，争取在血肿形成8小时内行椎板切开，清除血肿。

（6）硬膜外脓肿　无菌操作不严或穿刺部位感染所致。患者出现剧烈腰背痛，寒战高热和白细胞增多，以及肌无力、随后截瘫等神经症状。治疗应给予大剂量抗生素，并在出现截瘫前行椎板切开引流。

（7）脊髓前动脉综合征　较少见。与患者有动脉硬化史、局麻药中肾上腺素浓度过高、麻醉中长时间低血压有关。

🖋 知识拓展

腰硬联合阻滞麻醉

　　蛛网膜下腔与硬膜外腔联合阻滞麻醉简称腰硬联合阻滞麻醉，是利用了腰麻和硬膜外麻醉的各自优点，又弥补了二者各自不足，具有起效迅速、局麻药用量小、镇痛完善、肌松弛及长时间手术不受限制等优点，被广泛用于下腹部及下肢手术。穿刺方法有两种：①一点法，临床多经$L_{2~3}$间隙用特制的联合穿刺针行硬膜外腔穿刺，成功后再用配套的5G腰穿针经硬膜外穿刺针行蛛网膜下腔穿刺并注入局麻药（腰麻），然后拔出腰穿针，再经硬膜外针向头端置入硬膜外导管3~4cm固定备用。②二点法，先于较高位如$T_{12}~L_1$棘突间隙行硬膜外穿刺并置管备用，再于$L_{3~4}$或$L_{4~5}$间隙行蛛网膜下腔穿刺给药行腰麻。

四、全身麻醉

麻醉药经呼吸道吸入或静脉、肌内注射进入人体内，产生中枢神经系统的抑制，使患者意识丧失、痛觉消失、反射抑制和肌肉松弛，这种方法称为全身麻醉，简称全麻。全麻时中枢神经系统的抑制是可逆并可调控的。理想的全身麻醉能满足四要素，即镇痛完全、意识丧失、肌肉松弛及神经反射迟钝。现代麻醉采用多种麻醉药或辅助药进行复合麻醉，以满足手术要求。

（一）常用麻醉药物

1. 吸入麻醉药

（1）氧化亚氮（N_2O）　又名笑气，是麻醉效能最弱的吸入麻醉药，常需与其他强效吸入麻醉药联合应用，在短时间内应用，毒性很小，对循环系统基本上无抑制，对呼吸道无刺激，对肝、肾无影响。因此，N_2O适合肝、肾功能障碍及危重患者的辅助麻醉。

（2）恩氟烷（安氟醚）　化学性质稳定，麻醉效能较强，麻醉诱导快速，苏醒迅速而平稳，对呼道无刺激，不引起唾液和气道分泌物增多，有明显肌肉松弛作用，可使眼压降低，对眼内手术有利。对外周血管有轻度舒张作用，导致血压下降和反射性心率增快。深麻醉时脑电图显示癫痫样发作，诱导时偶可出现抽搐，有癫痫病史或颅内压高者禁用。

（3）异氟烷（异氟醚）　麻醉效能强，可使脑血管扩张，增加脑血流量，颅内压升高的作用较恩氟烷为轻，对心肌抑制较恩氟烷为轻，不引起心律失常，能够扩张支气管平滑肌。异氟烷不引起痉挛性脑电图，适用于颅脑手术有心血管功能障碍及支气管哮喘者的麻醉维持。

（4）七氟烷（七氟醚）　麻醉诱导和苏醒迅速，不增加心肌对肾上腺素的敏感性，不刺激呼吸道，故适合麻醉诱导。七氟烷麻醉效能较强，对心肌抑制作用与异氟烷相当，比恩氟烷弱，循环稳定，苏醒过程平稳。恶心、呕吐的发生率低，故也用于麻醉维持。

2. 静脉麻醉药　静脉麻醉药是指经静脉注射直接进入血液循环，作用于中枢神经系统而产生全身麻醉作用的药物。因诱导迅速、患者舒适、操作简便、便于掌握而广泛用于各种手术。

（1）硫喷妥钠　是超短效巴比妥类麻醉药，主要用于麻醉诱导，还用于一些短小手术、小儿基础麻醉。其镇静、催眠作用强，易透过血脑屏障，能降低脑耗氧量和颅内压，是开颅手术较理想的麻醉药。硫喷妥钠能强烈抑制交感神经，使副交感神经相对兴奋，麻醉中对气管的各种刺激易诱发喉痉挛或支气管痉挛，故严重呼吸功能不全、支气管哮喘、呼吸道梗阻患者禁用。注药前应用足量阿托品。

（2）氯胺酮　临床上主要用于体表小手术、烧伤、清创、换药、各种检查的麻醉、全麻诱导以及休克时的麻醉。能选择性抑制大脑联络径路和丘脑-新皮质系统，兴奋边缘系统。注药后很快出现痛觉消失，但肌张力增强，可睁眼，意识部分存在，这种意识与感觉分离的现象称为分离麻醉。氯胺酮增加脑耗氧量和颅内压，兴奋交感神经，患者术后可出现幻觉、复视等精神症状，故颅内高压、严重高血压、眼压高、癫痫、精神分裂症患者禁用。

（3）丙泊酚（异丙酚）　具有镇静、催眠作用，有轻微镇痛作用。起效快，停药后苏醒快而完全。可用于全麻静脉诱导，与其他全麻药复合应用于麻醉维持，门诊手术的麻醉以及作为阻滞麻醉时的辅助药。异丙酚对心血管系统有显著抑制作用，表现为血管扩张，血压下降，心率减慢，外周阻力和心输出量降低；对呼吸有明显抑制作用，表现为通气量降低和频率减慢，甚至呼吸暂停；对肝、肾功能无明显影响；对静脉有刺激。

（4）肌肉松弛药　是一种选择性作用于神经肌肉接头处的药物，可干扰神经肌肉兴奋传递，使骨骼肌松弛，是全身麻醉中重要的辅助用药。肌松药的应用有利于全麻诱导时气管插管，并为手术操作创造良好条件。按其作用机制，可分为非去极化与去极化两大类。筒箭毒碱、阿曲库铵等为非去极化肌松药，琥珀胆碱为去极化肌松药。肌松药须在能提供机械通气的前提下使用。

（二）全身麻醉的实施

1. 全身麻醉的诱导　全身麻醉的诱导是指患者接受全麻药后由清醒状态到神志消失，并进行气管内插管的阶段。常用的方法如下。

（1）吸入诱导法　将麻醉面罩叩于患者口鼻部，开启麻醉药挥发器，逐渐增加吸入浓度，待患者意识消失并进入麻醉状态时，静脉注射肌松药，行气管内插管。

（2）静脉诱导法　开始诱导前，先以面罩吸入纯氧2~3分钟，增加氧储备。根据病情选择合适的静脉麻醉药，缓慢注入静脉，待患者神志消失后再注入肌松药，患者肌肉完全松弛后，进行气管内插管。插管成功后，立即与麻醉机相连接并行人工呼吸或机械通气。

2. 全身麻醉的维持　全麻维持期的主要任务是维持适当的麻醉深度以满足手术的要求，同时对患者加强管理，保证循环和呼吸等生理功能的稳定。

（1）吸入麻醉药维持　通过调节吸入麻醉药的浓度，使麻醉深度与手术刺激强弱相适应。

（2）静脉麻醉药维持　全麻诱导后，根据手术刺激、患者循环状态、药物特性，单次、分次或持续注射多种静脉麻醉药以维持适当麻醉深度。

（3）复合全身麻醉　是指两种或两种以上的全麻药复合应用，彼此取长补短，以达到最佳临床麻醉效果。复合麻醉可分为全静脉复合麻醉和静脉与静吸复合麻醉。

3. 全身麻醉深度的判断　维持适当的麻醉深度是重要而复杂的，应综合患者各项反应做出判断，并根据手术刺激的强弱及时调节麻醉深度，以适应麻醉手术的需要。临床上通常将麻醉深度分为浅麻醉期、手术麻醉期和深麻醉期，对于掌握麻醉深度有一定参考意义，详见表2-3-2。

表2-3-2　通用临床麻醉深度判断标准

麻醉分期	呼吸	循环	眼征	其他
浅麻醉期	不规则 呛咳 气道阻力↑ 喉痉挛	血压↑ 心率↑	睫毛反射（−） 眼睑反射（+） 眼球运动（+） 流泪	吞咽反射（+） 分泌物↑ 出汗 刺激时体动
手术麻醉期	规律 气道阻力↓	血压稍低但稳定，手术刺激无变化	眼睑反射（−） 眼球固定中央	刺激时无体动 黏膜分泌物消失
深麻醉期	膈肌呼吸 呼吸↑	血压↓	对光反射（−） 瞳孔散大	—

（三）全身麻醉的意外和并发症处理

全身麻醉的意外和并发症多发生在呼吸系统、循环系统和中枢神经系统，强调预防为主，及早发现和及时处理。

1. 呼吸系统并发症及处理

（1）反流与误吸　①原因：饱餐后行剖宫产术、胃排空延迟、内脏牵拉反射等易诱发呕吐；全麻诱导时，患者咽部反射消失，一旦有反流物即可发生误吸；全麻后患者没有完全清醒时，吞咽反射未恢复易引发反流物误吸。②预防与处理：饱餐后需行急诊手术者，尽量选择其他麻醉方法，必须用全麻者，可先置胃管排空胃内容物后，在清醒状态下行气管内插管法；麻醉完全清醒后才拔出气管内导管；患者呕吐时，应立即将患者的头部置于低位，头偏向一侧，及时清除、吸尽呕吐物或分泌物；若有较多呕吐物进入气管，应立即行气管内插管或支气管镜检查，彻底吸尽呕吐物；使用一定量支气管解痉药（氨茶碱）及抗生素（庆大霉素）。

（2）呼吸道梗阻　以声门为界，分上呼吸道与下呼吸道梗阻或两者同时存在。

上呼吸道梗阻。①原因：舌后坠、咽喉部分泌物增多及胃肠反流物存积等。②临床表现：患者表现为吸气性呼吸困难、鼾音咕噜声及鸡鸣音。③处理：托起下颌，或放置咽通气管，清除分泌物，吸氧。若不能缓解，应立即静脉注射琥珀胆碱，行气管插管。亦可用16号针头行环甲膜穿刺或紧急气管切开。

下呼吸道梗阻。①原因：气管、支气管内异物堵塞，支气管痉挛，气管内导管插入过深。②临床表现：患者出现呼气性呼吸困难、缺氧、发绀、痰鸣音，听诊肺部湿音，肺不张时呼吸音消失。③处理：去除异物，解除支气管痉挛（氨茶碱250mg或氢化可的松100mg静脉滴注）。

（3）通气量不足　①原因：全麻过深，麻醉性镇痛药和肌松药用量过大，硫喷妥钠静脉注射过快。②临床表现：呼吸困难、缺氧、发绀、心率增快、血压下降，严重者可导致心搏骤停。③处理：立即气管内插管，人工辅助呼吸。

（4）低氧血症　①原因：麻醉机故障，氧供应不足导致吸入氧浓度过低；肺不张，因分泌物过多或通气不足等因素引起肺容量降低；肺误吸，肺水肿，见于急性左心衰竭或肺毛细血管通透性增加。②临床表现：患者出现呼吸急促、发绀、躁动不安、心动过速、心律失常、高血压等。③处理：吸氧，严重者应以呼气末正压通气；保持气道通畅，严重者应行机械通气治疗；左心衰竭者，治疗包括强心、利尿、扩血管、吸氧及机械通气；有感染时，应用抗生素等。

2. 循环系统并发症及处理

（1）低血压　是指麻醉期间收缩压下降超过基础值的30%或绝对值低于80mmHg。①原因：麻醉过深，血容量不足，胸、腹腔手术，因牵拉或直接刺激迷走神经导致血压下降。②处理：及时控制和调节麻醉深度，补充血容量，手术中力求操作轻柔，使用阿托品和局部封闭治疗。

（2）高血压　麻醉期间舒张压高于100mmHg或收缩压高于基础值的30%。①原因：原发性疾病，如高血压、甲状腺功能亢进、颅内压升高等；与麻醉、手术操作有关，如手术探查、压迫腹主动脉、气管插管等，通气量不足，二氧化碳蓄积；药物所致高血压，如氯胺酮等。②处理：原有高血压病史者，在全麻诱导前给予芬太尼$3\sim5\mu g/kg$静脉滴注，可减轻气管插管时的心血管反应；术中根据手术刺激程度适当调节麻醉深度；对顽固性高血压患者，以药物控制血压。

（3）心律失常　表现为心动过速和心室颤动或心搏骤停。①原因：麻醉深浅不当、手术刺激、失血、低氧血症及高碳酸血症均可引起心律失常。②处理：针对不同病因进行处理，如发生心室颤动，按心肺复苏处理。

3. 中枢神经系统并发症及处理

（1）高热、惊厥　多见于小儿，因婴幼儿体温调节中枢尚未发育完善，极易受环境温度的影响，高热处理不及时，可引起抽搐甚至惊厥。小儿麻醉时应重视体温的监测，尤其是手术时间长者，一旦发现高热、抽搐，应立即给氧，保持气道通畅，肌内注射硫喷妥钠，同时行物理降温，特别是头部，以防脑水肿而引起脑疝的发生。

（2）苏醒延迟　凡手术后超过30分钟呼唤不能睁眼，对痛觉刺激无明显反应，即视为苏醒延迟。多因全麻药过量，镇静药的残留作用，肝、肾功能不全排泄减慢等引起。若反射消失，呼叫不醒，伴躁动不安或瞳孔散大等现象，应考虑缺氧产生脑水肿，需采取吸氧、人工辅助呼吸、头部脱水、降温等措施。

（陈　湘）

第四节　围手术期处理

围手术期是指从患者决定需要手术治疗开始，到与本次手术有关治疗结束为止的一段时间，包括手术前、手术中、手术后三个阶段。围手术期处理就是为患者手术做准备和促进术后康复，要采取综合治疗措施，防治可能发生的并发症，促使患者早日康复。包括术前准备、术中保障和术后处理三大部分，这与近年提倡的加速康复外科（ERAS）理念完全一致。

一、术前准备

患者的术前准备与疾病的轻重缓急、手术范围的大小有密切关系。一般按照外科手术的时限性，可分为三种。①急症手术：例如外伤性肝、脾破裂，胸腹腔内大血管破裂等必须紧急手术。②限期手术：例如各种恶性肿瘤根治术，手术时间虽可选择，但应在尽可能短的时间内做好术前准备。③择期手术：例如一般的良性肿瘤切除术及腹股沟疝修补术、甲状腺瘤、胆囊结石胆囊切除术等，可在充分的术前准备后择机进行手术。

（一）一般准备

包括心理准备和生理准备两方面。

1. **心理准备**　患者术前可能有恐惧、紧张、焦虑及对手术和预后有多种顾虑。医务人员应与患者进行适度、恰当的沟通，取得患者及亲属的信任和同意，使患者能以积极的心态配合手术和术后治疗。同时应履行书面知情同意手续，包括手术、麻醉的知情同意书，输血治疗同意书等，由患者本人或法律上有责任的亲属（或监护人）签署。为抢救患者生命而需要紧急手术，若患者无法签字或亲属未在身边，则须在病史中记录清楚。

2. **生理准备**　对患者生理状态的调整，使患者能安全度过手术和术后的治疗过程。

（1）为手术后变化进行适应性锻炼　包括术前练习在床上大小便等。

（2）输血和补液　施行大中型手术者，术前应做好血型和交叉配合试验，备好一定数量的血制品。对有水、电解质及酸碱平衡失调和贫血的患者应在术前予以纠正，补充热量、蛋白质和维生素。

（3）预防感染　手术前应采取必要措施增强患者体质，预防感染，术中严格遵循无菌原则，减少组织损伤等是防止手术野感染的重要环节，部分手术需要术前或术中预防性应用抗生素。

（4）胃肠道准备　从术前8~12小时开始禁食，术前4小时开始禁水，以防因麻醉或手术过程中的呕吐而引起窒息或吸入性肺炎。必要时可用胃肠减压、术前洗胃、清洁灌肠等。

（5）其他　手术前可给予镇静剂，如苯巴比妥钠肌内注射等，如发现患者有与疾病无关的体温升高，或妇女月经来潮等情况，应延迟手术日期。

（二）特殊准备

除一般的术前准备外，还需根据患者情况做一些特殊准备。

1. **营养不良**　术前营养不良是术后并发症发生率升高的重要危险因素，应尽可能评估术前营养不良程度并在术前予以纠正。

2. **脑血管病**　围手术期脑卒中不常见，大都（80%）发生在术后。近期有脑卒中病史者，择期手术可推迟2~6周。

3. **心血管病**　高血压患者应继续服用降压药物，术前应选用合适的降压药，使血压平稳控制在160/100mmHg以下；对伴有心脏疾病的患者，施行手术的死亡率明显升高，有时需多学科共同对心脏危险因素进行评估和处理；急性心肌梗死患者6个月内不实施择期手术。

4. **肺功能障碍**　术后肺部并发症和相关肺部疾病的死亡率仅次于心血管系统疾病，居第二位。有肺病史或预期行肺切除术、食管或纵隔肿瘤切除术者，术前应对肺功能进行评估。术前行相应的呼吸功能锻炼，鼓励患者戒烟，增加功能残气量，可以减少肺部并发症。急性呼吸系统感染者，加用抗生素，择期手术。阻塞性呼吸道疾病患者，围手术期应用支气管扩张药；喘息正在发作者，择期手术应推迟。

5. **肾疾病**　麻醉及手术创伤等都会加重肾脏负担，有急性肾衰竭或慢性肾功能不全的患者，术前准备应最大限度地改善肾功能，慎重选用有肾毒性的药物（例如非甾体类抗炎药、氨基糖苷类抗生素、麻醉剂）。

6. 糖尿病　糖尿病患者血糖高会影响伤口愈合，感染并发症增多，常伴发无症状的冠状动脉疾患。对糖尿病患者的术前评估包括糖尿病慢性并发症情况和血糖控制情况，并做相应处理；术前血糖应控制在5.6~11.2mmol/L。

7. 凝血障碍　如果临床确定有凝血障碍，择期手术前应做相应的治疗处理。

8. 下肢深静脉血栓形成　静脉血栓形成是术后最常见并发症之一，血栓形成常发生在下肢深静脉，一旦血栓脱落可发生致命的肺动脉栓塞。因此，有静脉血栓危险因素，包括年龄大于40岁、肥胖、吸烟、静脉曲张、血栓形成病史、大手术（如下肢手术、癌肿手术、盆腔、泌尿外科手术等）史者，应预防性使用低分子量肝素，施以间断气袋加压下肢和口服华法林。

二、术后处理

术后处理是围手术期处理的一个重要阶段，术后处理得当，能使手术应激反应减轻到最低程度。

（一）常规处理

1. 术后处理　医疗文件的书写包括诊断、施行的手术、监测方法和治疗措施，包括止痛、抗生素应用、伤口护理及静脉输液，各种管道、插管、引流物、吸氧等处理。

2. 监测　手术后多数患者可返回原病房，需要监护的患者可以送进外科重症监护病房（ICU）。常规监测生命体征，包括体温、脉率、血压、呼吸频率、每小时（或数小时）尿量，记录出入水量。危重患者应予心电监护、无创或有创监测中心静脉压（CVP）、肺动脉楔压，采用经皮氧饱和度监测仪动态观察动脉血氧饱和度。

3. 静脉输液　长时间手术过程中，经手术野有很多不显性液体丢失，术中广泛解剖和组织创伤又使大量液体重新分布到第三间隙，因此患者术后应接受足够量的静脉输液，直至恢复进食。术后输液的用量、成分和输注速度，取决于手术的大小、患者器官功能状态和疾病严重程度。但输液过量又可导致肺水肿和充血性心力衰竭。禁食期间，应用静脉输液来供给水、电解质、营养，一般在补给日生理需液量2000ml、氯化钠4.5g基础上，再补足额外丧失量。

4. 引流　引流的种类、吸引的压力、灌洗液及次数、引流管部位及引流量、护理方式应写进医嘱，要经常检查放置的引流物有无阻塞、扭曲等情况，并应记录、观察引流物的量和性质，它有可能提示有无出血或瘘等并发症发生。

（二）卧位

（1）手术后，应根据麻醉情况及患者的全身状况、术式、疾病的性质等选择体位，如全身麻醉尚未清醒的患者除非有禁忌，否则均应采取平卧位，头转向一侧，避免口腔分泌物或呕吐物吸入气管。蛛网膜下腔阻滞麻醉的患者，亦应保持平卧或头低卧位12小时，以防止因脑脊液外渗致头痛。

（2）施行颅脑手术后，如无休克或昏迷，可取15°~30°头高脚低斜坡卧位。施行颈、胸手术后，多采用高半坐位卧式，以便于呼吸及有效引流。腹部手术后，多取低半坐位卧式或斜坡卧位，以减少腹壁张力。脊柱或臀部手术后，可采用俯卧或仰卧位。腹腔内有污染的患者，在病情许可情况下，尽早改为半坐位或头高脚低位，便于体位引流。肥胖患者可取侧卧位，以便有利于呼吸和静脉回流。

（三）各种不适的处理

1. **疼痛**　麻醉作用消失后，切口会出现疼痛。术后疼痛可引起呼吸、循环、胃肠道和骨骼肌功能变化，甚至引起各种并发症，如术后出血、肺膨胀不全、血栓形成、栓塞、高血压、脑血管卒中、心肌梗死等。有效的止痛会改善手术，尤其是大手术的预后。常用的麻醉类镇痛药有吗啡、哌替啶和芬太尼。临床应用时，在达到有效镇痛作用的前提下，药物剂量宜小，用药间隔时间应逐渐延长，及早停用镇痛剂有利于胃肠动力的恢复。硬膜外阻滞麻醉可留置导管连接镇痛泵以缓解疼痛。

2. **呃逆**　手术后发生呃逆者较常见，多为暂时性，不用特殊处理，但有时可为顽固性。呃逆可能是由神经中枢或膈肌受刺激引起。手术后早期发生者，可采用压迫眶上缘，短时间吸入二氧化碳，抽吸胃内积气、积液，给予镇静或解痉药物等措施。施行上腹部手术后，如果出现顽固性呃逆，要特别警惕吻合口漏导致膈下感染的可能。必要时做X线摄片或B超检查，一旦明确有膈下积液或感染，需要及时处理。

（四）活动

手术后，若伤口疼痛不明显，原则上应该早期进行床上活动，争取在短期内起床活动。但应根据患者的耐受程度，逐步增加活动量。在患者已清醒、麻醉作用消失后，就应鼓励在床上活动，如深呼吸、四肢主动活动及间歇翻身等。足趾和踝关节伸屈活动、下肢肌松弛和收缩的交替运动，有利于促进静脉回流。痰多者，应协助定时拍背咳痰。早期活动有利于增加肺活量，减少肺部并发症，改善全身血液循环，促进切口愈合，减少深静脉血栓形成的发生率。此外，尚有利于肠道蠕动和膀胱收缩功能的恢复，从而减少腹胀和尿潴留的发生。但有休克、心力衰竭、出血、极度衰弱等情况，以及施行过特殊固定、制动要求手术的患者，则不宜早期活动。

🕮 **知识拓展**

加速康复外科

加速康复外科（ERAS）由丹麦的Kehlet教授在20世纪90年代提出，随后由2001年成立的ERAS协会不断进行优化和完善。其核心理念主要有术前宣教和评估、避免肠道准备、预防血栓和感染、围手术期麻醉管理、预防术中低体温、早期拔出胃管、术后早期进食等。ERAS是一门通过多模式、多学科方式，在围手术期采用一系列经循证医学证实的、有效的优化处理措施，以减轻患者治疗过程中生理和心理的应激，根本目的是让患者平稳渡过围手术期，并促进其早日恢复正常功能，减少围手术期并发症，缩短住院时间，降低再入院风险及死亡风险的学科。其实施并不是一个固定的操作流程，需在疾病发展过程中持续地优化门诊评估、术前准备、术中管理和术后康复等各个诊治环节的操作方案，并不断地检验临床效果。

（五）缝线拆除

缝线的拆除时间，可根据切口部位、局部血液供应情况、患者年龄、营养状况等综合来决定。一般头、面、颈部手术在术后4~5日拆线，下腹部、会阴部手术在术后6~7日拆线，胸部、上腹部、背部、臀部手术在术后7~9日拆线，四肢手术在术后10~12日拆线（近关节处可适当延长拆线时间），减张缝线14日拆线。青少年患者可适当缩短拆线时间，年老、营养不良、糖尿病患者可延长拆线时间，也可根据患者的实际情况采用间隔拆线。电刀切口也应推迟1~2日拆线。

（六）愈合分级

1. 切口愈合记录情况   仅限于对于初期完全缝合的切口，可分为三类：①清洁切口（Ⅰ类切口），指缝合的无菌切口，如甲状腺大部切除术等。②可能污染切口（Ⅱ类切口），指手术时可能污染的缝合切口，如胃大部切除术等。皮肤不容易彻底消毒的部位、6小时内的伤口经过清创术缝合、新缝合的切口再度切开者，也属此类。③污染切口（Ⅲ类切口），指邻近感染区或组织直接暴露于污染或感染物的切口，如阑尾穿孔的阑尾切除术、肠梗阻坏死的手术等。

2. 切口的愈合也分为三级   ①甲级愈合，用"甲"字代表，指愈合优良，无不良反应。②乙级愈合，用"乙"字代表，指愈合处有炎症反应，如红肿、硬结、血肿、积液等，但未化脓。③丙级愈合，用"丙"字代表，指切口化脓，需要行切开引流等处理。应用上述分类分级方法，观察切口愈合情况并做记录。如甲状腺大部切除术后愈合优良，则记以"Ⅰ/甲"，胃大部切除术切口血肿，则记以"Ⅱ/乙"。

> 🧑‍💻 **岗位情景模拟4**
>
> 一男性患者，27岁，穿孔性阑尾炎手术后第7天，今天切口换药见切口有明显红肿及硬结，无化脓。
>
> **问题与思考**
>
> 1. 该患者切口属于哪种类型？
> 2. 该患者目前切口愈合属于哪级？
> 3. 该患者切口拆线时间是多少？
>
> 答案解析

三、术后并发症的防治

手术后可能发生各种并发症，要掌握其发生原因、临床表现及预防措施，发生并发症后采取积极的治疗措施是术后处理的一个重要组成部分。

（一）术后出血

术后出血的原因有以下几种。

（1）术中止血不完善、创面渗血未完全控制、原痉挛的小动脉断端舒张、结扎线脱落、凝血障碍等，都是造成术后出血的原因。

（2）术后出血可以发生在手术切口、空腔器官及体腔内。腹腔手术后24小时之内出现休克，应考虑有内出血可能。临床表现有血压下降、心跳过速、尿量减少等，B超检查及腹腔穿刺可以明确诊断。胸腔手术后从胸腔引流管内每小时引流出血液量持续超过100ml，提示有内出血，胸部X线摄片可显示胸腔积液。术后中心静脉压低于$5cmH_2O$，每小时尿量少于25ml，在补给足够的血液和液体后，休克征象和监测指标均无好转，或继续加重，或一度好转后又恶化等，都提示有术后出血，应当迅速再手术止血。

（二）术后发热与低体温

1. 发热   发热是术后最常见的症状，约70%的患者体温超过37℃，部分高于38℃，术后发热不一定表示伴发感染，非感染性发热通常比感染性发热来得早（平均发生在术后1~2日）。

术后第一个24小时出现高热（>39℃），如果能排除输血反应，多考虑链球菌或梭菌感染、吸入性肺炎或原已存在的感染。感染性发热的危险因素包括患者体弱、高龄、营养状况差、糖尿病、吸烟、肥胖、使用免疫抑制药物或原已存在感染病灶。感染性发热除伤口和其他深部组织感染外，其他常见发热病因包括肺膨胀不全、肺炎、尿路感染、化脓性或非化脓性静脉炎等。

非感染性发热的主要原因：手术时间长（>2小时）、术中广泛组织损伤、术中输血、药物过敏等。如体温不超过38℃，可不予处理；高于38.5℃，患者感到不适时，可予以物理降温、药物降温等对症处理，严密观察。

2. **低体温**　轻度低体温也是一个常见的术后并发症，多因麻醉药阻断了机体的调节过程、开腹或开胸手术热量散失、输注冷的液体和库存血液导致。患者对轻度低体温耐受良好，对机体无大妨碍。明显的低体温会引起一系列的并发症，如周围血管阻力明显增加，心脏收缩力减弱，心排出量减少，神经系统受抑制，由于凝血系统酶功能失常可致凝血障碍。深度低体温通常与大手术，特别是多处创伤的手术、输注大量冷的液体和库存血液有关。术中大量输注冷的液体和库存血液时，应通过加温装置，必要时用温盐水反复灌洗体腔，术中应监测体温。术后注意保暖，可以预防术后低体温。

（三）呼吸系统并发症

术后死亡原因中，呼吸系统并发症占第二位。年龄超过60岁，呼吸系统顺应性差，残气容积和呼吸无效腔增加，有慢性阻塞性肺疾患（慢性支气管炎、肺气肿、哮喘、肺纤维化），更易招致呼吸系统并发症。

1. **肺膨胀不全**　上腹部手术的患者，肺膨胀不全发生率为25%，老年、肥胖、长期吸烟和有呼吸系统疾病的患者更常见，最常发生在术后48小时之内，但多数患者都能自愈，且无大碍。可通过叩击胸、背部，鼓励咳嗽和深呼吸，经鼻气管吸引来排出分泌物。雾化吸入支气管扩张剂和溶黏蛋白药物等预防或治疗。有气道阻塞时应用支气管镜吸引。

2. **术后肺炎**　易患因素有肺膨胀不全、异物吸入和有大量的分泌物。需要长期辅助呼吸者，发生术后肺炎的危险性最高。50%以上的术后肺炎系革兰阴性杆菌引起。

3. **肺栓塞**　是内源性或外源性栓子阻塞肺动脉主干或分支引起的肺循环障碍的临床和病理综合征，包括肺血栓栓塞症、脂肪栓塞、羊水栓塞、细菌栓塞、肿瘤栓塞。90%的长骨骨折和行关节置换术患者发生肺脂肪栓塞，但很少引起症状。脂肪栓塞综合征多发生在创伤或术后12~72小时。临床表现有神经系统功能异常，呼吸功能不全，痰和尿中可见脂肪微滴，血细胞比容下降，血小板减少，凝血参数改变等。一旦出现症状，应立即给予重症监护、镇静、呼吸支持、循环支持、呼气末正压通气和利尿、溶栓、抗凝治疗。其预后与呼吸功能不全的严重程度相关。

（四）术后感染

1. **腹腔脓肿和腹膜炎**　表现为发热、腹痛、腹部触痛及白细胞升高。如为弥漫性腹膜炎，应行急诊剖腹探查。如感染局限，行腹部和盆腔B超或CT扫描常能明确诊断。

2. **真菌感染**　临床上多由假丝酵母菌（念珠菌）感染所致，常发生在长期应用广谱抗生素的患者，若有持续发热，又未找出病原菌，此时应考虑真菌感染的可能性。应行一系列的真菌检查，包括血培养，拔除全部静脉插管，治疗可选用两性霉素B或氟康唑等。

3. **颅内感染**　开颅手术如脑瘤手术、颅脑损伤、脑出血等手术后引起的颅内感染往往是比较严重的，要早期做颅脑CT或腰穿进行检测，明确是否有其他器质性病变，通过腰穿做脑脊液的检测可以掌握病情的变化，同时可以做细菌培养药敏试验，及时应用一些能够透过血脑屏障的药物如万古霉素、亚胺培南等，也可以在腰穿时行鞘内注射，要动态复查腰穿，检测脑脊液情况。

（五）切口并发症

1. 血肿、积血和血凝块 是最常见的并发症，几乎都归咎于止血技术的缺陷。促成因素有服用阿司匹林等抗凝药物、注射小剂量肝素、原已存在凝血障碍、术后剧烈咳嗽，以及血压升高等。表现为切口部位不适感，肿胀和边缘隆起、变色，血液有时经皮肤缝线外渗。甲状腺、甲状旁腺或颈动脉术后引起的颈部血肿特别危险，因为血肿可迅速扩展，压迫呼吸道，需紧急处理。小血肿能再吸收，但伤口可增加感染几率。治疗方法：在无菌条件下排空凝血块，结扎出血血管，再次缝合伤口。

2. 伤口裂开 伤口裂开系指手术切口的任何一层或全层裂开。腹壁全层裂开常有腹腔内脏膨出。切口裂开可以发生在全身各处，但多见于腹部及肢体邻近关节的部位，主要原因有：①营养不良，组织愈合能力差。②切口缝合技术有缺陷，如缝线打结不紧、组织对合不全等。③有使腹腔内压力突然升高的动作，如剧烈咳嗽，或严重腹胀。切口裂开常发生于术后1周之内。除皮肤缝线完整而未裂开外，深层组织全部裂开，称部分裂开；切口全层裂开，有肠或网膜脱出者，为完全裂开。切口完全裂开时，要立刻用无菌敷料覆盖切口，在良好的麻醉条件下重新予以缝合，同时加用减张缝线。切口完全裂开再缝合后常有肠麻痹，术后应施以胃肠减压。切口部分裂开的处理，按具体情况而定，可予以部分减张缝合。

3. 切口感染 表现为伤口局部红、肿、热、痛和触痛，有分泌物，伴有或不伴有发热和白细胞升高。处理原则：在伤口红肿处拆除伤口缝线，使脓液流出，同时行细菌培养。清洁手术，切口感染的常见病原菌为葡萄球菌和链球菌，会阴部或肠道手术切口感染的病原菌可能为肠道菌丛或厌氧菌丛，应选用相应的抗菌药治疗。

（六）泌尿系统并发症

1. 尿潴留 手术后尿潴留较为多见，尤其是老年患者，盆腔手术、会阴部手术或蛛网膜下隙麻醉后排尿反射受抑制，切口疼痛引起膀胱和后尿道括约肌反射性痉挛，以及患者不习惯床上排尿等，都是常见原因。

2. 泌尿道感染 下泌尿道感染是最常见的获得性医院内感染。泌尿道原已存在污染、尿潴留和各种泌尿道的操作是主要原因。急性膀胱炎表现为尿频、尿急、尿痛和排尿困难。

（李辉然）

第五节 心肺脑复苏

PPT

心肺复苏（CPR）是针对呼吸、心搏骤停所采取的紧急医疗措施，以人工呼吸代替患者的自主呼吸，以心脏按压形成暂时的人工循环并诱发心脏的自主搏动。高质量心肺复苏能维持重要脏器的灌注，特别是充足的冠状动脉灌注是心脏恢复搏动的前提。成功的心肺复苏不但要恢复自主呼吸和心跳，还要恢复中枢神经系统功能。从心搏骤停到细胞坏死的时间以脑细胞最短，如果在心搏骤停期间脑组织没有得到足够的血液灌流和保护，那么即使心脏自主搏动恢复，也可能出现严重的脑损伤甚至脑死亡。故将心肺复苏的概念扩展为心肺脑复苏（CPCR）。脑复苏的成功除了正确的操作方法和流程外，关键在于时间的争取。完整的复苏过程分为三个阶段：基本生命支持、高级生命支持和复苏后治疗。

◈ 知识拓展

黄金4分钟

"黄金4分钟"是指心跳停止4分钟内进行心肺复苏救活率可达50%，而超过这一时间，被救活的希望就很渺茫，在中国每天约有1500人死于心脏骤停，每年约54.4万人死于心脏猝死，居全球之首。

医学研究表明，如果出现呼吸、心搏骤停，人的脑细胞在常温下对缺氧的耐受极限通常为4分钟，超过4~6分钟，脑部损伤就不可逆转，超过8分钟，抢救成功的可能性非常小，超过15分钟，抢救成功的机会几乎为0。

一、基本生命支持

基本生命支持（BLS）又称初期复苏或心肺复苏，是心搏停止后第一时间挽救患者生命的基本急救措施，关键操作是胸外按压和早期除颤，成年患者BLS的主要内容包括以下几个方面。

（一）尽早识别心搏骤停和启动紧急医疗服务系统（EMSS）

早期识别心搏骤停非常重要，但也很困难，尤其是非专业人员，一旦犹豫不决就可能失去抢救生命的最佳时机。为了避免在判断心搏骤停的过程中花费过多时间，美国心脏病学会（AHA）复苏指南近几年的版本在不断地简化判断步骤。非专业人员如发现有人突然神志丧失或晕厥，可在轻拍其肩部并大声呼唤无反应、没有呼吸或呼吸不正常（如喘息）时，就判断为心搏骤停，第一时间大声呼救寻求周围人的帮助，呼叫急救中心，启动EMSS，以获得专业人员的救助和得到电除颤器。专业人员在判断呼吸及大动脉搏动时不超过10秒钟，在10秒钟内不能判断是否有脉搏也应立即实施复苏，如果有2名专业人员，一名立即实施CPR，另一名快速打电话启动EMSS。

（二）及时开始CPR

CPR是基本生命支持的关键，启动EMSS的同时立即开始CPR。胸外心脏按压是CPR的首要措施，在心脏恢复自主搏动之前，全身的组织灌注主要依赖心脏按压。因此，AHA复苏指南从2010年版起即将成人CPR的顺序由传统A-B-C（开放气道-人工呼吸-胸外按压）改为C-A-B，即在现场复苏时，首先胸外心脏按压30次，然后再开放气道进行通气。因为在心搏骤停的最初时段仍有氧存留在患者肺内和血液中，及早开始胸外心脏按压可尽早建立血液循环，将氧带到大脑和心脏。

1. **心脏按压**　心搏骤停是指心脏突然丧失其排血功能而导致全身血液循环停止和组织缺血、缺氧的状态。由心脏的功能状态来看，心搏骤停包括心室纤颤、无脉性室性心动过速、无脉性心电活动和心脏静止。但不管什么原因引起的心搏骤停，都表现为全身有效血液循环停止，组织细胞立即失去血液灌流，导致缺血缺氧。因此，在BLS阶段的处理程序和方法基本相同。心脏按压是间接或直接施压于心脏，使心脏维持充盈和搏出功能，并能诱发心脏恢复自主心率的措施，主要分为胸外心脏按压和开胸心脏按压。

（1）胸外心脏按压　在胸壁外施压对心脏间接按压的方法，称为胸外心脏按压或闭式心脏按压。胸外心脏按压时，胸膜腔内压力明显升高并传递到胸内的心脏和血管，再传递到胸腔以外的大血管，驱使血液流动；按压解除时胸膜腔内压下降，静脉血回流到心脏，称为胸泵机制。正确操作可建立暂时的人工循环，动脉血压可达到80~100mmHg，可防止神经细胞的不可逆损害。

　　施行胸外心脏按压时，患者必须平卧于硬板或地上，术者立于或跪于患者一侧。按压部位在患者胸骨中下1/3交界处或两乳头连线中点的胸骨上。将一手掌根部置于按压点，另一手掌根部覆于前者之上，手指向上方翘起，两臂伸直，凭自身重力通过双臂和双手掌，垂直向胸骨加压。每次按压后应使胸廓充分回弹，胸骨回到其自然位置，否则可导致胸膜腔内压升高，冠状动脉和脑的灌注减少。根据2020年AHA复苏指南，高质量的复苏措施包括：胸外按压频率100~120次/分钟；成人按压深度至少5cm，儿童按压深度至少为胸廓前后径的1/3；每次按压后胸部充分回弹；在心脏按压过程中，操作者容易发生疲劳而影响心脏按压的频率和深度，因此，如果有2人以上进行心脏按压时，建议每2分钟就交换一次。交换时一人在患者一旁按压，另一人在对侧做替换准备，当一方手掌一离开胸壁，另一方立即继续进行心脏按压。保证按压质量的另一个重点是尽可能避免或减少心脏按压中断。

　　（2）开胸心脏按压　切开胸壁直接挤压心脏的方法称为开胸心脏按压或胸内心脏按压，由于能直接挤压心脏，产生的冠状动脉和脑的灌注压及血流明显超过胸外心脏按压所能达到的水平。然而，开胸按压对技术条件的要求较高，难以立即开始，可能会延迟复苏时间。

　　2. 通气　在CPR期间通气与心脏按压同样重要。现场先心脏按压30次再进行2次通气，通气的先决条件是开放气道，通气包括徒手人工呼吸、简易人工呼吸器和机械通气。

　　（1）开放气道　是人工呼吸的先决条件，昏迷患者舌后坠，呼吸道分泌物、呕吐物或其他异物可引起呼吸道梗阻。最简单有效解除梗阻的方法为仰头提颏法，对颈椎或脊髓损伤者应采用托下颌法，有条件者可放置口咽通气导管或气管内插管。

　　（2）徒手人工呼吸　现场以口对口（鼻）人工呼吸为主。操作者一手保持患者头部后仰，并捏闭其鼻孔，另一手置于患者颈部后方并向上抬起，用嘴唇封闭患者口周，使完全不漏气，深吸一口气并对准患者口部用力吹入，每次吹气完毕即将口移开，此时患者凭借胸廓的弹性收缩被动地自行完成呼气。进行人工呼吸时，每次送气时间应大于1秒，以免气道压过高；潮气量以可见患者胸廓起伏即可，500~600ml，尽量避免过度通气；不能因人工呼吸而中断心脏按压。

　　（3）简易人工呼吸器和机械通气　专业的救援人员可使用携带的简易呼吸器进行现场通气，最常见的是由面罩、单向呼吸活瓣和呼吸球囊所组成的球囊面罩。使用时将面罩叩于患者口鼻部，挤压呼吸囊即可将气体吹入患者肺内。松开呼吸囊时，气体被动呼出，并经活瓣排到大气中。人工气道建立后，也可将其与人工气道相连接进行人工呼吸。呼吸囊远端还可与氧气源连接，提高吸入氧浓度。利用机械装置（呼吸机）辅助或取代患者的自主呼吸，称机械通气。进行机械通气必须有人工气道，主要用于医院内、ICU或手术室等固定医疗场所。

（三）电除颤

　　电除颤是以一定能量的电流冲击心脏终止室颤的方法。现场以自动体外除颤器（AED）携带方便而实用。AED是电脑化装置，可以识别需要电击的心脏节律并施以电击，允许非专业人员和医务人员安全地尝试除颤。但AED的到达时间取决于EMSS的启动速度。胸外除颤时将一电极板贴于胸骨右缘第2肋间，另一电极板置于左侧心尖部。如采用双相波电除颤，首次能量选择一般为120J或150J，如使用单相波电除颤，首次能量应选择360J。小儿开始能量为2J/kg，第2次为4J/kg，最大不超过10J/kg。操作时要遣散周围人并不与患者有身体接触。

二、高级生命支持

　　高级生命支持（ALS）是BLS的延续，是借助复苏器械、设备和药物以高质量的复苏技术争取最佳复苏效果，是生命链中的重要环节。

（一）呼吸道的管理及呼吸支持

建立人工气道、给予机械通气是ALS阶段的主要复苏方式，不仅可保证CPR的通气与供氧、防止误吸，同时可监测呼气末CO_2分压及气道压力，也可给予正压通气，提高CPR质量。

（二）循环功能的支持与监测

恢复和维持自主循环是ALS阶段复苏的重点，对室颤及无脉室速者进行早期除颤或继续除颤，非室颤者应采用高质量的复苏技术和药物治疗以迅速恢复和维持自主循环，避免再次发生心搏骤停，以尽快进入复苏后治疗。有效的监测便于对病情的判断和药物治疗，如心电图、呼气末CO_2分压、冠状动脉灌注压、动脉血压、血氧饱和度等的持续监测。

（三）药物治疗

复苏时用药的目的是为了激发心脏恢复自主搏动并增强心肌收缩力，防治心律失常，调整急性酸碱平衡失调，补充体液和电解质。复苏期间给药途径首选为经静脉注射，以下几种药品列为常规用药。

1. **肾上腺素** 心肺复苏首选药物，成人首次量1mg，每3~5分钟重复给予一次，主要作用于α及β受体，兴奋窦房结使心脏复跳，兴奋心肌使细颤变为粗颤，更有利于电转复，并能升高动脉压，同时扩张冠状动脉，增加冠状动脉血流。

2. **血管加压素** 为一种抗利尿激素，早期观察认为，血管加压素用于复苏可增加器官灌注，改善脑供氧。但目前的研究认为，在恢复自主循环、存活出院率及神经功能改善方面，血管加压素和肾上腺素之间没有区别。因此，2015年版的AHA复苏指南已将血管加压素从成人高级心脏生命支持（ACLS）流程中删除。

3. **利多卡因** 适用于室性心律失常，对室上性心律失常一般无效，可降低心肌应激性，提高室颤阈，抑制心肌异位起搏点，对于除颤后再次出现室颤而需反复除颤的病例，利多卡因可使心肌的激惹性降低，或可缓解室颤的复发。常用量为1~1.5mg/kg，缓慢静脉注射，必要时可重复应用。

4. **胺碘酮** 广谱的III类抗心律失常药，同时具有钠、钾、钙离子通道阻断作用，并有α和β肾上腺素能受体阻滞作用，对室上性和室性心律失常都有效。CPR时胺碘酮作为首选的抗心律失常药物，能够持续改善对除颤的反应，提高短期存活出院率。推荐首次剂量300mg静脉推注，必要时重复注射150mg，一天总量不超过2g。胺碘酮可产生扩血管作用，使用胺碘酮以前给予缩血管药物可预防血压下降。

三、复苏后治疗

通过心肺复苏成功恢复自主循环后，患者还可能面临全身各组织器官缺血缺氧造成的心、脑、肝、肾等多器官功能衰竭等问题。系统的复苏后治疗不仅可以提高患者的存活率，还能改善患者的生存质量。因此，一旦自主循环恢复，应立即转运到有重症监测治疗室的医疗单位进行复苏后治疗。通过维持呼吸循环功能稳定，改善重要脏器灌注，促进神经功能恢复等手段，多学科综合治疗，达到提高患者存活出院率和无神经功能障碍存活出院率的目的。

（一）维持有效的循环

这是复苏后治疗的关键。其措施是找出心律失常的原因，合理选用抗心律失常的药物或实施临时心脏起搏治疗。①如有低心排血量或休克者应予纠正酸中毒和选用正性肌力药物，如多巴胺、多巴酚丁胺、间羟胺等。②如果血流动力学状态仍不稳定，应做血流动力学监测。如果心排血量和肺毛细血管楔压均低，则应补充血容量。③如果肺毛细血管楔压升高，而心排血量尚能维持时，应给予利尿剂（呋塞米等）和静脉扩张剂（如硝酸甘油）。④如果心排血量降低伴周围阻力升高，则应选扩血管药（如硝普钠、酚妥拉明）。⑤如果心排血量降低伴肺毛细血管楔压升高，则应选增强心肌收缩力的药物（如洋地黄、多巴酚丁胺）等。

（二）维持有效的呼吸

复跳后，自主呼吸未必立即恢复，即使恢复，其呼吸功能可能仍属不全。为充分供氧和减低全身耗氧量，便于呼吸道管理和调控酸碱平衡状态，仍宜保留气管插管或控制呼吸，直到患者初步清醒再逐步撤机。

（三）脑复苏

为了防治心搏骤停后缺氧性脑损伤所采取的措施称为脑复苏。人脑组织按重量计算只占体重的2%，而脑血流量却占心排血量的15%~20%，需氧量占全身的20%~25%，葡萄糖消耗量占全身的65%。可见脑组织的代谢率高，氧耗量大，但能量储备很有限。当大脑完全缺血5~7分钟以上者，即可见多发性、局灶性脑组织缺血的形态学改变。脑复苏的主要任务是改善脑的氧供需平衡，防治脑水肿和颅内压升高，减轻或避免脑组织再灌注损伤，恢复脑细胞功能。

1. **低温治疗**　可减慢或防止脑细胞损害的进展，降低脑代谢率，减少耗氧量而降低颅内压，预防治疗脑水肿，有利于脑细胞功能的恢复。低温还有抑制氧自由基产生、保护血脑屏障完整性等作用。降温宜早，心脏复跳测得血压后就开始头部降温，降温过程力求平稳，在6小时内达到预期水平。维持直肠温度在32℃左右，待保护性反射动作恢复才终止降温，使体温逐渐回升至37℃。降温过程应预防患者寒战，必要时可交替使用镇静剂和解痉剂，降温治疗一般不超过5天。

2. **药物治疗**　脱水利尿可降低颅内压，恢复脑灌注，应在血压恢复后尽早使用，常用20%甘露醇125~250ml，据病情可在4~6小时重复给药。糖皮质激素的应用虽在理论上有很多优点，但临床应用仍有争议。

3. **改善脑血流灌注**　适当提高动脉压，防治脑水肿，降低颅内压。一般认为，平均动脉压≥65mmHg有利于脑内微循环血流的重建。临床使用脱水药物的目的是减少细胞内液，但临床上往往是先减少血管外液，其次是组织间液，最后才能达到减少细胞内液的目的。因此，在应用脱水药物过程中应适当补充胶体液以维持血管内容量和血浆胶体渗透压，使细胞内和组织间质脱水而维持血管内的容量正常，促使脑内微循环血流重建，改善脑血流灌注，促进神经功能的恢复。

（来卫东）

目标检测

答案解析

一、单项选择题

1. 心电图表现为高尖T波的电解质紊乱是（　　）

　　A. 高钙血症　　　B. 高钾血症　　　C. 低钾血症　　　D. 低磷血症　　　E. 低钙血症

2. 下列最易致低钾血症的是（　　）

  A．大量出汗   B．高流量肠瘘   C．代谢性酸中毒 D．感染性休克   E．大量输血

3. 轻中度低渗性缺水首先补充的液体是（　　）

  A．5%碳酸氢钠   B．0.45%氯化钠   C．0.9%氯化钠

  D．5%氯化钠   E．11.2%乳酸钠

4. 等渗性缺水患者，给予补充液体治疗应首选（　　）

  A．平衡盐溶液   B．低渗盐水   C．1.86%乳酸钠

  D．5%葡萄糖   E．1.25%碳酸氢钠

5. 男，56岁，上腹部创伤高位肠瘘5日，血压90/60mmHg，pH7.2，HCO_3^-15mmol/L，该患者酸碱失衡类型是（　　）

  A．呼吸性碱中毒   B．代谢性碱中毒   C．呼吸性酸中毒

  D．代谢性酸中毒   E．呼吸性酸中毒合并代谢性碱中毒

6. 休克最基本的病理生理改变为（　　）

  A．有效循环血容量锐减和组织灌注不足

  B．微循环障碍和代谢障碍

  C．有效循环血容量锐减和微循环障碍

  D．组织灌注不足和细胞受损

  E．微循环障碍和组织灌注不足

7. 患者男性，51岁。车祸后6小时入院，意识模糊，四肢冰冷，血压70/50mmHg，根据患者的临床表现，考虑是（　　）

  A．中度低血容量性休克 B．重度低血容量性休克   C．中度感染性休克

  D．轻度低血容量性休克 E．重度感染性休克

8. 休克的本质是（　　）

  A．氧供给不足 B．低血压   C．肾功能不全 D．心功能不全 E．酸中毒

9. 肖某，男，40岁，腹痛、发热48小时，血压80/60mmHg，神志清楚，面色苍白，四肢湿冷，全腹腹膜炎，肠鸣音消失，诊断为（　　）

  A．低血容量性休克   B．感染性休克   C．神经源性休克

  D．心源性休克   E．过敏性休克

10. 关于诊断休克的表现，下列错误的是（　　）

  A．四肢湿冷   B．收缩压小于90mmHg   C．尿量少于30ml/h

  D．脉压小于20mmHg   E．脉搏小于70次/分钟

11. 麻醉前病情评估最主要的目的是（　　）

  A．认识患者以防发生麻醉错误

  B．与患者建立感情，获得患者信任

  C．了解手术方式

  D．了解患者对麻醉手术的耐受力，保障术中安全

  E．确定麻醉方法

12. 局麻时下列描述错误的是（　　）

  A．一次用药量不超过极限量

  B．注射前先回抽观察有无血液

C. 根据注射部位酌情减少麻药用量

D. 麻醉前使用巴比妥类药物减少毒性反应

E. 为预防毒性反应，麻醉药物中必须加入肾上腺素

13. 下列不是硬膜外麻醉并发症的是（　　）

　　A. 局麻药毒性反应　　　　B. 硬膜外血肿　　　　　　C. 药液外漏组织坏死

　　D. 硬膜外感染　　　　　　E. 全脊髓麻醉

14. 硬脊膜外腔阻滞麻醉期间最严重的并发症是（　　）

　　A. 全脊髓麻醉　　　　　　B. 血压下降　　　　　　　C. 恶心呕吐

　　D. 神经损伤　　　　　　　E. 局麻药毒性反应

15. 麻醉前用抗胆碱药物的主要作用是（　　）

　　A. 镇静催眠　　　　　　　B. 抗组胺作用　　　　　　C. 减少呼吸道分泌物

　　D. 对抗局麻药毒性　　　　E. 抑制交感神经兴奋

16. 合并高血压者，为保证手术较为安全，在麻醉前准备中，应控制血压稳定在（　　）

　　A. 血压基本正常

　　B. 收缩压低于 150mmHg，舒张压低于 80mmHg

　　C. 收缩压低于 160mmHg，舒张压低于 90mmHg

　　D. 收缩压低于 160mmHg，舒张压低于 100mmHg

　　E. 收缩压低于 180mmHg，舒张压低于 100mmHg

17. 成人择期手术麻醉前胃肠道的准备，下列正确的是（　　）

　　A. 手术前禁饮食 4 小时　　　B. 手术前禁食 12 小时　　　C. 手术前禁饮 4 小时

　　D. 手术前禁食 12 小时，禁饮 4 小时　　　　　　　　　E. 以上都不对

18. 手术患者从术前 12 小时禁食，4 小时禁水是为了（　　）

　　A. 减少术后感染　　　　　B. 防止术后伤口裂开　　　C. 防止术后腹胀

　　D. 防止麻醉或手术中呕吐　E. 防止吻合口瘘

19. 急性心肌梗死患者多长时间内不施行择期手术（　　）

　　A. 2 个月内　　B. 3 个月内　　C. 4 个月内　　　D. 5 个月内　　E. 6 个月内

20. 心力衰竭患者若施行手术最好在控制心力衰竭（　　）

　　A. 1 周以内　　B. 1~2 周　　C. 2~3 周　　　D. 3~4 周后　　E. 5 周以后

21. 下列手术切口属于Ⅲ类切口的是（　　）

　　A. 无菌切口　　B. 可能污染的切口　C. 污染切口　　D. 以上都对　　E. 以上都错

22. 切口愈合的情况分为三级，乙级愈合是指（　　）

　　A. 切口愈合良好　B. 切口愈合欠佳　C. 切口化脓　　D. 切口裂开　　E. 切口感染

23. 糖尿病患者的术前准备，其血糖应控制在（　　）

　　A. 2.8~5.6mmol/L　　　　　B. 5.6~11.2mmol/L　　　　C. 11.2~16.8mmol/L

　　D. 大于 11.2mmol/L　　　　E. 大于 16.8mmol/L

24. 引起手术后恶心、呕吐的常见原因是（　　）

　　A. 颅内压升高　　　　　　B. 急性胃扩张　　　　　　C. 麻醉反应

　　D. 肠梗阻　　　　　　　　E. 糖尿病酸中毒

25. 心肺复苏时重复使用肾上腺素的间隔时间为（　　）

　　A. 1~3 分钟　　B. 3~5 分钟　　C. 5~7 分钟　　　D. 7~10 分钟　　E. 5~10 分钟

26. 心肺复苏时成人胸外按压的幅度为（　　）

    A. 1~2cm   B. 2~3cm   C. 4~5cm   D. 3~4cm   E. 至少5cm

27. 心脏骤停后，对缺血最敏感的器官为（　　）

    A. 心脏   B. 肺   C. 肾脏   D. 脑   E. 肝脏

28. 高质量心肺复苏时胸外按压的频率为（　　）

    A. 60~80次/分钟   B. 80~100次/分钟   C. 60~100次/分钟

    D. 100~120次/分钟   E. 120~140次/分钟

29. 有关现场开通气道的手法中仰头抬颏法，错误的是（　　）

    A. 平卧于硬板床或地上   B. 头颈偏向一侧   C. 托起下颌骨使头充分后仰

    D. 放松衣领   E. 颈椎损伤患者禁忌仰头

二、简答题

1. 休克代偿期指的什么？
2. 简述感染性休克的治疗原则。
3. 腰麻及硬膜外麻醉的禁忌证是什么？
4. 全身麻醉的并发症有哪些？

书网融合……

知识回顾	微课1	微课2	微课3	微课4

微课5	微课6	微课7	微课8	习题

第三章 外科感染

第一节 概 述

PPT

感染是指病原体入侵机体引起的局部或者全身炎症反应,在外科十分常见,外科感染一般是指需外科处理治疗的感染性疾病和发生在创伤、手术、介入性诊疗操作后并发的感染。

【分类】

1. 按病菌种类和病变性质分类

(1)非特异性感染 亦称化脓性感染或一般性感染,占外科感染的大多数。常见疖、痈、丹毒、急性淋巴结炎、急性乳腺炎、急性阑尾炎、急性腹膜炎等。致病菌有金黄色葡萄球菌、溶血性链球菌、大肠杆菌、变形杆菌、铜绿假单胞菌等,可由单一病菌导致感染,也可由几种病菌共同致病形成混合感染。

(2)特异性感染 由特异性致病菌感染引起,如结核、破伤风、气性坏疽、炭疽、念珠菌病等属特异性感染,因致病菌不同,可有独特临床表现。

2. 按病程长短分类 可分为急性、亚急性与慢性感染三种。病变以急性炎症为主,病程在3周以内的外科感染为急性感染,大多数非特异性感染属于此类。病程超过2个月或更久的感染为慢性感染。病程介于急性与慢性感染之间的称亚急性感染。

3. 按病原体来源分类 伤口直接污染造成的感染称为原发性感染;在伤口愈合过程中出现的病菌感染称为继发性感染。病原体由体表或外环境侵入体内造成的感染称为外源性感染;由原存体内的病原体,经空腔脏器如肠道、胆道、阑尾等造成的感染称为内源性感染。

感染也可按照发生条件归类，如条件性（机会性）感染、二重感染、医院内感染等。

【病因】

主要有病原体致病因素、宿主防御机制及人体易感因素。

1. **病原体致病因素**　外科感染的发生与致病微生物的数量与毒力有关。所谓毒力是指病原体形成毒素或胞外酶的能力以及入侵、穿透和繁殖的能力。

（1）病菌有黏附因子，能附着于人体组织细胞以利入侵。

（2）侵入组织病菌的数量与增殖速率也是导致感染发生的重要因素之一。

（3）致病菌的作用与其胞外酶、外毒素、内毒素等有关。

2. **宿主防御机制**　人体抗感染的防御机制有天然免疫与获得性免疫共同参与。机体对于不同类型病原体产生的免疫应答反应不尽相同，感染所引起的损伤不仅来自病原体本身，也可以来自机体的免疫应答不当。

3. **人体易感染因素**　包括局部情况不良、全身性抗感染能力降低，条件性感染在人体局部或（和）全身的抗感染能力降低的条件下，本来未致病的菌群可以变成致病微生物，所引起的感染称为条件性或机会性感染。

【病理】

非特异性感染与特异性感染病理不同。

1. **非特异性感染**　此类的病理变化是因致病菌入侵在局部引起急性炎症反应。引发炎症反应的作用是使入侵生物局限化并最终被清除，同时局部出现红、肿、热、痛等炎症的特征性表现。部分炎症介质、细胞因子和病菌毒素等还可进入血流，引起全身性反应。病变的演变与结局取决于病原菌的毒性、机体的抵抗力、感染的部位以及治疗措施是否得当，可能出现下列结果。

（1）炎症好转或消退，感染治愈。

（2）局部化脓，人体抵抗力占优势，感染局限化，组织细胞崩解物和渗液可形成脓性物质，积聚于创面或组织间，或形成脓肿。在有效的治疗下，炎症病变或小的脓肿可以吸收消退，比较大的脓肿破溃或经手术引流脓液后感染好转。

（3）炎症扩散，病菌毒性大、数量多或宿主抵抗力明显不足，感染迅速扩展，还可引起全身炎症反应综合征，发展为脓毒症。

（4）转为慢性炎症，病菌大部分被消灭，但尚有少量残存，组织炎症持续存在，变为慢性炎症。

2. **特异性感染**　此类感染的病菌各有特别的致病作用，其病理变化不同于上述非特异性感染，较常见者如下。

（1）结核病的局部病变一般不激发急性炎症而形成比较独特的浸润、肉芽肿、干酪样坏死等。结核菌素可诱发变态反应。部分病变液化后可形成无局部疼痛、发热表现的冷脓肿。

（2）破伤风和气性坏疽均呈急性过程，但两者的病变完全不同。破伤风杆菌的致病因素主要是痉挛毒素，因此引起肌强直痉挛，不造成明显的局部炎症，甚至可能不影响伤口愈合。气性坏疽的产气荚膜杆菌则释出多种毒素，可使血细胞、肌细胞等迅速崩解，组织水肿并有气泡，病变迅速扩展，全身中毒严重。

（3）外科的真菌感染一般发生在患者的抵抗力低下时，常为二重感染，有局部炎症，可形成肉芽肿、溃疡、脓肿或空洞。严重时有全身性反应。

【临床表现】

1. **局部症状**　急性炎症有红、肿、热、痛和功能障碍的典型表现。

2. **器官、系统功能障碍**　感染侵及某一器官时，该器官或系统可出现功能异常。

3. **全身状态** 感染轻微可无全身症状，感染严重时常有发热、呼吸心跳加快、头疼乏力、全身不适、食欲减退等表现。严重脓毒症时可有尿少、神志不清表现，甚至出现休克和多器官功能障碍。

4. **特殊表现** 某些感染可有特殊的临床表现，如破伤风有肌强直性痉挛，气性坏疽和其他产气菌蜂窝织炎可出现皮下捻发音等。

【诊断】

主要通过病史及体格检查，辅以实验室及影像学检查，基本可做出正确诊断。

1. **临床检查** 首先询问病史和做体格检查，根据典型的局部症状和体征，位置表浅的化脓性感染诊断并不困难。波动感是诊断脓肿的主要依据。深部脓肿波动感可不明显，但表面组织常有水肿，局部有压痛，可有发热与白细胞计数升高，穿刺有助诊断。

2. **实验室检查** 白细胞计数及分类是常用检测，总数大于 $12 \times 10^9/L$ 或小于 $4 \times 10^9/L$，或发现未成熟的白细胞，提示重症感染。脓液或病灶渗液涂片行革兰染色后，在显微镜下观察病原体，可以分辨病菌的革兰染色性和菌体形态。做细菌培养（包括需氧菌、厌氧菌和真菌）以及药物敏感试验。

3. **影像学检查** 主要用于内在感染的诊断。B超检查可用以检测肝、胆、肾等的病变，还可发现胸腹腔、关节腔的积液。骨关节病变常需做X线摄片、CT、MRI等，可用以发现体内脓肿、炎症等多种病变。

【治疗】

治疗原则是消除感染病因和毒性物质，制止病菌生长，增强人体抗感染能力以及促使组织修复。

1. **局部处理**

（1）一般处理 保护感染部位，以免感染范围扩展。

（2）理疗与外用药物 改善血液循环，促进炎症消退或局限成脓。

（3）手术治疗 脓肿形成后应及时切开引流使脓液排出。深部脓肿可以在超声、CT引导下穿刺引流。脏器组织的炎症病变，应根据全身情况及总体治疗原则密切观察病情变化，必要时手术处理。

2. **抗感染药物的应用** 较轻或局限的感染可不用或口服抗菌药物，范围较大或有扩展趋势的感染，需全身用药。应根据细菌培养与药敏试验选用有效药物，在培养或药敏无明确结果时，可根据感染部位及临床表现等估计病原菌种类，选用适当抗菌药物。清热解毒药为主的中药有抗感染作用，常与活血化瘀药、益气药等合用。

3. **全身支持** 改善患者的全身状态，增强机体抵抗力。例如保证患者有充足休息与睡眠，维持好的精神状态，维持水电解质平衡，加强营养支持，优先采用肠内营养方式，部分患者不能进食，可采用肠外营养支持，弥补体内能量不足和蛋白质过多消耗。

【预防】

1. **防止病原微生物侵入** 主要措施如下。

（1）加强卫生宣教，注意卫生，减少体表、体内病原微生物滞留。

（2）严格规范无菌手术操作。

2. **增强机体的抗感染能力**

（1）改善患者的营养状态，纠正贫血与低蛋白血症等。

（2）积极治疗糖尿病、尿毒症等疾病，增强机体抗感染能力。

（3）及时使用有效的特异性免疫疗法。

（4）有明确指征时合理使用抗菌药物预防感染。

3. **切断病原菌传播环节** 对于预防医院内感染尤为重要。

第二节 浅部组织的化脓性感染

PPT

一、疖

【病因和病理】

疖是单个毛囊及其周围组织的急性化脓性感染。病菌以金黄色葡萄球菌为主，偶有表皮葡糖球菌或其他致病菌致病，感染好发于颈项、头面、背部毛囊与皮脂腺丰富的部位，与皮肤不洁、擦伤、环境温度较高或机体抗感染能力降低有关。因金黄色葡萄球菌的毒素含凝固酶，限制了细菌扩散，脓栓形成是其感染的一个特征。不同部位同时发生几处疖，或者在一段时间内反复发生疖，称为疖病。

【临床表现】

初起时，局部皮肤有红、肿、痛的小硬结（直径小于2cm）。数日后硬节中央组织坏死、软化，肿痛范围扩大，触之稍有波动，中心处出现黄白色的脓栓，继而脓栓脱落、破溃流脓。脓液流尽炎症逐步消退后，即可愈合。面疖特别是鼻、上唇及周围所谓"危险三角区"的疖症状常较重，病菌可经内眦静脉、眼静脉进入颅内海绵状静脉窦，引起化脓性海绵状静脉窦炎，出现颜面部进行性肿胀，可有寒战、高热、头痛、呕吐、昏迷等，病情严重，死亡率很高，故勿轻易挤压或挑刺。

【诊断】

依据临床表现，本病易于诊断，痈病变范围比疖肿大，表面可有数个脓栓，除红肿疼痛外，全身症状较重，可有发热，需做血常规检查。老年人、疖病、痈还要检查血糖、尿糖、血清白蛋白等。

【预防及治疗】

1. 预防　保持皮肤清洁，勤洗澡和及时更换内衣，注意保护皮肤避免表皮受伤。

2. 治疗

（1）早期促使炎症消退　可选用热敷、超短波、红外线等理疗措施。也可涂抹中药金黄散或鱼石脂软膏等。

（2）局部化脓时及早排脓　疖顶见脓点或有波动感时用苯酚或碘伏点涂脓点，或用针头将脓栓剔出，或行切开引流，禁忌挤压。出脓后以化腐生肌的中药膏或碘伏湿纱条外敷。

（3）抗菌治疗　若有发热、头痛、全身不适等全身症状，面部疖或并发急性淋巴结炎、淋巴管炎时，应做脓液细菌培养及药敏试验，可选用青霉素或复方磺胺甲恶唑（复方新诺明）等抗菌药物治疗，或用清热解毒中药方剂等。有糖尿病等基础疾病则同时予以控制血糖等治疗。

二、痈

【病因和病理】

痈指多个相邻毛囊及其周围组织的急性化脓性感染，也可由多个疖融合而成。致病菌以金黄色葡萄球菌为主，偶由表皮葡萄球菌或其他致病菌致病。感染与皮肤不洁、擦伤、机体抵抗力不足相关。

感染常从毛囊底部开始，沿皮下组织蔓延，再沿深筋膜向外周扩展，上传入毛囊群而形成有多个脓头的痈。由于有多个毛囊同时发生感染，病变可累及深层皮下结缔组织，使其表面皮肤血运障碍甚至坏死；自行破溃常较慢，全身反应较重，甚至发展为脓毒症。

【临床表现】

患者一般为中、老年人，大部分患者合并糖尿病。病变好发于皮肤较厚的部位，如项部和背部，俗称"对口疗"和"搭背"，初起为小片稍隆起紫红色浸润区，质韧，其中可有数个凸出点或脓点，疼痛较轻，随后皮肤硬肿范围增大，周围呈现浸润性水肿，局部疼痛加剧，全身症状加重。疮口呈蜂窝状，其间皮肤可因组织坏死呈紫褐色。延误治疗易导致脓毒症。可伴有畏寒、发热、食欲减退和全身不适。

【诊断】

根据临床表现，本病诊断不难。血常规检查白细胞计数明显升高，可做脓液细菌培养与药物敏感试验，为选择抗菌药物提供依据。

【治疗】

1. **局部处理**　初期仅有红肿时，可用50%硫酸镁湿敷，或鱼石脂软膏、金黄散、玉露散等贴敷，同时静脉给予抗生素，争取病变范围缩小。已出现多个脓点，表面紫褐色或已破溃流脓时，需及时切开引流。在静脉麻醉下做"+"或"++"形切口切开引流，切口线达到病变边缘正常组织，深度达痈的基底部（深筋膜层），清除已化脓及失活组织，在脓腔内填塞生理盐水、碘伏或凡士林纱布，外用无菌纱布、绷带包扎，术后注意创面渗出过多及时更换辅料，应每日更换敷料，待炎症控制后，可使用中药生肌散促使肉芽组织增生，促进创面收缩愈合。较大创面，皮肤难以覆盖的患者，可予以植皮加快修复。

2. **及时使用抗菌药物**　可先选用青霉素或头孢菌素类，以后根据细菌培养和药物敏感试验结果选药，中药应选用清热解毒方剂，以及其他对症药物。有糖尿病时应予胰岛素治疗及控制饮食。

三、急性蜂窝织炎

【病因和病理】

急性蜂窝织炎是指疏松结缔组织的急性、弥漫性、化脓性感染，可发生在皮下、筋膜下、肌间隙或深部蜂窝组织。本病致病菌主要为溶血性链球菌，其次为金黄色葡萄球菌以及大肠埃希菌或其他型链球菌。由于受侵组织质地较疏松，病菌释放毒性强的溶血素、链激酶、透明质酸酶等，可使病变短期扩展较快，导致全身炎症反应综合征（SIRS）和内毒素血症，但血培养常为阴性。

【临床表现】

通常分为表浅和深部。表浅者早期患处红、肿、热、痛，继之炎症迅速沿皮下向四周扩散，肿胀明显，疼痛剧烈。此时局部皮肤发红，红肿边缘不清，指压可褪色，可出现大小不等水疱，病变部位引流区淋巴结常有肿痛。病变加重时，皮肤水疱破溃出水样液，部分皮肤变褐。深部的蜂窝织炎皮肤症状不明显，因病变深影响诊治，多有寒战、高热、乏力、头痛等全身症状，甚至有意识改变等中毒表现。

由于病菌的种类与毒性、患者的状况、感染原因和部位的不同，临床上有以下几种不同类型。

1. **一般性皮下蜂窝织炎**　致病菌以溶血性链球菌为多，患者可先有皮肤损伤或手、足等处的化脓性感染。局部肿胀疼痛，表皮发红，指压后可稍褪色，红肿边缘界限不清楚。邻近病变部位的淋巴结常有肿痛。病变加重时，皮肤部分变成褐色，或破溃出脓。患者常有畏寒、发热和全身不适，严重时患者体温升高明显或过低，甚至有意识改变等表现。

2. **产气性皮下蜂窝织炎**　致病菌以厌氧菌为主，如肠球菌、变形杆菌或产气荚膜梭菌。下腹与会阴部比较多见，常在皮肤受损伤且污染较重的情况下发生。产气性皮下蜂窝织炎病变主要局限于皮下结缔组织，不侵及肌层。初期表现类似一般性蜂窝织炎，但病变进展快，且可触感皮下捻发音，破溃后可有臭味，全身状态较快恶化。

3. **新生儿皮下坏疽**　新生儿皮肤柔嫩，抵抗力弱，护理疏忽导致皮肤擦伤、沾污，病菌可侵入皮下组织致病。病变多发生在背、臀部等经常受压处。初起时皮肤发红，触之稍硬。病变范围扩大时，中心部分变暗、变软，皮肤与皮下组织分离，触诊时皮肤有浮动感，脓液多时也可出现波动感。皮肤坏死时肤色呈灰褐色或黑色，并可破溃，严重时有高热、拒绝进乳、哭闹不安或昏睡等全身感染症状。

4. **口底、颌下蜂窝织炎**　小儿多见，感染起源于口腔或面部。因炎症迅速波及咽喉，局部肿胀导致喉头水肿，压迫气管而阻碍通气，甚至窒息，病情甚为危急。患儿有高热，呼吸急迫，吞咽困难，不能正常进食。颌下肿胀明显，表皮仅有轻度红、热，检视口底可见肿胀。蜂窝织炎起源于面部者，局部有红、肿、热、痛，全身反应较重。

【诊断与鉴别诊断】

1. **诊断**　根据病史、体征，诊断多不困难。血常规检查白细胞计数升高。有浆液性或脓性分泌物时涂片检查病菌种类。病情较重时，应取血和脓液做细菌培养和药物敏感试验。

2. **鉴别诊断**　①新生儿皮下坏疽初期有皮肤质地变硬时，应与硬皮病区别。后者皮肤不发红，体温不升高。②小儿颌下蜂窝织炎引起呼吸急促、不能进食时，应与急性咽峡炎区别。后者颌下肿胀稍轻，而口咽内红肿明显。③产气性皮下蜂窝织炎应与气性坏疽区别。后者发病前创伤常累及肌肉，病变以产气荚膜梭菌引起的坏死性肌炎为主，伤口常有某种腥味，X线摄片肌肉间可见气体影；脓液涂片检查可大致区分病菌形态，细菌培养有助于确认致病菌。

【预防】

重视皮肤日常清洁卫生，防止损伤，受伤后要及早医治。婴儿和老年人的抗感染能力较弱，要重视生活护理。

【治疗】

1. **抗菌药物**　一般先用青霉素或头孢类抗生素，怀疑有厌氧菌感染时加用甲硝唑。根据临床治疗效果或细菌培养与药敏试验结果调整用药。

2. **局部处理**　早期一般性蜂窝织炎，可以50%硫酸镁湿敷，或贴敷金黄散、鱼石脂膏等，若形成脓肿应切开引流，也可在病变处做多个小的切口，以浸有药液的湿纱条引流。对产气性皮下蜂窝织炎，伤口应以3%过氧化氢液冲洗、湿敷处理，并采取隔离治疗措施。

3. **注意改善患者全身状态**　高热时可行物理降温，进食困难者输液维持营养和体液平衡，呼吸急促时给予吸氧或辅助通气等。

四、丹毒

【病因和病理】

丹毒是皮肤淋巴管网的急性非化脓性炎症，为乙型溶血性链球菌侵袭感染所致，好发部位是下肢与面部。

患者大多数常先有皮肤或黏膜的某种病损，如皮肤损伤、足癣等，发病后淋巴管网分布区域的皮肤出现炎症反应，常累及引流区淋巴结，病变蔓延较快，常有全身反应，但很少有组织坏死或化脓。

【临床表现】

起病急，开始即可有畏寒、发热、头痛等。病变多见于下肢，表现为片状皮肤红疹，颜色鲜红，中间稍淡，境界较清楚。局部有烧灼样疼痛，附近淋巴结常肿大，有触痛，但皮肤和淋巴结少见化脓破溃。病情加重时全身性脓毒症加重。此外，丹毒可因病变复发而导致淋巴管阻塞、淋巴淤滞。下肢丹毒反复发作导致淋巴水肿，在含高蛋白淋巴液刺激下局部皮肤粗厚，肢体肿胀，甚至发展成"象皮肿"。

【预防】

注意皮肤清洁，及时处理小创口，在接触丹毒患者或是换药后，应当洗手消毒，防止医源性传染。与丹毒相关的足癣、溃疡、鼻窦炎等应积极治疗以避免复发。

【治疗】

卧床休息，抬高患肢。局部可以50%硫酸镁液湿热敷。全身应用抗菌药物，如青霉素、头孢类抗生素静脉滴注等。局部及全身症状消失后，继续用药3~5天，以防复发。但治愈后容易复发。

> **岗位情景模拟5**
>
> 一女性患者，50岁，因发热不适伴双小腿红肿1天就诊。查体：双小腿部分皮肤鲜红色，局部烧灼样、疼痛感，双小腿前方红肿明显处压痛。既往有足癣病史多年。
>
> 　问题与思考
> 　1. 请问目前患者临床诊断是什么？
> 　2. 请制订一个治疗方案。
>
> 答案解析

五、急性淋巴管炎和淋巴结炎

【病因和病理】

致病菌从皮肤、黏膜破损处或其他感染病灶侵入淋巴流，导致淋巴管与淋巴结的急性炎症。一般属于非化脓性感染。皮下淋巴管分深、浅两层，浅部急性淋巴管炎在皮下结缔组织层内沿淋巴管蔓延，表现为网状淋巴管炎（丹毒）与管状淋巴管炎。而深层淋巴管炎病变深在，体表无变化。浅部的急性淋巴结炎好发部位多在颈部、腋窝和腹股沟或腘窝。致病菌有乙型溶血性链球菌、金黄色葡萄球菌等。

【临床表现】

1. **管状淋巴管炎**　多见于四肢，下肢更常见。淋巴管炎使管内淋巴回流受阻，同时淋巴管周围组织有炎症变化。皮下浅层急性淋巴管炎在表皮下可见红色线条，触痛，扩展时向近心端延伸，中医称"红丝疔"。皮下深层的淋巴管炎不出现红线，但有条形触痛区。两种淋巴管炎都可以引起全身性反应，如发热、畏寒、头痛、食欲减退和全身不适等症状，病情取决于病菌的毒性和感染程度，常与原发感染有密切关系。

2. **急性淋巴结炎**　发病时先有局部淋巴结肿大、疼痛和触痛，扪诊时肿大淋巴结可与周围软组织相分辨，表面皮肤正常。轻者常能自愈，炎症加重时肿大淋巴结可扩展形成肿块，疼痛加重，表面皮肤可发红、发热，并可出现发热、白细胞升高等全身反应。淋巴结炎可发展为脓肿，少数可破溃出脓。

【诊断】

本病诊断一般不难。深部淋巴管炎需与急性静脉炎相鉴别。后者也有皮肤下索条状触痛，沿静脉走行分布，常与血管内留置导管处理不当或输注刺激性药物有关。

【治疗】

急性淋巴管炎应着重治疗原发感染。

（1）发现皮肤有红线条时，可用50%硫酸镁或呋喃西林等湿敷；如果红线条向近侧延长较快，可在皮肤消毒后用较粗的针头，在红线的几个点垂直刺入皮下，再以抗菌药液湿敷。

（2）急性淋巴结炎未形成脓肿时，如有原发感染如疖、痈、急性蜂窝织炎、丹毒等，应治疗原发感染灶，淋巴结炎暂不做局部处理。若已形成脓肿，除应用抗菌药物外，还需切开引流。少数转变为慢性淋巴结炎而迁延难愈。

六、脓肿

【病因】

在外科临床工作中，浅部脓肿最为常见，浅部脓肿是指化脓性感染区病变组织坏死液化形成的局限性脓液积聚，内含大量病原菌、中性粒细胞和坏死组织，四周有完整的脓腔壁，常位于体表软组织内。一般继发于急性蜂窝织炎、急性淋巴结炎、疖等，亦可发生于损伤后感染处，或远处感染灶经血流或淋巴转移而来。

【临床表现】

浅部脓肿局部常隆起，有红、肿、热、痛和波动感，小的脓肿多无全身反应，大或多发的脓肿可有全身症状，如头痛、发热、食欲减退和白细胞总数及中性粒细胞升高。

【诊断】

检查有无波动感方法（波动试验）：左手食指轻压隆起一侧，右手食指在其对侧稍加压力或轻轻叩击，左手食指感到有液体波动的传导，然后两手食指再在互相垂直方向同样检查一次。如均有波动感即为波动试验阳性。于波动感或压痛明显处穿刺抽得脓液，即可确诊。

【治疗】

伴有全身症状时可予以全身支持、抗菌药物及对症处理。脓肿尚未形成时治疗同疖，如脓肿已有波动感或穿刺抽到脓液，将脓液予以细菌培养及药敏试验，有针对性应用抗生素。脓肿应及时切开引流。切口应位于波动最明显处或脓肿低位；较大脓肿，术者应将手指伸入脓腔，分开间隔，变多房脓腔为单房，清除坏死组织后，以3%过氧化氢液和生理盐水冲洗，用计数无误的凡士林纱布顺序填塞脓腔，尾端置于切口外，如脓腔较大，尚可置外端固定的橡皮管引流，外加敷料、绷带包扎。术后敷料被脓性分泌物浸透应随时更换。

第三节　特异性感染

PPT

一、破伤风

破伤风是破伤风梭菌由创伤伤口、皮肤或黏膜伤口侵入人体，在缺氧环境下生长繁殖，并分泌外毒素而引起的急性特异性感染。临床上以患者全身或局部肌肉持续性痉挛和阵发性抽搐为其特征。

【病因】

破伤风是常和创伤、不洁条件下分娩的产妇和新生儿相关联的一种特异性感染。病菌是破伤风梭菌，为专性厌氧菌，革兰染色阳性，平时存于人和动物的肠道内，随粪便排出体外，发病主要因素是缺氧环境。

【病理生理】

在缺氧环境中，破伤风梭菌的芽孢发育为增殖体，迅速繁殖并产生大量外毒素，主要是痉挛毒素，其被吸收至脊髓及脑干后，与联络神经细胞的突触相结合，引起患者的临床症状和体征。

【临床表现】

1. 潜伏期　通常是7~8天，个别患者可在伤后1~2日发病，可短至24小时或长达数月、数年，90%患者伤后2周发病。

2. 前驱症状　全身乏力、头晕、头痛、咀嚼无力、局部肌肉发紧、反射亢进等。

3. 典型症状　肌肉阵发性强烈痉挛，通常最先受影响的肌群是咀嚼肌，随后顺序为面部表情肌、颈、背、腹、四肢肌，最后为膈肌。表现为张口困难、口角下缩、咧嘴、苦笑面容、颈部强直、头后仰；当背、腹肌同时收缩，形成角弓反张；膈肌受影响后，发作时面唇青紫，通气困难，出现呼吸暂停。发作时神志清楚，表情痛苦，每次发作时间由数秒至数分钟不等。强烈的肌痉挛，可使肌断裂，甚至发生骨折。膀胱括约肌痉挛可引起尿潴留。持续的呼吸肌和膈肌痉挛可造成呼吸骤停。

4. 病程　一般为3~4周，如积极治疗，不发生特殊并发症者，发作的程度可逐步减轻，缓解期平均约1周，但肌紧张与反射亢进可持续一段时间；恢复期间还可出现一些精神症状，如幻觉、言语混乱、行动错乱等，但多能自行恢复。少数患者可仅表现为受伤部位肌持续性强直，可持续数周或数月，预后较好。患者死亡原因多为窒息、心力衰竭或肺部并发症。新生儿患此病时，因肌肉纤弱而症状不典型，表现为不能啼哭和吸乳，少活动，呼吸困难。

【诊断与鉴别诊断】

1. 诊断　实验室检查包括脑脊液检查很难诊断破伤风，但破伤风的症状比较典型，诊断主要根据临床表现。凡有外伤史，不论伤口大小、深浅，如果伤后出现肌紧张、张口困难、颈部发硬、反射亢进等，均应考虑此病的可能性。

2. 鉴别诊断

（1）化脓性脑膜炎　虽有角弓反张和颈项强直等临床症状，但无阵发性痉挛，有剧烈头痛、高热、喷射性呕吐，神志有时不清，脑脊液检查有压力升高、白细胞计数升高等。

（2）狂犬病　有被疯狗、猫咬伤史，以吞咽肌肉抽搐为主。喝水不能下咽，并流大量口涎，患者听见水声或看见水，咽部肌肉立即发生痉挛。

（3）其他疾病　如子痫、癔症等。

【治疗】

综合治疗措施，包括清除毒素来源、中和游离毒素、控制和解除痉挛、保持呼吸道通畅和防治并发症等。

1. 伤口处理　凡伤口内存留坏死组织、引流不畅者，应在抗毒血清治疗后，在良好麻醉、控制痉挛下进行伤口处理，充分引流，局部可用3%过氧化氢溶液冲洗。

2. 抗毒素的应用　常用破伤风抗毒素（TAT），目的是中和游离的毒素，所以只在早期有效。用药前需做皮试。破伤风人体免疫球蛋白在早期应用有效，一般只用一次。

3. 减少刺激　患者应住隔离病室，避免光、声等刺激；避免骚扰患者。可交替使用镇静、解痉药物，以减轻患者的痉挛和痛苦。可供选用的药物有10%水合氯醛（20~40ml保留灌肠）、苯巴比妥钠、地西泮等。病情较重者，也可用冬眠1号合剂（氯丙嗪、异丙嗪各50mg，哌替啶100mg加入5%葡萄糖溶液250ml配成）缓慢静脉滴注，咪达唑仑、丙泊酚持续泵入。

4. 注意防治并发症　主要并发症在呼吸道，如窒息、肺不张、肺部感染，以及抽搐频繁等。药物不易控制的重症患者，应尽早进行气管切开，以便改善通气。还可应用高压氧舱辅助治疗。并发肺部感染可根据药敏试验应用抗生素。

5. **营养支持** 予营养（高热量、高蛋白、高维生素）补充和水、电解质平衡调节。必要时可采用中心静脉肠外营养。

6. **抗生素治疗** 首选青霉素，肌内注射，每4~6小时1次，或大剂量静脉滴注，每日分2~4次给药，可抑制破伤风梭菌。也可给甲硝唑分次口服或静脉滴注，持续7~10天。如伤口有混合感染，则相应选用抗菌药物。

📝 **知识拓展**

破伤风的始作俑者——破伤风梭菌

破伤风是一种历史较悠久的梭状芽孢杆菌感染，是由破伤风梭菌侵入人体伤口，生长繁殖，产生大量外毒素引起的一种急性特异性感染。战伤、平时被带有泥土的锈钉或者锈针等物刺伤，以及在医疗条件较差的地区新生儿分娩时断脐不洁易引起，新生儿破伤风也称"脐风"或"七日风"，据文献报道，破伤风致残、致死率达10%，需引起足够重视。

破伤风梭菌大量存在于人和动物的肠道中，为专性厌氧菌，革兰染色阳性，菌体细长，长4~8μm，宽0.3~0.5μm，周身鞭毛，芽孢呈圆形，位于菌体顶端，直径比菌体宽大，似鼓槌状，最适宜生长温度为37℃，pH7.0~7.5，营养要求不高。本菌抵抗力与其他细菌类似，芽孢抵抗力强大，在土壤中可存活数十年，耐煮沸40~50分钟，其对青霉素敏感，磺胺类有抑菌作用。由于破伤风梭菌产生大量外毒素，主要是痉挛毒素，与联络神经细胞突触相结合，导致随意肌紧张与痉挛，出现典型"角弓反张"临床表现。潜伏期时间越短，症状越严重，死亡率越高，一旦发病治疗困难，故防治尤其重要。

【**预防**】

破伤风是一种严重的疾病，死亡率高，但是可以预防的疾患。创伤后早期彻底清创，改善局部循环，是预防破伤风发生的关键；此外，还可通过人工免疫，产生较稳定的免疫力。人工免疫有自动免疫和被动免疫两种方法。自动免疫法目前尚难推广，临床常用被动免疫法。

被动免疫法对伤前未接受自动免疫的伤员，尽早皮下注射破伤风抗毒素（TAT），但其作用短暂，有效期为10日左右，因此对深部创伤，潜在厌氧菌感染可能的患者，可在1周后追加注射一次量。但抗毒素易发生过敏反应，注射前必须进行皮内敏感试验。如过敏，应按脱敏法注射。

二、气性坏疽

气性坏疽亦称梭状芽孢杆菌性肌坏死或肌炎，是由梭状芽孢杆菌引起的特异性感染，临床上所见气性坏疽常由两种以上致病菌导致混合感染。

【**病因**】

气性坏疽是厌氧菌感染的一种，即革兰阳性梭状芽孢杆菌（主要有产气荚膜梭菌、水肿杆菌、腐败杆菌、溶组织杆菌等）所致的肌坏死或肌炎。此类感染发展急剧，预后差。

【**病理生理**】

革兰阳性梭状芽孢杆菌可产生多种外毒素与酶。有的酶通过脱氮、脱氨、发酵作用而产生大量不溶性气体，如硫化氢、氮等，积聚在组织间；有的酶能溶组织蛋白，使组织细胞坏死、渗出，产生恶性水肿，还可产生卵磷脂酶、透明质酸酶等，使细菌易于穿透组织间隙，快速扩散，沿肌束或肌群向上下扩展，肌肉转为砖红色，失去弹性。如侵犯皮下组织，气肿、水肿与坏死组织可迅速沿筋膜扩散。

【临床表现】

创伤后并发此症的时间最早为伤后8~10小时，通常在伤后1~4日，最迟为5~6日。临床特点是病情急剧恶化，烦躁不安，伴有恐惧或欣快感等精神症状，皮肤、口唇变白，大量出汗，脉搏快速，体温逐步上升。随着病情的发展，可发生溶血性贫血、黄疸、血红蛋白尿、酸中毒，全身情况可在12~24小时内全面迅速恶化。

大部分患者有伤肢沉重或疼痛，持续加重，有如胀裂，伤口中有大量浆液性或浆液血性渗出物，有时可见气泡从伤口中冒出。皮下如有积气，可触及捻发音，伤口可有恶臭。渗出物涂片染色可发现革兰阳性粗大杆菌。活组织检查可发现肌纤维间大量气泡和革兰阳性粗短杆菌，X线检查常显示软组织间有积气。

【诊断与鉴别诊断】

早期诊断的重要依据是局部表现。伤口内分泌物涂片检查有革兰阳性染色粗大杆菌，X线检查显示患处软组织间积气，有助于确诊。

诊断时应与组织间积气、大肠埃希菌感染、链球菌蜂窝织炎、链球菌肌炎等相鉴别。

【预防】

预防的关键是尽早彻底清创，包括清除失活、缺血的组织，去除异物，特别是非金属性异物，对深而不规则的伤口充分敞开引流，筋膜下张力明显升高者，尽早切开筋膜减张等。对怀疑有气性坏疽的伤口，可用3%过氧化氢或1∶1000高锰酸钾等溶液冲洗、湿敷。早期大量应用青霉素、甲硝唑或奥硝唑。

【治疗】

一经诊断，需立即开始积极治疗。越早越好，可以挽救患者的生命，减少组织的坏死或截肢率。主要措施如下。

1. **急症清创**　术前准备应包括静脉滴注大剂量青霉素、输血等，准备时间应尽量缩短。术中应充分显露探查，病变区做广泛、多处切开，彻底清除变色、不收缩、不出血的肌肉（包括肌肉的起止点），必要时截肢以挽救生命。术后用氧化剂冲洗、湿敷，经常更换敷料，必要时还要再次清创。

2. **应用抗生素**　首选青霉素，常见产气荚膜梭菌中对青霉素大多敏感，但剂量需大，每天应在1000万U以上。大环内酯类（如琥乙红霉素、麦迪霉素等）和硝唑类（如甲硝唑、替硝唑）也有一定疗效。氨基糖苷类抗生素（如卡那霉素、庆大霉素等）对此类细菌已证实无效。

3. **高压氧治疗**　提高组织间的含氧量，造成不适合细菌生长繁殖的环境，可提高治愈率，减轻伤残率。

4. **全身支持疗法**　包括输血、纠正水与电解质紊乱、营养支持与对症处理等。

第四节　抗生素在外科的应用

外科感染不同于内科感染，重要的是外科处理，一味依赖、滥用抗生素，不但感染无法控制，易引起药物不良反应和过敏反应，还将招致耐药菌群的产生、微生物生态的失衡以及二重感染。抗菌药物不能取代外科处理，更不可依赖药物而忽视无菌操作，这是必须重视的一条外科原则，但抗生素在预防、控制与治疗外科感染中发挥了重要作用，合理应用抗生素也至关重要。

不是所有的外科感染都需应用抗菌药物。化脓性感染中，有应用指征的是较严重的急性病变，如急性蜂窝织炎、丹毒等，至于一些表浅、局限的感染，如毛囊炎、疖、伤口表面感染等，则不需应用。对多种特异性感染如破伤风、气性坏疽等，则应选用有效抗生素。

预防性用药，应根据手术野的局部感染或污染的程度而定。需要预防性用药者，包括潜在继发感染率高者，如严重污染的软组织创伤、开放性骨折、火器伤、腹腔脏器破裂、结肠手术，或一旦继发感染后果严重者，如风湿病或先天性心脏病手术前后、人工材料体内移植术等。

1. 用药目的 目的是抗菌，前提是选用的药物针对病原菌。对有外科感染者，应尽早进行药敏试验，查明致病菌，有针对性应用抗生素，危重患者在未获知致病菌及药敏结果之前，应在临床诊断基础上，结合当地细菌耐药情况，预测可能致病菌，选择合适抗菌药物进行治疗。例如皮肤、皮下组织的感染，常驻菌以革兰阳性球菌居多，如链球菌、葡萄球菌等；腹腔、会阴、大腿根部感染时，常见肠道菌群，包括厌氧菌。口腔黏膜出现霉斑，对一般抗生素治疗反应差时，应考虑真菌感染。

2. 制订合理用药方案

（1）抗菌药物的给药方法 对较轻或较局限的感染，可口服或肌内注射给药。对严重的感染，应从静脉途径给药。一般来说，分次静脉注射给药效果较好，比静脉滴注的组织和血清内药物浓度高。

（2）给药剂量 按照各种抗生素的治疗剂量范围给药。例如氨基糖苷类、喹诺酮类等剂量依赖型抗生素，其杀菌效果与药物浓度有关，给药剂量宜偏于高限。β-内酰胺类、大环内酯类抗生素等时间依赖型抗生素，只要血药浓度超过最低抑菌浓度（MIC）即可发挥杀菌效应，给药剂量宜偏向低限。

（3）给药次数 根据药代动力学和药效学的原则确定给药次数。半衰期短者如青霉素、部分头孢菌素类、克林霉素等应一日多次给药；喹诺酮类、氨基糖苷类等可一日一次给药。

（4）抗菌药物应用的时间 多数外科感染有效抗生素治疗一般5~7天后即可控制，体温正常、全身情况和局部感染灶好转后3~4天，即可考虑停药。但严重的全身感染如脓毒症，则应在1~2周后停药，而感染性心内膜炎、植入物感染常需6~12周停药。

（5）对危重、暴发的全身性感染 给药途径应选静脉。因外科感染常为多种细菌混合感染，危重情况下可联合用药，一般情况下，可单用者不联合，可用窄谱者不用广谱。还应考虑选用药源充足、价格低廉有效者。

（6）注意药物的不良反应 如过敏性休克，剥脱性皮炎，造血系统和肝、肾功能的障碍，特别应注意长期应用抗生素可引起的菌群失调。

目标检测

答案解析

一、单项选择题

1. 以下属非特异性感染的是（ ）
   A. 结核杆菌感染　　B. 炭疽感染　　C. 念珠菌病
   D. 大肠杆菌感染　　E. 气性坏疽

2. 慢性感染是指病程超过（ ）
   A. 1周　　B. 2周　　C. 3周
   D. 1个月　　E. 2个月

3. 下列人体易感染因素中错误的是（ ）
   A. 开放创伤　　B. 组织缺氧　　C. 休克
   D. 未服营养剂　　E. 病菌抗药

4. 下列不是外科非特异性感染常见致病菌的是（　　）

　　A. 链球菌　　　　　　　　　B. 大肠杆菌　　　　　　　　　C. 表皮葡萄球菌

　　D. 变形杆菌　　　　　　　　E. 梭状芽孢杆菌

5. 关于外科感染，下列不正确的是（　　）

　　A. 局部组织血液障碍，缺血的伤口易继发感染

　　B. 病菌的致病作用与其产生的毒素密切相关

　　C. 感染扩散可因炎性介质失控导致全身炎性反应综合征

　　D. 院内感染的病菌一般比院外的因素有较强的毒性和耐药性

　　E. 外科感染均需手术治疗

6. 关于外科感染，下列叙述不正确的是（　　）

　　A. 疖是单个毛囊仅其周围组织的急性化脓性感染

　　B. 痈是多个不同部位散在的毛囊及其周围组织的急性化脓性感染

　　C. 甲沟炎是指甲沟及其周围组织的感染

　　D. 急性蜂窝织炎是指疏松结缔组织的急性感染

　　E. 脓性指头炎是指手指末节皮下组织的化脓性感染

7. 关于丹毒的治疗，下列不正确的是（　　）

　　A. 全身应用抗生素　　　　　　　　　B. 同时治疗趾间感染

　　C. 患处外涂药物　　　　　　　　　　D. 抬高患肢，减少活动

　　E. 必要时手术治疗

8. 口底及颌下的急性蜂窝织炎危及生命的常发症状是（　　）

　　A. 脓毒症　　　　　　　　　　　　　B. 化脓性心肌炎

　　C. 颅内化脓性海绵状静脉窦炎　　　　D. 喉头水肿压迫所致呼吸困难窒息

　　E. 纵隔化脓性感染

9. 破伤风典型临床症状的原因是（　　）

　　A. 全身免疫力低下　　　　　　　　　B. 伤口内进入破伤风梭菌

　　C. 破伤风梭菌产生的外毒素　　　　　D. 破伤风梭菌产生的内毒素

　　E. 伤口受风引起

10. 关于破伤风的临床表现下列正确的是（　　）

　　A. 典型肌肉收缩，最初始于面部表情肌

　　B. 一般伴持续高热

　　C. 抽搐不止，口吐白沫

　　D. 发作时表情痛苦，但神志清醒

　　E. 膀胱逼尿肌痉挛，可引起尿失禁

11. 某患者胸深部肌肉异物摘除术，为预防破伤风最常用的方法是注射（　　）

　　A. 破伤风类毒素　　　　　　B. 破伤风抗毒素　　　　　　C. 破伤风免疫球蛋白

　　D. 胎盘球蛋白　　　　　　　E. 不用注射

12. 破伤风患者应用抗菌药物的目的是（　　）

　　A. 中和破伤风外毒素　　　　B. 清除破伤风外毒素　　　　C. 中和破伤风内毒素

　　D. 抑制破伤风梭菌　　　　　E. 破坏破伤风梭菌芽孢

13. 气性坏疽的临床特点是（　　）

A．体温正常　　　　　　　　B．局部红肿热痛不明显　　　　C．一般白细胞不高

D．休克发生早　　　　　　　E．局部肌肉坏死，血性分泌物恶臭

14．关于气性坏疽的诊断重点，下列错误的是（　　）

A．伤口剧烈疼痛，肿胀明显　　　　　　　　B．伤口周围可扪及捻发音

C．全身中毒症状严重　　　　　　　　　　　D．X线检查局部软组织间可有积气

E．分泌物涂片可查见革兰阴性细菌

15．抗菌药物的选择最好是根据（　　）

A．临床医师经验　　　　　　B．致病菌种类　　　　　　　　C．药物的抗菌谱

D．细菌培养及药敏试验　　　E．脓液性状

16．拟用抗菌药物预防手术后感染，一般原则是（　　）

A．术前应用3天，术后应用3天

B．术前不用，术后应用至拆线

C．术前1小时静脉滴入，术后应用1周

D．术前1小时静脉滴入，术后应用3天停

E．术前1小时静脉滴入，术后24小时停药

17．破伤风的潜伏期一般是（　　）

A．1~2日　　　　B．3~5日　　　　C．6~10日　　　　D．15~20日　　　　E．1~2个月

18．破伤风患者应用破伤风抗毒素的目的是（　　）

A．中和游离毒素　　　　　　　　　　　　　B．杀死破伤风梭菌

C．抑制破伤风梭菌生长　　　　　　　　　　D．清除毒素来源

E．使与神经结合的毒素分离

19．患儿，6岁，右足跟部被铁钉扎伤4小时，患儿2年前曾注射过百日咳、白喉、破伤风疫苗，为预防破伤风，此次应（　　）

A．注射破伤风类毒素0.5ml　　　　　　　　B．注射破伤风类毒素1ml

C．注射破伤风免疫球蛋白　　　　　　　　　D．注射破伤风抗毒素

E．注射青霉素

20．相邻的多个毛囊及周围组织的急性化脓性感染是（　　）

A．疖　　　　　　　　　　　B．急性蜂窝织炎　　　　　　　C．痈

D．网状淋巴管炎　　　　　　E．管状淋巴管炎

二、简答题

1．破伤风的治疗原则是什么？

2．丹毒的临床特点是什么？

（李辉然）

书网融合……

知识回顾　　　微课　　　习题

第四章 创 伤

第一节 概 述

PPT

创伤是指机械性致伤因素作用于人体所造成的组织结构完整性的破坏或功能障碍。随着社会进步和科学技术的不断发展，不少疾病已逐步得到有效控制，但创伤却有增无减，越来越受到社会的广泛关注，医务人员更应给予足够的重视。本节将简要介绍有关创伤的基础知识，重点是创伤的共性规律和救治原则。

一、创伤的分类

由于损伤形态、受伤部位和致伤因素的不同，临床上对创伤有不同的分类方法。常用的分类方法有以下几种。

1. **按伤后皮肤或黏膜完整性分类** 皮肤或黏膜完整无伤口者称闭合伤，如挫伤、挤压伤、扭伤、震荡伤、关节脱位和半脱位、闭合性骨折和闭合性内脏伤等。有皮肤或黏膜破损者称开放伤，如擦伤、撕裂伤、切割伤、砍伤和刺伤等。在开放伤中，又可根据伤道类型再分为贯通伤（既有入口又有出口者）和盲管伤（只有入口没有出口者）等。一般而言，开放伤易致伤口感染，但某些闭合伤如肠破裂等也可造成严重的感染。

2. **按受伤部位或组织器官分类** 一般分为颅脑伤、颌面部伤、颈部伤、胸部伤、腹部伤、骨盆伤、脊柱脊髓伤、四肢伤等。此分类较笼统而不具体，诊治时需进一步明确受伤的组织和器官，如肝、脾、肾、骨或关节损伤等。由同一致伤因素造成的多部位创伤，称为多发伤。

3. 按伤情轻重分类　一般分为轻度、中度和重度伤。

二、创伤的病理和并发症

（一）创伤的病理

在致伤因素的作用下，机体迅速产生各种局部和全身防御性反应。创伤后数小时内局部出现炎症反应，局部毛细血管扩张、充血、渗出，组织间隙水肿，损伤局部表现为红、肿、热、痛。严重创伤的局部组织可有血管断裂、组织坏死，而且容易感染。大多数局部反应在伤后 48~72 小时达到高峰。在较严重的创伤后，局部组织、细胞变性、坏死，组织结构破坏，局部微循环障碍，缺血缺氧及各种化学物质的生成，而造成继发性损伤，使局部炎症反应加重，可引起人体一系列反应，包括重要器官的功能变化和神经内分泌系统的反应，这些反应是相关、互为因果的，其反应程度与创伤程度有密切关系。创伤性炎症反应是非特异性防御反应，有利于清除坏死组织，杀灭细菌及组织修复，是机体稳定自身内环境的需要，但过度的反应往往可对机体造成损害，需在治疗中加以调整。

（二）影响创伤愈合的因素

影响创伤愈合的因素主要有局部和全身两个方面。局部因素中伤口感染是最常见的原因。细菌感染可损害细胞和基质，导致局部炎症持久不易消退，甚至形成化脓性病灶等，均不利于组织修复及创伤愈合。损伤范围大、坏死组织多，或有异物存留的伤口，伤缘往往不能直接对合，必然影响修复。局部血液循环障碍使组织缺血缺氧，或由于采取的措施不当（如局部制动不足、包扎或缝合过紧等）造成组织继发性损伤也不利于愈合。全身因素主要有营养不良、大量使用细胞增生抑制剂（如皮质激素等）、免疫功能低下及全身性严重并发症（如多器官功能不全）等。因此，在处理创伤时，应重视影响创伤愈合的因素，并积极采取相应的措施予以纠正。

（三）创伤并发症

严重创伤后，由于组织或器官损伤，局部及全身器官功能和代谢紊乱，易发生较多的并发症，可影响伤员的伤情及病程的发展和预后，故对创伤并发症应有足够的警惕性，要密切观察，早期诊断，积极采取措施预防和处理。常见的并发症有以下几种：感染、休克、脂肪栓塞综合征、应激性溃疡、凝血功能障碍、器官功能障碍、创伤后应激障碍等。

📝 知识拓展

创伤的愈合类型

1. **一期愈合**　组织修复以原来的细胞为主，仅含少量纤维组织，局部无感染、血肿或坏死组织，再生修复过程迅速，结构和功能修复良好。多见于损伤程度轻、范围小、无感染的伤口或创面。

2. **二期愈合**　以纤维组织修复为主，不同程度地影响结构和功能恢复，多见于损伤程度重、范围大、坏死组织多，且常伴有感染而未经合理的早期外科处理的伤口。

在创伤治疗时，应采取合理措施，创造条件，争取达到一期愈合。

三、创伤的诊断

诊断创伤主要是明确损伤的部位、性质、程度、全身性变化及并发症，特别是原发损伤部位相邻或远处内脏器官是否损伤及其程度。一般情况下，根据病史和临床表现，正确诊断并不困难，但有些受伤机制复杂，损伤的部位较多，尤其是合并内脏损伤，往往需要仔细观察，结合必要的化验、检查才能做出完整的诊断。

（一）受伤史

要了解致伤物的性质、受力的方向、受伤的部位及患者受伤时的姿势，以及从受伤到救治的时间、伤后表现及其演变过程。伤前情况注意伤员是否饮酒，这对判断意识情况有重要意义。了解有无其他相关疾病，如高血压、糖尿病史，对药物过敏史也应有所了解。

（二）临床表现

包括局部和全身两方面，轻者仅有局部症状，重者可出现全身反应。

1. 局部表现   不同部位创伤，伤后表现不尽相同。其主要有如下表现。

（1）疼痛   创伤局部均有疼痛，其疼痛的程度和性质与受伤的轻重、部位及个体差异有关，疼痛一般在伤后3天左右逐渐减轻。疼痛部位有指示受伤部位或继发损伤的诊断意义。

（2）瘀斑和肿胀   皮下出血可出现瘀斑和肿胀，多见于软组织挫伤及扭伤，深部创伤出血和肿胀较难发现。

（3）功能障碍   功能障碍主要是由疼痛或器官破坏引起的保护性反应。骨关节损伤后，运动功能发生障碍，可出现异常活动。

（4）伤口和出血   必须仔细观察伤口或创面，注意伤口形状、大小、边缘、深度及污染情况、出血的性状、外露组织、异物存留及伤道位置等。锐器伤一般伤口整齐，如伤口较深，易伤及内脏和大血管。钝器伤和撕裂伤，伤口不整齐，但软组织损伤较重，淤血重，外出血少。时间较长的伤口，可能发生感染，出现异味和脓性分泌物。对失血较多者，应询问大致的失血量、失血速度及口渴情况。

2. 全身表现   伤后患者主要出现精神不振、烦躁、食欲缺乏、尿少、体重减轻等。轻度创伤，体温可无变化，较重时可出现体温逐渐上升，一般不超过38.5℃，为伤后坏死组织分解和血肿吸收所致，称为吸收热。如果体温继续升高，注意继发感染。严重创伤和失血可出现呼吸深快、脉率快而细弱、血压下降、脉压差变小、面色苍白、四肢发冷等现象，严重者导致休克。严重挤压伤，可出现血红蛋白尿等急性肾衰竭表现。

（三）辅助检查

1. 实验室检查   血、尿常规对判断失血量、肾功能状态是重要指标。血糖和电解质检查对治疗有指导意义。

2. 穿刺和导管检查   诊断性穿刺简便、易行，可迅速、客观、准确地明确诊断。胸腔穿刺可明确血胸或气胸；腹腔穿刺或灌洗，可证实内脏破裂、出血。导尿管的插入和冲洗，可以明确尿道及膀胱损伤的情况，留置尿管可观测尿量，对休克和肾衰竭的治疗非常重要。置管所测中心静脉压，已成为危重症救治中重要的监测指标，可判断血容量和心功能。

3. 影像学检查   X线平片对骨关节损伤，胸部的气胸、血胸、创伤性湿肺等，腹部空腔脏器损伤造成的膈下游离气体均有诊断意义。CT可对颅脑损伤、腹部实质性脏器的损伤做出诊断。超声对实质性脏器损伤，体腔的积血、积液，血管损伤提供诊断帮助。近年来，介入手段对血管损伤的诊断提供了重要依据。

对创伤患者的检查，目的是快速判断是否存在威胁生命和肢体安全的状态。首先要注意患者的生命体征，其次要检查受伤部位和其他方面的改变。对生命体征平稳者，可做进一步仔细检查；伤情较重者，可先着手急救，在抢救中逐步检查。严重的多发伤，尤其是对危及生命的内脏器官损伤，应认真检查，以防漏诊。

手术探查仍然是诊断闭合性创伤的重要手段之一。尽管辅助检查手段日益增多，但是为了争取抢救的时间和进一步治疗，仍应重视手术探查，但要严格掌握手术探查指征。

四、创伤的治疗

创伤的致残率和死亡率均很高，其处理是否及时和正确直接关系到伤员的生命安全和功能恢复。不同的创伤处理方法有所不同，但基本原则是一致的。

（一）急救

目的是挽救生命和稳定伤情。优先解除危及伤员生命的情况，主要包括心跳、呼吸骤停，窒息，大出血，张力性气胸和休克等。然后再进行后续处理以稳定伤情，为转送和后续治疗创造条件。常用的急救技术主要有复苏、通气、止血、包扎、固定和搬运等。

1. **抢救生命**　如有窒息和心搏骤停，要及时通畅呼吸道，进行心肺复苏。

2. **及时止血**　如有活动性出血应及时止血。常用的止血方法有指压法、加压包扎法、填塞法和止血带法等。

3. **包扎**　其目的是保护伤口，减少污染，压迫止血，固定骨折并止痛。最常用的材料是绷带、三角巾和四头带。遇有外露污染的骨折断端或腹内脏器，不可轻易还纳。

4. **简易固定**　简易固定骨折和伤肢以减少合并伤和疼痛，避免骨折端损伤血管和神经，防止休克。其中开放性骨折在没有清创之前不能复位，以免将污染物带入伤口深处。

5. **搬运**　正确的搬运可减少伤员痛苦，避免继发损伤。对骨折伤员，特别是脊柱损伤者，搬运时必须保持伤处稳定，切勿弯曲或扭动，以免加重损伤。搬运昏迷伤员时，应将头偏向一侧，或采用半卧位或侧卧位以保持呼吸道通畅。

（二）后继治疗

伤者经急救处理送到救治机构后，应根据患者病情进一步检查、诊断和治疗，包括复苏后期治疗，抗休克，调节水、电解质平衡。根据不同的创伤类型，给予针对性治疗。在救治过程中，遵循一定的程序，可提高工作效率，防止漏诊。其基本原则是先救命，后治伤。根据不同的创伤类型，予以及时局部治疗。

1. **闭合性创伤的处理**　软组织损伤常用物理疗法，伤后初期局部可用冷敷，必要时可包扎制动，12小时后改用热敷或红外线治疗。少数挫伤后有血肿形成时，可加压包扎。闭合性骨折和脱位应先予以复位，然后根据情况选用各种外固定或内固定的方法制动。头部、颈部、胸部、腹部等处的闭合性创伤都可能造成深部组织器官的损伤，甚至危及生命，必须仔细检查诊断和采取相应的治疗措施。

2. **开放性创伤的处理**　擦伤、表浅的小刺伤和小切割伤，可用非手术疗法局部清洁消毒。其他的开放性创伤均需手术处理，目的是为了修复断裂的组织，但必须根据具体的伤情选择方式方法。清洁伤口可以直接缝合；污染伤口可行清创术，直接缝合或者延期缝合；感染伤口先要引流，然后再做其他处理。开放性创伤者应注射破伤风抗毒素，污染和感染伤口还要根据伤情和感染程度考虑使用抗菌药。

（三）康复治疗

康复治疗主要包括物理治疗和功能练习，特别是对骨折和神经损伤者更属必要。目前，一般以伤员心理恢复正常、能重返社会和原有工作岗位、提高生活满意度作为创伤伤员的康复目标。

（张　伦）

第二节　颅脑损伤

PPT

一、概述

颅脑损伤在平时和战时均为常见，仅次于四肢伤，居第二位。平时主要以交通事故、跌倒和坠落伤为多见，战时多因火器伤所致。近年来，尽管颅脑损伤的临床诊治及相关基础研究均取得了进展，但其死亡率、致残率高居身体各部位损伤之首。

（一）颅脑损伤方式

外界暴力造成颅脑损伤一般有两种方式：一种是暴力直接作用于头部引起的直接损伤；另一种是暴力作用于身体其他部位，经传导至头部造成的间接损伤。

1. 直接损伤

（1）加速性损伤　指相对静止的头部被运动的物体撞击后，头部沿外力作用方向呈加速运动而造成的损伤，如钝器击伤。其特点是脑损伤多发生在着力点的部位。

（2）减速性损伤　指运动的头部突然撞于静止的物体而造成的损伤，如坠落或跌倒时头部着地伤。此类损伤不仅发生于着力部位，也经常出现于着力点对侧，即对冲伤（图4-2-1）。

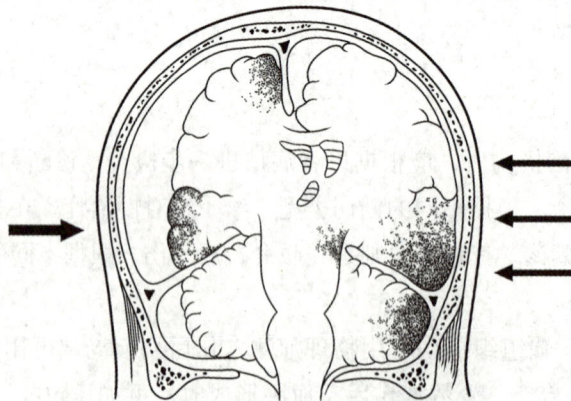

图4-2-1　头部做减速运动时脑损伤机制

粗箭头表示头部运动方向，细箭头表示头部受到外界物体的阻止，黑区示伤灶

（3）挤压性损伤　两个或两个以上不同方向的外力同时作用于头部，颅骨发生变形而造成的损伤，如车轮碾压伤、新生儿产伤等。

2. 间接损伤

（1）传导伤　坠落时臀部或双足着地，外力沿脊柱传导至颅底，造成颅底骨折和脑损伤。

（2）挥鞭伤　躯干受到外力作用突然加速或减速运动，此时头部因惯性，运动往往落后于躯干，于是在颅颈间发生犹如挥鞭样的过伸或过屈动作，造成该处脊髓和延髓连接部损伤。

（3）创伤性窒息　胸部受到突然挤压时，胸膜腔内压骤然升高，血液经上腔静脉逆行传递，引起上胸部、肩颈、头面皮肤和黏膜及脑内弥散点状出血。

颅脑损伤因单一方式所致者固然较多，但几种不同损伤相继发生者并不少见，且常与身体其他部位的损伤复合存在，因此，必须对每个伤员的受伤方式进行分析，方能做出正确判断。

（二）分类

1. **按损伤组织层次**　可分为①头皮损伤。②颅骨损伤。③脑损伤。伤者可仅有一种损伤，也可能同时发生两种或全部损伤。

2. **按颅腔是否与外界沟通**　可分为①开放性颅脑损伤，指头皮、颅骨和硬脑膜三层均已破损，颅腔与外界直接沟通。②闭合性颅脑损伤，指前述三层组织结构中至少有一层尚未破损，颅腔没有与外界沟通。

> ✍ **知识拓展**
>
> ### 格拉斯哥昏迷评分法（GCS）
>
> 目前，国际通用的颅脑损伤分类法是依据格拉斯哥昏迷评分（GCS）制订的伤情分类法。1974年英国格拉斯哥颅脑损伤研究所Teasdale和Jennett提出，分别对伤者睁眼、言语和运动反应评分，以总分作为判断伤情的依据。
>
> | 睁眼反应 | 计分 | 言语反应 | 计分 | 运动反应 | 计分 |
> |---|---|---|---|---|---|
> | 自动睁眼 | 4 | 回答正确 | 5 | 按吩咐动作 | 6 |
> | 呼唤睁眼 | 3 | 回答错误 | 4 | 刺痛能定位 | 5 |
> | 刺痛睁眼 | 2 | 胡言乱语 | 3 | 刺痛能躲避 | 4 |
> | 不睁眼 | 1 | 只能发音 | 2 | 刺痛肢体屈曲 | 3 |
> | | | 不能发音 | 1 | 刺痛肢体过伸 | 2 |
> | | | | | 无反应 | 1 |
>
> 轻型：13~15分；中型：9~12分；重型：3~8分；总分3~5分为特重型颅脑损伤。

二、头皮损伤

头皮损伤均由直接外力造成，损伤类型与致伤物种类密切相关。

（一）头皮血肿

头皮遭受钝性打击或碰撞后，可使血管破裂，而头皮仍保持完整，形成血肿。根据出血所在头皮层次，头皮血肿可分为皮下血肿、帽状腱膜下血肿和骨膜下血肿三类。①皮下血肿一般体积小，有时因血肿周围组织肿胀隆起，中央反而凹陷，易被误认为凹陷性颅骨骨折，需用颅骨X线检查鉴别。②帽状腱膜下血肿较大，因该层组织疏松，可蔓延至全头部，不受骨缝限制，有明显波动，触之较软，小儿及体弱者可引起贫血或休克。③骨膜下血肿出血局限于某一颅骨范围内，不超越骨缝，可有波动，张力较高，可伴有颅骨骨折。

较小的头皮血肿在1~2周可自行吸收，巨大的血肿可能需4~6周才能吸收。采用局部适当加压包扎，有利于防止血肿扩大。血肿较大时可穿刺抽吸并加压包扎，但要注意严格无菌操作。处理头皮血肿时，还应着重考虑颅骨损伤甚至脑损伤的可能。

（二）头皮裂伤

锐器所致头皮裂伤大多仅限于头皮，切口平直，创缘整齐；钝器伤伤口不规则，创缘常有挫伤痕迹，多伴有颅骨骨折或脑损伤。帽状腱膜完好时，伤口多呈线性，较浅；反之，伤口裂开呈唇形，较深。由于头皮血供丰富，无论伤口大小，出血都十分活跃，应尽早清创缝合。即使伤后超过24小时，如无明显感染征象，也可彻底清创后行一期缝合。对头皮裂伤本身除按照压迫止血、清创缝合原则处理外，还应注意检查伤口深处有无骨折或碎骨片，如有脑脊液、脑组织外溢，需按开放性脑损伤处理，并给予有效抗生素防治感染，皮下或肌内注射破伤风抗毒素预防破伤风。

（三）头皮撕脱伤

头皮撕脱伤多因发辫被转动的机器卷入，使头皮自帽状腱膜下间隙或连同骨膜一并撕脱所致，为最严重的头皮损伤。患者可因失血过多和疼痛而致休克。伤后应立即压迫止血，及早清创，同时注意防治休克、预防感染。依据撕脱是否完全、撕脱头皮状况、伤后时间、创面有无感染、颅骨外露与否等采取头皮原位缝合或中厚皮片植皮术。

三、颅骨骨折

颅骨骨折是指颅骨受暴力作用所致颅骨骨质结构改变，占闭合性颅脑损伤的15%~20%。①按骨折形态分为线性骨折和凹陷性骨折，前者包括颅缝分离，后者包括粉碎性骨折。②按颅骨骨折的部位可分为颅盖骨折和颅底骨折。③按骨折与外界是否相通，分为闭合性骨折和开放性骨折。

（一）颅盖骨折

颅盖骨折最常见线性骨折。骨折部位以顶骨和额骨多见，颞骨和枕骨次之。

【临床表现和诊断】

线性骨折多为颅骨全层骨折，少数为内板断裂。骨折线多为单一，或呈放射状。骨折处皮肤肿胀、压痛或伴有头皮血肿。骨折本身仅靠触诊很难发现，X线摄片或CT骨窗相有助于确诊。但纤细的骨折线有时仍可能被遗漏。

颅骨凹陷骨折多为全层陷入，个别仅为内板凹陷。成人凹陷骨折常为粉碎性骨折，婴幼儿骨质软，可呈"乒乓球样凹陷"。凹陷骨折可压迫或刺伤脑组织，发生在功能区时，可引起癫痫、瘫痪、失语等症状。陷入颅内的骨折片可刺破静脉窦，造成大出血，危及生命。范围较大和明显的凹陷骨折，触诊多可确定。但小的凹陷骨折易与头皮下血肿混淆，需行X线平片或CT骨窗相鉴别。骨折处切线位X线片可显示凹陷的深度，CT扫描则不仅了解骨折情况，还可了解有无合并脑损伤。

【治疗】

线性骨折本身不需特殊治疗，但应注意其是否跨越脑膜中动脉或静脉窦，警惕硬脑膜外血肿的发生。

凹陷骨折的手术治疗适应证：①凹陷深度超过1cm（小儿0.5cm）。②骨折片刺入脑内。③骨折片压迫脑重要功能区。④骨折引起瘫痪、失语、癫痫等神经功能障碍。⑤凹陷骨折面积大或合并脑损伤，易引起颅内压升高和脑疝者。手术将骨折片撬起复位，或摘除碎骨片后做颅骨成形术。不宜手术情况：①非功能区轻度凹陷骨折。②静脉窦处凹陷骨折，无神经体征或高颅压者。

（二）颅底骨折

颅底骨折大多为线性骨折，常由颅盖骨折延伸至颅底所致，也可由间接暴力所致。根据发生部位可分为颅前窝骨折、颅中窝骨折和颅后窝骨折。

【临床表现和诊断】

临床表现主要有：①耳、鼻出血或脑脊液漏。②脑神经损伤。③皮下或黏膜下瘀血斑。

1. 颅前窝骨折　骨折部位为眶顶时，出血可浸入眼眶，在球结膜下和眼睑形成瘀血斑，即"熊猫眼"；骨折部位为筛板时，空气可由骨折处进入颅内，形成颅内积气；若合并脑膜撕裂，脑脊液和血液可经骨折处流入鼻腔，出现脑脊液鼻漏。常伴发嗅神经损伤，骨折部位为视神经管时，可损伤视神经，出现视力障碍。

2. 颅中窝骨折　骨折部位为蝶骨时，脑脊液和血液可经蝶窦流入鼻腔，形成鼻漏；颞骨岩部骨折时，脑脊液和血液可经中耳及破裂鼓膜自外耳道流出，形成耳漏；若鼓膜未破，则可经咽鼓管流入鼻腔，形成鼻漏；颞骨岩部骨折常发生面神经和听神经损伤。如骨折位于中线处，可累及视神经、动眼神经、滑车神经、三叉神经和展神经。

3. 颅后窝骨折　骨折部位多在颞骨乳突部和岩部及枕骨基底部。在乳突和枕下部可见皮下瘀斑（Battle征），或咽后壁可见黏膜下淤血；骨折线居内侧者可合并后组颅神经损伤。

颅底骨折偶尔可伤及颈内动脉，造成颈动脉-海绵窦瘘或大量鼻出血。

颅底骨折主要依据临床表现来诊断，X线片不易显示颅底骨折，但CT扫描骨窗相多能显示骨折部位及颅内积气。对脑脊液漏有疑问时，可收集流出液做葡萄糖定量检测来确定。颅底骨折伴外伤性气颅或脑脊液漏者，应视为开放性骨折。

【治疗】

颅底骨折一般无须特殊治疗，合并脑脊液漏者，应预防颅内感染，不可堵塞和冲洗耳道及鼻腔，避免打喷嚏、擤鼻、用力咳嗽等动作，不做腰穿，头高位卧床休息。漏口多在1~2周内愈合，若超过1个月仍未愈合，可考虑手术修补漏口。对合并视力减退，考虑视神经受血肿压迫或碎骨片挫伤者，应在12小时内尽快行视神经探查减压术。

四、脑损伤

脑损伤在颅脑损伤中最为重要，分为原发性脑损伤和继发性脑损伤。原发性脑损伤指暴力作用于头部时立即发生的脑损伤，主要有脑震荡、脑挫裂伤、原发性脑干损伤等；继发性脑损伤指受伤一定时间后出现的脑受损病变，主要有脑水肿和颅内血肿等。脑水肿继发于脑挫裂伤；颅内血肿因颅骨、硬脑膜或脑的出血而形成，与原发性脑损伤可相伴发生，也可单独发生；继发性脑损伤因产生颅内压升高或脑压迫而造成危害。脑损伤按与外界相通与否还可分为开放性脑损伤和闭合性脑损伤。

（一）脑震荡

脑震荡是最轻的脑损伤，表现为伤后即刻发生的短暂性意识障碍和近事遗忘。肉眼无可见的神经病理改变，显微镜下可见神经组织结构紊乱。

【临床表现和诊断】

1. **意识障碍**　伤后立即出短暂性意识障碍，可持续数分钟至数十分钟，一般不超过半小时。有的仅有瞬间意识混乱或恍惚，不出现昏迷。

2. **逆行性遗忘**　亦称近事遗忘，即患者对受伤当时乃至伤前一段时间的记忆缺失。

3. **头痛、头晕、恶心、乏力等症状**　短期内可自行消失，少数患者持续时间较长。

4. **自主神经功能紊乱**　表现为心慌、气短、失眠、畏光、情绪不稳、记忆力减退等。

5. **神经系统检查多无阳性体征**　腰穿压力及脑脊液常规化验结果均正常，CT检查结果阴性。

【治疗和预后】

脑震荡无须特殊处理，可卧床休息，酌情给予镇静、止痛药物，调整好患者心态。患者一般在2周内恢复，预后良好。

（二）脑挫裂伤

脑挫裂伤是脑挫伤和脑裂伤的总称，是外力造成的原发性脑器质性损伤，好发于额极、颞极及其底面，着力部位和对冲部位均可发生。轻者仅见局部软膜下皮质散在点片状出血，较重者损伤范围较广泛，常有软膜撕裂，深部白质亦受累。显微镜下可见神经元尼氏体消失、核固缩、碎裂、溶解，轴突肿胀、断裂，胶质细胞肿胀。脑挫裂伤的继发性改变脑水肿和血肿形成具有更为重要的临床意义。

【临床表现和诊断】

因致伤因素、损伤部位、范围、程度不同，脑挫裂伤临床表现也存在很大差异。轻者仅有轻微症状，重者深昏迷，甚至迅即死亡。

1. **意识障碍**　伤后即刻出现，持续时间长短不一，多在半小时以上，重者可持续昏迷。

2. **头痛、恶心、呕吐**　可能与颅内压升高、自主神经功能紊乱或外伤性蛛网膜下腔出血等有关，如伤后头痛持续加重、呕吐频繁，应注意是否有颅内血肿。

3. **生命体征改变**　轻、中度患者生命体征一般无明显变化；重度脑挫裂伤患者可因出血和水肿引起颅内压明显升高，而出现血压升高、脉搏徐缓、呼吸深慢，严重时可出现病理性呼吸和持续高热。

4. **局灶症状和体征**　脑功能区损伤时，可出现相对应的瘫痪、失语、感觉障碍、视野缺损、局灶性癫痫等。"哑区"脑组织损伤时，可无明显局灶症状和体征。

由于脑挫裂伤患者往往因意识障碍而给神经系统检查带来困难，因而确诊常需依靠必要的辅助检查。X线平片可了解着力和骨折部位；头颅CT检查不仅可了解脑挫裂伤的具体部位、范围（伤灶表现为低密度区内有散在的点、片状高密度出血灶影）及周围脑水肿的程度（低密度影范围），还可了解脑室受压及中线结构移位等情况（图4-2-2）；头颅MRI对轻度脑挫裂伤病灶的显示优于CT。腰穿脑脊液压力高、含血，提示有蛛网膜下腔出血，同时可测定颅内压，引流血性脑脊液以减轻症状。但对颅内压明显升高的患者，应谨慎或禁忌行腰穿。

【治疗和预后】

脑挫裂伤早期病情变化较大，应由专人护理，有条件者应送入ICU，密切观察其意识、瞳孔、生命体征和肢体活动变化，必要时应做颅内压监护或及时复查CT。非手术治疗包括抬高床头15°~30°、通畅呼吸道、降温、脱水降颅压、控制脑水肿、营养支持、脑保护、促醒、适度镇静、镇痛治疗等（具体措施参见第五章颅内压增高与脑疝）。下列情况下应考虑手术：①脑水肿严重，颅内压升高明显，脱水治疗无效，病情日趋恶化。②颅内血肿清除后颅内压无明显缓解，脑挫裂伤区又继续膨出，而又除外颅内其他部位血肿。③脑挫裂伤灶或血肿清除后，伤情一度好转，以后又恶化出现脑疝。手术方法包括脑挫裂伤灶清除、切除额极和颞极、颞肌下减压、去骨瓣减压等。

脑挫裂伤预后与患者年龄，损伤部位、范围、程度，有无脑干或下丘脑损伤，有无合并其他脏器损伤，诊治及时恰当与否有密切关系。

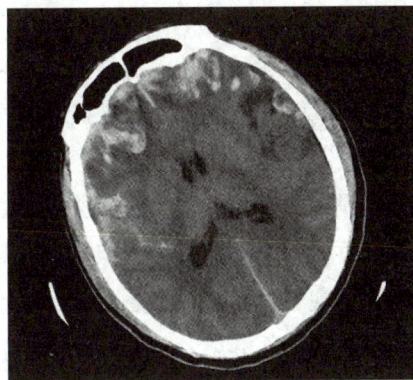

图4-2-2 双额叶脑挫裂伤

（三）原发性脑干损伤

原发性脑干损伤不同于因颅内血肿或脑水肿引起的脑疝所致的继发性脑干损伤，其症状与体征在受伤当时即出现。病理变化可有脑干神经组织结构紊乱、轴突裂断、挫伤或软化等。

【临床表现和诊断】

1. **意识障碍** 受伤当时立即昏迷，昏迷程度较深，持续时间较长。其昏迷原因与脑干网状结构受损、上行激活系统功能障碍有关。

2. **体征** 瞳孔不等，极度缩小或大小多变，眼球位置不正或同向凝视；出现病理反射、肌张力升高、中枢性瘫痪等锥体束征以及去大脑强直等。累及延髓时，则出现严重的呼吸、循环功能紊乱。

单独的原发性脑干损伤较少见，常与弥散性脑损伤并存，给诊断带来困难。因此，除少数早期就诊，且伤后立即出现典型脑干症状者外，多数患者的诊断还需借助CT、MRI和脑干听觉诱发电位（BAEP）等。CT表现为脑干内点片状高密度影，周围脑池狭窄或消失。MRI在显示脑干内小出血灶和组织撕裂方面优于CT。BAEP检查不仅能了解听功能，还能了解脑干功能。脑干损伤后，受损平面以上的各波显示异常或消失。

【治疗和预后】

脑干损伤治疗方法与脑挫裂伤相似。目前主要采用传统方法，即通畅呼吸道、吸氧、亚低温、脱水、应用激素及巴比妥类药物等。脑干损伤致死、致残率很高，这与脑干受损引起中枢功能衰竭及长期意识障碍导致的多系统并发症有关。但有些患者经积极治疗，仍可获得较好恢复。

（四）颅内血肿

颅内血肿是颅脑损伤中最常见、最严重的继发病变。其发生率约占闭合性颅脑损伤的10%和重型颅脑损伤的40%~50%。其严重性在于可引起颅内压升高而致脑疝。早期及时处理，可在很大程度上改善预后。颅内血肿按血肿的来源和部位可分为硬脑膜外血肿、硬脑膜下血肿和脑内血肿（图4-2-3）；按症状出现早晚分为急性血肿（伤后3日内）、亚急性血肿（伤后3日至3周）和慢性血肿（伤后3周以上）。

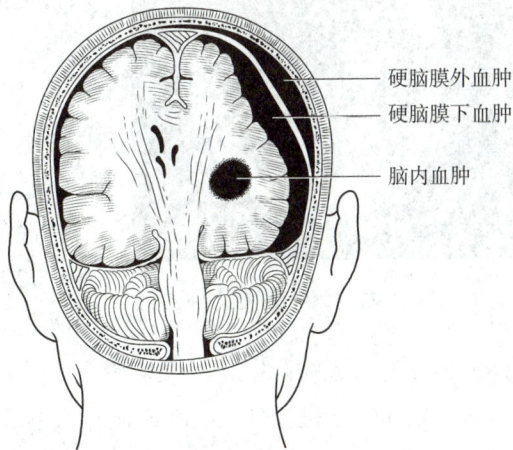

硬脑膜外血肿
硬脑膜下血肿
脑内血肿

图4-2-3 颅内血肿

【临床表现和诊断】

1. **硬脑膜外血肿** 约占外伤性颅内血肿的30%，大多属于急性型，多数与颅骨骨折关系密切。血肿主要来源为脑膜中动脉，此外颅内静脉窦、板障静脉、导静脉、脑膜中静脉等血管损伤也可造成。少数患者并无骨折，其血肿可能与外力造成硬脑膜与颅骨分离，硬脑膜表面的小血管被撕裂有关。多数为单发，少数为多发，以颞部、额顶部、颞顶最多。

（1）意识变化   患者的意识障碍与脑损伤的程度和血肿发展的速度、部位有关。其典型的意识障碍形式表现为受伤后立即出现意识障碍（原发性昏迷），以后渐清醒或好转（中间清醒期或中间好转期），随着血肿逐渐增大，脑组织受压，患者可有头痛、恶心、呕吐、躁动不安，意识逐渐模糊或嗜睡，不久再度出现昏迷（继发性昏迷）。此过程可概括为昏迷→清醒（或好转）→再昏迷，即硬脑膜外血肿的典型表现。但部分患者因原发性损伤较重或出血速度快，伤后昏迷进行性加重或持续昏迷而不出现中间清醒期；也可因原发性损伤较轻，无原发性昏迷，待血肿形成后始出现意识障碍，此类患者容易被误诊，必须特别注意。

（2）头痛、恶心、呕吐   患者在昏迷前或中间清醒（好转）期可出现剧烈头痛、恶心和频繁呕吐，可能与原发性脑损伤及血肿引起颅内压升高有关。

（3）瞳孔改变   早期因动眼神经受到刺激，患侧瞳孔缩小，但时间短暂，往往不被察觉；随即由于动眼神经受压，患侧瞳孔散大，对光反射消失；最后双侧瞳孔散大、固定。瞳孔改变是硬脑膜外血肿发生脑疝时的重要体征，但应与原发性动眼神经损伤、视神经损伤相鉴别。

（4）体征   单纯硬脑膜外血肿，除非压迫脑功能区，早期较少出现体征。伤后立即出现的局灶神经功能障碍的症状和体征，系原发性脑损伤的表现。随着血肿的增大，颅内压逐渐升高，可出现脉搏减慢、呼吸深慢、血压升高和体温升高。但当引起小脑幕切迹疝时，则可出现对侧肢体瘫痪、腱反射亢进、病理反射阳性等锥体束征。脑疝发展，脑干受压严重时导致去大脑强直，出现血压下降，脉搏及呼吸加快，最后呼吸、心搏停止。

根据头部外伤史及上述临床表现，结合X线平片、CT扫描、MRI等影像学检查，一般可以早期诊断。X线摄片可显示有无骨折，尤其是跨越脑膜中动脉沟及静脉窦的骨折有助于硬脑膜外血肿的诊断。CT检查可直接显示硬脑膜外血肿，表现为在颅骨内板与硬脑膜之间的"双凸镜"形密度增高影（图4-2-4），为首选的检查方法。

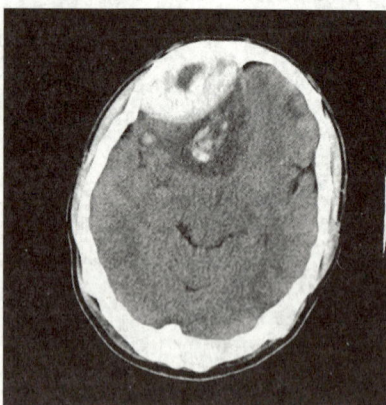

图4-2-4   右侧额部硬脑膜外血肿

2. 硬脑膜下血肿   约占外伤性颅内血肿的40%，多属于急性或亚急性型。一种系脑挫裂伤致脑皮质动静脉出血，血液集聚在硬脑膜与脑皮层之间，病情进展较快，此为大多数情况；另一种系桥静脉断裂出血，血液积聚在硬脑膜与蛛网膜之间，病情发展缓慢。

（1）急性硬脑膜下血肿   好发于着力点与其对冲部位，多数伴有脑挫裂伤及脑水肿，病情较重，很少有中间清醒期，患者很快出现脑受压和脑疝症状。伤后立即出现的偏瘫等征象因脑挫裂伤所致，逐渐出现的体征则是血肿压迫功能区或脑疝的表现。

（2）慢性硬脑膜下血肿   好发于老人。仅有轻微头部外伤或没有外伤史。血肿可发生于一侧或双侧，多位于额顶部大脑表面，常有包膜形成。起病隐匿，进展缓慢，临床表现差异较大，大致归纳为三种类型：①以慢性颅内压升高症状为主，缺乏定位症状。②以血肿压迫所致的局灶症状和体征为主，如偏瘫、失语和局限性癫痫等。③以智力和精神症状为主，表现为头晕、耳鸣、记忆力减退、智力下降、精神迟钝或失常等。本病易被误诊为神经官能症、阿尔茨海默病、高血压脑病、脑血管意外或颅内肿瘤等。中老年人，不论有无头部外伤史，如有上述临床表现时，应想到本病可能。

头颅CT扫描可以确诊，典型表现是脑表面新月形或半月形高密度、等密度、低密度或混杂密度影，多伴有脑挫裂伤和脑受压（图4-2-5）。MRI检查对慢性血肿的诊断优于CT，显示慢性硬脑膜下血肿为短T1、长T2信号影。

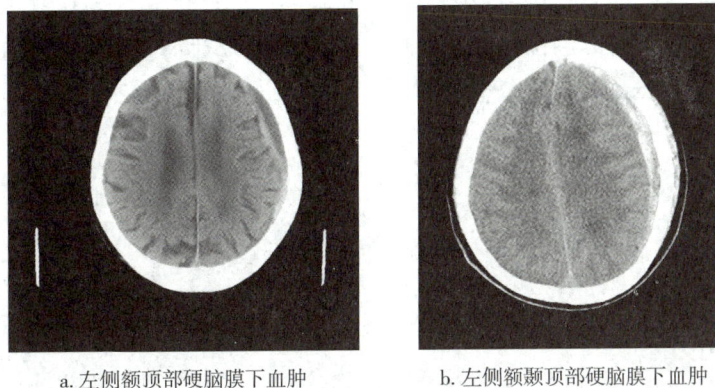

a. 左侧额顶部硬脑膜下血肿   b. 左侧额颞顶部硬脑膜下血肿

图4-2-5　硬脑膜下血肿的CT表现

3. 脑内血肿　比较少见，发生率为0.5%~1.0%。血肿主要来源为挫裂的皮层血管或脑深部血管。常继发于脑挫裂伤、凹陷性颅骨骨折或脑穿通伤。可发生在脑组织的任何部位，但大多数位于额叶及颞叶。

以进行性意识障碍加重为主，与急性硬脑膜下血肿甚相似，事实上两者常同时存在。其意识障碍过程受原发性脑损伤程度和血肿形成的速度影响。

CT检查有助于鉴别血肿类型，脑内血肿表现为脑挫裂伤区附近或脑深部白质内类圆形或不规则高密度影（图4-2-6）。此外，CT检查还可明确颅内血肿的部位、大小、数量、脑室受压及中线移位情况以及是否伴有脑挫裂伤、脑水肿等，为目前最常用、最有价值的检查手段。

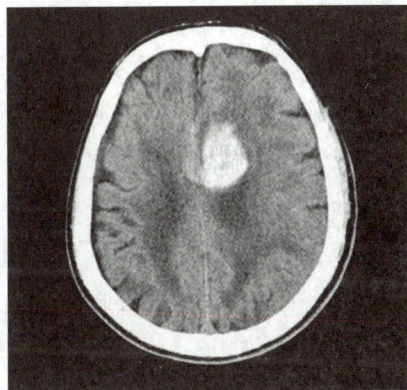

图4-2-6　左额叶及左侧基底节血肿并破入脑室系统

【治疗和预后】

1. 硬脑膜外血肿　伤后无明显意识障碍，病情稳定，CT检查显示血肿量较少，可在密切观察病情变化的前提下，采用非手术治疗，一旦病情恶化，出现脑受压的症状和体征或CT显示血肿增大，应立即手术。手术适应证：①伤后颅内压升高症状和体征明显。②CT扫描示幕上血肿量>30ml、颞部血肿量>20ml、幕下血肿量>10ml，中线结构移位>1cm。手术方法：据CT扫描结果开颅清除硬脑膜外血肿；血肿清除后，若硬脑膜张力高，或疑有硬脑膜下血肿时，可切开硬脑膜探查。硬脑膜外血肿在颅内血肿中疗效和预后最好，目前死亡率已降至10%左右。

2. 硬脑膜下血肿　急性和亚急性硬脑膜下血肿治疗原则与硬脑膜外血肿相仿，多以手术清除血肿为主。此类血肿常伴有脑挫裂伤，术后应注意相应处理。慢性硬脑膜下血肿患者临床症状明显时，应手术钻孔置管引流，术中彻底冲洗，术后引流2~3日。急性和亚急性硬脑膜下血肿预后不及硬脑膜外血肿；慢性硬脑膜下血肿手术后多可获得满意效果。

3. 脑内血肿　脑内血肿治疗与硬脑膜下血肿相同，手术可采用骨瓣或骨窗开颅清除血肿和明显挫碎糜烂的脑组织，如颅压升高显著，脑组织肿胀明显，可考虑去骨瓣减压和内减压术。脑内血肿患者预后较差，病情发展较快者死亡率较高，达50%左右。

> **岗位情景模拟6**
>
> 一女性患者，45岁，3小时前车祸头部受伤，伤后立即昏迷，做CT后入院，入院检查中度昏迷，右侧瞳孔散大，光反射消失，左上、下肢肌张力升高，病理征（+），左顶枕有直径4.0cm头皮下血肿，CT示右额颞部高密度新月影并脑内片状高密度影。
>
> **问题与思考**
>
> 1. 该患者的诊断是什么？
> 2. 应采取的急救措施有哪些？
>
> 答案解析

（五）开放性颅脑损伤

开放性颅脑损伤指由于外伤引起头皮、颅骨、硬脑膜破裂，脑组织与外界相通，包括非火器伤和火器伤两大类。由于致伤物不同，受伤情况不同，临床表现不一，但其共同特点为：①出血较多，可引起休克。②伤口及颅腔内有金属片、碎骨片、玻璃片、泥土、毛发等异物存留，易致伤口感染或颅内感染，可引起脑脓肿。③癫痫发生率较高，多由受损的皮层脑细胞异常放电所致。④火器伤患者除具有非火器所致开放性脑损伤的特点外，尚有弹片或弹头所形成的伤道（切线伤、盲管伤、贯通伤、反跳伤），因伤道病理学特殊性以及全身多发伤发生率高，其伤情复杂、严重，死亡率较高。

开放性颅脑损伤患者的检查应注意伤口的部位、大小、形状和污染程度，并注意有无复合伤。头颅X线片及CT检查有助于了解损伤的部位和范围，异物的数目、大小和位置，有无继发性颅内血肿、脑水肿或脑肿胀等。对于贯通伤，应辨别射入口和出口。

开放性颅脑损伤的治疗与闭合性颅脑损伤大致相同，除保持呼吸道通畅、防治脑水肿和脑肿胀等治疗外还应迅速控制出血，补充血容量，纠正休克。争取在伤后6~8小时内实施清创术，在无明显感染并使用抗生素的前提下可延长到72小时，目的是将污染、出血、内有破碎脑组织和异物的开放性损伤变为洁净、止血彻底、无异物的闭合性损伤。清创由浅而深，逐层进行，不可贸然拔出或撼动插入颅腔的致伤物，以免颅内大出血，应在做好充分准备的前提下，手术将致伤物小心取出。小而分散，位置深或重要功能区的异物，不宜强行摘除，以免过多地损伤脑组织而加重病情。如无明显颅内渗血，也无明显脑水肿或感染征象存在，清创结束后应争取严密缝合或修复硬脑膜。术后加强抗感染和预防癫痫治疗，伤后24小时内注射破伤风抗毒血清或破伤风免疫球蛋白。

（张　伦）

第三节　胸部损伤

PPT

一、概述

胸部损伤是一种常见损伤，多由机械性致伤因素导致，如交通事故伤、高空坠落伤、挤压伤、刺伤等，其发生率虽仅次于四肢伤和颅脑伤，居第三位，但在创伤致死原因中却居第一位。胸腔内脏器最主要的为肺和心脏、大血管，胸部的骨性胸廓支撑保护胸内脏器，参与呼吸功能。胸部损伤后容易发生呼吸和循环功能障碍。创伤时骨性胸廓的损伤范围与程度往往表明暴力的大小。钝性暴力作用下，胸骨或肋骨骨折可破坏骨性胸廓的完整性，并使胸腔内的心、肺发生碰撞、挤压、旋转和扭曲，造成组织广泛挫伤。继发于挫伤的组织水肿可能导致器官功能障碍或衰竭。正常双侧均衡的胸膜腔负压维持纵隔居中，一侧胸腔积气或积液会导致纵隔移位，使健侧肺受压，并影响腔静脉回流。起始于降主动脉的肋间动脉管径较大，走行于背部肋间隙中央，损伤后可发生致命性大出血。上腔静脉无静脉瓣，骤升的胸膜腔内压会使上腔静脉压力急剧升高，导致上半身毛细血管扩张和破裂。膈肌分隔两个压力不同的体腔，胸腔压力低于腹腔，膈肌破裂时，腹内脏器和腹腔积液会进入胸腔。闭合性或开放性胸部损伤，无论是否穿破膈肌，都可能同时伤及腹部脏器，这类胸和腹连接部同时累及的多发性损伤称为胸腹联合伤。

【病因和分类】

根据损伤暴力性质不同，胸部损伤可分为闭合性损伤和开放性损伤两大类。闭合性胸部损伤原因多种多样，多由减速性、挤压性、撞击性或冲击性暴力所致，损伤机制复杂，多有肋骨或胸骨骨折，常合并其他部位损伤。器官组织损伤以钝挫伤与裂伤为多见，心肺组织广泛钝挫伤后继发的组织水肿常导致急性呼吸窘迫综合征、心力衰竭和心律失常。伤后早期容易误诊或漏诊，钝性伤患者多数不需要开胸手术治疗。

开放性损伤包括刃器伤、枪弹伤和弹片伤，多由火器或锐器暴力致伤，损伤机制较清楚，损伤范围直接与伤道有关，早期诊断较容易。器官组织裂伤所致的进行性出血是伤情进展快、患者死亡的主要原因，相当一部分穿透性胸部损伤患者需要开胸手术治疗。

依据危及生命的严重程度，胸部损伤还可分为快速致命性胸伤，包括心脏压塞、气道梗阻、进行性或大量血胸、张力性气胸、开放性气胸和连枷胸；潜在致命性胸伤，包括食管破裂、膈肌破裂、肺挫伤、心脏钝挫伤。对于快速致命性胸伤应在院前急救和医院急诊时给予快速有效的处理，并警惕和搜寻是否存在潜在致命性胸伤的证据。

【临床表现】

1. 症状

（1）胸痛 胸部损伤主要症状，伤处明显，呼吸和咳嗽时加剧。肋骨骨折疼痛尤为明显。

（2）呼吸困难 胸壁损伤、肋骨骨折和胸骨骨折等，除引起疼痛，造成神经刺激和限制呼吸动度以外，还可使胸廓运动的对称性和协调性破坏，从而导致通气功能障碍。若创伤使一侧胸膜腔负压受损，压力升高（血胸或气胸），不但伤侧肺受压萎陷，而且纵隔受压移向对侧，使对侧肺受压。气管、支气管内有血液或分泌物堵塞气道，不能咳出，或肺损伤后引起气胸、血胸和血容量减少，肺毛细血管通透性和表面活性物质改变，引起通气和换气功能障碍。

（3）咯血 轻则痰中带血或咯血，重则咯血量较多且较早出现，肺挫裂伤多咳出泡沫样血痰，是肺与支气管损伤的表现。

（4）休克 多见于严重的胸部损伤，原因如下。

①胸腔内大量出血，血容量急剧减少。

②心包腔内出血，可引起急性心脏压塞。

③大量积气，特别是张力性气胸，严重影响肺功能与静脉血液向心脏回流，导致回心血量减少。

2. 体征 依据损伤的性质和伤情轻重而有所不同，可出现皮肤瘀斑、血肿、皮下气肿、骨摩擦音、胸廓变形、胸壁软化及反常活动；如为穿透伤可有随呼吸而出现的通气声；叩诊气胸呈鼓音，血胸呈浊音；听诊呼吸音多减弱或消失；严重的血、气胸，可致气管和心脏移位。

> 📎 **知识拓展**
>
> **创伤性窒息**
>
> 　　创伤性窒息是因钝性暴力作用于胸部，引起上半身广泛皮肤、黏膜、末梢毛细血管淤血及出血性损害。当胸部与上腹部受到暴力挤压时，患者声门紧闭，胸膜腔内压骤然升高，右心房血液经无静脉瓣的上腔静脉系统逆流，造成末梢静脉及毛细血管过度充盈扩张并破裂出血，可出现面、颈、上胸部皮肤针尖大小的紫蓝色瘀斑，以面部与眼眶部明显，口腔、球结膜、鼻腔黏膜瘀斑，甚至出血。因视网膜或视神经出血可造成暂时性或永久性视力障碍。鼓膜破裂可致外耳道出血、耳鸣，甚至听力障碍。多数患者还可在伤后出现暂时性意识障碍、烦躁不安、头昏、谵妄等精神症状，甚至四肢痉挛性抽搐，瞳孔可扩大或极度缩小，可能与脑内轻微点状出血和脑水肿有关。若有颅内静脉破裂，患者可发生昏迷或死亡。少数伤员在压力移除后可发生心跳、呼吸停止，应做好充分抢救准备。

【诊断】

根据外伤史和临床表现，初步诊断不难。对疑有气胸、血胸者，可进行诊断性胸前穿刺，以明确诊断。胸部X线可判断是否有肋骨骨折，胸腔积气、积血等。

【治疗】

胸部损伤紧急处理包括院前急救处理和院内急诊处理两部分。其救治关键在于及早纠正呼吸和循环功能紊乱，包括如下。

（1）有气、血胸者，需行胸腔闭式引流术。有胸壁软化、反常呼吸者，局部加压包扎稳定胸廓，开放性气胸应及时封闭伤口。

（2）保持肺通气及换气正常。

（3）防治休克，尽快去除导致休克的病因。

（4）轻者给予镇痛剂、固定胸廓或行肋间神经阻滞，达到止痛的目的。胸部伤口给予清创缝合，应用抗生素防治感染，常规注射破伤风抗毒素。

（5）有下列情况者，适时进行开胸手术：①胸膜腔内进行性出血。②胸腔闭式引流后，漏气量大，呼吸仍然困难，提示有肺裂伤或支气管断裂。③心脏损伤。④胸内存留较大的异物。⑤胸腹联合伤。

二、肋骨骨折

肋骨骨折在胸部伤中最常见，多发生在第4~7肋。

【病因】

1. 根据暴力作用方式不同　分为直接暴力和间接暴力两种。

（1）直接暴力　肋骨向内弯曲折断，可刺伤胸膜、肺或肋间血管，并发血、气胸。

（2）间接暴力　胸廓受到前、后方向外力的挤压，使腋中线附近肋骨向外过度弯曲折断，较少发生胸内合并症，易刺破皮肤形成开放性骨折。

2. **根据暴力程度与作用部位不同**　可分为单根或多根肋骨骨折，同一肋骨可发生一处或多处骨折。

【病理生理】

直接暴力所引起的肋骨骨折，断端向内移位，可刺破肋间血管、胸膜和肺，产生血胸或（和）气胸。间接暴力如胸部受到前后挤压时，骨折多在肋骨中段，断端向外移位，刺伤胸壁软组织，产生胸壁血肿。多根多处肋骨骨折后，局部胸壁失去了肋骨的支撑而软化，类似农具连枷，称连枷胸。

【临床表现】

局部疼痛是肋骨骨折最明显的症状，且随咳嗽、深呼吸或身体转动等运动而加重。疼痛以及胸廓稳定性受破坏，可使呼吸动度受限、呼吸浅快和肺泡通气减少，患者不敢咳嗽，痰潴留，从而引起下呼吸道分泌物梗阻、肺不张。

如果发生连枷胸，当吸气时，胸腔负压增加，软化部分胸壁向内凹陷，当呼气时，胸腔压力升高，损伤的胸壁浮动凸出，这与其他胸壁的运动相反，称为反常呼吸运动。反常呼吸运动可使两侧胸腔压力不平衡，纵隔随呼吸而向左右来回移动，称为纵隔扑动，影响血液回流，造成循环功能紊乱，是导致和加重休克的重要因素之一。常伴有严重的呼吸困难及低氧血症。连枷胸时常伴有肺挫伤，可使肺泡和间质出血、水肿，肺泡破裂和不张，是引起呼吸功能障碍的重要原因。

【诊断】

根据外伤史、临床表现以及X线检查一般可做出诊断。

【治疗】

治疗原则是止痛、固定和预防肺部感染。

1. **镇痛**　可口服或必要时肌内注射止痛剂。肋间神经阻滞可用0.5%或1%普鲁卡因5ml注射于骨折肋骨下缘，注射范围包括骨折肋骨上、下各一根肋骨。

2. **半环式胶布固定**　具有稳定骨折和缓解疼痛的功效，方法是用5~7cm宽的胶布数条，在呼气状态下自后而前、自下而上做叠瓦式粘贴胸壁，相互重叠2~3cm，两端需超过前后正中线5cm，范围包括骨折肋骨上、下各一根肋骨。但是，因其止痛并不理想、限制呼吸且有皮肤过敏等并发症，故一般不应用，或应用多头胸带或弹力束胸带，效果更好。

3. **预防肺部并发症**　主要在于鼓励患者咳嗽，辅助排痰，必要时行气管内吸痰术。适量给予抗生素和祛痰剂。

4. **连枷胸的处理**

（1）处理原则　保持呼吸道通畅，防治休克，尽快消除反常呼吸，防治感染。

（2）消除反常呼吸　可采用加压包扎固定、巾钳牵引外固定（2~3公斤重量牵引2周左右）、开胸手术内固定。

三、损伤性气胸

各种原因导致空气进入胸膜腔引起胸膜腔内积气称为气胸。发生率在闭合性损伤中占15%~50%，在开放性损伤中占30%~87.6%。空气来源于肺，肺被肋骨骨折断端刺破，亦可由暴力作用引起支气管或肺组织挫裂伤，或因气道内压力急剧升高而引起支气管或肺破裂。游离胸膜腔内积气都位于不同体位时的胸腔上部。当胸膜腔因炎症、手术等原因发生粘连，胸腔积气则会局限于某些区域，出现局限性气胸。临床上气胸分为闭合性、开放性和张力性三类，需要注意三者之间对比，尤以张力性气胸的迅速诊断紧急处置为要（表4-3-1）。

表4-3-1 气胸鉴别

	闭合性气胸	张力性气胸	开放性气胸
有无活瓣	无	单向活瓣作用	无
胸腔内压	空气不能自由进出胸膜腔，胸腔内压力变化较小	空气只能进，不能出，持续升高、高压	空气可自由进出胸膜腔，接近大气压
纵隔移位	向健侧移位	向健侧显著移位	向健侧移位
气管移位	向健侧移位	向健侧显著移位	向健侧移位
胸廓视诊	伤侧饱满，呼吸活动度降低	伤侧张力高，异常饱满，呼吸音消失	胸部开放性伤口
皮下气肿	无	可有纵隔和皮下气肿	无
纵隔摆动	无	无	有
肺部叩诊	伤肺鼓音	伤肺鼓音	伤肺鼓音
肺部听诊	伤肺呼吸音降低	伤肺呼吸音消失	伤肺呼吸音消失
胸片检查	不同程度肺萎陷、胸腔积气	肺完全萎陷、严重胸腔积气	肺萎陷、大量胸腔积气
抽气表现	抽气后压力下降	压力先下降，后迅速升高	抽气后数分钟压力复升
治疗要点	肺压缩量<20%者先行观察；肺压缩量> 20%者行穿刺抽气；自觉症状重者行闭式引流	立即穿刺抽气；自觉症状重者行闭式引流；必要时开胸探查	立即将开放性变为闭合性；自觉症状重者行闭式引流；必要时开胸探查

（一）闭合性气胸

闭合性气胸是指空气经胸部伤口或肺组织、气管、支气管破裂口进入胸膜腔，形成气胸，随之伤口闭合，空气不再继续进入胸膜腔。胸部损伤中较为常见，多为肋骨骨折的并发症。

【临床表现及诊断】

空气经胸壁小创口进入后随即创口闭合，胸膜腔与外界隔绝，胸膜腔内压力仍低于大气压。小量气胸指肺萎陷在30%以下，患者可无明显呼吸与循环功能紊乱。中量气胸肺萎陷在30%~50%，而大量气胸肺萎陷在50%以上，均可出现胸闷、气急等低氧血症的表现。查体可见气管向健侧偏移，伤侧胸部叩诊呈鼓音，呼吸音明显减弱或消失，少部分伤员可出现皮下气肿且常在肋骨骨折部位。X线胸片是诊断闭合性气胸的重要手段。胸腔穿刺可有助于诊断，也是治疗手段。

【治疗】

小量气胸可自行吸收，无须特别处理。中、大量气胸可先行胸腔穿刺，若一直抽不尽，抽气不久又达抽气前的积气量，另一侧亦有气胸，合并血胸，需行全身麻醉或需用机械通气等，均应放置胸腔闭式引流。治疗中警惕发展为张力性气胸。

（二）开放性气胸

由火器伤或锐器伤造成胸壁缺损创口，胸膜腔与外界大气直接相通，空气可随呼吸自由进出胸膜腔，形成开放性气胸。

【病理生理】

伤侧胸腔压力等于大气压，肺受压萎陷，萎陷的程度取决于肺顺应性和胸膜有无粘连。健侧胸膜腔仍为负压，低于伤侧，纵隔向健侧移位，健侧肺萎陷。同时由于健侧胸腔压力仍可随呼吸周期而增减，从而引起纵隔扑动（或扑动）和残气对流（或扑动气），导致严重的通气、换气功能障碍。纵隔扑动引起心脏大血管来回扭曲以及胸腔负压受损，使静脉血回流受阻，心排出量减少（图4-3-1）。纵隔扑动又可刺激纵隔及肺门神经丛，引起或加重休克，称之为胸膜肺休克。另外，外界空气不断进出胸膜腔，可带入细菌或异物。同时伴有胸内脏器伤或大出血，使伤情更为加重。

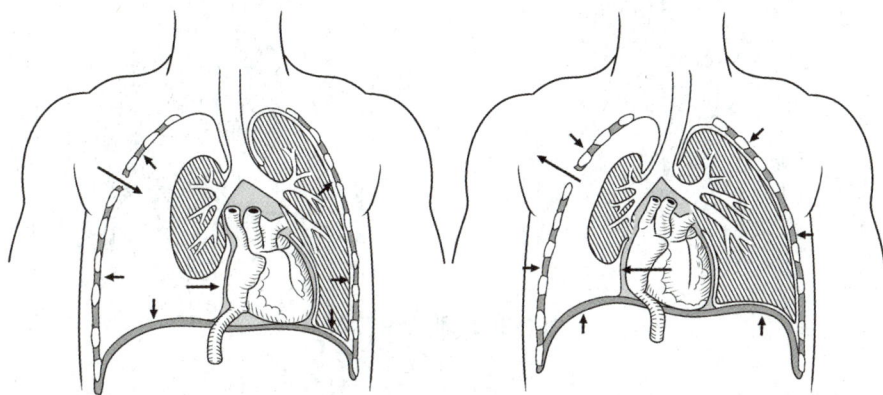

图4-3-1　开放性气胸

当创口大于气管直径时，如不及时封住，常迅速导致死亡。有的胸腔穿透伤，空气虽可在受伤时由外界进入胸膜腔，但随即创口迅速闭合，胸膜腔与外界隔绝，所形成的气胸不能称之为开放性气胸。

【临床表现及诊断】

伤后迅速出现严重呼吸困难，惶恐不安，脉搏细弱而快，紫绀和休克。检查时可见胸壁有明显创口通入胸腔，并可听到空气随呼吸进出的"嘶嘶"声音。伤侧叩诊鼓音，呼吸音消失，有时可听到纵隔扑动声。胸部X线透视检查显示纵隔来回扑动。

【急救与治疗】

现场急救，重点是迅速封闭胸壁创口，变开放性气胸为闭合性气胸。可用大型急救包，多层清洁布块或厚纱布垫，在伤员深呼气末敷盖创口并包扎固定。如有大块凡士林纱布或无菌塑料布则更为合用。要求封闭敷料够厚以避免漏气，但不能往创口内填塞，范围应超过创缘5cm以上，包扎固定牢靠。在伤员转送途中要密切注意敷料有无松动及滑脱，不能随便更换。患者送达医院后首先给予补液和吸氧等治疗，纠正呼吸和循环功能紊乱，同时进一步检查和弄清伤情。待全身情况改善后，尽早在气管插管麻醉下进行清创术并安放胸腔闭式引流。清创既要彻底，又要尽量保留健康组织，胸膜腔闭合要严密。若胸壁缺损过大，可用转移肌瓣和转移皮瓣来修补。如果有肺、支气管、心脏和血管等胸内脏器的严重损伤，应尽早剖胸探查处理。

（三）张力性气胸

胸壁、肺、支气管或食管上的创口呈单向活瓣，与胸膜腔相交通，吸气时活瓣开放，空气进入胸膜腔，呼气时活瓣关闭，空气不能从胸膜腔排出，因此随着呼吸，伤侧胸膜腔内压力不断升高，以致超过大气压，形成张力性气胸，又称压力性气胸或活瓣性气胸。

【病理生理】

伤侧肺组织高度受压缩，并将纵隔推向健侧，使健侧肺亦受压缩，从而使通气面积减少和产生肺内分流，引起严重呼吸功能不全和低氧血症。同时，纵隔移位使心脏大血管扭曲，再加上胸腔压力升高以及常伴有的纵隔气肿压迫心脏及大静脉和肺血管（心包外心脏压塞），造成回心静脉血流受阻，心排出量减少，引起严重的循环功能障碍甚至休克（图4-3-2）。

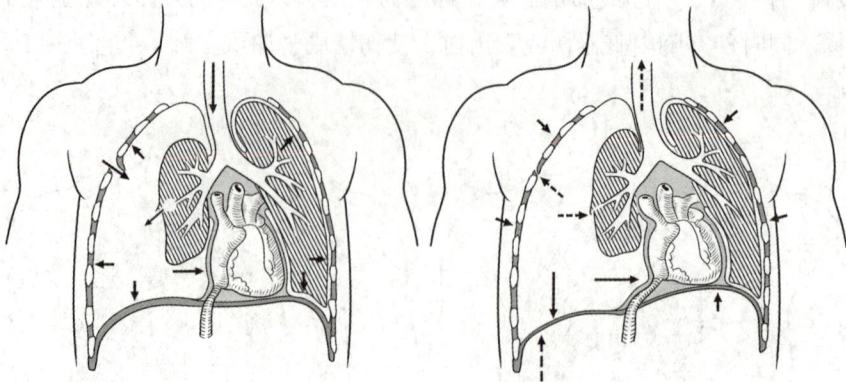

图4-3-2　张力性气胸

【临床表现及诊断】

患者常表现有严重呼吸困难、紫绀，伤侧胸部叩诊为高度鼓音，听诊呼吸音消失。若用注射器在第2肋间穿刺，针栓可被空气顶出。这些均具有确诊价值。

检查时可发现脉搏细弱，血压下降，气管显著向健侧偏移，伤侧胸壁饱满，肋间隙变平，呼吸动度明显减弱。并可发现胸部、颈部和上腹部有皮下气肿，扪之有捻发音，严重时皮下气肿可扩展至面部、腹部及四肢。X线检查可直观显示胸腔大量积气，肺萎缩成小团，纵隔明显向健侧移位，以及纵隔内、胸大肌内和皮下有气肿表现。

【急救与治疗】

张力性气胸病情危急，如不及时抢救，患者将迅速死亡。

（1）急救的关键在于迅速行胸腔排气解压。可用粗针头在锁骨中线第2或3肋间刺入胸膜腔，即刻排气减压。将针头用止血钳固定后，在其尾端接上乳胶管，连于水封瓶。患者如需转送，可在穿刺针尾端缚一橡皮指套，其顶端剪开1cm的小口，制成活瓣排气针。若系较小的穿透性伤口引起，应立即予以封闭、包扎及固定。

（2）患者经急救处理后，应在局麻下经锁骨中线第2或第3肋间隙插入口径0.5~1.0cm的胶管做闭式引流，然后行X线检查。若肺已充分复张，可于漏气停止后24~48小时拔除胸腔引流管。怀疑有严重的肺裂伤或支气管断裂，或诊断出食管破裂，应进行开胸探查手术。纵隔气肿和皮下气肿一般不需处理。此外，还应使用足量的抗生素，以防治感染。

四、损伤性血胸

胸部损伤引起胸膜腔内积血，称为损伤性血胸。发生率在钝性伤中占25%~75%，在穿透性伤中占60%~80%。可与气胸并存，称为损伤性血气胸。

出血的来源常为肋骨骨折断端出血流入胸膜腔，以及肺破裂或裂伤出血。由于肺循环的压力较低，故出血可自行停止，但较大的肺裂伤出血量仍可较多。来自肋间动脉和胸廓内动脉的出血，常呈持续性大出血，不易自然停止，往往需要开胸手术止血。心脏或大血管及其分支的出血，量多而猛，多在短时间引起患者死亡，仅少数得以送达医院。有时出血来自膈肌破裂及其伴发的腹内脏器破裂。

【病理生理】

由于肺、心脏和膈肌的活动起着去纤维蛋白作用，析出并沉积于脏、壁层胸膜表面形成粗糙的灰黄色纤维膜，故而胸膜腔内的积血一般不凝固。但如果出血较快且量多，去纤维蛋白作用不完全，积血就可发生凝固而成为凝固性血胸。凝固性血胸经过3天以后，即在胸膜表面沉积一层纤维板，限制肺膨胀，称为纤维胸。5~6周以后，逐渐有成纤维细胞和毛细血管长入，发生机化，成为机化血胸，限制肺的胀缩以及胸廓和膈肌的呼吸运动。积血是良好的细菌培养基，特别是战时穿透性伤，常有弹片等异物存留，如不及时排除，易发生感染而成为感染性血胸，即脓胸。

【临床表现及诊断】

临床表现取决于出血量和速度，以及伴发损伤的严重程度。

1. 小量血胸　指胸腔积血量在500ml以下，患者无明显症状和体征。X线检查可见肋膈角变浅，在膈肌顶平面以下。

2. 中量血胸　积血量500~1500ml，患者可有内出血的症状。查体发现伤侧呼吸运动减弱，下胸部叩诊浊音，呼吸音明显减弱，X线检查可见积血上缘达肩胛角平面或膈顶上5cm。

3. 大量血胸　积血量在1500ml以上，患者表现有较严重的呼吸与循环功能障碍和休克症状，躁动不安、面色苍白、口渴、出冷汗、呼吸困难、脉搏细数和血压下降等。查体可见伤侧呼吸运动明显减弱，肋间隙变平，胸壁饱满，气管移向对侧，叩诊为浊实音，呼吸音明显减弱以至消失。X线检查可见胸腔积液超过肺门平面，甚至全血胸。

根据受伤史、内出血的症状、胸腔积液的体征结合X线胸片的表现，创伤性血胸的临床诊断一般不困难，但应注意，合并气胸时则同时表现有气胸的症状和体征以及X线胸片上积血的上缘为液平面而非弧形阴影。另外，超声检查可见到液平段。诊断性胸腔穿刺抽出不凝固的血液亦具有确诊价值。

无论是闭合性还是开放性胸部伤，均应警惕迟发性血胸的发生，即在伤后2天之内未发现血胸（或血气胸），必须判定胸腔内出血已经停止还是仍在继续。下列征象考虑为进行性血胸：①经输血、补液等措施治疗休克不见好转。②胸腔闭式引流或胸腔穿刺出来的血液很快凝固。③胸腔穿刺抽出胸内积血后，很快又见积血增长。④红细胞和血色素进行性持续下降。⑤胸腔闭式引流每小时引流量超过200ml，持续3小时以上。⑥凝固性血胸抽不出来，或已行胸腔闭式引流者亦引流不出来，连续X线检查胸部阴影逐渐扩大。

【治疗】

治疗原则：防治休克，及早清除胸膜腔积血以解除肺与纵隔受压和防治感染，对进行性血胸开胸探查以及处理合并伤和并发症。

（1）非进行性血胸小量血胸多能自行吸收，中量血胸可行胸腔穿刺抽出积血，对于量较多的中量血胸和大量血胸，应进行胸腔闭式引流术。

（2）进行性血胸应在输血、补液及抗休克治疗下，及时进行开胸探查，根据术中所见，对胸廓的破裂血管予以缝扎，对肺裂伤进行修补，对严重肺裂伤或肺挫伤进行肺切除，对心脏或大血管破裂进行修复等。

（3）凝固性血胸最好在伤后3~4周对中等量以上的凝固性血胸进行开胸血块清除术，清除血块和积血，剥除脏、壁层胸膜表面的纤维膜。血胸合并感染，按脓胸处理。

（黄　诚）

第四节　腹部损伤

PPT

腹部损伤属于较常见的外伤类型，其发生率在非战争时期占人体各种损伤的0.4%~1.8%，在战争时期更为常见。由于腹部脏器较多，解剖及生理功能各异，受到损伤后的伤情复杂多样。腹部损伤对伤者的生命威胁较大，受伤后腹腔内大量出血和严重感染是致死的主要原因，因此及时、准确地判断有无内脏损伤，有无腹腔内大出血，是实质性或空腔性脏器损伤，是哪个脏器损伤，并根据情况给予伤者及时且恰当的治疗，是降低腹部损伤死亡率的关键。

一、概述

【分类与病因】

根据受伤后腹部皮肤是否完整，腹部损伤可分为开放性和闭合性两大类。闭合伤可以仅累及腹壁，也可以累及腹腔内脏器；开放伤按腹膜是否破损又分为穿透伤和非穿透伤。穿透伤多数累及内脏，非穿透伤偶尔因冲击效应亦可引起腹内脏器损伤。

闭合性损伤常由撞击伤、打击伤、坠落伤、挤压伤、冲击伤等引起，开放性损伤常由刀刺伤、枪弹伤等引起。开放性损伤中常见受损内脏器官有肝、小肠、胃、结肠、大血管等，闭合性损伤中依次是脾、肾、小肠、肝等。腹部损伤的严重程度取决于暴力的强度、速度、着力部位和作用方向等因素，还受解剖特点、脏器功能状态以及原有病理情况等因素的影响。例如肝、脾结构松脆，血供丰富，位置较固定，一旦受到暴力作用，比其他脏器更易破裂；固定的肠道例如上段空肠、末端回肠、粘连的肠管等比活动度较大的小肠更易受损；饱餐后的胃和充盈的膀胱比排空时更易破裂等。

【临床表现】

由于致伤原因及伤情的不同，腹部损伤后的临床表现差异很大，从无明显症状和体征到出现重度休克甚至濒死状态均有可能。一般单纯腹壁损伤的症状和体征较轻，可表现为受伤部位疼痛，局限性腹壁肿胀和压痛，有时可见皮下瘀斑。而合并内脏损伤者，根据内脏受损的程度及其解剖特点，表现也各不相同。一般按照解剖学特点，将腹内脏器大致分为空腔脏器与实质性脏器两大类，其伤后表现各有特点。

实质性脏器如肝、脾、胰、肾等或大血管损伤主要临床表现为腹腔内或腹膜后出血，严重者可发生休克。腹痛呈持续性，一般并不很剧烈，腹膜刺激征也不明显。但是肝破裂伴有较大肝内胆管断裂时，因有胆汁沾染腹膜而出现明显腹膜刺激征；胰腺损伤伴有胰管断裂，胰液溢入腹腔，亦可出现明显的腹膜刺激征，体征最明显处一般是损伤所在部位。肾脏损伤有时可出现血尿。

空腔脏器如胃肠道、胆道、膀胱等破裂时主要表现为局限性或弥漫性腹膜炎。最典型的症状就是腹膜刺激征，但其严重程度因空腔脏器的内容物不同而有所差异。通常胃液、胆汁、胰液对腹膜刺激最强，肠液次之，血液对腹膜刺激较小。随着病情的进展，逐渐出现发热和腹胀，肠鸣音减弱或消失，严重时发生感染性休克。

【诊断】

详细询问外伤史和腹部体格检查的阳性体征，是诊断腹部损伤的主要依据，但有时因伤情紧急，了解病史和体格检查常需和一些必要的急救措施（如止血、输液、抗休克、保持呼吸道通畅等）同时进行。腹部损伤发生时，多发伤的几率较大，因此在接诊此类伤员时，还应排除身体其他部位的合并伤（如颅脑损伤、胸部损伤、肋骨骨折、脊柱骨折、四肢骨折等），以免发生漏诊或误诊。

开放性腹部损伤的诊断要慎重考虑是否为穿透伤。有腹膜刺激征或腹内组织、内脏自腹壁伤口显露者显然腹膜已穿透，且绝大多数都有内脏损伤。

闭合性腹部损伤诊断中需要仔细判断是否有内脏损伤，如不能及时确诊，可能贻误手术时机而导致严重后果。腹部闭合性损伤的诊断思路如下。

1. **有无内脏损伤** 多数伤者根据临床表现即可确定内脏是否受损，但仍有不少伤者早期腹内脏器损伤体征并不明显，或虽然为单纯腹壁损伤，但由于局部疼痛明显，影响正确判断，因此需进行严密观察，直至明确诊断。另外还需注意，严重的合并损伤可能掩盖腹部内脏损伤的表现。通过检查如发现下列情况之一者，应考虑有腹内脏器损伤：①早期出现休克，尤其是失血性休克征象。②有持续性甚至进行性加重的腹部疼痛，伴恶心、呕吐等消化道症状。③腹膜刺激征。④气腹表现。⑤腹部出现移动性浊音。⑥便血、呕血或尿血。⑦直肠指诊发现前壁有压痛或波动感，或指套染血。腹部损伤患者如发生顽固性休克，首先考虑为腹部内脏所致，其次考虑是否有其他部位的合并伤。

2. **何种脏器受到损伤** 首先确定是哪一类脏器受损，然后考虑具体脏器和损伤程度。下列总结对初步判断是何种脏器损伤具有一定参考价值：①有恶心、呕吐、便血、气腹者多为胃肠道损伤，再结合暴力打击部位、腹膜刺激征最明显的部位和程度，可确定损伤在胃、上段小肠、下段小肠或结肠。②有排尿困难、血尿、外阴或会阴部牵涉痛者，提示泌尿系脏器损伤。③有肩部牵涉痛者，多提示上腹部脏器损伤，其中以肝和脾破裂为多见。④有下位肋骨骨折者，注意肝或脾破裂的可能。⑤有骨盆骨折者，注意直肠、膀胱、尿道损伤的可能。

3. **是否存在多发性损伤** 多发性损伤可能有以下几种情况：①腹内某一脏器有多处损伤。②腹内有一个以上脏器受到损伤。③除腹部损伤外，尚有腹部以外的合并损伤。④腹部以外损伤累及腹内脏器。不论哪种情况，在诊断和治疗中都应提高警惕，避免漏诊而产生严重后果。

4. **诊断困难时该怎么办** 通过上述检查及分析如不能明确诊断，还可采取一些必要的辅助检查协助诊断。随着现代医学的发展，各种辅助检查手段越来越丰富，但临床工作中不应过分依赖现代化的特殊诊断方法，而要强调重视临床征象，利用最简易的检查方法，尽快获得初步诊断。以下介绍几种常用的辅助检查方法。

（1）超声检查　是一种简便、经济，又快速直观的非损害性检查方法，对腹部创伤的诊断帮助较大，诊断符合率高达95%~99%，可作为闭合性腹部实质脏器损伤的首选检查方法，主要用于检查肝、脾、肾和上腹部创伤，同时对评价非手术治疗效果和随访有重要参考价值。缺点是对腹部空腔脏器损伤的诊断不够敏感。

（2）X线检查　最常用的是胸片和立位腹部平片，可发现膈下游离气体和某些脏器的位置、大小的改变。凡是腹腔内脏伤诊断已经确定，尤其是伴有休克者，应抓紧时间处理，不必再行X线检查以免加重病情，延误治疗。

（3）诊断性腹腔穿刺　本法简便安全，阳性率可达90%以上，对腹内脏器损伤的诊断有很大帮助。抽到液体后，应观察液体的性状，借以推断何种脏器损伤。

（4）CT　可确定脏器损伤的部位、范围及其与周围器官的关系，准确率达90%以上，目前主要用于实质性脏器损伤的诊断。为提高准确率可同时给予静脉或口服造影剂。血管造影剂增强CT检查能鉴别有无活动性出血以及出血部位。

（5）MRI　对血管损伤和某些特殊部位的血肿如十二指肠壁间血肿有较高的诊断价值，磁共振胰胆管造影（MRCP）尤其适用于胆道损伤的诊断。

（6）诊断性腹腔镜技术　腹腔镜技术已广泛应用于腹部创伤的早期诊断，可直接观察损伤脏器的确切部位及损伤程度，判断出血的来源。在检查过程中同时能够给予相应的治疗，随着腹腔镜手术技巧的提高，常规手术在腹腔镜下基本都能完成。

（7）实验室检查　腹内实质脏器破裂可呈现红细胞、血红蛋白和血细胞比容下降；空腔脏器破裂时白细胞计数明显升高；泌尿系损伤时可见血尿；胰腺损伤时，血尿淀粉酶升高。

【治疗原则】

腹部损伤往往伴有腹部以外的合并伤，应全面权衡各种损伤的轻重缓急，维持呼吸道通畅，先处理威胁生命的合并伤，如开放性或张力性气胸、颅内血肿及各类大出血等。腹部创伤有时伤情严重、失血迅速、发生休克者较多，应抓紧抢救的关键时段，遵循"抢救生命第一，保全器官第二"的原则。对未发生休克的伤员，应予严密观察，积极做好术前准备。对已发生休克的内出血伤员，应迅速补充血容量，若仍不能纠正休克，应边抗休克边迅速准备手术，只有控制出血才能有效纠正休克。

二、脾破裂

脾是腹腔脏器中最容易受损的器官之一。按病理解剖，脾破裂可分为中央型破裂（破裂位于脾实质深部）、被膜下破裂（破裂位于脾实质周边部分）和真性破裂（破裂累及被膜）三种。前两种破裂因被膜完整，出血量受到限制，故临床上可无明显的腹内出血征象，不易被发现。脾内血肿最终可被吸收，脾被膜下血肿有时在某些微弱外力的作用下，就可能引起被膜破裂而发生大出血，转为真性脾破裂，导致病情突然加重。

【临床表现及诊断】

内出血及血液对腹膜引起的刺激为脾破裂的主要特征，其严重程度与出血量和出血速度密切相关。出血速度快且量大者，受伤早期就出现低血容量性休克，伤情十分危急；出血速度慢且量少者症状轻微，除左上腹轻度疼痛外可无其他明显症状，容易被忽视，随时间的推移，出血量越来越多，才出现休克表现。由于血液对腹膜的刺激而有腹痛，以左上腹最为明显，同时有腹部压痛、反跳痛和腹肌紧张等体征。

脾破裂的诊断主要依赖于：①腹部外伤病史。②临床有内出血的表现。③腹腔诊断性穿刺抽出不凝固血液。④实验室检查发现红细胞、血红蛋白和血细胞比容进行性降低。脾包膜下裂伤伴包膜下血肿的伤员，临床表现不典型，腹腔穿刺阴性，对诊断有困难者，可采用B超、CT、MRI、腹腔镜等手段协助诊断。

【治疗原则】

脾破裂的治疗总原则是"抢救生命第一，保脾第二"。全脾切除术治疗脾损伤已有近200年的历史，效果确切，使脾损伤的死亡率由90%~100%降低至5%，但随着对脾脏功能的深入研究，人们逐渐认识到脾脏参与并调节血液、免疫、内分泌系统的功能，因此逐渐发展了多种保脾手术及非手术治疗脾损伤，从而避免或减少了因无脾而带来的不良后果，特别是脾切除术后可能发生的凶险感染，因此，如条件允许应尽量保留脾或脾组织，具体处理措施如下。

（1）对于无休克或容易纠正的一过性休克者，超声或CT等影像检查证实脾裂伤比较局限、表浅，无其他腹腔脏器合并伤，可在严密观察血压、脉搏、腹部体征、血细胞比容及影像学变化的前提下行保守治疗。主要措施为绝对卧床休息至少1周，禁食、水，输血补液，应用止血药物和抗生素等。

（2）保守治疗期间，如发现持续出血，或发现合并其他脏器损伤，应立即手术；不符合非手术治疗条件的伤者，应尽快手术探查，以免延误治疗。

（3）手术探查时，要彻底查明伤情，如果损伤轻，可根据伤情采用不同的处理方法保留脾脏，如生物胶粘合止血、物理凝固止血、单纯缝合修补、脾动脉结扎及部分脾切除等。如果损伤严重，如脾中心部碎裂，脾门撕裂，缝合修补不能有效止血或有大量失活组织，或伴有多发伤，伤情严重，需迅速施行全脾切除术。

三、肝破裂

肝脏是腹腔内最大的实质性器官，位于右上腹的深部，有下胸壁和膈肌的保护。由于肝脏体积大、质地脆，一旦遭受暴力容易损伤。据统计肝脏损伤在腹部损伤中占20%~30%，右半肝破裂较左半肝为多见。肝损伤的致伤因素、病理类型和临床表现与脾损伤相似，主要危险是失血性休克、胆汁性腹膜炎和继发性感染。因肝外伤后可能有胆汁溢出，故腹痛和腹膜刺激征常较脾破裂伤者更为明显。严重肝外伤死亡率可高达60%以上，必须及时诊断和正确处理。

【临床表现】

如肝脏仅为浅表裂伤时出血量少，有些可以自行停止，其腹部体征较轻。而裂伤较深，肝脏严重碎裂时，伤者可出现面色苍白、手足厥冷、出冷汗、脉搏细速，继而血压下降等低血容量性休克的表现。由于血液、胆汁对腹膜的刺激，还可引起腹痛、腹肌紧张、压痛和反跳痛，以右上腹明显。有时胆汁刺激膈肌出现呃逆和肩部牵涉痛。肝组织坏死分解，还可继发细菌感染形成腹腔脓肿。如同时有肝内胆管裂伤，血液流入胆道和十二指肠，表现为阵发性胆绞痛和上消化道出血。

【诊断】

有严重右上腹外伤史者均应考虑此诊断。当症状与体征不明显时诊断肝裂伤可能有困难，必须结合伤情、临床表现以及必要的辅助检查结果综合分析，并密切观察生命体征和腹部体征的变化。常用的诊断肝损伤的辅助检查如下。

1. **诊断性腹腔穿刺**　价值很大，但出血量少时可能有假阴性结果，故一次穿刺阴性不能除外内脏损伤。必要时在不同部位、不同时间行多次穿刺，或行腹腔诊断性灌洗以帮助诊断。

2. 影像学检查　B超、CT和MRI可清楚地显示肝脏的形态和解剖情况，对诊断肝实质或包膜下裂伤准确性高。但此类检查往往需要搬动患者，当患者已经发生休克或病情危急时，暂缓采用。

3. 实验室检查　定时测定红细胞、血红蛋白和血细胞比容，观察其动态变化，如有血红蛋白进行性下降表现，提示有内出血。血清谷草转氨酶（AST）值在损伤几小时后即可上升，谷丙转氨酶（ALT）的升高更有临床意义。

【治疗原则】

闭合性腹部损伤合并肝裂伤时，传统的治疗原则是早期手术治疗。但自20世纪90年代以来，主张对循环稳定的闭合性肝损伤患者采用非手术治疗。即使发生肝脏脓肿、胆瘘和胆道出血等并发症，也可采用经皮穿刺或血管介入等方法治疗。

穿透伤合并肝裂伤时，主要根据伤者全身情况决定治疗方案：轻度肝实质裂伤，血流动力学指标稳定，或经补充血容量后保持稳定的伤员，可在严密观察下保守治疗；生命体征经补充血容量后仍不稳定或需大量输血才能维持血压者，表明仍有活动性出血，应尽早手术；肝火器伤和累及空腔脏器的穿透伤都应手术治疗。

肝破裂手术治疗基本原则是确切止血，彻底清创，消除胆汁溢漏，建立通畅的引流。

四、肠破裂

肠道占据着腹腔内的大部分空间，属于空腔脏器，由于其有一定的活动度，腹部闭合性损伤时受累机会较肝、脾、肾等实质性脏器小。肠道内容物对腹膜的刺激性较强，因此腹膜炎是肠道破裂后最早、最显著的特点。由于各部分肠道解剖特点有所不同，临床表现各有差异。

（一）十二指肠破裂

十二指肠损伤属于一种严重的腹内损伤。根据其解剖特点，将十二指肠分为球部、降部、水平部及升部四部分。十二指肠与肝、胆、胰及大血管毗邻，因此，十二指肠损伤常合并其他脏器损伤。十二指肠破裂后可丧失大量肠液、胰液和胆汁，引起腹膜炎、肠壁水肿、出血和坏死，并发症和死亡率极高。十二指肠破裂如发生在腹腔内部分，胰液和胆汁经破口流入腹腔，在早期就会出现腹膜炎症状。如腹膜后十二指肠破裂，早期症状、体征多不明显。

十二指肠破裂处理的关键是抗休克和及时手术治疗。手术方法主要有单纯修补术、带蒂肠片修补术、十二指肠空肠Roux-en-Y吻合术、十二指肠憩室化手术等。治疗十二指肠破裂的任何手术方式，都应附加胃肠道减压，如置胃管、胃造口、空肠造口以及胆总管置T管引流等。腹腔内常规放置2~4根引流管，保证充分引流；积极营养支持，以保证十二指肠创口愈合，减少术后并发症。

（二）小肠破裂

小肠占据着中、下腹的大部分空间，小肠损伤后可在早期出现明显的腹膜炎，部分患者立位腹平片有气腹表现，故诊断一般并不困难。小肠损伤一经确诊，除非条件限制，均需手术治疗。有以下情况时，应施行小肠部分切除吻合术：①裂口较大或裂口边缘部肠壁组织挫伤严重。②小段肠管有多处破裂。③肠管大部分或完全断裂。④肠管严重挫伤、血运障碍。⑤肠壁内或系膜缘有大血肿。⑥肠系膜损伤影响肠壁血液循环。

（三）结肠破裂

结肠损伤发生率仅次于小肠，但因结肠内容物液体成分少而细菌含量多，腹膜炎出现时间较晚但较严重。由于结肠壁薄，血液供应差，含菌量大，故结肠破裂的治疗不同于小肠破裂。除少数裂口小，腹腔污染轻，全身情况良好的患者可以考虑一期修补或一期切除吻合外，大部分患者先采用肠造口术或肠外置术处理，待3~4周后患者情况好转，再行关闭瘘口。

（四）直肠破裂

发生在盆底腹膜反折之上和腹膜反折之下的直肠破裂表现有所不同。如损伤在腹膜反折之上，其临床表现与结肠破裂基本相同；如发生在反折之下，则将引起严重的直肠周围间隙感染，由于未进入腹腔，因此无腹膜炎症状，容易延误诊断。直肠损伤后，直肠指检还可发现直肠内有出血，低位直肠破裂时还可摸到直肠破裂口。怀疑直肠损伤而指诊阴性者，必要时可行结肠镜检查。直肠会阴部损伤应按损伤的部位和程度选择不同的术式。直肠损伤的处理原则是早期彻底清创，修补直肠破损，行转流性结肠造瘘和直肠周围间隙彻底引流。

（殷 森）

第五节 泌尿系统损伤

PPT

一、肾损伤

肾损伤多见于16~44岁的男性青壮年，在泌尿系统损伤中仅次于尿道损伤，居第二位，以闭合性损伤为多见，1/3合并其他脏器损伤，常是严重多发性损伤的一部分。

【病因与分类】

1. **开放性损伤** 因弹片、枪弹、刀刃等锐器致伤，多合并胸、腹部等其他组织器官损伤，损伤复杂而严重。多见于战场。

2. **闭合性损伤** 因直接暴力（如撞击、跌打、挤压、肋骨或横突骨折等）或间接暴力（如对冲伤、突然暴力扭转等）所致。占肾损伤的绝大部分。多见于交通事故、摔落、对抗性运动等。

此外，当肾脏存在积水、结石、囊肿、肿瘤等病理改变时，损伤可能性更大，有时极轻微的创伤也可造成严重的"自发性"肾破裂。

3. **医源性损伤** 偶然在医疗操作中如肾穿刺、体外冲击波碎石等检查、治疗时也可能发生肾损伤。

【病理】

闭合性肾损伤，根据损伤的程度可分为以下病理类型（图4-5-1）。

1. **肾挫伤** 损伤仅局限于部分肾实质，形成肾淤斑和（或）包膜下血肿，肾包膜及肾盂黏膜完整。损伤涉及肾集合系统可有少量血尿。一般症状轻微，可以自愈。大多数患者属此类损伤。

2. **肾部分裂伤** 肾实质部分裂伤伴有肾包膜破裂，可致肾周血肿。

3. **肾全层裂伤** 肾实质深度裂伤，外及肾包膜，内达肾盂、肾盏黏膜，此时常引起广泛的肾周血肿、血尿和尿外渗。肾横断或碎裂时，可导致部分肾组织缺血。

4. **肾蒂损伤** 肾蒂或肾段血管的部分或全部撕裂时可引起大出血、休克，常来不及诊治即死亡。也可能因为肾动脉突然被牵拉，致内膜断裂，形成血栓。

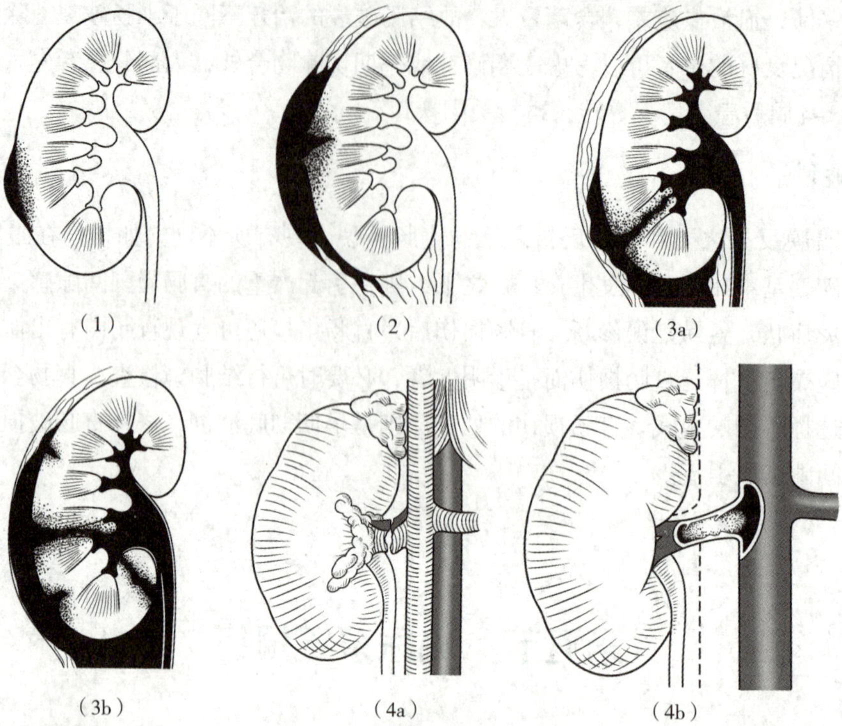

图4-5-1 肾损伤的病理类型

（1）肾挫伤：肾淤斑及包膜下血肿；（2）肾部分裂伤：表浅肾皮质裂伤及肾周围血肿；（3a）肾实质全层裂伤——肾周血肿、血尿和尿外渗；（3b）肾实质全层裂伤——肾横断、肾碎裂；（4a）肾蒂血管损伤——肾蒂血管断裂；（4b）肾蒂血管损伤——肾动脉内膜断裂及血栓形成

【临床表现】

1. **休克**　可为创伤性休克或（和）失血性休克。多见于重度肾损伤，合并其他脏器损伤时更易发生。

2. **血尿**　是肾损伤最常见、最重要的症状。大多数肾损伤可有肉眼血尿，少数为镜下血尿，但有些情况如肾血管断裂、输尿管完全离断等可无血尿，故血尿程度可与肾损伤的程度不一致。

3. **疼痛**　疼痛往往是肾损伤的首发症状，腰部软组织损伤、肾包膜张力升高、尿外渗入及血块阻塞输尿管均可引起疼痛，血块阻塞输尿管可引起肾绞痛。

4. **腰部肿块**　肾外伤后的肾周血肿及尿外渗积聚成肿块，肿块大小与出血量和（或）尿外渗量有关。

5. **发热**　血肿及尿外渗易继发感染，引起发热等全身症状。

6. **合并伤**　当肾损伤与临床症状不符时，要考虑合并其他脏器损伤的可能。出现呼吸循环症状时要考虑胸部脏器损伤；以出血为主要症状，腹腔穿刺抽出不凝血时要考虑合并肝、脾或腹腔血管损伤；出现腹膜炎体征时要考虑胃肠损伤。

【诊断】

国内一般将肾挫伤及肾部分裂伤归为轻度肾损伤，其他为重度肾损伤。目前多推荐使用1996年美国创伤外科协会器官损伤定级委员会（AAST）制订的肾损伤分级方法（表4-5-1、图4-5-2）。

表4-5-1 美国创伤外科协会肾损伤分级

分级	类型	表现
I	挫伤 血肿	镜下或肉眼血尿，泌尿系统检查正常 包膜下血肿，无实质损伤
II	血肿 裂伤	局限于腹膜后肾区的肾周血肿 肾实质裂伤深度不超过1.0cm，无尿外渗
III	裂伤	肾实质裂伤深度超过1.0cm，无集合系统破裂或尿外渗*
IV	裂伤 血管损伤	肾损伤贯穿肾皮质、髓质和集合系统 肾动脉、静脉主要分支损伤伴出血
V	裂伤 血管损伤	肾脏碎裂 肾门血管撕裂、离断伴肾脏无血供

*对于III级损伤，如双侧肾损伤，应评为V级

1. **病史** 根据腰背部、上腹部或下胸部外伤史及血尿、腰腹部肿块等症状，应考虑诊断为肾损伤。

2. **体格检查** 在积极监测各项生命体征的同时，进行全面的体格检查，以确定有无合并伤。在此基础上，发现腰部伤口或瘀斑，腰部出现不规则增大的肿块，下位肋骨骨折，均应考虑肾损伤。

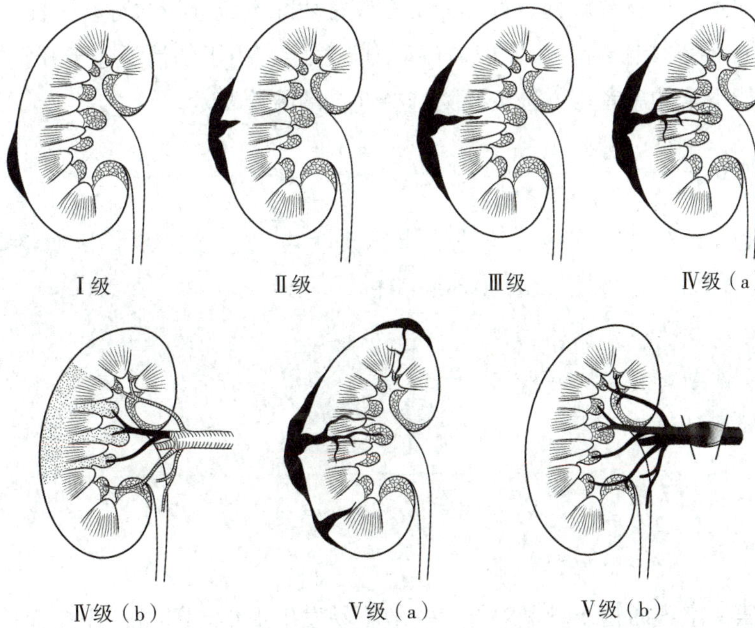

图4-5-2 美国创伤外科协会肾损伤分级

3. **实验室检查** 尿液检查多有红细胞。多次复查血常规，血红蛋白与血细胞比容持续降低提示有活动性出血。血白细胞数升高应注意是否存在感染灶。尿液持续漏入腹膜腔被吸收可出现氮质血症。

4. **影像学检查** B超能提示肾损伤的部位和程度，有无包膜下和肾周血肿、尿外渗，其他器官损伤及对侧肾等情况，适合伤情的初步评估及对腹膜后血肿、尿外渗范围进行连续监测。CT增强扫描是肾损伤影像学检查的金标准，为首选检查，能及时准确地了解肾损伤的情况、尿外渗的范围。排泄性尿路造影可评价肾损伤的范围和程度及对侧肾功能，同时了解肾脏有无原发疾病。动脉造影适宜于排泄性尿路造影未能提供肾损伤的部位和程度，尤其是伤侧肾未显影，做选择性肾动脉造影可显示肾动脉和肾

实质损伤情况，同时可对肾损伤处行超选择性血管栓塞，以达到止血的目的。对造影剂过敏的患者可以选择MRI检查，可以明确肾脏碎裂及血肿情况，一般不作为首选。

【治疗】

1. **紧急治疗**　有大出血、休克的患者需迅速给以抢救措施，观察生命体征，进行输血、复苏，同时明确有无合并其他器官损伤，做好手术探查的准备。

2. **非手术治疗**　非手术治疗为绝大多数肾损伤患者的首选治疗方法，闭合性肾损伤的90%可以通过非手术治疗取得良好疗效。包括绝对卧床休息2~4周，恢复后2~3个月内不宜参加体力劳动或体育锻炼；及时补充血容量和热量，维持水、电解质平衡；密切观察血压、脉搏、呼吸、体温及腰、腹部肿块范围有无增大；观察每次排出的尿液颜色深浅的变化；定期检测血红蛋白和血细胞比容；早期应用广谱抗生素以预防感染；适量使用止痛、镇静剂和止血药物。

3. **手术治疗**　手术适应证包括如下。

（1）开放性肾损伤。

（2）合并腹腔脏器损伤。

（3）严重的闭合性肾损伤。

（4）闭合性肾损伤在保守治疗中出现以下情况：①经积极抗休克后生命体征仍未见改善，提示有内出血。②血尿逐渐加重，血红蛋白和血细胞比容继续降低。③腰、腹部肿块明显增大。

手术方式依伤情而定，可行肾修补、肾部分切除或肾切除术或选择性肾动脉栓塞术。

4. **介入治疗**　适用于肾损伤合并出血但血流动力学稳定，由于伤情不适于开腹探查或延迟性出血，或对侧肾缺如或肾功能不全的患者。方法主要为选择性肾动脉栓塞术。

> **岗位情景模拟 8**
>
> 　　男，40岁，因塌方右腰部被砸伤，伤后出现大量肉眼血尿，右肾区明显肿胀、压痛，皮下可见瘀血斑，脉搏120次/分钟，BP 80/50mmHg。
>
> **问题与思考**
>
> 1. 请做出初步诊断。
> 2. 首先要做的是什么？
>
> 答案解析

二、膀胱损伤

膀胱为腹膜外器官，空虚时位于骨盆深处，一般不易发生损伤。但当膀胱充盈时，易遭受损伤。

【病因】

1. **开放性损伤**　多见于战时，以子弹、弹片及刺伤为主，常有合并伤。

2. **闭合性损伤**　膀胱充盈状态下的下腹部损伤，如拳击、踢伤、碰撞伤等；另可见于骨盆骨折，骨折断端或游离骨片刺伤膀胱。

3. **医源性损伤**　膀胱的腔内手术、盆腔手术、疝修补术等也可损伤膀胱。

4. **自发性膀胱破裂**　可见于病理性膀胱，如膀胱结核、晚期肿瘤、长期接受放射治疗的膀胱等。

【病理】

1. **膀胱挫伤**　可见于暴力损伤，仅伤及膀胱黏膜或肌层，膀胱壁未穿破，可出现局部出血或血肿，无尿外渗。

2. 膀胱破裂

（1）腹膜内型膀胱破裂　破裂的位置多在膀胱后壁、膀胱顶部邻近腹膜的区域。破裂口与腹腔相通，可引起尿性腹膜炎（图4-5-3）。

（2）腹膜外型膀胱破裂　此类型较常见，常发生于骨盆骨折时，膀胱破裂而腹膜完整，血及尿外渗至膀胱周围及耻骨后间隙，或沿输尿管周围组织蔓延到肾区（图4-5-3）。

（3）混合型　即同时有腹膜内及腹膜外膀胱破裂，多由火器伤、利器穿刺伤所致，常合并其他脏器损伤。

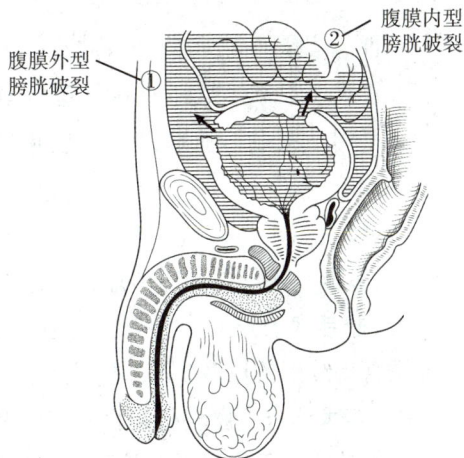

图4-5-3　膀胱损伤（破裂）

【临床表现】

膀胱挫伤可无症状或仅有下腹部隐痛不适或轻微血尿，而膀胱破裂多有明显症状。

1. 休克　剧痛和大出血可导致休克；尿外渗并发感染可引起感染性休克。

2. 腹痛　腹膜外破裂时，尿外渗及血肿引起下腹部疼痛、压痛及肌紧张，直肠指检可触及肿物和触痛。腹膜内破裂时，尿液流入腹腔而引起急性腹膜炎症状，并有移动性浊音。

3. 血尿和排尿困难　有尿意，但不能排尿或仅排出少量血尿。当有血块堵塞时，或尿外渗到膀胱周围、腹腔内，则无尿液自尿道排出。

4. 尿瘘　开放性损伤可有体表伤口，直肠或阴道漏尿。闭合性损伤尿外渗继发感染破溃后形成尿瘘。

5. 氮质血症　腹膜内型膀胱破裂时，尿素氮吸收入血可产生氮质血症。

【诊断】

1. 病史和体检　有骨盆部或下腹部的暴力或刺伤史，伤后出现腹痛，有尿意，但不能排尿或仅能排出少量血尿，严重时患者可出现休克。体检可发现膀胱空虚，局部可能有瘀斑，触诊耻上区压痛及肌紧张，直肠指检有触痛及前壁饱满感。腹膜内型膀胱破裂则有全腹疼痛及肌紧张，伴压痛及反跳痛，并有移动性浊音。发现尿液自伤口处流出，则提示开放性膀胱损伤。

2. 导尿试验　膀胱损伤时，导尿管可顺利插入膀胱，仅流出少量血尿或无尿液流出。经导尿管注入灭菌生理盐水200ml，片刻后吸出，若液体进出量有明显差异，提示膀胱破裂。

3. X线检查　腹部平片可以发现骨盆或其他骨折。膀胱造影可发现造影剂漏至膀胱外，排液后的照片更能显示遗留于膀胱外的造影剂。腹膜内膀胱破裂时，则显示造影剂衬托的肠袢。CT膀胱造影具有更高的灵敏度和特异度，且能帮助诊断复合伤。

4. 膀胱镜检查　是诊断术中膀胱损伤的首选方法。

✎ 知识拓展

美国创伤外科协会膀胱损伤分级

按照美国创伤外科协会分级量表，把膀胱损伤分为5级。

I	挫伤	膀胱壁血肿。
	裂伤	未穿透膀胱壁。
II	裂伤	腹膜外膀胱壁裂口 <2cm。

Ⅲ   裂伤   腹膜外膀胱壁裂口>2cm或腹膜内膀胱壁裂口<2cm。

Ⅳ   裂伤   腹膜内膀胱壁裂口>2cm。

Ⅴ   裂伤   腹膜外或腹膜内膀胱壁裂口扩大至膀胱颈或输尿管口。

【治疗】

1. **紧急处理**   抗休克治疗，抗生素预防感染。

2. **非手术治疗**   膀胱挫伤或造影时仅有少量尿外渗的腹膜外膀胱破裂，症状较轻者，可从尿道插入导尿管持续引流尿液2周，并保持通畅；使用抗生素，预防感染，破裂可自愈。

3. **手术治疗**   膀胱破裂伴有出血和尿外渗者，病情严重，须尽早施行手术。多数腹膜内膀胱破裂需要手术治疗。手术时需对膀胱周围脏器进行探查，并修补破损的膀胱，充分引流外渗的尿液，并应用抗生素预防感染。

三、尿道损伤

尿道损伤是泌尿系统最常见的损伤。由于解剖学差异，男性尿道损伤远多于女性。男性尿道以尿生殖膈为界，分为前尿道和后尿道，损伤好发于球部和膜部。前、后尿道损伤各具特点。

尿道损伤分为开放性损伤、闭合性损伤和医源性损伤。开放性损伤多因弹片、锐器所致，常伴有阴囊、阴茎或会阴部贯通伤。闭合性损伤为挫伤、撕裂伤。医源性损伤多为腔内器械直接损伤。

（一）前尿道损伤

男性前尿道损伤多发生于球部，这段尿道固定在会阴部。会阴部骑跨伤时，将尿道挤向耻骨联合下方，引起尿道球部损伤。反复插尿管、尿道膀胱镜检查也可以引起前尿道损伤。

【病理】

损伤可有挫伤、裂伤或完全断裂。尿道挫伤时仅有水肿和出血，可以自愈。尿道裂伤引起尿道周围血肿和尿外渗，愈合后引起瘢痕性尿道狭窄。尿道完全断裂使断端退缩、分离，血肿较大，发生尿潴留，用力排尿则发生尿外渗。尿道球部损伤时，血液及尿液渗入会阴浅筋膜包绕的会阴浅袋，使会阴、阴囊、阴茎肿胀，有时向上扩展至腹壁。尿道阴茎部损伤时，如阴茎筋膜完整，血液及尿液局限于阴茎筋膜内，表现为阴茎肿胀，若阴茎筋膜破裂，则尿外渗范围与尿道球部损伤相同（图4-5-4）。

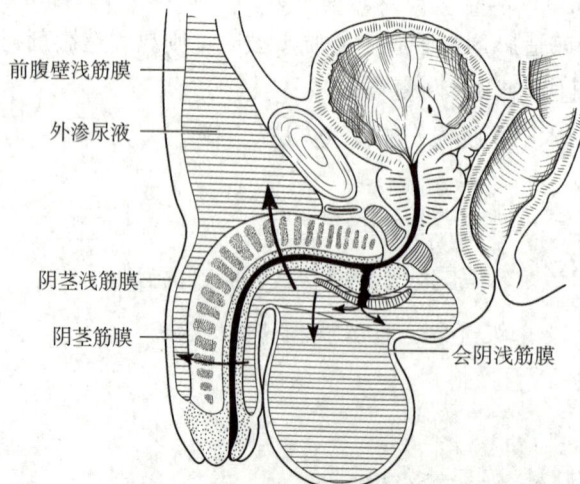

图4-5-4   尿道球部破裂的尿外渗范围

【临床表现】

1. **尿道溢血**　外伤后，即使不排尿时也可见尿道外口滴血。尿液可为血尿。

2. **疼痛**　受损伤处疼痛，有时可放射到尿道外口，尤以排尿时剧烈。

3. **排尿困难**　尿道挫裂伤时因疼痛而致括约肌痉挛，发生排尿困难。尿道完全断裂时，则可发生尿潴留。

4. **局部血肿**　尿道骑跨伤常发生会阴部、阴囊处肿胀、淤斑及蝶形血肿。

5. **尿外渗**　尿道断裂后，用力排尿时，尿液可从裂口处渗入周围组织，形成尿外渗。尿外渗、血肿并发感染，则出现脓毒血症。如开放性损伤，则尿液可从皮肤、肠道或阴道创口流出，最终形成尿瘘。

【诊断】

1. **病史和体检**　大多有会阴部骑跨伤史，一些患者因尿道器械检查致伤。根据典型症状及血肿、尿外渗分布，诊断并不困难。

2. **诊断性导尿**　导尿可以检查尿道是否连续、完整。在严格无菌操作下，如能顺利插入导尿管，则说明尿道连续而完整。一旦插入导尿管，应留置导尿1周以引流尿液并支撑尿道。如一次插入困难，不应勉强反复试插，以免加重创伤和导致感染。

3. **X 线检查**　尿道造影可显示尿道损伤部位及程度，尿道断裂可有造影剂外渗，尿道挫伤则无外渗征象。

【治疗】

1. **紧急处理**　尿道球海绵体严重出血可致休克，应立即压迫会阴部止血，采取抗休克措施，尽早施行手术治疗。

2. **尿道挫伤**　症状较轻，尿道连续性存在，一般不需特殊治疗，尿道损伤处可自愈。用抗生素预防感染，并鼓励患者多饮水稀释尿液，减少刺激。必要时插入导尿管引流1周。

3. **尿道裂伤**　不完全裂伤可在膀胱镜下插入导尿管引流1周。如导尿失败，应立即行经会阴尿道修补，并留置导尿管2~4周。病情严重者，应施行耻骨上膀胱造瘘术。

4. **尿道断裂**　应即时施行经会阴尿道修补术或断端吻合术，留置导尿管2~3周。尿道断裂严重者，会阴或阴囊形成大血肿，可做膀胱造瘘术。也可经会阴切口清除血肿，再做尿道断端吻合术，但是必须慎重而仔细止血。

开放性尿道损伤在排除其他危及生命的合并伤后，应急诊手术清创探查。

（二）后尿道损伤

【病理】

膜部尿道穿过尿生殖膈。当骨盆骨折时，附着于耻骨下支的尿生殖膈突然移位，产生剪切样暴力，使薄弱的膜部尿道撕裂，甚至在前列腺尖处撕断。耻骨前列腺韧带撕裂致前列腺向上后方移位。骨折及盆腔血管丛损伤引起大量出血，在前列腺和膀胱周围形成大血肿。当后尿道断裂后，尿液沿前列腺尖处外渗到耻骨后间隙和膀胱周围（图4-5-5）。

【临床表现】

1. **休克**　骨盆骨折所致后尿道损伤，一般较严重，常因合并大出血，引起创伤性、失血性休克。

2. **疼痛**　下腹部疼痛，局部肌紧张，并有压痛。随着病情发展，出现腹胀及肠鸣音减弱。

3. **排尿困难**　伤后不能排尿，发生急性尿潴留。

4. **尿外渗及血肿**　尿生殖膈撕裂时，会阴、阴囊部出现血肿及尿外渗。

外渗尿液

尿生殖膈

图4-5-5 后尿道损伤尿外渗范围

【诊断】

1. **病史和体检** 骨盆挤压伤患者出现尿潴留,应考虑后尿道损伤。直肠指检可触及直肠前方有柔软、压痛的血肿,前列腺尖端可浮动。若指套染有血液,提示合并直肠损伤。

2. **X线检查** 骨盆前后位片可显示骨盆骨折。尿道造影可显示尿道损伤部位及程度,尿道断裂可有造影剂外渗,尿道挫伤则无外渗征象。

【治疗】

1. **紧急处理** 骨盆骨折患者须平卧,勿随意搬动,以免加重损伤。损伤严重伴大出血可致休克,须注意观察生命体征,抗休克。

2. **早期处理**

(1)导尿 尿道损伤不严重者可试行插导尿管,如成功则留置导尿管并持续引流尿液。

(2)耻骨上膀胱造瘘术 是一种简单的减少创伤部位尿液渗出的方法,可以避免因尿道内操作而进一步损伤尿道。一般在3周后经膀胱尿道造影明确尿道无狭窄及尿外渗后,才可拔除膀胱造瘘管。若不能恢复排尿,在造瘘后3个月再行尿道瘢痕切除及尿道端端吻合术。

(3)早期尿道会师术 患者损伤不是特别严重,或者在开放性手术的同时可以进行尿道会师术。但在儿童,因尿道较细小,不宜行急诊尿道会师术(图4-5-6)。

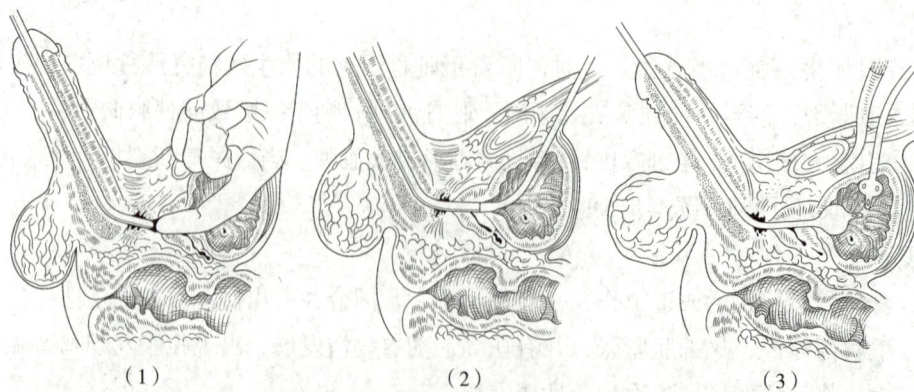

(1)　　　　　　　　(2)　　　　　　　　(3)

图4-5-6 尿道会师术

3. **并发症处理** 尿道狭窄是尿道损伤后最常见的并发症。为预防尿道狭窄，去除导尿管后先每周1次尿道扩张，持续1个月以后仍需定期施行尿道扩张术。尿道狭窄可尝试运用尿道内切开术，带蒂阴囊、会阴皮瓣和阴茎转位尿道成形术。后尿道合并直肠损伤，早期立即修补，并做暂时性结肠造瘘。尿道直肠瘘等待3~6个月后再施行修补手术。

（文兆峰）

第六节 烧 伤

PPT

　　烧伤是和平年代日常生活中常见外伤，在现在战争条件下，随着热武器的广泛应用，烧伤的发生率亦升高。烧伤主要导致皮肤和（或）黏膜损伤，严重者也可伤及皮下或（和）黏膜下组织，如肌肉、骨、关节，甚至内脏，会引起严重的全身反应；尤其是大面积烧伤可出现各系统、器官代谢紊乱，功能失调，称为"烧伤病"。根据病因不同，常将烧伤分为热力烧伤、电烧伤和化学烧伤等。

　　我国的烧伤治疗主要采用中西医结合的方法进行，经验丰富，效果显著，治疗水平国际领先。烧伤的治疗，不仅仅为了挽救患者生命，还应尽可能减少远期肢体畸形和功能障碍。在治疗初期就应考虑到患者将来的外形、容貌和功能恢复等问题，以提高其生活质量，满足其生理、心理及社会需求。

一、热力烧伤

　　热力烧伤是指由热力如热液（水、汤、油等）、蒸汽、高温气体、火焰、炽热金属液体或固体（如钢水、钢锭）等所引起的组织损伤。临床上85%~90%的烧伤都是热力烧伤。热力烧伤主要指皮肤和黏膜损伤，严重者可引起全身一系列变化，如休克、感染等，处理不当可造成死亡。

【伤情判断】

　　烧伤面积和烧伤深度的估计是最基本的伤情判断要求，同时还应兼顾其他脏器如呼吸系统脏器的损伤程度。

1. 烧伤面积估算

　　（1）中国新九分法　主要适用于较大烧伤面积计算。烧伤面积的估算是指皮肤烧伤区域占全身体表面积的百分数，为便于记忆，将体表面积划分为11个9%的等份，另加1%，构成100%的体表面积（表4-6-1、图4-6-1）。

表4-6-1　体表面积新九分法

部位		占成人体表 %		占儿童体表 %
头颈	发部	3		
	面部	3	9×1	9+（12-年龄）
	颈部	3		
双上肢	双上臂	7		
	双前臂	6	9×2	9×2
	双手	5		
躯干	躯干前	13		
	躯干后	13	9×3	9×3
	会阴	1		

续表

部位		占成人体表 %	占儿童体表 %
双下肢	双臀	5※ }9×5+1	9×5+1-（12-年龄）
	双大腿	21	
	双小腿	13	
	双足	7※	

※ 成年女性的臀部和双足各占6%

烧伤面积九分法对于快速估算烧伤患者的烧伤面积，从而展开接下来的烧伤治疗工作有着重要的作用。只有估算出烧伤面积进而估算出烧伤等级，才能进行对症合理的治疗。因此，牢记烧伤面积九分法是每个学习医学的未来医生和护理工作者必须要做到的事。

（2）手掌法　不论年龄大小与性别，伤员自己手掌（五指并拢）面积为其体表面积的1%。大面积烧伤一般用九分法计算，小面积烧伤用手掌法计算，临床上多采用两种方法结合计算烧伤总面积（图4-6-2）。

2. 烧伤深度估计

（1）三度四分法　即根据皮肤烧伤的深浅分成Ⅰ°、浅Ⅱ°、深Ⅱ°、Ⅲ°。Ⅰ°、浅Ⅱ°属浅度烧伤；深Ⅱ°、Ⅲ°属深度烧伤。

（2）烧伤深度具体表现见表4-6-2。

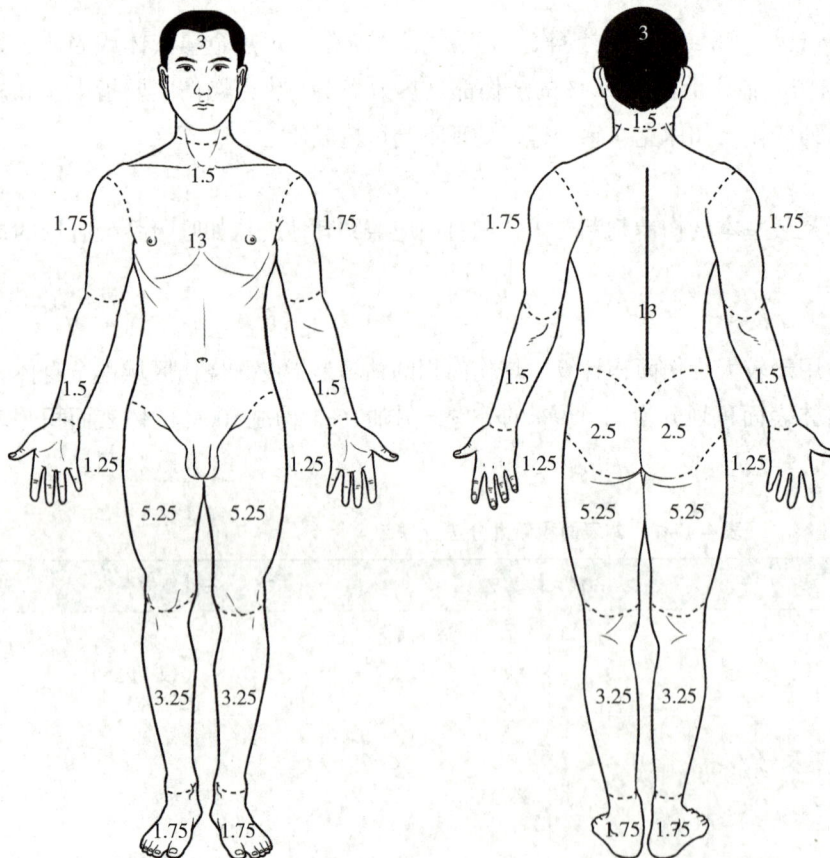

图4-6-1　成人体表各部所占百分比示意图

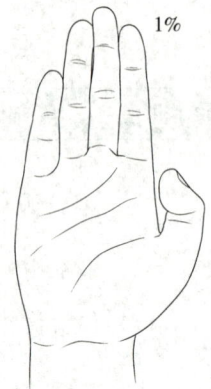

图4-6-2　手掌法

表4-6-2　烧伤深度鉴别

烧伤深度	伤及层次	临床特点	愈合过程
Ⅰ°（红斑型）	仅达表皮浅层，生发层健在	红、肿、热、痛，感觉过敏，表面干燥，无水疱。	3~7日愈合，无瘢痕，短期内可见色素沉着
浅Ⅱ°（水疱型）	伤及真皮浅层（乳头层）	剧痛，水疱大，疱皮薄，基底潮红，明显水肿	2周内痊愈，无瘢痕，可有色素沉着
深Ⅱ°	损伤达真皮深层，仅残留皮肤附件	局部痛觉迟钝，水疱小，疱皮厚，基底红白相间，水肿明显，感染后可转为Ⅲ°烧伤	3~4周愈合，遗留瘢痕，并有色素沉着
Ⅲ°（焦痂性）	伤及皮肤全层，可深达皮下组织、肌肉和骨骼	痛觉消失，创面焦黄或蜡白，无弹性，皮革样干痂，无渗液，发凉，痂下水肿	2~4周后焦痂脱落，出现肉芽创面，除小面积外，多需植皮方能愈合，并遗留瘢痕

　　对于烧伤深度的估计，也有人采用四度五分法，即将三度四分法中Ⅲ°烧伤中损伤达深筋膜以下的烧伤，称为Ⅳ°烧伤。

　　🖊 **知识拓展**

体表面积之中国新九分法

　　以前我们估算烧伤面积都是沿用国外的分类方法，但后来发现中国人和外国人的体表面积有数差，1961年我国科学家通过纸铸法实测了450名男女青壮年的体表面积，根据结果简化后得出中国新九分法，即将总体表面积算作1，然后再分做11个9%和1个1%。头颈部占1个9%，其中发部3%，面部3%，颈部3%；双上肢占2个9%，其中双手5%，双前臂6%，双上臂7%；躯干占3个9%，其中躯干前13%，躯干后13%，会阴1%；双下肢占5个9%及1个1%，其中双臀5%，双足7%，双小腿13%，双大腿21%。1970年全国烧伤会议讨论后采用，一直沿用至今。为了便于记忆，将成人体表面积从上到下编成口诀如下：
三三三五六七，十三，十三，二十一，双臀占五会阴一，小腿十三双足七。

　　3. 烧伤程度的判断　烧伤严重程度主要分为下列四度。
　　（1）轻度烧伤　Ⅱ°烧伤面积在10%（儿童5%）以下。
　　（2）中度烧伤　Ⅱ°烧伤面积达11%~30%（儿童5%~15%），或Ⅲ°烧伤面积不足10%（儿童5%）。
　　（3）重度烧伤　烧伤总面积达31%~50%（儿童16%~25%），或Ⅲ°烧伤面积为11%~20%（儿童6%~9%），或烧伤面积虽不到上述百分比，但已发生休克等并发症、呼吸道烧伤或有较重的复合伤等情况者。
　　（4）特重烧伤　烧伤总面积在50%（儿童25%）以上，或Ⅲ°烧伤在20%（儿童10%）以上，已有严重并发症者。

　　4. 吸入性损伤　吸入性损伤又称呼吸道烧伤，致伤因素除了热力外，爆炸或燃烧时烟雾中含有的大量化学物质如CO、氰化物等，被吸入呼吸道引起局部损伤或全身中毒。重度吸入性损伤大大增加了烧伤的死亡率，故在安全宣教中，一定要强调火灾现场口鼻及呼吸道的防护。
　　吸入性损伤的诊断依据：①于密闭环境发生的烧伤。②面、颈和前胸部烧伤，特别是口、鼻周围深度烧伤。③鼻毛烧焦，口唇肿胀，口腔、口咽部红肿，有水疱或黏膜发白。④刺激性咳嗽，痰中有炭屑。⑤声音嘶哑、吞咽困难或疼痛。⑥呼吸困难和（或）哮鸣音。⑦纤维支气管镜检查发现气道黏膜充血、水肿，黏膜苍白、坏死、剥脱等，是诊断吸入性损伤最直接和准确的方法。

【临床分期】

1. **体液渗出期**　烧伤局部迅速出现体液渗出，伤后6~12小时渗出最快，一般持续24~36小时。主要表现为局部组织水肿，浅Ⅱ°烧伤表现为皮薄大水疱形成，小面积烧伤一般不会对全身有效循环血量产生影响。大面积烧伤（成人15%以上、儿童5%以上）体液大量丢失，可引起心率增快、血压下降、呼吸急促、四肢厥冷、口渴、尿少、烦躁不安等有效循环血量不足的表现，进而发生低血容量性休克，甚至发生血红蛋白尿或多器官功能衰竭。故大面积烧伤患者，早期预防休克是关键。

2. **急性感染期**　由于皮肤黏膜屏障功能破坏、创面污染、机体抵抗力降低等原因，烧伤患者容易发生感染，一般发生在体液渗出期后或同时。早期表现为局部急性蜂窝组织炎，病情进展严重者可形成脓毒症。脓毒症的发生有三个高峰期：早期脓毒症，多发生在伤后3~7日；中期脓毒症，多发生在伤后3~4周焦痂溶解期；后期脓毒症，多发生在烧伤1个月以后。烧伤脓毒症临床表现：①生命体征，体温>39℃或<35.5℃，心率>120次/分钟，呼吸频率>28次/分钟；精神萎靡，烦躁或谵语；腹胀，腹泻或消化道出血；创面萎缩，肉芽色暗无光泽，糜烂、坏死、出血等；舌质绛红、毛刺、干而无津。②白细胞计数>12×10^9/L或<4×10^9/L，其中中性粒细胞>80%或幼稚粒细胞>10%。故在此期防治感染是关键。

3. **创面修复期**　组织烧伤后，在炎症反应的同时，机体组织修复也已经开始。创面自然修复时间与烧伤深度等诸多因素有关。无严重感染的浅度烧伤多能自行修复；严重感染的浅度烧伤或深Ⅱ°烧伤靠残存的上皮岛融合修复；大面积烧伤和Ⅲ°烧伤需要通过皮肤移植方能修复。在此期注意加强营养，增强机体自我修复能力和抵抗力。

4. **康复期**　深度烧伤创面愈合后形成的瘢痕可影响外观和功能，需要康复锻炼及整形等以期恢复。深Ⅱ°和Ⅲ°创面愈合后，常有瘙痒或疼痛，反复出现水疱，甚至破溃，并发感染，形成"残余创面"，这种现象往往经久不愈，给患者带来很大的身心痛苦和折磨，故对于严重烧伤的患者应多给予关心和支持，必要时应该进行心理干预。

【治疗】

1. **治疗原则**

（1）小面积浅表烧伤　迅速处理好创面，减轻疼痛，防治感染，促进愈合，减少瘢痕形成。

（2）大面积深度烧伤　因其伤情严重，在处理好创面的同时，应及时补充液体，纠正低血容量休克，维持呼吸道通畅，应用抗生素预防感染，防止并发症发生，并及早清创、植皮，重视损伤组织器官形态与功能的恢复等。

2. **现场急救与早期处理**　现场急救时，应首先尽快去除致伤原因，包括尽快扑灭火焰，除去着火或浸润沸液的衣服，劝止伤员奔跑呼喊，以免风助火势，增加头面部烧伤和吸入性损伤的风险；可就地取材，用湿毛巾或衣物浸水后掩住口鼻，尽快撤离密闭或通风不良的现场。及时冷疗可防止热力加深创面损伤，同时可以减轻疼痛，减少渗出和水肿，越早效果越好。

（1）单纯小面积轻度烧伤的处理如下。

①冲：用清洁流动的冷水（水温一般15~20℃）冲洗10~30分钟，可以有效止痛，并能缓冲组织里残余热量，降低对深层组织的损害。

②脱：在冷水中去除衣物，可以剪除，不可盲目撕脱，以免破坏水疱表皮，加重创面损伤。水疱表皮可以保护创面、减轻疼痛、减少渗出，早期尽量保留。烧伤部位及附近佩戴的饰品也应一并除去。

③泡：疼痛严重者可以继续冷水浸泡10~30分钟，但对于老人和儿童应注意水温和浸泡时间，避免

造成低体温。

④盖：用清洁的布料覆盖创面并固定，以保护创面，防止污染，减轻疼痛。

⑤送：转送至医院烧伤科进行进一步正规治疗。

（2）大面积烧伤并有复合伤的处理如下。

①对大出血、窒息、开放性气胸、骨折、严重中毒等危及患者生命的情况应先施行止血、开放气道、骨折固定及心肺复苏等相应的急救处理。

②有吸入性损伤者，应注意保持呼吸道通畅。合并CO中毒者应移至通风处，有条件者应吸入氧气。

③患者有低血容量性休克表现者，有条件的尽快建立静脉通道补充液体，没有输液条件的可以口服补液，尽量用含盐饮料。

④严重的大面积烧伤患者，应就近先抗休克治疗，必要时气管切开，转运时应有医护人员陪同。

3. 创面处理　根据创面大小、深度和渗出等情况，早期清创后可采用包扎治疗、半暴露治疗和暴露疗法。

（1）I°烧伤　无须特殊处理，若烧灼感重，可涂薄层油脂，能减轻疼痛。

（2）小面积浅II°烧伤　清创后，如水疱皮完整，应保存，只需抽去水疱液，消毒包扎或暴露，可保护创面，减少渗出，缓解疼痛，促进愈合；如水疱皮已撕脱，可以用无菌油性敷料包扎或涂以烧伤药膏暴露，根据情况定期换药；如创面已感染，应勤换敷料，勤涂药膏，清除脓性分泌物，保持创面清洁。

（3）深度烧伤　清创后正确选择外用抗生素，如用1%磺胺嘧啶银霜剂、碘伏等。外用抗菌药物只能一定程度抑制细菌生长。烧伤组织由开始的凝固性坏死经液化到与健康组织分离，需要2~3周，这段时间内，随时都有感染风险，因此多主张积极早期切痂（切除深度烧伤组织达深筋膜平面）或削痂（削除坏死组织至健康平面）等手术治疗，并立即行皮肤移植术。早期外科手术能减少全身性感染发病率，降低脏器并发症，提高大面积烧伤的治愈率，并缩短住院日。

（4）大面积深度烧伤　清创后可采用大张异体皮开洞嵌植小片自体皮、异体皮下移植微粒自体皮，以及充分利用头皮为自体皮来源等方法治疗。

📖 **知识拓展**

微粒皮肤移植术的前世今生

微粒皮肤移植术是1985年北京积水潭医院张明良教授等在大张异体皮开窗移植小皮片、网状皮移植术以及人工皮等方法的基础上研究创造的，在临床上取得了良好效果，被称为当时北京积水潭医院烧伤科"四大发明"之一，也被誉为中国对现代烧伤治疗学的世界性贡献之一。至今依然是修复大面积深度烧伤创面的主要手术方法之一。

微粒皮肤移植术的优点是自体皮扩展率高，操作方法简单，易于掌握和推广，手术时机宽泛，在烧伤早期、中期甚至晚期均可实施，能迅速封闭大面积深度创面，减少并发症，降低病死率，减轻痛苦，节省费用。缺点是无汗腺，皮肤较紧、硬、瘢痕较重。

为改善术后皮肤功能，提高患者生活质量，我国科学家不断研究，近年来，在微粒皮肤移植术的基础上又创新改进出数十种新的植皮术，并将其应用于皮肤病、黏膜重建、撕脱伤、慢性伤口等的治疗，极大地丰富了这项技术的内涵和外延，也为医学的发展和进步做出了重要贡献。

4. 防治休克　烧伤休克一般发展较缓慢，有经验的烧伤科医生可以从烧伤严重程度进行体液丧失量的预测，并给予及时补液处理，故常可预防休克发生或减轻其严重程度。若休克已经发生，则液体疗法是最主要的治疗措施。应立即打通静脉通道并保持其通畅，以确保短时间内尽快补充患者有效循环血量，减轻因缺血缺氧造成的多器官功能损伤。

（1）补液原则　遵循外科补液的原则，即先快后慢、先盐后糖、先晶后胶、见尿补钾。补液应在伤后的前8个小时内输入24小时总补液量的1/2，其余的1/2在后16小时内完成。第二个24小时，胶体和电解质液为第一个24小时的1/2，水分补充仍为2000ml。

（2）补液种类　晶体液包括等渗盐水、林格液、平衡盐液等；胶体液包括血浆、血浆代用品（如右旋糖苷、6%羟乙基淀粉40氯化钠注射液）、全血或血液成分制品等。

（3）补液方案　以烧伤面积和患者体重为计算依据。具体包括两个方面。①丧失量：第一个24小时，Ⅱ°、Ⅲ°烧伤者，成人1.5ml（小儿2.0ml）/1%烧伤面积/kg体重，主要为电解质液和胶体液，晶体液与胶体液的比例为2∶1；大面积深度烧伤者与小儿烧伤其比例可改为1∶1。②基础需要量：需补给每日的基础水分量，通常采用5%~10%葡萄糖溶液补给，成人为2000~2500ml，儿童为60~80ml/kg，婴幼儿为100ml/kg。③第二个24小时，成人每1%Ⅱ°、Ⅲ°烧伤面积每千克体重补胶体液和电解质液各0.5ml，另加基础需要量，于24小时内均匀补入。

（4）监测指标　休克治疗有效的指标包括如下。①尿量，每小时尿量每公斤体重应不低于1ml。②心率与血压，成人心率要求在120次/分钟以下，收缩压维持在90mmHg以上，脉压在20mmHg以上。③精神状态，伤员安静，或反应灵敏。④呼吸平稳，无明显口渴。⑤周围循环状态，四肢温暖，毛细血管充盈良好。⑥中心静脉压（CVP）、血气、乳酸、血红蛋白、红细胞计数、红细胞比容等均应接近正常范围。如上述指标不正常，应调节输液速度或检查呼吸道是否通畅。

> **岗位情景模拟9**
>
> 一男性患者，34岁，腰以下及双上肢全部开水烧伤，局部多个大水疱形成，其体重60kg。
> **问题与思考**
> 1. 请计算该患者烧伤面积。
> 2. 请计算患者第一个24小时需要的补液量并给出补液方案。
> 3. 请列出患者第二个24小时补液量及方案。
>
> 答案解析

5. 防治并发症

（1）肺部感染　多数发生于面部烧伤或呼吸道烧伤者。应保持口腔、鼻腔清洁，并鼓励和协助患者翻身、咳嗽、深呼吸；有呼吸困难者应予以氧气吸入，必要时可行气管切开。

（2）心功能不全　心功能不全多发生在严重休克或感染时，主要因缺血缺氧和失控性炎症反应造成心肌损害，而且心肌损害和心功能减弱与休克互相影响形成恶性循环，称为"休克心"。故在抗休克同时给予心肌保护和心功能扶持，可有效防治心功能不全。

（3）应激性溃疡　常发生于伤后1周左右。有效的抗休克和控制全身性感染为预防的关键环节。给予制酸剂、质子泵抑制剂和胃黏膜保护剂仍然必要。

（4）急性肾功能不全　关键在于积极防治休克，当发生血红蛋白尿、肌红蛋白尿时，应在积极碱化尿液的同时，给予利尿剂。

二、电烧伤

电引起的烧伤有两类：一是电弧烧伤，主要由电火花引起，其特点和处理与热力烧伤相同；二是电烧伤，由电流通过人体所引起，其严重程度取决于电流强度和性质（交流或直流、频率）、电压、接触部位的电阻、接触时间长短和电流在体内径路等因素。本部分主要讲解电烧伤。

【临床表现】

1. **全身性损害（电损伤）** 轻者有恶心、心悸、头晕或短暂的意识障碍；重者昏迷，呼吸、心搏骤停，但如及时抢救多可恢复。电休克恢复后，患者在短期内尚可遗留头晕、心悸、耳鸣、眼花、听觉或视力障碍等，但多能自行恢复。电流通过头部者以后有发生白内障的可能。

2. **局部损害（电烧伤）** 电流通过人体有"入口"和"出口"，入口处常炭化，形成裂口或洞穴，较出口处重。烧伤常深达肌肉、肌腱、骨骼，损伤范围常外小内大，没有明显的坏死层面，局部渗出较热力烧伤重，经常出现进行性坏死，伤后坏死范围可扩大数倍。

【治疗】

1. **现场急救** 使患者迅速脱离电源，用不导电的物体将电源拨开，或立即关闭电闸等。如患者呼吸、心跳已停止，即应行心肺复苏。复苏后还应注意心电监护。

2. **液体复苏** 早期补液量应多于一般烧伤。为防止组织损伤和大量红细胞破裂引起酸血症导致急性肾衰竭，应补充碳酸氢钠以碱化尿液，同时用甘露醇利尿。

3. **创面处理** 清创时应注意切开减张，包括筋膜切开减压，尽早做较彻底的探查，切除坏死组织，包括可疑的间生态组织（肌肉颜色改变，切割时收缩性减弱），当组织缺损多，在彻底清创后，应用皮瓣修复。对坏死范围难以确定，可以异体皮或异种皮暂时覆盖，2~3天后再行探查，继续清创，为植皮创造条件。应密切注意继发性出血，防止血管悄然破裂，大量出血而致休克，遇此情况，应找到破裂血管，在其近心端高位健康血管处结扎。

4. **预防感染** 早期全身应用较大剂量的抗生素。因深部组织坏死，局部供血、供氧障碍，应特别警惕厌氧菌感染，局部应暴露，过氧化氢溶液冲洗、湿敷，注射破伤风抗毒素。

三、化学烧伤

化学烧伤的特点是接触人体后除立即损伤外，还可继续侵入或被吸收，导致进行性局部损害或全身性中毒。损害程度除与化学物质的性质有关，还取决于剂量、浓度和接触时间的长短。处理时应了解致伤物质的性质，采取相应的措施。本节介绍一般的处理原则与常见的酸、碱烧伤及磷烧伤。

（一）一般处理原则

立即除去被化学物质浸渍的衣物，至少30分钟连续大量清水冲洗。注意头面部的冲洗，主要保护眼睛等敏感部位，防止严重角膜损伤致盲或导致其他后果。对于强酸或强碱烧伤，急救时不宜选择中和剂，因酸碱中和反应中产热会加重损害。早期输液量可稍多，加用利尿剂以排出毒性物质。已明确为化学毒物致伤者，应选用相应的解毒剂或对抗剂。

（二）酸烧伤

常见的是硫酸、硝酸和盐酸烧伤，均可使组织脱水，蛋白沉淀、凝固，迅速成痂，一般无水疱，不继续向深部组织侵蚀。硫酸烧伤后痂呈深棕色，硝酸者为黄褐色，盐酸者为黄蓝色。一般烧伤越深，痂的颜色越深，痂越厚越硬。早期感染较轻，浅Ⅱ度多可痂下愈合；深度烧伤脱痂较迟，脱痂后肉芽创面愈合较慢，因而瘢痕增生常较一般烧伤明显。创面处理同一般烧伤。

氢氟酸能溶解脂肪，会继续向周围和深部侵蚀，可深及骨骼导致骨质脱钙。早期用大量清水冲洗或浸泡后，可用饱和氯化钙或25%硫酸镁溶液浸泡，或10%氨水纱布湿敷或浸泡，也可局部注射小量5%~10%葡萄糖酸钙（0.5ml/cm^2），以缓解疼痛并减轻进行性损害。

（三）碱烧伤

强碱可使组织细胞脱水并皂化脂肪，碱离子还可与蛋白结合，形成可溶性蛋白，向深部组织渗透。若早期处理不及时，创面可继续扩大、加深，并引起剧痛。碱烧伤以氢氧化钠、氨、石灰及电石烧伤较常见。

强碱烧伤后急救时要尽早冲洗，时间至少30分钟。因中和反应产热容易造成二次损伤，故一般不主张用中和剂。如创面pH达7以上，可用2%硼酸湿敷创面，再冲洗。冲洗后采用暴露疗法，便于随时观察创面变化。深度烧伤应尽早切痂，彻底清创，预防感染，为尽早植皮做好准备。其余处理同一般烧伤。

苛性碱烧伤创面呈黏滑或皂状焦痂，色潮红，有小水疱，创面较深。焦痂或坏死组织脱落后，创面凹陷，边缘潜行，常不易愈合。

（四）磷烧伤

由磷造成的损伤较为复杂，一是磷接触空气自燃可引起烧伤；二是由于磷燃烧氧化后生成五氧化二磷，对细胞有脱水和夺氧作用；三是磷遇水则形成磷酸，造成磷酸烧伤，使创面继续加深；四是磷属于细胞质毒物，吸收后能引起肝、肾、心、肺等脏器损害。

急救时应将伤处浸入水中，可以隔绝氧气，切忌暴露于空气中，以免继续燃烧。应在水中移除磷粒，用1%硫酸铜涂于沾染了磷粒的区域，可形成无毒性的磷化铜，便于识别和移除。但必须控制硫酸铜的浓度不超过1%，以避免铜中毒。因磷具有脂溶性，易溶于油脂，忌用油脂类敷料，以免促进其吸收，可用3%~5%碳酸氢钠湿敷包扎。对深度磷烧伤，应尽早切痂植皮，受损伤的肌肉应广泛切除。如肌肉受侵范围较广或侵及骨骼，必要时可考虑截肢，以防严重或致死性磷中毒。

（宋桂红）

目标检测

答案解析

一、单项选择题

1. 下列属于闭合性创伤的是（　　）

　　A. 刺伤　　　　B. 擦伤　　　　C. 撕裂伤　　　　D. 扭伤　　　　E. 切割伤

2. 下列不属于创伤一般局部表现的是（　　）

　　A. 疼痛　　　　B. 瘀斑　　　　C. 感染　　　　D. 出血　　　　E. 功能障碍

3. 下列有利于创伤修复的因素是（　　）

　　A. 感染　　　　　　　　B. 异物存留　　　　　　　　C. 血液循环障碍

　　D. 营养不良　　　　　　E. 局部制动

4. 有一脑外伤患者，CT示右颞叶梭形高密度影，脑室中线受压移位，其诊断是（　　）

  A. 脑挫伤   B. 硬脑膜下血肿   C. 硬脑膜外血肿

  D. 脑内血肿   E. 高血压脑出血

5. 女性患者，入院3天，头部受伤后立即昏迷，10分钟后清醒，有呕吐，对受伤情况不能回忆，诊断是（   ）

  A. 脑震荡   B. 脑挫裂伤   C. 颅内血肿   D. 脑干损伤   E. 脑供血不足

6. 颅底骨折合并脑脊液鼻漏错误的治疗方法是（   ）

  A. 肾上腺素纱条填塞鼻腔   B. 抗生素治疗   C. 安静卧床

  D. 防止便秘及上呼吸道感染   E. 禁止行腰椎穿刺

7. 急性小脑幕上硬膜外血肿，最常见的出血来源是（   ）

  A. 脑膜中静脉   B. 脑膜中动脉   C. 静脉窦

  D. 骨折的板障静脉   E. 脑表面桥静脉

8. 下列不是闭式胸腔引流术适应证的是（   ）

  A. 开放性气胸

  B. 张力性气胸

  C. 胸腔穿刺术治疗后气胸无改善的患者

  D. 拔出胸腔引流管后气胸或血胸复发者

  E. 稳定型气胸

9. 下列属于开放性损伤的是（   ）

  A. 肋骨骨折并气胸   B. 气胸伴皮下气肿

  C. 胸部皮肤有伤口，肺压缩20%   D. 肋骨骨折并血胸

  E. 皮肤伤口处随呼吸有气体进出声

10. 患者，男性，20岁，3小时前左前胸部刀刺伤来院就诊，感胸闷气短，查体：面色苍白，四肢湿冷，心率115次/分钟，血压88/60mmHg，颈静脉怒张。首先考虑（   ）

  A. 胸内大出血   B. 血气胸   C. 急性心包填塞

  D. 肺裂伤   E. 开放性气胸

11. 多根多处肋骨骨折导致呼吸衰竭的主要原因是（   ）

  A. 剧痛恐惧呼吸   B. 肺不张   C. 反常呼吸运动

  D. 继发肺部感染   E. 纵隔摆动

12. 胸部损伤的治疗原则是（   ）

  A. 纠正酸碱平衡失调   B. 纠正电解质紊乱   C. 强心、利尿

  D. 止痛、输血   E. 纠正循环、呼吸功能障碍

13. 张力性气胸行闭式引流术，如肺已经复张，无漏气现象，拔管最合适的时间是（   ）

  A. 1周后拔管   B. 24小时后拔管   C. 48小时后拔管

  D. 72小时后拔管   E. 立即拔管

14. 肝损伤后早期出现休克最主要的原因是（   ）

  A. 急性腹膜炎   B. 全身感染   C. 胆瘘

  D. 腹腔内出血   E. 麻痹性肠梗阻

15. 腹部损伤时行诊断性腹腔穿刺，抽出不凝固血液，最可能的诊断为（   ）

  A. 空腔脏器破裂   B. 误穿入腹腔血管   C. 前腹壁血肿

  D. 实质性器官破裂   E. 后腹膜间隙血肿

16. 腹部闭合性损伤时，不支持腹腔内脏损伤诊断的是（   ）

　　A. 早期出现休克　　　　　　　B. 腹膜刺激征　　　　　　　　C. 有气腹征

　　D. 移动性浊音阳性　　　　　　E. 肠鸣音活跃

17. 肾损伤血尿不明显的是（   ）

　　A. 肾挫伤　　　　　　　　　　B. 肾蒂断裂　　　　　　　　　C. 肾全层裂伤

　　D. 肾部分裂伤　　　　　　　　E. 肾盂部分撕裂

18. 最严重的肾损伤类型是（   ）

　　A. 肾挫伤　　　　B. 肾全层裂伤　　　　C. 肾蒂断裂　　　　D. 肾部分损伤　　　　E. 肾皮质裂伤

19. 一患者于3小时前从2米高处跌下，左腰部撞击伤，无昏迷，血压正常，左腰部疼痛伴轻压痛，无包块，尿常规示红细胞5~10个/Hp，最可能的诊断是（   ）

　　A. 肾挫伤　　　　B. 肾部分裂伤　　　　C. 肾全层裂伤　　　　D. 肾蒂断裂　　　　E. 输尿管损伤

20. 骑跨伤易伤及（   ）

　　A. 球部尿道　　　　B. 膜部尿道　　　　C. 悬垂部尿道　　　　D. 前列腺部尿道　　　　E. 膀胱颈部

21. 骨盆骨折易伤及（   ）

　　A. 球部尿道　　　　B. 膜部尿道　　　　C. 悬垂部尿道　　　　D. 前列腺部尿道　　　　E. 膀胱颈部

22. 青年男性，自高处跌下，致骨盆骨折，发生排尿困难，尿潴留，会阴部肿胀，导尿管不能插入膀胱。损伤的部位应是（   ）

　　A. 膀胱　　　　B. 肛门直肠　　　　C. 后尿道　　　　D. 尿道球部　　　　E. 阴茎部尿道

23. 疑有膀胱破裂，行导尿试验以明确诊断，主要观察（   ）

　　A. 导尿管能否插入膀胱

　　B. 有无引流出血尿

　　C. 注入大量生理盐水后膀胱能否膨隆

　　D. 液体进出量的差异

　　E. 注水后行腹部B超检查时，腹腔或腹膜后液体量有无增加

24. 前尿道损伤时常出现（   ）

　　A. 全程肉眼血尿　　　　　　　B. 终末血尿　　　　　　　　　C. 尿道口滴血

　　D. 盆腔腹膜外血肿　　　　　　E. 无血尿

25. 大面积烧伤早期发生的休克，多为（   ）

　　A. 神经源性休克　　　　　　　B. 心源性休克　　　　　　　　C. 低血容量性休克

　　D. 过敏性休克　　　　　　　　E. 感染性休克

26. 下列烧伤急救原则中，正确的是（   ）

　　A. 凡有呼吸道烧伤，一律做气管切开　　　　　　B. 凡有烧伤者，一律用哌替啶止痛

　　C. 热液烫伤者，不能用较干净冷水浸泡　　　　　D. 应就地给予清创

　　E. 立即消除烧伤原因

27. 烧伤后患者出现休克症状时，最早的治疗措施中，下列错误的是（   ）

　　A. 立即转往有条件的医院治疗　　　B. 镇静止痛　　　　　　　C. 立即静脉输液

　　D. 保护创面，防止再损伤　　　　　E. 注意合并伤的诊断及处理

二、简答题

1. 请简述创伤的现场急救措施。

2. 简述脑震荡的临床表现和诊断。

3．闭合性腹部损伤患者有哪些临床表现时考虑有腹内脏器损伤？

4．简述肾损伤的病理分型。

5．请简述烧伤的分度及其特点。

书网融合……

知识回顾　　　　微课1　　　　微课2　　　　微课3　　　　微课4

微课5　　　　习题

第五章　颅内压增高与脑疝

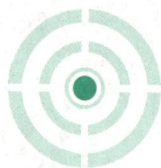

学习目标

知识要求：

1. 掌握颅内压增高与脑疝的临床表现。
2. 熟悉颅内压增高诊断与脑疝诊断。
3. 了解颅内压增高的病理生理、脑疝形成机制。

技能要求：

1. 学会根据颅内压增高的情况提供准确的治疗方案。
2. 正确判断脑疝的发生并进行初步救治。

第一节　颅内压增高

PPT

颅内压增高是神经外科常见的临床综合征。颅脑损伤、肿瘤、脑血管病、脑积水、炎症等多种病理损害发展至一定阶段，都可能导致颅内压持续超过正常上限，从而引起相应的综合征。了解颅内压形成的物质基础，熟悉其调节机制和掌握颅内压增高发生机制，是学习和掌握神经科学的重点和关键。

颅内压是指颅腔内容物对颅腔壁所产生的压力。正常成人颅内压为 70~200mmH$_2$O，儿童的颅内压为 50~100mmH$_2$O。颅腔内容物包括脑、血液和脑脊液三种成分。颅缝闭合后颅腔的容积固定不变，为1400~1500ml，其中脑组织的体积为1150~1350ml，平均约为1250ml，占颅腔容积的90%左右；单位时间内贮留在脑血管内的血液约为75ml，约占颅腔容积的5.5%，因颅内血容量变动较大，其多少取决于脑血管的扩张和收缩程度，可占颅腔总容积的2%~11%；脑脊液在脑室、脑池和蛛网膜下腔共约150ml，约占颅腔容积的10%。在正常生理情况下，颅腔容积及其内容物的体积是相适应的，并在颅内保持着相对稳定的压力。当某些原因使颅内容物体积增加，颅内压持续超过200mmH$_2$O时，称为颅内压增高。

【颅内压调节与代偿】

生理状态下，血压和呼吸可引起颅内压小范围波动。颅内压增高时，构成颅内压力的各个部分对颅内压的调节作用是不同的。颅腔内容物在正常生理情况下，脑组织体积比较恒定，特别是在急性颅内压增高时不能被压缩，颅内压的调节就在脑血流量和脑脊液间保持平衡。为维持脑的最低代谢，每分钟每100g脑组织所需脑血流量为32ml，全脑每分钟为450ml。脑血容量保持在450ml时，脑血容量可被压缩的容积只占颅腔容积的3%。所以颅内压主要依靠脑脊液的分布和分泌的变化来调节。当发生颅内压增高时，首先被压缩出颅腔的是脑脊液，再压缩脑血容量。当颅内压增高时，脑脊液的分泌较前减少而吸收增多，以代偿增加颅内压；当颅内压降低时，脑脊液的分泌则增加，而吸收减少，以维持正常颅内压。颅内容积超过5%的临界范围，或颅腔容量缩减超过颅腔容积的8%~10%，则会产生颅内压增高。

【病理生理】

1. 影响颅内压增高因素

（1）年龄 婴幼儿及小儿的颅缝未闭合或尚未牢固融合，颅内压增高可使颅缝裂开而相应地增加颅腔容积，从而缓和或延长病情的进展。老年人由于脑萎缩使颅内的代偿空间增多，故病程亦较长。

（2）病变的扩张速度 当颅内占位性病变时，随着病变的缓慢增长，可以长期不出现颅内压增高症状，一旦颅内压代偿功能失调，病情将迅速发展，往往在短期内即出现颅内高压危象或出现脑疝。这种颅腔内容物的体积与颅内压之间的关系可以用图中的曲线来表示，称为容积-压力关系曲线（图5-1-1）。压力骤增的转折点即为临界点。

（3）病变部位 在颅脑中线或颅后窝的占位性病变，由于病变容易阻塞脑脊液循环通路而发生梗阻性脑积水，故颅内压增高症状可早期出现而且严重。颅内大静脉窦附近的占位性病变，由于早期即可压迫静脉窦，引起颅内静脉血液回流或脑脊液吸收障碍，使颅内压增高，症状亦可早期出现。

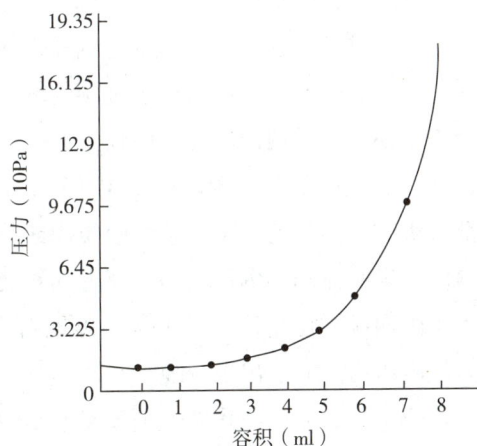

图5-1-1 颅内容积-压力曲线

（4）伴发脑水肿的程度 脑寄生虫病、脑脓肿、脑结核瘤、脑肉芽肿等由于炎症性反应均可伴有较明显的脑水肿，故早期即可出现颅内压增高症状。

（5）全身系统性疾病 出现尿毒症、肝昏迷、脓毒血症、肺部严重感染、酸碱平衡失调等现象都可引起继发性脑水肿而致颅内压增高。高热往往会加重颅内压增高的程度。

2. 颅内压增高的后果

（1）脑血流量降低、脑缺血、脑死亡 颅内压增高会使脑灌注压（平均动脉压减去颅内压）下降，机体可通过扩张血管，降低血管阻力实现自动调节，维持血流量稳定。其公式如下：

$$脑血流量 = 脑灌注压 / 脑血管阻力$$

若脑灌注压低于40mmHg时，脑血管自动调节失代偿，脑血流量降低，造成脑缺血，当颅内压升高至平均动脉压水平时，脑灌注为0，脑血流停止，出现脑死亡。

（2）脑水肿 分为血管源性脑水肿和细胞毒性脑水肿。前者多见于脑外伤、脑肿瘤等病变初期，毛细血管通透性增加，脑水肿液体多积聚在细胞外间隙；后者多见于脑缺血、脑缺氧初期，由脑细胞代谢功能障碍，水钠潴留在细胞膜内所致。

（3）库欣（Cushing）反应 即呼吸频率减慢、心跳和脉搏缓慢及血压升高（两慢一高），是颅内压急剧升高的表现，提示患者即将出现颅高压危象或脑疝。

（4）脑移位和脑疝 脑疝是颅内压增高最严重的后果，我们单独一节进行阐述。

（5）胃肠功能障碍及消化道出血 颅内压增高致下丘脑自主神经中枢紊乱，引起呕吐、胃酸分泌过多、胃溃疡、胃出血等胃肠功能障碍。

（6）神经源性肺水肿 颅内压增高使下丘脑、延髓受压，致α肾上腺素能神经元活性增强，血压反应性升高，左心负荷过重，肺毛细血管压力升高，液体外渗，造成肺水肿。

【原因及常见疾病】

1. 颅内压增高的原因

（1）颅腔内容物的体积增大　如脑组织体积出现增大、脑水肿、脑脊液增多、颅内静脉回流受阻或过度灌注，脑血流量增加，使颅内血容量增多。

（2）颅内占位性病变使颅内空间相对变小　如颅内血肿、脑肿瘤、脑脓肿、脑部寄生虫病等。

（3）先天性畸形使颅腔的容积变小　如狭颅症、颅底凹陷症等。

2. 引起颅内压增高常见的疾病

（1）颅脑损伤　颅内血肿、脑挫裂伤伴脑水肿、大面积凹陷性颅骨骨折是外伤性颅内压增高常见原因。外伤性蛛网膜下腔出血也是颅内压增高的常见原因。其他如外伤性蛛网膜炎及静脉窦血栓形成或脂肪栓塞亦可致颅内压增高，但较少见。

（2）颅内肿瘤　颅内肿瘤出现颅内压增高者约占80%以上。肿瘤的大小、部位、性质和生长速度都会影响颅内压的演进。恶性胶质瘤或脑转移癌，由于肿瘤生长迅速，且伴有严重的脑水肿，故在短期内即出现明显的颅内压增高；邻近脑脊液循环通路附近的肿瘤，虽然体积不大，但容易产生梗阻性脑积水，因而颅内压增高症状可早期出现而且显著；位于前中颅窝底部或大脑凸面的肿瘤，虽然瘤体较大，但颅内压增高症状出现较晚。

（3）颅内感染　化脓性脑膜炎或脑脓肿可引起颅内压增高。结核性脑膜炎晚期，因脑底部炎症性物质沉积，使脑脊液循环通路受阻，容易出现脑积水和颅内压增高。

（4）脑血管疾病　血肿压迫、血凝块阻塞脑脊液循环通路或脑脊液吸收障碍均可导致颅内压增高。大面积脑梗死也可引起颅内压增高。梗死后出血也可引起急剧的颅内压增高。

（5）脑寄生虫病　脑寄生虫引起的颅内压增高的原因包括：①可以产生局部肉芽肿性占位。②炎性粘连影响脑脊液的循环和吸收。

（6）颅脑先天性疾病　婴幼儿先天性脑积水多由于导水管的发育畸形，形成梗阻性脑积水；颅底凹陷和（或）先天性小脑扁桃体下疝畸形，脑脊液循环通路可在第四脑室正中孔或枕大孔区受阻；狭颅症患儿由于颅缝过早闭合，颅腔狭小，限制脑的正常发育，从而引起颅内压增高。

（7）良性颅内压增高　又称假脑瘤综合征，以脑蛛网膜炎比较多见，其中发生于颅后窝者颅内压增高最为显著。颅内静脉窦（上矢状窦或横窦）血栓形成，由于静脉回流障碍引起颅内压增高。其他代谢性疾病、维生素A摄入过多、药物过敏和病毒感染所引起的中毒性脑病等均可引起颅内压增高，但多数颅内压增高症状可随原发疾病好转而逐渐恢复正常。

（8）脑缺氧　心搏骤停或严重呼吸道梗阻均可发生严重脑缺氧。此外，癫痫持续状态和喘息状态（肺性脑病）亦可导致严重脑缺氧和继发性脑水肿，从而出现颅内压增高。

【临床表现】

主要症状和体征如下。

1. 头痛　颅内压增高最常见症状之一，以早晨或夜间较重，部位多在额部及颞部。头痛程度随颅内压的增高而进行性加重。当用力、咳嗽、弯腰或低头活动时常使头痛加重。

2. 呕吐　头痛剧烈时可伴有恶心和呕吐。呕吐可呈喷射性，有时可导致水电解质紊乱和体重减轻。

3. 视神经乳头水肿　是颅内压增高重要客观体征之一。表现为视神经乳头充血，边缘模糊不清，中央凹陷消失，视盘隆起，静脉怒张。若视神经乳头水肿长期存在，则视盘颜色苍白，视力减退，视野向心性缩小，称为视神经继发性萎缩。若颅内压增高不能及时解除，视力恢复困难，严重者甚至失明。

头痛、呕吐和视神经乳头水肿是颅内压增高典型表现，称为颅内压增高"三主征"。颅内压增高的三主征各自出现的时间并不一致，可以其中一项为首发症状。

4. 意识障碍及生命体征变化 疾病初期意识障碍可出现嗜睡，反应迟钝。严重病例可出现昏睡、昏迷，伴有瞳孔散大、对光反射消失，发生脑疝，去大脑强直。生命体征变化包括血压升高、脉搏徐缓、呼吸减缓、体温升高等，脑疝晚期终因呼吸循环衰竭而死亡。

5. 其他症状和体征 小儿可有头颅增大、头皮和额眶部浅静脉扩张、颅缝增宽或分离、前囟饱满隆起。头颅叩诊时呈破罐音（Macewen征）。

【诊断】

详细询问病史和认真进行神经系统检查，可发现具有诊断提示价值的信息。当发现有视神经乳头水肿及头痛、呕吐三主征时，则颅内压增高诊断可以确定。小儿反复呕吐及头围迅速增大，成人进行性剧烈的头痛、进行性瘫痪及视力进行性减退等，都应考虑到有颅内病变可能。对于临床疑诊病例，应及时选择恰当的辅助检查，以利早期诊断和治疗。

1. CT 快速、精确、无创伤，是诊断颅内病变首选检查，尤其适用于急症。

2. MRI 也是无创伤性检查，但检查所需时间较长，对颅骨骨质显现差。

3. 数字减影血管造影（DSA） 用于诊断脑血管性疾病和血供丰富的颅脑肿瘤。

4. X线平片 颅内压增高时可见颅骨骨缝分离，指状压迹增多，鞍背骨质稀疏及蝶鞍扩大等。X线平片对于诊断颅骨骨折、开放性损伤后颅内异物位置、垂体腺瘤所致蝶鞍扩大以及听神经瘤引起内听道扩大等，具有一定价值。现已少用于单独诊断颅内占位性病变。

5. 腰椎穿刺 对颅内压增高的患者有一定危险，可诱发脑疝，故应慎重。

6. 颅内压监测 通过持续监测颅压，指导药物治疗和手术时机选择。

📖 **知识拓展**

腰椎穿刺术

腰椎穿刺是将腰椎穿刺针通过腰椎间隙刺入蛛网膜下隙进行抽取和注射的一种临床诊疗技术。常用于测定颅内压，检查脑脊液的性质及椎管有无阻塞，协助中枢神经系统疾病的病因诊断，还可以向鞘内注射药物或放脑脊液，治疗中枢神经系统感染、恶性肿瘤等。

腰穿时，患者取侧卧位，背部与床面垂直，头向前胸部屈曲，两手抱膝紧贴腹部，使躯干呈弓形。或由助手立于术者对面，用一手搂住患者头部，另一手搂住双下肢腘窝处并用力抱紧，使脊柱尽量后凸，以增加椎间隙宽度，便于进针。以髂嵴最高点连线与后正中线交会处为穿刺点，通常取第3~4腰椎棘突间隙，也可在上一个或下一个椎间隙进行。

【治疗】

1. 一般处理 对颅内压增高的患者，应留院观察。密切观察瞳孔、意识、生命体征的变化。呕吐频繁者应暂禁食，以防吸入性肺炎。不能进食者应予补液治疗，补液量应维持出入量平衡，过多补液可促使颅内压增高恶化。注意保持呼吸道通畅，给予吸氧、通便及调节水电解质及酸碱平衡等治疗。尽早明确病因，及时给予病因治疗。

2. 病因治疗 病因治疗是最根本和最有效的治疗方法，如切除颅内肿瘤、清除颅内血肿、穿刺引流或切除脑脓肿、控制颅内感染等。病因一旦解除，颅内压即可望恢复正常。

3. 降低颅内压

（1）脱水

1）限制液体入量：颅内压增高较明显者，摄入量应限制在每日1500~2000ml，输液速度不可过快。

2）渗透性脱水：静脉输入或口服高渗液体，提高血液渗透压，造成血液与脑组织和脑脊液间的渗透压差，使脑组织内的水分向血循环转移，从而使脑水肿减轻，脑体积缩小，颅内压降低。常用的渗透性脱水剂如下。①20%甘露醇溶液，125~250ml，静脉快速滴注，紧急情况下可加压推注，每6~12小时1次。甘露醇溶液性质稳定，脱水作用强，反跳现象轻，是当前应用最广泛的渗透性脱水剂，但大剂量应用可能对肾有损害。②甘油果糖，250ml，静脉滴注，每8~12小时1次。甘油果糖既有脱水作用，又能通过血脑屏障进入脑组织，被氧化成磷酸化基质，改善微循环，且不引起肾损害。

3）利尿性脱水：能抑制肾小管对钠离子的再吸收而产生利尿脱水作用，但脱水作用较弱，且易引起电解质紊乱，故很少单独使用。如与渗透性脱水剂合用，则可加强其效果。氢氯噻嗪（双氢克尿噻），25mg，每日3~4次，口服。呋塞米（速尿），20~40mg，每8~12小时1次，静脉或肌内注射。

4）应用脱水疗法需注意：根据患者的具体情况选用脱水剂；渗透性脱水剂应快速滴注或加压推注；长期脱水需警惕水和电解质紊乱；严重休克，心、肾功能障碍，或颅内有活动性出血而无立即手术条件者，禁用脱水剂。

（2）激素　肾上腺皮质激素能改善血脑屏障通透性，减轻氧自由基介导的脂质过氧化反应，因此长期以来用于重型颅脑损伤等颅内压增高患者的治疗。但近年来的研究对皮质激素的疗效提出质疑。皮质激素的使用方法分常规剂量和短期大剂量冲击疗法两种，在治疗中应注意防止并发高血糖、应激性溃疡和感染。

（3）亚低温冬眠疗法　采用冬眠药物加用物理降温使机体处于亚低温状态，可降低脑代谢率和耗氧量，保护脑细胞膜结构，减轻内源性毒性产物对脑组织的继发性损害，防止脑水肿的发生与发展，对降低颅内压有一定作用。

（4）巴比妥治疗　大剂量异戊巴比妥钠或硫喷妥钠注射可降低脑的代谢，减少脑血流，减少氧耗及增加脑对缺氧的耐受力，使颅内压降低。给药期间宜监测血药浓度和脑血流、脑代谢。临床研究显示，巴比妥疗法并未改善患者预后。

（5）过度换气　过度换气可以降低$PaCO_2$，使脑血管收缩，减少脑血流量，降低颅内压。但有脑缺血的危险，应适度掌握。

（6）手术　包括侧脑室穿刺引流、颞肌下减压术和各种脑脊液分流术。

【预防】

为防止颅内压增高，应避免一切刺激，置患者于头肩抬高25°~30°侧卧位休息，避免呕吐造成窒息；检查或治疗时不可猛力转头、翻身、按压腹部及肝脏；避免患儿哭闹使颅内高压加重。为减轻头痛要保持安静，避免头部剧烈运动、哭闹、咳嗽、大便用力、打喷嚏或弯腰、低头以及用力活动等，以免引起头痛加重。如患者诉说头痛要立即给予相应处理，避免患者出现情绪激动，以免血压升高而增加颅内压。出现头痛症状时可适当应用止痛剂，但禁止使用吗啡、哌替啶，以免抑制呼吸中枢。若患者躁动不安，应寻找原因及时处理，可给予适当约束，切忌强制约束，以免患者挣扎而使颅内压进一步增高。

第二节 脑 疝

PPT

颅内病变所致的颅内压增高达到一定程度时，可使一部分脑组织移位，通过一些孔隙，被挤至压力较低的部位，即为脑疝。脑疝是颅脑疾病发展过程中的一种紧急而严重的情况，疝出的脑组织压迫脑的重要结构或生命中枢，如发现不及时或救治不力，往往导致严重后果，必须予以足够重视。根据发生部位和所疝出组织的不同，脑疝可分为小脑幕切迹疝（颞叶钩回疝）、枕骨大孔疝（小脑扁桃体疝）、大脑下疝（扣带回疝）等。这几种脑疝可以单独发生，也可同时或相继出现。

一、小脑幕切迹疝

【病理生理】

当幕上一侧占位病变不断增长引起颅内压增高时，脑干和患侧大脑半球向对侧移位。半球上部由于有大脑镰限制，移位较轻，而半球底部近中线结构，如颞叶的钩回等则移位较明显，可疝入脚间池，形成小脑幕切迹疝，使患侧的动眼神经、脑干、后交通动脉及大脑后动脉受到挤压和牵拉。

1. **动眼神经损害** 动眼神经受损的方式可能有四种：①颞叶钩回疝入脚间池内，直接压迫动眼神经及其营养血管。②钩回先压迫位于动眼神经上方的大脑后动脉，再使夹在大脑后动脉与小脑上动脉间的动眼神经间接受压。③脑干受压下移时，动眼神经遭受牵拉。④脑干受压，动眼神经核和邻近部位发生缺血、水肿或出血。

2. **脑干变化** 小脑幕切迹疝发生后，不仅中脑直接受压，同时由于脑干下移引起供血障碍，还可向上累及丘脑下部，向下影响脑桥乃至延髓。

（1）脑干变形和移位 中脑受钩回疝挤压时，前后径变长，横径缩短，疝出的脑组织首先压迫同侧大脑脚，如继续发展则可累及整个中脑。脑干下移使脑干纵行变形严重时发生扭曲。

（2）脑干缺血、水肿或出血 小脑幕切迹疝引起脑干缺血或出血的原因可能有二。①脑干受压，静脉回流不畅淤滞，以致破裂出血。②脑干下移远较基底动脉下移为甚（基底动脉受大脑后动脉、后交通动脉和颈内动脉固定），造成中脑和脑桥上部旁中区的动脉受牵拉引起血管痉挛，或脑干内小动脉破裂出血，导致脑干缺血或出血，并继发水肿和软化。

3. **脑脊液循环障碍** 中脑周围的脑池是脑脊液循环的必经之路，小脑幕切迹疝可使该脑池阻塞，导致脑脊液向幕上回流障碍。此外，脑干受压、变形、扭曲时，可引起中脑导水管梗阻，使导水管以上的脑室系统扩大，形成脑积水，颅内压进一步升高。

4. **疝出脑组织的改变** 疝出的脑组织如不能及时还纳，可因血液回流障碍而发生充血、水肿以致嵌顿，更严重地压迫脑干。

5. **枕叶梗死** 后交通动脉或大脑后动脉直接受压、牵张，可引起枕叶梗死。

【临床表现】

1. **颅内压增高** 表现为头痛加重，呕吐频繁，躁动不安，提示病情加重。

2. **意识障碍** 患者逐渐出现意识障碍，由嗜睡、朦胧到浅昏迷、昏迷，对外界的刺激反应迟钝或消失，系脑干网状结构上行激活系统受累的结果。瞳孔变化最初可有时间短暂的患侧瞳孔缩小，但多不易被发现。以后该侧瞳孔逐渐散大，对光反射迟钝、消失，说明动眼神经背侧部的副交感神经纤维已受损。晚期则双侧瞳孔散大，对光反射消失，眼球固定不动。

3. **锥体束征**   由于患侧大脑脚受压，出现对侧肢体肌力减弱或瘫痪，肌张力增高，腱反射亢进，病理反射阳性。有时由于脑干被推向对侧，使对侧大脑脚与小脑幕游离缘相挤，造成脑疝同侧的锥体束征，需注意分析，以免导致病变定侧的错误。

4. **生命体征改变**   表现为血压升高，脉缓有力，呼吸深慢，体温上升。但到晚期，生命中枢逐渐衰竭，出现潮式或叹息样呼吸，脉频弱，血压和体温下降，最后呼吸停止，继而心跳亦停止。

【治疗】

根据典型的临床表现，小脑幕切迹疝的诊断并不困难。但临床上由于发现不及时或处理不当而酿成严重后果甚至死亡者，并不鲜见。因此，对颅内压增高的患者，应抓紧时间明确诊断，力争在脑疝未形成前或脑疝早期进行处理。一旦出现典型的脑疝征象，应按具体情况，做如下紧急处理：①维持呼吸道通畅。②立即经静脉推注20%甘露醇溶液250~500ml。③病变性质和部位明确者，立即手术切除病变；尚不明确者，尽快检查确诊后手术或行姑息性减压术（颞肌下减压术，部分脑叶切除减压术）。④对有脑积水的患者，立即穿刺侧脑室做外引流，待病情缓解后再开颅切除病变或行脑室–腹腔分流术。

经以上处理，疝出的脑组织多可自行还纳，表现为散大的瞳孔逐渐回缩，患者意识好转。但也有少数患者不改善，估计疝出的脑组织已嵌顿，术中可用脑压板将颞叶底面轻轻上抬或切开小脑幕，使嵌顿的脑组织得到缓解，并解除其对脑干的压迫。

📋 **岗位情景模拟 10**

患者，女，60岁。突发意识障碍2小时伴恶心、呕吐，急诊入院。入院查体：血压210/110mmHg，心率55次/分钟，呼吸12次/分钟，神志昏迷，右侧瞳孔直径约5mm，对光反应消失，左侧直径约2mm，对光反射迟钝，双侧巴氏征阳性。既往有高血压病史10年，不规律服药。

问题与思考

1. 根据病史、体征，目前患者主要的诊断可能是什么？
2. 下一步该做哪些急救处理和辅助检查？
3. 患者预后如何？

答案解析

二、枕骨大孔疝

颅内压增高时，小脑扁桃体经枕骨大孔疝出到颈椎管内，称为枕骨大孔疝或小脑扁桃体疝。多发生于颅后窝占位病变，也见于小脑幕切迹疝晚期。枕骨大孔疝分慢性疝出和急性疝出两种。前者见于长期颅内压增高或颅后窝占位病变患者，症状较轻；后者多突然发生，或在慢性疝出的基础上因某些诱因，如腰椎穿刺或排便用力，使疝出程度加重，延髓生命中枢遭受急性压迫而功能衰竭，患者常迅速死亡。

【病理生理】

颅后窝容积小，因此其代偿缓冲容积也小，较小的占位病变即可使小脑扁桃体经枕骨大孔疝入颈椎管上端，造成以下病理变化：①延髓受压，慢性枕骨大孔疝患者可无明显症状或症状轻微；急性延髓受压常很快引起生命中枢衰竭，危及生命。②脑脊液循环障碍，由于第四脑室中孔梗阻引起的脑积水和小脑延髓池阻塞所致的脑脊液循环障碍，均可使颅内压进一步升高，脑疝程度加重。③疝出脑组织的改变，疝出的小脑扁桃体发生充血、水肿或出血，使延髓和颈髓上段受压加重。慢性疝出的扁桃体可与周围结构粘连。

【临床表现】

1. 枕下疼痛、项强或强迫头位　疝出组织压迫颈上部神经根，或因枕骨大孔区脑膜或血管壁的敏感神经末梢受牵拉，引起枕下疼痛。为避免延髓受压加重，机体发生保护性或反射性颈肌痉挛，患者头部维持在适当位置。

2. 颅内压增高表现　头痛剧烈，呕吐频繁，慢性脑疝患者多有视神经乳头水肿。

3. 后组脑神经受累　由于脑干下移，后组脑神经受牵拉，或因脑干受压，出现眩晕、听力减退等症状。

4. 生命体征改变　慢性疝出者生命体征变化不明显；急性疝出者生命体征改变显著，迅速发生呼吸和循环障碍，先呼吸减慢，脉搏细速，血压下降，很快出现潮式呼吸和呼吸停止，如不采取措施，不久心跳也停止。

与小脑幕切迹疝相比，枕骨大孔疝的特点是生命体征变化出现较早，瞳孔改变和意识障碍出现较晚。

【治疗】

治疗原则与小脑幕切迹疝基本相同。凡有枕骨大孔疝症状而诊断已明确者，宜尽早手术切除病变；症状明显且有脑积水者，应及时做脑室穿刺并给予脱水剂，然后手术处理病变；对呼吸骤停的患者，立即做气管插管辅助呼吸，同时行脑室穿刺引流，静脉内推注脱水剂，并紧急开颅清除原发病变。术中将枕骨大孔后缘和寰椎后弓切除，硬膜敞开或扩大修补，解除小脑扁桃体疝的压迫。如扁桃体与周围结构粘连，可试行粘连松解。必要时可在软膜下切除水肿、出血的小脑扁桃体，以减轻对延髓和颈髓上段的压迫及疏通脑脊液循环通路。

目标检测

答案解析

一、单项选择题

1. 颅内压增高的三主征是指（　　）

　A. 头痛，呕吐，发热　　　　B. 头痛，呕吐，腹泻　　　　C. 头痛，呕吐，视乳头水肿

　D. 头痛，发热，血压升高　　E. 头痛，头晕，心跳加快

2. 小脑幕切迹疝最有意义的临床定侧体征是（　　）

　A. 患侧肢体活动减少或消失　　B. 对侧腹壁反射消失　　　　C. 患侧瞳孔散大

　D. 对侧肢体腱反射亢进　　　　E. 患侧下肢病理反射阳性

3. 颅内压增高的昏迷患者，出现上呼吸道梗阻，应最先采取的措施是（　　）

　A. 吸氧　　　　　　　　　　B. 胃肠减压　　　　　　　　C. 加强翻身、拍背、吸痰

　D. 应用呼吸兴奋剂　　　　　E. 气管插管

4. 急性颅内压增高时患者早期生命体征改变为（　　）

　A. 血压升高，脉搏变缓，脉压变小　　　　　B. 血压升高，脉搏增快，脉压增大

　C. 血压降低，脉搏变缓，脉压变小　　　　　D. 血压降低，脉搏增快，脉压变小

　E. 血压升高，脉搏变缓，脉压增大

5. 有一名枕骨大孔疝患者，其诊断要点是（　　）

　　A．昏迷，患侧瞳孔散大，对侧肢体偏瘫　　　　B．四肢共济障碍

　　C．四肢瘫痪　　　　　　　　　　　　　　　　D．去大脑强直发作

　　E．呼吸功能障碍早于意识障碍

6. 有一确诊为小脑扁桃体疝的患者，下列不属于常见症状的是（　　）

　　A．剧烈头痛、呕吐　　　　　B．颈项强直　　　　　　　C．早期出现一侧瞳孔散大

　　D．意识障碍　　　　　　　　E．呼吸骤停发生早

二、简答题

1. 列举颅内压增高的后果。

2. 简述小脑幕切迹疝的临床表现。

（张　伦）

书网融合……

知识回顾　　　　　　微课　　　　　　习题

第六章 肿 瘤

学习目标

知识要求：

1. 掌握肿瘤的早期信号、临床表现及常用诊断方法；各种常见肿瘤的主要表现和治疗原则。

2. 熟悉肿瘤的治疗原则及三级预防措施，常见肿瘤的预防和随访。

3. 了解肿瘤的病因及发病机制。

技能要求：

1. 熟练掌握肿瘤诊疗的临床思维，能运用正确的方法对患者进行病史询问及体格检查，并做出初步诊断。

2. 学会应用理论知识解决临床实际问题，并做好患者的随访、复查等指导工作，指导和帮助患者改善生存质量或延长生存时间。

3. 培养学生人文关怀理念，帮助患者正确面对罹患肿瘤的现实。

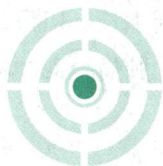

第一节 概 述

PPT

肿瘤是机体正常细胞在各种始动与促进因素的作用下，增生与异常分化所形成的新生物。新生物一旦形成，不因病因消除而停止增生。它的生长不受生理调节，并且破坏正常组织与器官，常危及生命。

随着疾病谱的改变，恶性肿瘤已成为目前死亡常见原因之一。最新数据表明，全球新发肿瘤1900余万，死亡近1000万。恶性肿瘤为男性第二位死因，女性第三位主要死因。我国最常见的恶性肿瘤分别是肺癌、肝癌、胃癌、食管癌、结直肠癌、胰腺癌、乳腺癌、神经系统癌症、白血病、宫颈癌等。

【病因】

恶性肿瘤的病因尚未完全了解。目前认为肿瘤是环境与遗传等内外因素相互作用的结果。肿瘤形成是在各种致瘤因素与促瘤因素作用下，细胞生长调控发生严重紊乱的结果。不同肿瘤细胞均出现不同程度分化成熟能力的缺失，即使致瘤因素不再存在，肿瘤仍能继续生长。

1. **环境因素** 包括化学因素、物理因素和生物因素等。化学因素如烷化剂、多环芳烃类化合物、氨基偶氮类、亚硝胺类、真菌毒素和植物毒素等。物理因素如电离辐射、紫外线、深瘢痕、皮肤慢性溃疡、石棉纤维等。生物因素有病毒、细菌和寄生虫感染等。

2. **遗传因素**　肿瘤具有一定的遗传倾向，即遗传易感性，如鼻咽癌、食管癌、胃癌、肝癌、结肠息肉病癌变、乳腺癌等多有家族史。

3. **其他因素**　某些激素与肿瘤发生和发展有关，先天性或后天性免疫缺陷者易发生恶性肿瘤，营养、微量元素、精神因素等对肿瘤的发生也有一定影响。

【命名与分类】

根据肿瘤的形态及生物学行为，分为良性肿瘤与恶性肿瘤两大类。良性肿瘤的命名一般包含组织或细胞类型，如平滑肌瘤。恶性肿瘤命名根据来源不同加以区分，来源于上皮组织的恶性肿瘤一般称为"癌"，如鳞状细胞癌；来源于间叶组织的恶性肿瘤一般称为"肉瘤"，如骨肉瘤；胚胎性肿瘤一般称为"母细胞瘤"，如肾母细胞瘤。沿用传统命名肿瘤有白血病、间皮瘤、骨巨细胞瘤等。肿瘤多发称之为瘤病，如神经纤维瘤病等。

根据肿瘤的来源部位冠以不同的名称，如肺癌、股骨骨肉瘤、前列腺癌等。根据不同细胞类型命名，如非小细胞肺癌、肺腺癌等。根据细胞分化程度不同，又可以分高分化、中分化和低（未）分化癌。

临床上除良性与恶性肿瘤两大类之外，少数肿瘤形态上属于良性，但行为上有浸润生长、切除后复发或转移等恶性行为，在组织学形态与生物学行为上介于良、恶性之间，称之为交界性肿瘤。良、恶性肿瘤鉴别见表6-1-1。

表6-1-1　良性肿瘤与恶性肿瘤鉴别

	良性肿瘤	恶性肿瘤
组织分化程度	分化好，异型性小，与原有组织的形态相似	分化不好，异型性大，与原有组织的形态差别大
核分裂	无或稀少，不见病理核分裂象	多见，并可见病理核分裂象
生长速度	缓慢	较快
生长方式	膨胀性和外生性生长，前者常有包膜形成，与周围组织一般分界清楚，故通常可推动	浸润性和外生性生长，前者无包膜，一般与周围组织分界不清楚，通常不能推动，后者每伴有浸润性生长
继发改变	很少发生坏死、出血	常发生出血、坏死、溃疡等
转移	不转移	常有转移
复发	手术后很少复发	手术等治疗后较多复发
对机体影响	较小，主要为局部压迫或阻塞作用。如发生在重要器官也可引起严重后果	较大，除压迫、阻塞外，还可以破坏原发处和转移处的组织，引起坏死出血合并感染，甚至造成恶病质

【生长与扩散】

恶性肿瘤的自然生长史一般分为细胞的恶性转化、转化细胞的克隆性增生、局部浸润和远处转移，即癌前期、原位癌和浸润癌三个阶段。肿瘤的进行性生长及其生长速度主要取决于肿瘤细胞的生成大于死亡的程度。若没有新生的血管供应营养，肿瘤直径达1~2mm后即不再增大。恶性肿瘤在生长过程中会具有越来越强的侵袭性，这一现象称为恶性肿瘤的转移，包括直接浸润、淋巴转移、血行转移和种植转移四种方式。

【临床表现】

肿瘤的临床表现取决于肿瘤性质、组织、所在部位以及发展程度。一般早期多无明显表现。但若来自有特定功能的器官或组织则可有明显的症状，如肾上腺髓质的嗜铬细胞瘤早期可出现高血压，胰岛B

细胞肿瘤伴有低血糖症。

1. 局部表现

（1）肿块　位于体表或浅在的肿瘤，肿块常是首发症状，也可见扩张或增大、增粗的静脉。因肿瘤性质不同而具硬度、移动度及有无包膜等差异。位于深在或内脏者可出现脏器受压或空腔器官梗阻等症状。良性者多生长较慢，恶性者生长较快，且可出现相应的转移灶。

（2）疼痛　肿块的膨胀性生长、破溃或感染等使末梢神经或神经干受压或刺激，可出现局部刺痛、跳痛、灼热痛、隐痛或放射痛，常难以忍受，夜间尤为明显。空腔脏器肿瘤可致痉挛，产生绞痛。

（3）溃疡　体表或胃肠道的肿瘤，若生长过快，因血供不足而继发坏死，或因继发感染导致溃烂。恶性者常呈菜花状，或肿块表面有溃疡，可有恶臭及血性分泌物。

（4）出血　体表及与体外相交通的肿瘤，发生破溃、血管破裂可致出血，如呕血或黑便、血便或黏液血便、内出血、血尿、血痰或咯血、血性白带或阴道出血。

（5）梗阻　肿瘤可导致空腔器官阻塞，根据部位不同可出现不同症状。如胰头癌、胆管癌可有黄疸，胃癌伴幽门梗阻可致呕吐隔夜宿食，肠道肿瘤可致肠梗阻，支气管癌可致肺不张。

（6）浸润与转移　恶性肿瘤主要呈浸润性生长。肿瘤沿组织间隙、神经纤维间隙或毛细淋巴管、血管扩展，界限不分明。区域淋巴结转移肿大，压迫导致静脉回流受阻，可致肢体水肿或静脉曲张。转移可致癌性或血性胸水或腹水，以及病理性骨折。

2. 全身表现
良性及早期恶性肿瘤，全身症状多不明显。恶性肿瘤常有非特异性的全身症状，如贫血、低热、消瘦、乏力等。随着恶性肿瘤的发展，则可逐渐出现明显的全身症状。恶病质常是恶性肿瘤晚期全身衰竭的表现，消化道肿瘤患者可较早出现。

某些部位的肿瘤可出现相应的功能亢进或低下，继发全身性改变。一部分肿瘤患者是以全身症状为主诉就医的。因此，对原因一时不明的有全身症状者，必须重视病情了解和深入检查。常见癌变警示信号见表6-1-2。

表6-1-2　常见癌变警示信号

序号	常见癌变警示信号	序号	常见癌变警示信号
1	大、小便性状及习惯改变	5	消化不良或吞咽困难
2	久治不愈的溃疡	6	疣或痣的明显变化
3	不正常的出血或排出物	7	反复咳嗽或声音嘶哑
4	局部肿块或变厚（如乳房等）	8	不明原因的体重急剧下降

【诊断】

肿瘤诊断的目的在于确定有无肿瘤及明确其性质，恶性肿瘤应当进一步了解其浸润范围与程度，便于拟定治疗方案及估计预后。

1. 病史采集

（1）年龄　儿童肿瘤多为胚胎性肿瘤或白血病等；青少年肿瘤多为肉瘤，如骨、软组织及淋巴造血系统肉瘤。中老年人多为癌，但青年患癌后往往发展迅速，常以转移灶或继发症状为首发症状就诊，应加以注意，以免误诊。

（2）病程　良性肿瘤往往病程较长，恶性肿瘤病程较短。但良性者伴出血或感染时可突然增大，如有恶变可表现增长迅速。低度恶性肿瘤发展较慢，如皮肤基底细胞癌及甲状腺乳头状癌。老年患者的恶性肿瘤发展速度相对较慢。儿童患者往往发展迅速，如神经、肾母细胞瘤等。

（3）病史　注意典型癌前病变或相关疾患的病史。还需注意行为与环境相关的情况，如长期吸烟、饮酒，饮食习惯或职业因素有关的接触与暴露史，均应引起注意。有些肿瘤可有家族多发史或遗传史，如胃癌、大肠癌、食管癌、乳癌、鼻咽癌等。

2. 体格检查

（1）全身体检　除肿瘤局部及全身一般检查外，对于原发肿瘤引流区域淋巴结中的特殊淋巴结如颈、腹股沟淋巴结进行检查，以及对腹腔肿瘤进行肝脏检查和直肠指诊等均不可疏漏。

（2）局部检查　注意肿块的部位、大小、外形、软硬度、表面温度、血管分布、有无包膜及活动度、区域淋巴结或转移灶等。良性肿瘤大多有包膜，质地同相应的组织。恶性肿瘤大多无包膜，表面血管丰富或表面温度较相应部位高，生长迅速，局部紧张而质地较硬，多有边界不清、肿块固定，还可出现坏死、液化、溃疡、出血等继发症状，少数巨大良性肿瘤亦可出现浅表溃疡与出血。

3. 实验室检查

（1）常规检查　包括血、尿及粪便常规检查。常规检查的异常发现并不一定是恶性肿瘤的特异性指标，但该类阳性结果常具有一定的诊断和随访价值。

（2）肿瘤标志物检测　肿瘤标志物是指表达或表达水平与肿瘤相关的分子，包括酶和同工酶、糖蛋白、激素、抗原等。该类物质可出现在肿瘤组织细胞内，亦可存在于体液或排泄物中，体现了肿瘤不同阶段的生物特征。如甲胎蛋白（AFP）对肝细胞性肝癌、前列腺特异抗原（PSA）对前列腺癌、绒毛膜促性腺激素（HCG）对滋养层肿瘤的诊断均有较高的特异性及敏感性。一个肿瘤中可有多种标志物，一个标志物也可在多种肿瘤中表达，如癌胚抗原（CEA）在腺癌中的表达以肠癌、胃癌为主，但乳腺癌等亦可测及。

（3）基因检测　基因诊断根据有无特定序列以确定是否有肿瘤或癌变的特定基因存在，从而做出诊断。肿瘤是多基因、多步骤发展的疾病，包括：①癌基因的激活、过度表达。②抑癌基因的突变、丢失。③微卫星不稳定。④错配修复基因突变。分子检测具有较好的敏感性和特异性，常早于临床症状出现。

（4）影像学检查

①超声：常用于肿瘤的筛查，对于肿瘤所在部位、范围、性质及判断囊性与实质性肿块具有诊断价值。还可在超声引导下，进行穿刺活检。

②X线检查：可见肿瘤特定的阴影。造影检查根据显示的充盈缺损、组织破坏、有无狭窄等形态，可得对比清晰的图像。选择性动脉造影经周围动脉插管，可显示患瘤器官或肿瘤的血管图像以帮助诊断。

③CT：可显示某部位横切面影像，主要用于颅内肿瘤、实质性脏器肿瘤、实质性肿块及淋巴结等的鉴别诊断。螺旋CT可用于全胸或全腹部扫描，经处理可形成三维图像、CT血管造影、仿真内镜检查等。

④MRI：对神经系统及软组织图像更为清晰。

⑤放射性核素检查：常用于甲状腺肿瘤、肝肿瘤、骨肿瘤和脑肿瘤等诊断。

⑥正电子发射型计算机断层（PET）：对脑肿瘤、结肠癌、肺癌、黑色素瘤、乳腺癌、卵巢癌等诊断率可高达90%。PET-CT则具有定位定性诊断结合的功能。

⑦内镜检查：观察空腔器官，胸、腹腔以及纵隔的肿瘤或其他病变，并可取细胞或组织行病理学检查诊断，可结合X线造影检查，还可作为一种治疗手段。

（5）病理组织学检查　为目前确诊肿瘤的金标准，直接而可靠。

①临床细胞学检查：包括体液自然脱落细胞、黏膜细胞、细针穿刺涂片或超声导向穿刺涂片。

②组织病理学检查：可行手术活检、穿刺活检、钳取活检等。能完整切除者则行切除送检；位于深部或体表较大而完整者宜行超声或 CT 导向下穿刺活检，或于手术中切取组织送快速（冷冻）切片诊断；亦可于体表、内镜下钳取组织进行活检。对色素性结节或痣，尤其疑有黑色素瘤者，一般不切取或穿刺取材，应完整切除检查。

③免疫组织化学检查：具有特异性强、敏感性高、定位准确、形态与功能相结合等优点，对提高肿瘤诊断准确率、判别组织来源、发现微小癌灶、正确分期及恶性程度判断等有重要意义。

（6）肿瘤分期诊断　为了合理制订治疗方案，正确评价治疗效果，判断预后，国际抗癌联盟提出了 TNM 分期法。T 是指原发肿瘤、N 为淋巴结、M 为远处转移。再根据肿块程度在字母后标以 0 至 4 的数字，表示肿瘤发展程度。1 代表小，4 代表大，0 为无。以此三项决定其分期，不同 TNM 的组合，诊断为不同的期别。在临床无法判断肿瘤体积时则以 Tx 表达。肿瘤分期有临床分期（CTNM）及术后的临床病理分期（PTNM）。各种肿瘤的 TNM 分期具体标准由各专业会议协定，如乳腺癌分期（表6-1-3）。

表6-1-3　乳腺癌国际TNM临床分期

I 期	$T_1N_0M_0$	III 期	$T_{1-2}N_2M_0$ 或 $T_3N_{0-2}M_0$
II 期	$T_{0-2}N_1M_0$	IV 期	$T_{1-3}N_{0-2}M_1$ 或 $T_0N_{0-2}M_1$

【预防】

肿瘤是由环境、营养和饮食、遗传、病毒感染和生活方式的选择等多种内、外因素相互作用而引起的。40% 肿瘤是可以预防的，33% 肿瘤如能早期诊断是可以治疗的，27% 肿瘤可以减轻痛苦、延长寿命。恶性肿瘤的预防分为一级预防、二级预防及三级预防。

一级预防是消除或减少可能致癌的因素，防止癌症的发生，目的是减少癌症的发病率。二级预防是指癌症一旦发生，在其早期阶段发现，予以及时治疗，目的是降低癌症的死亡率。三级预防即诊断与治疗后的康复，目的是提高生存质量及减轻痛苦、延长生命。

世界卫生组织提出癌症三级止痛阶梯治疗方案，其基本原则为：①最初用非吗啡类药，效果不明显时追用吗啡类药，仍不明显换为强吗啡类药，如仍不明显，考虑药物以外的治疗。②从小剂量开始，视止痛效果渐增量。③口服为主，无效时直肠给药，最后注射给药。④定期给药。

【治疗】

肿瘤的治疗方式有手术、放射线、抗癌药、生物治疗、物理治疗和中医药治疗等各种疗法，根据肿瘤性质、发展程度和全身状态而选择。良性肿瘤及交界性肿瘤以手术切除为主，特别是交界性肿瘤必须彻底切除，否则极易复发或恶性变。恶性肿瘤为全身性疾病，多发生浸润与转移，采用手术、化疗和放疗等综合治疗方案。恶性肿瘤第一次治疗的正确与否对预后有密切关系。I 期者以手术治疗为主；II 期以局部治疗为主，原发肿瘤切除或放疗，必须包括转移灶的治疗，辅以有效的全身化疗；III 期者采取综合治疗，手术前、后及术中放疗或化疗；IV 期以全身治疗为主，辅以局部对症治疗。

1. 手术治疗　目前，手术切除恶性肿瘤是最有效的治疗方法。

（1）预防性手术　用于治疗癌前病变，防止其发生恶变或发展成进展期癌。

（2）诊断性手术　为正确地诊断、精确地分期、制订合理的治疗提供可靠依据，有切除活检术、切取活检术和探查术。

（3）根治手术　包括原发癌所在器官的部分或全部，连同周围正常组织和区域淋巴结整块切除；并应用不接触技术阻隔肿瘤细胞沾污或扩散、结扎回流静脉血流等措施。扩大根治术：在原根治范围基础上适当切除附近器官及区域淋巴结。

（4）对症手术或姑息手术　以手术解除或减轻症状，改善生存质量。

（5）其他如激光手术切割或激光气化治疗、冷冻手术等。

2. **化学治疗**　简称化疗，已广泛运用于临床，在肿瘤的治疗中有重要地位。目前已能单独应用化疗治愈绒毛膜上皮癌、睾丸精原细胞瘤、Burkitt 淋巴瘤、急性淋巴细胞白血病等。某些肿瘤化疗可长期缓解病情，如粒细胞白血病、霍奇金病、肾母细胞瘤、乳腺癌等。化疗药物只能杀灭一定百分比的肿瘤细胞，可出现临床复发。多类药物的联合应用是控制复发的可能途径。

（1）常见抗肿瘤药物　有细胞毒素类、抗代谢类、抗生素类、生物碱类、激素类和其他类型药物。根据治疗目的和化疗进行的时间，可分为新辅助化疗、辅助化疗和术中化疗三种方式。根据给药途径分为静脉点滴或注射、口服、肌内注射（全身性用药）。

（2）不良反应　化疗药对正常细胞是有一定影响的，尤其是生长增殖的正常细胞，所以化疗后可出现各种不良反应。常见的有：①白细胞、血小板减少。②消化道反应，如恶心、呕吐、腹泻、口腔溃疡等。③毛发脱落。④血尿。⑤免疫功能降低，容易并发细菌或真菌感染。

3. **分子靶向治疗**　近年来分子靶向治疗发展迅速，根据恶性肿瘤演进的相应机制进行针对分子事件的干预阻断与治疗，是新的分子靶向治疗，如 CD20 阳性的 B 淋巴细胞瘤抗体美罗华、针对上皮生长因子受体（EGFR）制备对应抗体（Hercptin）用以治疗 *Her2* 基因阳性表达的乳腺癌。COX-2 酶在大肠腺瘤及腺癌中表达明显，抗 COX-2 酶的药物用以防治大肠肿瘤已在临床应用。抗血管生成的 Angiostatin 为分子靶向治疗，正进行应用性研究。

4. **放射疗法**　放射治疗分为两大类，即光子类、粒子类，应用的方法有外照射（用各种治疗机）与内照射（如组织内插植镭针）。

各种肿瘤对放射线的敏感性不一，可归纳为三类。①高度敏感：淋巴造血系统肿瘤、多发性骨髓瘤、肾母细胞瘤、性腺肿瘤等低分化肿瘤。②中度敏感：鳞状上皮癌及一部分未分化癌，如宫颈鳞癌、基底细胞癌、鼻咽癌（未分化癌，淋巴上皮癌）、食管癌、乳腺癌、肺癌等。③低度敏感：胃肠道腺癌、软组织及骨肉瘤等。放射治疗的不良反应为抑制骨髓（白细胞减少，血小板减少）、皮肤黏膜改变及胃肠反应等。

5. **生物治疗**　应用生物学方法治疗肿瘤患者，改善宿主个体对肿瘤的应答反应及直接效应，包括免疫治疗与基因治疗两大类。免疫治疗有非特异性免疫疗法和特异性免疫疗法。基因治疗是应用基因工程技术，干预存在于靶细胞的相关基因的表达水平以达到治疗目的，直接或间接地抑制或杀伤肿瘤细胞。

6. **中医中药治疗**　中医中药及中西医结合治疗恶性肿瘤是我国特有的治疗方法，辨证论治是最常用的治疗原则，主要应用扶正、祛邪、化瘀、软坚、散结、清热解毒、化痰、祛湿及通经活络、以毒攻毒等原理，有计划地与其他治疗相互配合，可明显减少各种不良反应，提高远期疗效。

🌿 **知识拓展**

中西医结合防治肿瘤

《健康中国行动——癌症防治实施方案（2019—2022年）》（国发〔2019〕13号）文件强调实施中西医结合行动，发挥中医药独特作用，加快构建癌症中医药防治网络。依托现有资源建设国家中医肿瘤中心和区域中医诊疗中心（肿瘤），加强中医医院肿瘤科建设，支持综合医院、肿瘤专科医院提供癌症中医药诊疗服务，将癌症中医药防治纳入基层医疗机构服务范围。

提升癌症中医药防治能力。制订完善癌症中医药防治指南、诊疗方案和临床路径，挖掘整理并推广应用中医药防治癌症技术方法，探索、创新符合中医理论的癌症诊疗模式，培养癌症中医药防治专业人才。开展癌症中西医临床协作试点，探索中西医结合防治癌症的新思路、新方法和新模式，形成并推广中西医结合诊疗方案。在肿瘤多学科诊疗工作中，规范开展中医药治疗，发挥中医药的独特作用和优势。

强化癌症中医药预防及早期干预。发挥中医"治未病"作用，研究梳理中医药防癌知识并纳入国家基本公共卫生健康教育服务项目内容。综合运用现代诊疗技术和中医体质辨识等中医检测方法，早期发现高危人群，积极开展癌前病变人群的中西医综合干预，逐步提高癌症患者中医药干预率。

【健康教育及随访】

为防止肿瘤发生和治疗后复发或转移等情况的出现，需要对居民和患者进行健康教育及随访。做好癌症预防知识宣传教育，注重肿瘤三级预防；鼓励群众养成良好的生活习惯，避免特殊病毒感染，增强体质；做好罹患肿瘤患者的心理指导，树立与病魔做斗争的信心和决心；对肿瘤患者应定期随诊，通常用3年、5年、10年的生存率来表示某组病例的治疗效果。影响转归和预后的主要因素是肿瘤的性质和治疗的彻底性。

🍎 思政课堂

"最美医生"谭晓琴

谭晓琴，四川省甘孜州炉霍县斯木乡中心卫生院医生，2019年获得中宣部、国家卫生健康委员会公布的"最美医生"称号。

谭医生从小就想像父亲一样，做一个帮助群众解除病痛的好医生。2005年毕业后回到家乡斯木乡卫生院，干起了基层医生的工作。作为基层医生，她说，一个亲切的笑脸、一个鼓励的眼神、一句温暖的问候，也许对患者就是一味良药。一有患者呼唤，无论雨雪，不顾危险，不分昼夜，她都毫不犹豫地启程前行。乡镇卫生院条件有限，对于不能处理的疑难杂症，她就给出外出就诊的建议，并记下联系方式，10多年来，她已记了满满两大本。

2012年，她被确诊为癌症，400多位乡亲聚集在白塔下，为她转塔十万圈念经祈福。从那以后，她一面治疗，一面坚守最基层为群众服务。2017年，她又毅然签下人体器官和遗体捐献书。谭晓琴燃烧着炽烈的青春，守护着藏民们的健康，谱写了一首人间大爱的赞歌！

（黄　诚）

PPT

第二节　常见的恶性肿瘤

恶性肿瘤是威胁生命健康的重大疾病之一，我国恶性肿瘤的发病率和死亡率呈逐步上升趋势。我国常见的恶性肿瘤有肺癌、胃癌、肝癌、食管癌、结直肠癌、肾癌、膀胱癌、乳腺癌等。恶性肿瘤对人类的危害不仅是威胁患者的生命，还给患者带来痛苦、精神压力和经济负担。

一、肺癌

肺癌又称原发性支气管肺癌，是源于支气管黏膜上皮的恶性肿瘤。近半个世纪以来，肺癌的发病率明显升高。发达国家和我国大城市中，肺癌的发病率已居男性肿瘤之首。肺癌发病年龄大多在40岁以上，男性居多，女性患者近年明显增加。

【病因】

肺癌的病因至今不完全明确。与下列因素有关：①长期大量吸烟，是肺癌的最重要致病因素，与吸烟量、吸烟开始年龄、吸烟年限等因素有关。②环境污染，包括大气污染、烹饪油烟、职业接触（包括砷、镉、铬、镍、石棉、氡、煤炼焦过程、电离辐射等）。③个体因素，遗传易感性和基因变异等。

【病理】

肺癌起源于支气管黏膜上皮或肺泡上皮，局限于上皮内称为原位癌。癌肿可向支气管腔内和（或）周围结构浸润生长，也可通过淋巴、血行转移扩散。位置靠近肺门的肺癌称为中心型肺癌；起源于肺段支气管开口以下，位于肺周围部分的肺癌称为周围型肺癌。肺癌一般右肺多于左肺，上叶多于下叶。

1. **病理组织学分类**　肺癌通常分为小细胞肺癌和非小细胞肺癌两大类。由于小细胞肺癌在生物学行为、治疗、预后等方面与其他类型差别巨大，因此将小细胞肺癌以外的肺癌统称为非小细胞肺癌（NSCLC）。肺癌分类及鉴别见表6-2-1。

表6-2-1　肺癌分类及鉴别

	肺腺癌	肺鳞癌	小细胞肺癌	大细胞肺癌
好发人群	年轻女性多见	男性多见	老年男性	老年男性
肿瘤起源	较小支气管上皮	较大支气管	较大支气管	大支气管
类型	为最常见肺癌，65%为周围型	80%~85%为中心型	多为中心型	多为周围型
生长特点	具有向腔外生长倾向，常在肺边缘形成直径2~4cm肿块	具有向腔内生长倾向，早期即可引起支气管狭窄、肺不张、阻塞性肺炎	常位于肺中心部，早期多已转移到肺门和纵隔淋巴结	可发生在肺门附近或肺边缘的支气管
临床特点	与吸烟关系不密切，肿瘤生长较缓慢，分化程度较高，早期往往无临床症状，血行转移早，淋巴转移晚	多有吸烟史，肿瘤生长缓慢，分化程度不一，淋巴转移早，血行转移晚	与吸烟关系密切，常具有内分泌功能，生长迅速，转移较早，有淋巴和血行转移，预后最差，多在1年内死亡	与吸烟有关，分化程度低，肿瘤生长迅速，易发生血行转移，预后不良
治疗	早期手术，结合化疗、放疗和生物靶向等治疗	早期手术，结合化疗、放疗和生物靶向等治疗，对放、化疗较敏感	早期手术，结合化疗、放疗和生物靶向等治疗，对放疗极其敏感	早期手术，结合化疗、放疗和生物靶向等治疗

2. **转移途径**

（1）直接扩散　癌肿直接侵犯肺组织及邻近组织器官。

（2）淋巴转移　淋巴转移是常见的扩散途径，癌细胞经支气管和肺血管周围的淋巴管道，先侵入邻近的肺段或肺叶支气管周围的淋巴结，扩散到肺门或隆突下淋巴结，或经气管旁淋巴结，最后累及锁骨上前斜角肌淋巴结和颈部淋巴结。

（3）血行转移　小细胞癌和腺癌的血行转移较鳞癌更常见，常见转移部位是骨、脑、肝、肾上腺、肺。

【临床表现】

1. 原发癌表现

（1）刺激性咳嗽 癌肿在较大的支气管内生长，常有刺激性咳嗽。

（2）呼吸困难 癌肿增大引起肺不张，出现胸闷、气短。

（3）肺部感染表现 支气管引流不畅，继发肺部感染时常有脓痰、发热和胸痛等症状。

（4）咯血 可出现痰中带血点、血丝或间断少量咯血。

2. 肺癌晚期因压迫邻近器官、组织或发生远处转移可有下列表现 ①压迫或侵犯膈神经，引起同侧膈肌麻痹。②压迫或侵犯喉返神经，引起声带麻痹、声音嘶哑。③压迫上腔静脉引起面部、颈部、上肢和上胸部静脉怒张，皮下组织水肿。④侵犯胸膜，多有胸痛及血性胸腔积液。⑤癌肿侵入纵隔，压迫食管，可引起吞咽困难。⑥上叶顶部肺癌，亦称Pancoast肿瘤或肺上沟瘤，可以侵入和压迫位于胸廓上口的器官或组织，如第1肋骨、锁骨上动脉和静脉、臂丛神经、颈交感神经等，产生胸痛、颈静脉或上肢静脉怒张、水肿、臂痛和上肢运动障碍以及同侧上眼睑下垂、瞳孔缩小、眼球内陷、面部无汗等颈交感神经麻痹综合征（Horner综合征）。⑦少数肺癌可产生内分泌物质，临床上呈现非转移性的全身症状，如骨关节综合征（杵状指、关节痛、骨膜增生等）、Cushing综合征、重症肌无力、男性乳腺增大、多发性肌肉神经痛等肺外症状。

【诊断与鉴别诊断】

1. 诊断 早期诊断具有重要意义。对40岁以上人员定期进行胸部X线普查；对久咳不愈或出现血痰或X线检查发现肺部包块影者，应注意肺癌可能，及早检查。

（1）胸部X线 正侧位片是诊断肺癌的重要筛查手段。中心型肺癌早期X线胸片可无异常，如合并感染可出现肺炎征象；当支气管管腔被癌肿完全阻塞，可产生肺不张；癌肿较大可出现空洞；周围型肺癌可见肺内阴影，其轮廓多不规则，常有小分叶或切迹，边缘模糊，可见毛刺。

（2）胸部CT 可发现X线检查隐藏区的病变（如肺尖、脊柱旁、心脏后、纵隔等处），可以显示直径更小、密度更低的病变。CT不但可以显示病灶的局部影像特征，还可评估肿瘤范围、肿瘤与邻近器官关系、淋巴结转移状况，为制订肺癌的治疗方案提供重要依据，是发现早期肺癌的最有效手段。

（3）PET检查 利用正常细胞和肿瘤细胞对放射性核素标记的脱氧葡萄糖的摄取不同而显像，恶性肿瘤的糖代谢高于正常细胞，表现为局部放射性浓聚。近年来常用PET-CT，结合了PET与CT的优点，弥补了PET对病灶精确定位的困难，提高了诊断的效能及准确性。

（4）超声检查 超声检查对于肺癌分期具有重要意义，对肝和肾上腺、胸腔积液、锁骨上区淋巴结进行超声检查等也是重要的辅助检查手段。

（5）痰细胞学检查 痰脱落细胞检查找到癌细胞，可明确诊断。对临床疑似病例，应连续送检痰液3次或3次以上。

（6）支气管镜检查 可直接观察器官周围、隆突下区域淋巴结情况，可做病理切片检查。

（7）经胸壁穿刺活组织检查 主要针对靠近周边的肿块，常规痰液检查或支气管镜等难以确诊的病例进行检查。

（8）支气管内超声引导针吸活检术 可对纵隔或肺门淋巴结行穿刺针吸活检，广泛应用于肺癌病理获取和淋巴结分期。

（9）胸腔积液检查 对怀疑肺癌转移所致胸腔积液，可穿刺抽取积液做病理检查。

（10）剖胸探查或腔镜检查 开胸或纵隔镜和胸腔镜检查在直视下取材，取活组织做病理切片检查，诊断准确率高。

（11）转移病灶活组织检查　怀疑转移的浅表淋巴结或皮下结节，可取病灶组织做病理切片检查。

2. **鉴别诊断**　肺癌需要与肺结核、肺部良性肿瘤，如错构瘤、纤维瘤、软骨瘤等相鉴别，需要注意肺癌合并感染易误诊漏诊。

【分期】

2017年国际抗癌联盟（UICC）公布了第8版肺癌TNM分期标准，是推动新一轮肺癌诊断和治疗发展的重要指导性文件（表6-2-2）。

表6-2-2　2017年第8版肺癌国际分期TNM标准

分期	原发肿瘤（T）	区域淋巴结（N）	远处转移（M）
隐匿性癌	T_{is}	N_0	M_0
IA1期	$T_{1a(mis)}$	N_0	M_0
	T_{1a}	N_0	M_0
IA2期	T_{1b}	N_0	M_0
IA3期	T_{1c}	N_0	M_0
IB期	T_{2a}	N_0	M_0
IIA期	T_{2b}	N_0	M_0
IIB期	$T_{1a\sim c}$	N_1	M_0
	T_{2a}	N_1	M_0
	T_{2b}	N_1	M_0
	T_3	N_0	M_0
IIIA期	$T_{1a\sim c}$	N_2	M_0
	$T_{2a\sim b}$	N_2	M_0
	T_3	N_1	M_0
	T_4	N_0	M_0
	T_4	N_1	M_0
IIIB期	$T_{1a\sim c}$	N_3	M_0
	$T_{2a\sim b}$	N_3	M_0
	T_3	N_2	M_0
	T_4	N_2	M_0
IIIA期	T_3	N_3	M_0
	T_4	N_3	M_0
IVA期	任何T	任何N	M_{1a}
	任何T	任何N	M_{1b}
IVA期	任何T	任何N	M_{1c}

【治疗】

肺癌治疗主要有外科手术治疗、放射治疗、化学治疗、靶向治疗和中医中药治疗等综合治疗，其中手术治疗仍然是肺癌最重要和最有效的治疗手段。

1. **手术治疗**　目的是彻底切除肺原发肿瘤和局部转移淋巴结，并尽可能保留健康肺组织。肺切除术的范围，取决于病变的部位和大小。周围型肺癌，一般采用肺叶切除术；中心型肺癌，一般采用肺叶或一侧全肺或袖式切除术。手术可采用传统开胸手术、胸部小切口或电视胸腔镜手术。手术需考虑患者全身情况，如心、肺、肝、肾功能，评估手术耐受情况，远处转移情况，如脑、骨、肝等转移，肿瘤侵入周围组织器官范围，以及淋巴结转移等情况。

2. **放射治疗**　小细胞肺癌对放射疗法敏感性较高，鳞癌、腺癌次之。手术前放疗，可提高手术切除率；术后放疗，可杀伤残存的癌细胞，防止复发；晚期还可进行姑息疗法，以减轻症状。

3. **化学治疗**　肺癌化疗分新辅助化疗、辅助化疗和系统性化疗。对低分化的肺癌，特别是小细胞肺癌疗效较好，鳞癌、腺癌也可有一定疗效。

4. **靶向治疗**　针对肿瘤特有的基因异常进行的治疗称为靶向治疗。靶向治疗针对性强，对特定基因异常所致肿瘤具有较好的疗效。目前，在肺癌领域得到应用的靶点主要有表皮生长因子受体、血管内皮生长因子和间变性淋巴瘤激酶。对于中国非小细胞肺癌患者，最重要的靶向治疗药物是表皮生长因子受体的小分子抑制剂（如吉非替尼、厄洛替尼）。

5. **中医中药治疗和免疫治疗**　目前所有的治疗肺癌的方法效果尚不令人满意，具体的治疗方案应根据肺癌病理类型、TNM分期和患者的心肺功能和全身情况以及其他有关因素等，进行认真详细地综合分析后再做决定，采用多学科综合治疗。

（黄　诚）

二、食管癌

食管癌是一种常见的上消化道恶性肿瘤，全球发病率、死亡率均在前十位。我国食管癌发病率位列第六。男性多于女性，约为2∶1。发病率有明显的地域特征，河南、河北、山西三省发病率最高。

【病因】

食管癌是多种因素所致的疾病，目前认为与以下致病因素有关。

1. **生活及饮食习惯**　长期饮酒、吸烟和过热饮食被认为与食管癌发生有密切关系。长期饮酒，尤其是烈性酒精对食管黏膜的破坏是非常重要的致癌因素。吸烟年限和每天吸烟数量与多种肿瘤密切相关。长期过热饮食也是重要的致癌因素。除此以外，食物过硬而咀嚼不细等也可能与其发病有一定关系。

2. **致癌物质**

（1）亚硝胺　亚硝胺类化合物是一组强致癌物。有研究表明，食用腌制品的量与食管癌发病率成正比。

（2）霉菌　在某些高发区的粮食中，某些真菌有致癌作用。部分真菌能促使亚硝胺及其前体的形成。

3. **遗传因素**　人群的易感性与遗传和环境条件有关。食管癌具有比较显著的家族聚集倾向，高发地区甚至出现连续三代或三代以上食管癌患者。

4. **癌前病变**　慢性食管炎症、食管上皮增生、Plummer-Vinson综合征、食管憩室、食管溃疡、食管黏膜白斑、食管瘢痕狭窄、裂孔疝、贲门失弛缓症等均被认为是食管癌的癌前病变或癌前疾病。

5. **营养和微量元素**　膳食中缺乏维生素 A、B$_2$、C，动物蛋白质及必需脂肪酸，微量元素硒、氟、钼、锌等的缺少与食管癌发生有关。

【病理】

1. **病理形态分型**

（1）早期食管癌的病理形态分型　早期食管癌按形态分为隐伏型、糜烂型、斑块型和乳头型。其中斑块型最多见，此型癌细胞分化较好；糜烂型癌细胞的分化较差；隐伏型病变最早，均为原位癌；乳头型病变较晚，癌细胞分化较好，但手术所见属原位癌者较少见。

（2）中晚期食管癌的病理形态分型　①髓质型，最常见，恶性程度最高，癌细胞分化程度不一，食管管壁明显增厚，肿瘤的上下端边缘呈坡状隆起引起梗阻。此型癌肿切面呈灰白色，为均匀致密的实体肿块。②蕈伞型，瘤体呈卵圆形扁平状肿块，向腔内呈蘑菇样突起，与其周围境界清楚，瘤体表面多有浅表溃疡。③溃疡型，表面常有较深的溃疡，出血及转移较早，发生梗阻较晚。④缩窄型，呈环形生长，多累及食管全周，食管黏膜呈向心性收缩，发生梗阻较早，而出血及转移发生较晚。⑤腔内型，比较少见，肿块有蒂与食管壁相连，突向食管腔内，为圆形或卵圆形隆起，表面常有糜烂或溃疡。

2. **组织学分型**　鳞状细胞癌最多见，腺癌较少见，分为单纯腺癌、腺鳞癌、黏液表皮样癌和腺样囊性癌，未分化癌少见，但恶性程度高。食管上、中段癌肿大多数为鳞状细胞癌，食管下段癌肿则多为腺癌。

3. **扩散及转移**　肿瘤最先向黏膜下层扩散，继而向上、下浸润，最终浸润全层，易穿透疏松的外膜侵及邻近器官。转移主要经淋巴途径，首先经黏膜下淋巴管，通过肌层到达与肿瘤部位相应的区域淋巴结。颈段癌可转移至喉后、颈深和锁骨上淋巴结。胸段癌常转移至食管旁淋巴结，后期可向上转移至胸顶纵隔淋巴结，向下累及贲门周围淋巴结。血行转移发生较晚。

【临床表现】

1. **食管癌早期症状**　多不明显，可有咽部异物感、哽噎感、烧灼感、针刺感或牵拉样疼痛，或食物滞留感，少数患者可有胸骨后闷胀不适、胸痛和嗳气等症状。

2. **食管癌中晚期症状**

（1）进行性吞咽困难　为绝大多数患者就诊时典型症状。先是难咽干硬食物，继而难咽半流质食物，最后无法进食流质，阻塞感的位置往往是癌肿发生的部位。

（2）持续胸痛或背痛　多为癌肿已侵犯食管外组织。当癌肿梗阻所引起的炎症水肿暂时消退，或部分癌肿脱落则梗阻症状或可暂时减轻，常误认为病情好转。若癌肿侵犯喉返神经，可出现声音嘶哑；若肿块压迫颈交感神经节，可产生 Horner 综合征；若侵及气管、支气管，可形成食管、气管或支气管瘘，出现吞咽水或食物时剧烈呛咳，并发生呼吸系统感染。终因长期不能正常进食而出现恶病质状态。若有肝、脑等脏器转移，可出现黄疸、腹水、昏迷等相应症状。

3. **体征**　早期体征常缺如，但应特别注意锁骨上有无肿大淋巴结。晚期可有肝区肿块和腹水、胸水等远处转移体征。由于患者进食困难，可导致营养不良而出现消瘦、贫血、失水或恶病质等相应体征。

【诊断与鉴别诊断】

1. **诊断**　有食管癌家族史，高发地区人群，有长期烟酒、过热饮食嗜好者，食用霉菌污染食物者，长期食用腌制品以及营养、维生素及微量元素缺乏者，应特别注意食管癌可能，及早检查。

（1）食管吞钡X线检查　为常用的无创检查方法，对于早期食管癌的阳性率可达70%，中晚期准确性更高。可见以下征象：有乳头状或者息肉状充盈缺损，边界不清，肿块表面黏膜紊乱消失；食管黏膜皱襞紊乱、粗糙或有中断现象，多见于黏膜层且较浅显的病变；小龛影；局限性管壁僵硬，蠕动中断；食管狭窄及充盈缺损，管壁僵硬，蠕动消失，癌肿上方的食管出现扩张。

（2）内镜检查　对疑似病例宜尽早行纤维食管镜检查。有些早期的黏膜病变，还可以行食管黏膜碘染色，判定病灶性质、部位、边界和范围。特征性表现有局部黏膜颜色改变，黏膜增厚、混浊和血管结构紊乱；上皮癌变病灶继续发展则出现黏膜形态改变，形成不同形态变化的早期癌灶，如糜烂、斑块、结节和黏膜粗糙不规则等。

（3）超声内镜检查　超声内镜检查可用来判断食管癌的浸润层次、浸润深度以及有无纵隔、淋巴结转移等，对食管癌治疗方式选择有比较重要的作用。

（4）食管 CT 检查　可判断肿瘤的浸润层次、有无淋巴结和脏器转移等，对术前评估有重要意义，尤其是增强CT检查。

2. 鉴别诊断　早期食管癌应与食管炎、食管憩室和食管静脉曲张相鉴别。如存在进行性咽下困难时，应与食管良性肿瘤、贲门失弛缓症和食管狭窄等相鉴别。

【食管癌临床分期】

1987年开始，国际抗癌联盟（UICC）与美国癌症联合委员会（AJCC）联合发布恶性肿瘤 TNM 分期标准，并不定期更新（表6-2-3）。

表6-2-3　食管癌和胃食管交界癌国际TNM分期标准（第8版）

分类	标准
T分期	**原发肿瘤**
T_x	肿瘤不能确定
T_0	无原发肿瘤证据
T_{is}	重度不典型增生（定义为恶性细胞未突破基底膜）
T_1	肿瘤侵及黏膜固有层、黏膜肌层或黏膜下层
T_{1a}	肿瘤侵及黏膜固有层或黏膜肌层
T_{1b}	肿瘤侵及黏膜下层
T_2	肿瘤侵及食管肌层
T_3	肿瘤侵及食管外膜
T_4	肿瘤侵及食管周围结构
T_{4a}	肿瘤侵及胸膜、心包、奇静脉、膈肌或腹膜
T_{4b}	肿瘤侵及其他邻近器官，如主动脉、椎体或气管
N分期	**区域淋巴结**
N_x	区域淋巴结转移不能确定
N_0	无区域淋巴结转移

续表

分类	标准
N_1	1~2枚区域淋巴结转移
N_2	3~6枚区域淋巴结转移
N_3	≥7枚区域淋巴结
M分期	**远处转移**
M_0	无远处转移
M_1	有远处转移
腺癌G分期	
G_X	分化程度不能确定
G_1	高分化癌，>95%的肿瘤组织由分化好的腺体组成
G_2	中分化癌，50%~95%的肿瘤组织显示腺体形成
G_3	低分化癌，肿瘤组织由片状和巢状细胞组成，其中形成腺体结构的细胞成分50%
鳞癌G分期	
G_X	分化程度不能确定
G_1	高分化癌，有明显的角化珠结构及较少量的非角化基底样细胞成分，肿瘤细胞呈片状分布，有丝分裂少
G_2	中分化癌，呈现出各种不同的组织学表现，从角化不全到角化程度很低再到角化珠基本不可见
G_3	低分化癌，主要由基底样细胞组成的大小不一的巢状结构，内有大量中心性坏死；由片状或铺路石样肿瘤细胞组成的巢状结构，其中偶见少量的角化不全细胞或角化的细胞

【治疗】

食管癌的治疗原则是多科室综合治疗，主要有外科治疗、放射治疗、化学治疗、靶向治疗和免疫治疗。

1. **手术治疗**　手术是治疗食管癌首选方法。分为内镜下黏膜切除和传统手术切除。

（1）内镜下黏膜切除术　内镜下黏膜切除用于治疗早期癌肿和癌前病灶，有创伤小、痛苦少，很少发生严重并发症和后遗症的优点。手术适应证包括原位癌、黏膜内癌和重度不典型增生，病灶最大径小于3cm，病灶侵及食管周径不超过2/4，而病灶侵及食管周径2/4~3/4可作为相对适应证。最佳部位是食管中下段3~9点钟方位。手术禁忌证包括身体一般状况及心、肺、肝、肾等重要脏器功能不佳，而不能承受内镜下手术操作者，有食管静脉曲张者，出凝血时间异常或有出血倾向者。手术并发症主要包括穿孔、出血和食管狭窄。

（2）传统外科手术　手术适应证：①Ⅰ、Ⅱ期和部分Ⅲ期食管癌。②全身情况良好，有较好的心、肺功能储备。③放疗后复发，无明显远处转移征象者。手术禁忌证：①全身情况差，已呈恶病质。②有严重心、肺或肝、肾功能不全者，不能耐受手术者。③Ⅳ期及Ⅲ期部分食管癌，病变侵及主动脉、气管。④已有远处转移者。

肿瘤局限于颈段食管，手术切除颈段食管。肿瘤已侵犯下咽或喉，或已有颈部外侵，应考虑喉全切除术、下咽切除或食管全切除术，必要时需要切除甲状腺。中段食管癌切除术有右胸切口者、胸腹联合切口者或颈、胸、腹三切口者。手术方法应根据病变部位及患者具体情况而定，应注意切除的长度和广度。原则上应切除食管大部分，切除的长度应在距癌瘤上、下 5~8cm，切除的广度应包括肿瘤周围的纤维组织及相应的淋巴结清除。食管缺损后，最常代替食管的是胃，其他还有结肠或空肠。对晚期食管癌，不能根治或放射治疗、进食有困难者，可做姑息性减状手术。吻合口瘘是较为严重的术后并发症之一，其他还有吻合口狭窄、乳糜胸、喉返神经损伤等。

2. 放射治疗 术前放疗主要应用于肿瘤体积较大、与周围重要血管关系密切、手术不易彻底切除者，通过放疗缩小肿瘤体积，为手术创造良好条件。单纯放疗可以用于有手术禁忌的患者。术后放疗最常使用，一般用作术后控制肿瘤的局部侵犯和转移情况，可以强化手术切除效果，提高患者远期生存率。有研究表明，术后放疗开始的最佳时间为术后 6 周以内。

3. 化学治疗 化学治疗主要针对出现肿瘤转移的患者，抑制肿瘤细胞的扩散和远处转移情况。临床上常用药物有顺铂和博来霉素。药物联合使用效果优于单一药物。常见不良反应包括消化道反应、骨髓抑制、肝肾功能损害等。

4. 靶向治疗及免疫治疗 近几年，食管癌的综合治疗策略有较大进展，根据肿瘤细胞信号通路与靶向药物的作用机制，可分为 EGFR 抑制剂、HER2 抑制剂、VEGFR 抑制剂、c-MET 抑制剂、COX-2 抑制剂、PI3K/Akt/mTOR 抑制剂等。免疫抑制剂在食管癌中的研究才刚刚起步，PD-1 抑制剂 Nivolumab、伊匹单抗等均处于临床研究阶段。

（黄 诚）

三、胃癌

胃癌是最常见的恶性肿瘤之一。最新数据显示，胃癌在恶性肿瘤全球发病率中位列第五，死亡率位列第四。我国胃癌发病率和死亡率均位居恶性肿瘤第三。发病多在 40~60 岁，男女比例约为 2∶1。胃癌好发部位为胃窦部，其次是胃底贲门部。

【病因】

目前病因不明，可能与以下因素有关。地域环境及饮食生活环境与胃癌发病有明显关系，我国的西北、东部沿海地区发病率明显高于南方；全球东亚地区发病率明显高于其他地区，其中日本胃癌发病率最高。遗传及长期食用熏烤、腌制食品者胃癌发病率高（食品中亚硝酸盐、真菌毒素、多环芳烃化合物等致癌物含量高）。食物中缺乏新鲜蔬菜与水果，长期吸烟、饮酒者，幽门螺杆菌感染等因素与胃癌有关，胃息肉、慢性萎缩性胃炎及胃部分切除后的残胃也易发生癌变。

【病理】

1. 大体分型

（1）早期胃癌 指病变局限于黏膜或黏膜下层，不论病灶大小或有无淋巴结转移，均为早期胃癌。癌灶直径在 10mm 以下称小胃癌，5mm 以下称为微小胃癌。癌灶更小，仅在胃镜黏膜活检时诊断为癌，但切除后的胃标本虽经全黏膜取材未见癌组织者，称为"一点癌"。

早期胃癌根据病灶形态可分三型：Ⅰ型为隆起型，呈不规则隆起，高出周围正常黏膜 5mm 以上；Ⅱ型为浅表型，癌肿比较平坦，没有明显的隆起与凹陷，或隆起与凹陷在 5mm 以内；Ⅲ型为凹陷型，溃疡较深，不超过黏膜下层。其中Ⅱ型还可以分为三个亚型，即Ⅱa 浅表隆起型、Ⅱb 浅表平坦型和Ⅱc 浅表凹陷型。早期胃癌大多发生在胃的中下部，形态学上以Ⅱ型浅表型最为常见。

（2）进展期胃癌 指癌组织已经浸润超出黏膜下层。其中侵入胃壁肌层的称为中期胃癌；侵及浆膜下层或是超出浆膜向外浸润至邻近脏器或有转移的称为晚期胃癌。按国际 Borrmann 分型法可分为四型（表6-2-4）。

表6-2-4 进展期胃癌Borrmann分型

分型	基本特征
Ⅰ型（结节隆起型）	边界清楚，突入胃腔的块状癌灶
Ⅱ型（溃疡局限型）	边界清楚，并略隆起的溃疡状癌灶
Ⅲ型（溃疡浸润型）	边界不清的浸润性溃疡状癌灶
Ⅳ型（弥漫浸润型）	边界不清，癌灶向胃壁各层及周围浸润

2. **组织类型** 国内目前多采用世界卫生组织的胃癌分类法。分为腺癌、乳头状腺癌、管状腺癌、黏液腺癌、印戒细胞癌、腺鳞癌、鳞状细胞癌、小细胞癌、未分化癌以及其他。管状腺癌和黏液腺癌常见，乳头状腺癌和鳞状细胞癌少见。

3. **胃癌的扩散与转移**

（1）直接蔓延 胃癌易向深部及周围浸润，突破浆膜后，可侵及网膜、结肠、肝、脾、胰腺等邻近器官。癌肿侵及黏膜下层，可沿组织间隙与淋巴网蔓延。贲门、胃底部癌易侵及食管下端，胃窦癌还可蔓延至十二指肠。

（2）血行转移 癌细胞进入门静脉或体循环，随血流向身体其他部位播散形成转移灶，常发生在胃癌晚期。常见转移的器官有肝、肺、胰、骨骼等处，以肝转移最多见。

（3）腹腔种植 当癌细胞穿透胃壁后，可脱落种植于腹膜和其他脏器表面，形成转移性结节。腹膜广泛转移时，可形成大量癌性腹水。女性胃癌患者可形成卵巢转移性肿瘤，称 Krukenberg 瘤。

（4）淋巴转移 早期胃癌即可有淋巴转移，为胃癌最主要的转移途径，进展期胃癌的淋巴转移率高达 70%。胃癌的淋巴转移通常是由近及远循序渐进，但也可发生跳跃式转移。引流胃的区域淋巴结有16组，按照胃旁淋巴结排序，1~6组淋巴结分别为贲门右、贲门左、胃小弯、胃大弯、幽门上、幽门下淋巴结，7~16组淋巴结按照动脉分支排序分别为胃左动脉旁、肝总动脉旁、腹腔动脉旁、脾门、脾动脉旁、肝十二指肠韧带内、胰后、肠系膜上动脉旁、结肠中动脉旁、腹主动脉旁淋巴结。晚期可通过胸导管向左锁骨上淋巴结转移，即 Virchow 淋巴结。

4. **临床病理分期** 目前广泛采用国际抗癌联盟（UICC）和美国癌症联合委员会（AJCC）2010 年公布的胃癌 TNM 分期法，分期的病理依据主要是肿瘤浸润深度、淋巴结以及远处转移情况（表6-2-5）。

表6-2-5 胃癌TNM分期

原发肿瘤	基本特征
T 分期	代表原发肿瘤浸润胃壁的深度
T_X	原发肿瘤无法评价
T_0	切除标本中未发现肿瘤
Tis	原位癌，肿瘤位于上皮内，未侵犯黏膜固有层
T_1	肿瘤侵及黏膜固有层、黏膜肌层或黏膜下层
T_2	肿瘤侵及固有肌层
T_3	肿瘤穿透浆膜下层结缔组织，未侵犯脏层腹膜或邻近结构
T_{4a}	肿瘤侵犯浆膜

续表

原发肿瘤	基本特征
T_{4b}	肿瘤侵犯邻近组织结构
N分期	**区域淋巴结**
N_X	区域淋巴结无法评价
N_0	区域淋巴结无转移
N_1	1~2个区域淋巴结有转移
N_2	3~6个区域淋巴结有转移
N_3	7个（含）以上区域淋巴结有转移
N_{3a}	7~15个区域淋巴结有转移
N_{3b}	16个（含）以上区域淋巴结有转移
M分期	**远处转移**
M_0	无远处转移
M_1	有远处转移

根据以上情况的不同组合，将胃癌划分为以下各期（表6-2-6）。

表6-2-6 胃癌TNM分期组合

0期	$TisN_0M_0$	ⅢA期	$T_2N_3M_0$、$T_3N_2M_0$、$T_{4a}N_1M_0$
ⅠA期	$T_1N_0M_0$	ⅢB期	$T_3N_3M_0$、$T_{4a}N_2M_0$、$T_{4b}N_0M_0$、$T_{4b}N_1M_0$
ⅠB期	$T_1N_1M_0$、$T_2N_0M_0$	ⅢC期	$T_{4a}N_3M_0$、$T_{4b}N_2M_0$、$T_{4b}N_3M_0$
ⅡA期	$T_1N_2M_0$、$T_2N_1M_0$、$T_3N_0M_0$	Ⅳ期	包括M_1的任何T和N
ⅡB期	$T_1N_3M_0$、$T_2N_2M_0$、$T_3N_1M_0$、$T_{4a}N_0M_0$		

【临床表现】

1. **症状** 早期胃癌患者多无明显症状，诊断率低，也可出现上消化道反应等非特异性症状。进展期胃癌可出现上腹疼痛、食欲减退、体重减轻等症状，甚至可发生出血和急性穿孔，尤以腹痛与体重减轻最为常见。根据肿瘤的部位不同，也有一些特殊表现，如贲门胃底癌可出现胸骨后疼痛和进行性吞咽困难；幽门附近的胃癌可出现幽门梗阻，进而表现出呕吐不含胆汁的隔夜宿食；肿瘤破溃或侵犯胃周血管则有呕血、黑便等上消化道出血症状。

2. **体征** 早期无明显体征，进展期可出现上腹部包块，表面不光滑、质硬，可有轻压痛。晚期则出现肿块固定、锁骨上淋巴结肿大、腹水、黄疸、直肠前壁扪及肿块等，还可出现贫血、消瘦、营养不良甚至恶病质等表现。

【诊断】

通过X线钡餐检查、纤维胃镜及病理检查，诊断胃癌已不再困难。但早期胃癌无特异性症状，患者的就诊率低，目前我国早期胃癌诊断率仍不足10%。为提高早期胃癌的诊断率，应对以下胃癌高危人群进行定期筛查：①40岁以上，有上消化道症状而无胆道病史者。②原因不明的消化道慢性失血者。

③短期内出现不明原因体重明显减轻者。④有胃癌家族病史者。⑤有癌前病变者，如萎缩性胃炎、胃溃疡、胃息肉、胃大部切除病史者。

胃癌主要检查手段有以下几种。

1. 内镜检查　电子胃镜结合活组织病理检查是目前诊断胃癌最有效的检查方式。可直视观察病变形态、胃黏膜所在部位和范围，同时在胃镜下对病变部位钳夹组织进行活检以提高诊断率。超声胃镜检查还可了解肿瘤浸润深度以及周围脏器和淋巴结有无浸润和转移情况。

2. X 线钡餐检查　为诊断胃癌的有效方法之一。常采用气钡双重造影，早期胃癌可有黏膜相异常，进展期胃癌主要有龛影、充盈缺损，还有黏膜皱襞的改变、蠕动异常和排空障碍等。胃壁僵硬及胃腔狭窄多见于弥漫浸润型，肿瘤浸润胃壁全层，可出现狭窄、僵硬的"皮革胃"。同时，钡餐检查对胃癌是否侵及食管有诊断价值。

3. 腹部超声　在胃癌诊断中，腹部超声主要用于观察胃的邻近脏器，特别是实质性脏器受浸润及淋巴结转移的情况。

4. CT 检查　可检查癌肿局部浸润、淋巴结转移和远处转移的情况，对胃癌术前分期具有重要作用，可作为胃癌术前分期的基本检查。近年来随着增强螺旋 CT 的广泛运用，可作为术前判断胃癌 N 分期和 M 分期的首选方法。

5. 其他检查　部分胃癌患者的粪潜血可呈持续阳性。部分胃癌患者肿瘤标志物癌胚抗原（CEA）、CA199 和 CA125 可见升高，对判断肿瘤预后和治疗效果有一定帮助。

【治疗】

胃癌的治疗原则是以手术治疗为主，辅以放、化疗和生物靶向治疗等综合治疗措施。根据肿瘤病理学类型及临床分期，合理选择治疗手段，以期达到根治或最大程度控制肿瘤、延长患者生存期、改善生活质量的目的。

1. 内镜下治疗　早期胃癌直径小于2cm的无溃疡表现的分化型黏膜内癌，可在内镜下行胃黏膜切除术（EMR）或内镜下黏膜下剥离术（ESD）。需注意严格把握内镜下治疗适用范围，对于肿瘤浸润深度达到黏膜下层或无法完整切除及可能存在淋巴结转移的早期胃癌原则上应进行标准的胃癌根治性手术。

2. 手术治疗　根据胃癌的分期进行选择，主要有根治性手术和姑息性手术两类。

（1）根治性手术　原则是彻底切除包括原发病灶和可能受浸润的胃壁组织，按 TNM 分期标准清除胃周围的淋巴结，重建消化道。

①胃切除范围：胃壁的切线至少距肉眼所见癌肿边缘5cm以上；食管侧癌灶的切线应距离幽门或贲门3~4cm；十二指肠侧癌灶的切线应切除十二指肠第一段3~4cm。

②淋巴结清扫：淋巴结清除范围以D表示。一般分为D_0（未完全清扫第一站淋巴结）、D_1（清扫全部第一站淋巴结）、D_2（清扫到全部第二站淋巴结）和 D_3（清扫到全部第三站淋巴结）。

③手术方式：根据肿瘤部位及临床分期来确定。早期胃癌由于病变局限，大多无淋巴结转移，施行D_1胃切除术，可酌情采用腹腔镜或开腹手术。对直径小于1cm的非溃疡凹陷型胃癌和直径小于2cm的隆起型黏膜癌，可选择内镜下胃黏膜切除术（EMR）。进展期胃癌行 D_2胃切除术为标准术式，可选择近端胃切除术、远端胃切除术、全胃切除术等，以及联合其他脏器切除术等，多为开放术式。腹腔镜胃癌根治术对于I期胃癌可作为标准治疗方式。

④消化道重建：可选胃空肠毕I式或毕II式吻合和胃空肠 Roux-en-Y 吻合术，或食管胃吻合术、食管空肠 Roux-en-Y 吻合术。

（2）姑息性手术　适用于癌肿广泛转移不能彻底切除，而原发肿瘤尚能切除者，或原发病灶无法切除者。胃癌引起梗阻、穿孔、出血等并发症，可行胃空肠吻合术、穿孔修补术、空肠造口术等。

3. 化学治疗

（1）适应证　早期胃癌根治术后原则上不必辅助化疗，如有细胞分化程度低，恶性程度高，癌灶面积大于5cm^2，多发癌灶，年龄低于40岁，有淋巴结转移等情况者应行辅助化疗。进展期胃癌、根治术后、姑息手术后、根治术后复发者或不能手术的晚期胃癌需要化疗。

（2）化疗药物及方案　胃癌常用的化疗给药途径有口服、静脉输注、腹腔给药、动脉插管和区域灌注给药等。常用的口服化疗药有替加氟（喃氟啶，FT-207）、优福定（复方喃氟啶）、去氧氟尿苷（氟铁龙）等。常用的静脉化疗药有氟尿嘧啶（5-FU）、丝裂霉素（MMC）、顺铂（CDDP）、多柔比星（ADM）、依托泊苷（VP-16）、亚叶酸钙（CF）等。临床上较为常用的化疗方案有FAM（5-FU+ADM+MMC）方案、MF（MMC+5-FU）方案和ELP（CF+5-FU+VP-16）方案。联合用药可提高化疗效果，减轻化疗的不良反应。

4. 其他

主要有放射治疗、生物靶向治疗、免疫治疗和中医中药治疗等。胃癌的放射治疗在术前和术后均可进行。生物靶向治疗对晚期胃癌有一定的治疗效果，主要包括HER-2抗体——曲妥珠单抗、可溶性VEGFR——阿普西柏、抗VEGFR抗体——雷莫芦单抗等。胃癌的免疫治疗包括非特异生物反应调节剂，如卡介苗、香菇多糖等，细胞因子如白细胞介素-2、干扰素、肿瘤坏死因子等，过继性细胞免疫治疗，如淋巴因子激活的杀伤细胞（LAK）、肿瘤浸润淋巴细胞（TIL）等的临床应用。

（黄　诚）

四、胰腺癌

胰腺癌是常见的消化道恶性肿瘤之一，恶性程度高，预后最差，生存率低，男性发病率高于女性。胰腺癌临床症状隐匿且不典型，90%起源于腺管上皮的导管腺癌，随着我国生活水平的提高和饮食结构的改变，近年来胰腺癌的发病率和死亡率呈现上升趋势。

【病因】

胰腺癌的病因尚不清楚。其发生与遗传因素、吸烟、饮酒、高脂肪高蛋白饮食、环境污染等有关；近年来发现糖尿病患者胰腺癌的发病率明显高于正常人；也有报道发现慢性胰腺炎与胰腺癌的发病存在一定关系，慢性胰腺炎患者发生胰腺癌的比例明显升高；另外，职业、环境因素也与此病的发生有一定关系。

【病理】

胰腺癌可以发生在胰腺的任何部位，临床上胰头部最多见，其次是体尾部，全胰癌较少。胰腺癌90%为导管腺癌，黏液性囊腺癌和腺泡细胞癌少见。胰腺癌具有早期向周围神经和血管浸润并易经血运和淋巴系统发生转移的生物学行为特点。胰腺癌转移和扩散途径最多见的是淋巴结转移和局部浸润。

胰腺癌具有淋巴结转移和局部浸润的特点，早期可穿破胰管壁向周围组织进行浸润、转移，癌细胞也可通过神经末梢进行扩散；胰腺癌淋巴转移比较早，多通过胰头、幽门、肝十二指肠等处淋巴结进行转移；另外晚期胰腺癌还可经过血行转移和腹腔种植进行转移。

【临床表现】

胰腺癌最常见的临床表现为腹痛、黄疸、消化道症状、消瘦等。患者早期临床症状不典型，易与其他消化系统疾病混淆。

1. 腹痛

疼痛是胰腺癌的常见首发症状，不管癌位于胰腺头部或体尾部，均有疼痛。常发生于上腹部，少数可出现左右下腹、脐周或全腹痛，易与其他疾病相混淆。早期疼痛主要因为肿块压迫胰管，胰管出现不同程度的梗阻、扭曲，压力升高，当癌累及内脏包膜、腹膜或腹膜后组织时，在相应部位可有压痛，中晚期时腹痛加剧，常出现腰背痛。

2. 黄疸　黄疸是胰腺癌，特别是胰头癌的最重要症状。由胆总管下端受侵犯或被压所致，可伴有小便深黄及陶土样大便。黄疸进行性加重，可伴有皮肤瘙痒。早期壶腹周围的炎症消退，晚期由于侵入胆总管下端的肿瘤溃烂腐脱，黄疸可暂时减轻。胰体尾癌在波及胰头时才出现黄疸。

3. 消化道症状　最常见为食欲不振，其次为恶心、呕吐，可伴有腹泻或便秘。胰腺癌也可发生上消化道出血，表现为呕血、黑便。脾静脉或门静脉因肿瘤侵犯而栓塞，继发门静脉高压症，也偶见食管胃底静脉曲张破裂大出血。

4. 消瘦、乏力　患者早期出现消瘦、乏力症状，主要与肿瘤影响胰腺消化食物的基本功能有关，尤其是影响对脂肪的消化。

5. 腹部包块　腹部包块是肿瘤本身发展的结果，在进行期或晚期可摸到包块。慢性胰腺炎也可摸到包块，与胰腺癌不易鉴别。

6. 其他　少数患者起病时出现糖尿病症状，还可出现焦虑、急躁、抑郁、个性改变等精神症状。

【诊断】

胰腺癌患者早期症状无特异性，凡中年以上，出现不明诱因导致的腹痛、饱胀不适、食欲不振、消瘦、乏力、腹泻、腰背部酸痛、反复发作性胰腺炎或无家族遗传史的突发糖尿病，应视为胰腺癌的高危人群，就诊时应警惕胰腺癌的可能性，需做进一步检查。

1. 实验室检查

（1）血清生化检查　早期可出现血、尿淀粉酶升高；发生黄疸时血清总胆红素和结合胆红素升高。

（2）肿瘤标志物检查　胰腺癌没有特异性肿瘤标志物，其中常见的几种肿瘤标志物可出现升高，如癌胚抗原（CEA）、胰胚抗原（POA）、糖链抗原（CA199）等。

2. 超声检查　为诊断胰腺癌的常用方法。表现为胰腺局限性肿大或弥漫性肿大；轮廓不规则，局部出现高回声、低回声或斑状回声；肿瘤压迫胆管和胰管时，可出现胆囊肿大。

3. CT检查　诊断准确性高于B超，可发现胰胆管扩张或0.5~1cm的胰腺病变，还可发现腹膜后淋巴结转移和肝内转移。增强CT能够显示肿瘤与周围血管的关系，对判断能否进行根治性切除具有重要意义。

4. 磁共振胆胰管造影（MRCP）　可显示肝内外胆管扩张、胰管扩张程度。

5. 经皮肝胆管穿刺造影（PTC）　主要适用于胰腺癌引起的胆管扩张或黄疸者，可显示肝内外胆管扩张情况，对判断梗阻部位以及程度具有重要意义。

6. 经十二指肠镜逆行性胰胆管造影（ERCP）　能直接观察十二指肠壁和壶腹部有无浸润，可收集胰液行细胞学、生化检查或取局部组织做病理学检查。

7. 病理学检查　B超下行穿刺或内镜下取细胞、组织，进行病理学检查。

岗位情景模拟11

女，55岁，皮肤黄染进行性加重1个月。10天前发现小便呈浓茶样，近几天来大便呈灰白色。查体：体温36.8℃，皮肤、巩膜黄染。腹软，右上腹可触及肿大胆囊，无压痛，无反跳痛。

问题与思考

1. 请考虑该患者的诊断。

2. 请考虑该患者下一步的检查。

答案解析

【鉴别诊断】

需注意与壶腹周围癌相鉴别。后者包括壶腹癌、胆总管下端癌和十二指肠癌，主要表现为黄疸、消瘦和腹痛，ERCP、MRCP有助于鉴别诊断。还注意需与肝炎、胆石症、慢性胰腺炎等相鉴别。

【治疗】

早期手术切除是治疗胰腺癌最有效的治疗方式，无远处转移的胰腺癌均应争取手术切除以延长生存时间和改善生存质量。

1. **根治性手术**

（1）胰十二指肠切除术　切除范围包括肝总管以下胆管（含胆囊）、胰头（含钩突）、远端胃、十二指肠和部分空肠上段，同时清除周围淋巴结，切除后重建胰管、胆管和胃肠道通路。

（2）保留幽门的胰十二指肠切除术　适用于幽门上下淋巴结无转移，十二指肠切缘无肿瘤细胞残留者。

（3）胰体尾切除术　适用于胰体、尾部癌。

2. **姑息性手术**　适用于高龄、肿瘤不能切除、已有肝转移或合并明显心肺功能障碍不能耐受较大手术者。

（1）解除胆道梗阻　可行胆囊空肠吻合术或胆管空肠吻合术，或内镜下放置胆道支架解除梗阻。

（2）解除或预防十二指肠梗阻　可行胃空肠吻合术。

（3）解除晚期胰腺癌的顽固性疼痛　术中双侧腹膜后内脏神经节周围注射95%乙醇行化学性内脏神经切除术或腹腔神经节切除术。

（4）区域性介入治疗　经肝总动脉、脾动脉及肠系膜上动脉等插管局部灌注化疗药物，同时行放射治疗。

（刘桂元）

五、肝癌

原发性肝癌简称肝癌，是我国常见的一种恶性肿瘤，起源于肝细胞或肝内胆管细胞，恶性程度高，发展快，容易转发、复发，死亡率高。近年来其发病率和死亡率呈上升趋势。本病多发于中年男性。

【病因】

1. **病毒性肝炎或肝硬化**　75%~90%的肝癌与乙型肝炎病毒感染有关，且为主要病因，另外，丙型肝炎病毒也与肝癌有密切关系。

2. **黄曲霉素**　玉米、花生等粮食被黄曲霉素污染而出现霉变，产生的黄曲霉素B1是一种强致癌物质。动物实验证明，黄曲霉素可诱发肝癌。此外有报道认为黄曲霉素与乙型肝炎病毒协同作用，诱发肝癌。

3. **水土原因**　可能与化学品污染（如亚硝胺、农药等）、某些微量元素含量低有关。

4. **其他**　临床发现部分肝癌患者有家族史。此外与癌基因异常表达也有密切关系。长期饮酒、营养不良、肝吸虫感染等许多因素均与肝癌的发生有关。

【病理】

1. **病理分型**　大体病理分型可分为三型。

（1）肿块性　直径5~10cm，有包膜，如直径超过10cm为巨块型。

（2）结节型　直径3~5cm，无完整包膜。

（3）弥漫型　癌肿很小，弥散分布在左、右肝的各个部位。

2. **组织学分型**　肝癌组织细胞学可分为肝细胞癌、胆管细胞癌和混合型癌,其中以肝细胞癌为主。

3. **转移**　原发性肝癌最早在肝内转移,最常见通过门静脉形成癌栓,甚至阻碍门静脉主干引起门静脉高压;还可通过肝静脉进入下腔静脉形成癌栓向全身扩散,转移至肺、脑、骨等;还可直接侵入胆管形成胆管癌栓造成胆管梗阻。

【临床表现】

原发性肝癌早期无典型症状,分为亚临床期和临床期。亚临床期即存在肿瘤,但无症状、体征,检查可发现肿瘤影像,甲胎蛋白(AFP)升高。临床期主要表现如下。

1. **症状**

(1)肝区疼痛　半数以上患者以此为首发症状,多为持续性钝痛、刺痛或胀痛。位于肝右叶顶部的癌肿累及横膈,则疼痛可牵涉右肩背部。当肝癌结节发生坏死、破裂,引起腹腔内出血时,则表现为突发右上腹剧痛和压痛,出现腹膜刺激征等急腹症表现。

(2)全身和消化道症状　主要表现为乏力、消瘦、食欲下降、腹胀等。部分患者可伴有恶心、呕吐、发热、腹泻等症状。晚期则出现贫血、黄疸、腹水、下肢水肿、皮下出血及恶病质等。

(3)肝大　是肝癌最主要的体征,呈进行性,较大者可见上腹局部隆起。肝质地坚硬,呈结节状隆起,边缘不规则,肿块可随呼吸上下移动,多无压痛。

2. **体征**　70%的患者右上腹可扪及肿块或肝大,肿块呈半球形,表面光滑,无压痛,随呼吸上下移动。

3. **并发症**　主要并发症是囊肿破裂,其次为继发细菌感染。囊肿破入胆道出现腹部绞痛、黄疸与荨麻疹三联征,破入腹腔时,表现为腹部包块骤然缩小,胸闷,恶心,剧烈腹痛,皮肤瘙痒、荨麻疹等过敏反应甚至过敏性休克,溢入腹腔内经数月后又逐渐发育成多发性包虫囊肿。

【诊断】

肝癌出现典型症状者诊断并不困难,但往往已非早期。凡是中年以上,特别是有肝病史的患者,如有不明原因的肝区疼痛、消瘦乏力、肝大等症状时,应及时做详细检查。根据血清甲胎蛋白与超声检查结果多可做出诊断。主要应与肝硬化、继发性肝癌、肝良性肿瘤、肝脓肿等鉴别。

1. **肝癌血清标志物检测**　血清甲胎蛋白(AFP)测定是诊断原发性肝癌最常用和最有价值的指标。AFP≥400μg/L,并能排除妊娠、活动性肝病、生殖系胎胚源性肿瘤等,应首先考虑肝癌的诊断。AFP持续2个月超过正常值,应做动态观察,并积极做多种影像学检查加以综合分析判断。

2. **影像学检查**　包括B超、CT、MRI和血管造影等。B超是无损伤的筛选性检查,为首选;CT检查具有较高分辨率,目前多使用螺旋CT,可检出直径为1cm左右的肝癌,诊断符合率达90%以上;MRI检查肝癌与CT相仿,但对血管瘤的鉴别优于CT;选择性肝动脉造影可显示出直径为1cm的占位病变,诊断符合率达90%以上,对未能确诊或拟行血管放射介入治疗患者可采用。

【治疗】

早期诊断、早期治疗是提高疗效的关键。手术切除仍是目前首选的、最有效的治疗方法。

1. **手术治疗**　除病灶明显不能切除,或已有远处转移或出现黄疸、腹水等晚期病症外,均应积极开腹探查,手术方式视病变具体情况而定。

(1)手术切除　目前肝癌切除主张局部切除,切除范围包括肿瘤及周围1cm以上的肝组织,或者做肿瘤所在的肝段或肝叶切除。根治性切除需要达到肿瘤彻底切除、余肝无残癌、门静脉无癌栓、术后2个月AFP在正常值以下且不升高、影像学检查未见肿瘤残存及再发。肿瘤切除后保留的肝组织至少符合正常肝为30%,硬化肝为50%。对于瘤体过大者,可先行肝动脉栓塞化疗,待肿瘤明显缩小后再行手术切除，可提高切除率，减少出血，使手术更易完成。合并肝硬化者，即使较小的手术也可诱发肝衰竭，手术死亡率高，故不宜做大范围肝切除。

（2）肝移植　由于同时切除肿瘤和硬化的肝，因此可获得较好的长期治疗效果。鉴于供肝匮乏和治疗费用昂贵，原则上选择肝功能C级的小肝癌病例行肝移植。

（3）肝癌合并破裂出血　自行止血的可能性不大，多需手术止血。对于瘤体不大、局限的肝癌，应争取切除，这是最有效的止血手段。若肿瘤无法切除或病情不允许，可行肝动脉结扎或栓塞、局部纱布填塞。术后5天拔除纱条。对一般情况差，不能耐受手术者，可行介入治疗法，栓塞肝固有动脉。

2. **肿瘤消融**　在超声引导下经皮穿刺行微波、射频、冷冻、无水乙醇注射等消融治疗，适应证是不宜手术或不需要手术的肝癌；也可在术中应用或术后用于治疗转移、复发瘤。

3. **介入治疗**　是除手术切除外有效的治疗方法。对于不能切除的肝癌、切除后复发肝癌，可做X线下经导管肝动脉栓塞治疗。

4. **其他治疗**　包括免疫治疗、基因治疗、放化疗、中医中药治疗等。

> **岗位情景模拟12**
>
> 　一男性患者，44岁，肝区疼痛2个月。呈持续性钝痛，放射至右肩背部，消瘦，乏力。查体：巩膜无黄染，肝肋下3cm质地稍硬，有结节感。AFP 800μg/L。B超显示肝右叶8cm×6cm占位病变，向外生长，周边血流量增多，门静脉正常。患者乙肝病毒携带多年。
>
> **问题与思考**
> 1. 请考虑该患者的诊断。
> 2. 请思考该患者最理想的治疗方法。
>
> 答案解析

（刘桂元）

六、结直肠癌

（一）结肠癌

结肠癌是肠道常见的恶性肿瘤。近年来，发病率呈逐渐上升趋势，且有超过直肠癌的趋势，并且发病年龄逐渐年轻化。好发部位依次为乙状结肠、回盲部、升结肠、降结肠和横结肠。

【病因】

病因尚不完全清楚，但有一些高危因素可诱发结肠癌。

1. **癌前病变**　腺瘤、溃疡性结肠炎等与结肠癌的发生有着密切关系。

2. **饮食因素**　过多的动物脂肪、动物蛋白饮食，缺少新鲜蔬菜、水果及纤维素，缺乏适度的体力活动，使肠蠕动功能下降，肠道菌群失调，肠道中胆酸和胆盐含量增多等，都会引起或加重肠黏膜的损害。

3. **遗传因素**　遗传易感性在结肠癌发病中具有重要地位。如遗传性非息肉性结肠癌的错配修复基因突变的家族成员，应视为结肠癌的一组高危人群；家族性肠息肉病，已被公认为癌前期疾病。

【病理】

1. 病理分型

（1）肿块型　肿瘤向肠腔内生长，易发生溃疡、出血等，恶性程度低，转移较晚。好发于右侧结肠，尤其是盲肠。

（2）浸润型　沿肠壁浸润，容易引起肠腔狭窄和肠梗阻，转移较早。多发于左侧结肠。

（3）溃疡型　是结肠癌常见的类型。向肠壁深层生长并向周围浸润，易发生出血、感染和穿孔，转移早，恶性程度高。

2. 组织学分型

（1）腺癌　大多数结肠癌均为腺癌，呈腺管状或腺泡状。

（2）黏液癌　癌细胞分泌黏液，在细胞内可将细胞核挤到一边，又称印戒细胞癌，分化程度低，预后较腺癌差。

（3）未分化癌　癌细胞体积小，形状与排列不规则，浸润明显。分化程度很低，预后最差。

3. 病理分期　目前多采用Dukes法。

（1）A期　癌仅局限于肠壁内。

（2）B期　穿透肠壁侵及浆膜或及浆膜外，但无淋巴结转移。

（3）C期　穿透肠壁且有淋巴结转移。

（4）D期　已有远处转移或腹腔转移，或广泛侵及邻近脏器无法切除者。

4. 转移途径

（1）直接浸润　癌细胞穿透肠壁后直接浸润邻近组织器官。

（2）淋巴转移　为主要转移途径，癌细胞浸入淋巴管，通过淋巴管道到达结肠壁和结肠旁淋巴结，进一步到达肠系膜血管周围和根部淋巴结。

（3）血行转移　最常见为肝转移，其次为肺、骨骼等。

（4）种植转移　癌细胞穿透浆膜层可脱落进入腹腔，种植于肠系膜、内脏表面等处。

【临床表现】

结肠癌早期症状不明显，发展后可出现以下症状。

1. 排便习惯和粪便性状改变　排便次数增多，粪便不成形，黏液便或黏液脓血便。

2. 腹痛　多为定位不确切的持续性隐痛、不适或腹胀感，出现肠梗阻时可表现为绞痛。

3. 肠梗阻　为不全性或完全性低位肠梗阻症状。

4. 腹部包块　肿块为瘤体本身或与网膜、周围组织浸润粘连的肿块，质硬，形状不规则，晚期时肿瘤浸润较深，肿块可固定。

5. 全身症状　患者可出现贫血、消瘦、乏力、低热等。晚期还可出现肝大、黄疸、水肿、腹水等症状。

【诊断】

结肠癌早期症状多较轻或不明显，易被忽视。应重视对高危人群和怀疑为结肠癌患者的监测。对40岁以上出现不明原因的消瘦、大便习惯或粪便性状改变，尤其其直系亲属有结肠癌病史者，有癌症史或肠道有癌前病变者，大便隐血试验持续阳性者，有黏液便血、慢性便秘、慢性腹泻等者，均可做进一步检查。常用辅助检查方法如下。

1. X线检查　钡剂灌肠或气钡双重对比造影检查，必要时做CT、MRI或选择性肠系膜动脉造影检查。

2. 纤维结肠镜检查　可观察肠内病变的形态和范围，同时取组织做病理检查以确诊。

3. 血清癌胚抗原检查　约60%患者高于正常，但无特异性，对肿瘤的预后、疗效的观察有一定帮助。

【治疗】

治疗原则是以手术切除为主的综合治疗。

1. 术前准备　术前12~24小时口服复方聚乙烯二醇电解质，排空肠道；口服肠道抗菌药物和缓泻剂；静脉补液，纠正水、电解质紊乱和酸碱失调。

2. 结肠癌根治术　适用于Dukes A、B、C期患者。

（1）右半结肠切除术　适用于盲肠、升结肠、结肠肝曲的癌肿。切除范围包括右半横结肠、升结肠、盲肠和末端回肠15~20cm。对结肠肝曲癌应加切整个横结肠和胃网膜右动脉组淋巴结。

（2）横结肠切除术　适用于横结肠癌，切除范围包括结肠肝曲和脾曲的全部横结肠及胃结肠韧带的淋巴结组。

（3）左半结肠切除术　适用于结肠脾曲、降结肠癌。切除范围包括横结肠左半、降结肠及部分或全部乙状结肠。

（4）乙状结肠癌根治术　切除范围包括全部乙状结肠和全部降结肠，或部分降结肠及部分直肠。

3. 其他治疗方法　术后结合化疗、免疫疗法和中医药治疗。

（二）直肠癌

直肠癌是最常见的消化道恶性肿瘤之一，是源于乙状结肠直肠交界处至齿状线之间的癌。我国直肠癌流行病学特点：直肠癌比结肠癌发病率高，发病率比约为1.5∶1；青年人（年龄<30岁）直肠癌占10%~15%，低位直肠癌占直肠癌的60%~75%。

【病因】

病因尚不清楚，与直肠慢性炎症刺激、息肉病的恶变、少纤维素膳食及遗传因素有密切关系。

【病理】

1. 病理分型

（1）溃疡型　多见，占50%以上，肿瘤呈圆形或卵圆形，中央凹陷，深入肌层并向四周浸润，易出血，分化程度低，转移较早。

（2）肿块型　肿块向肠腔突出生长，向周围浸润少，预后较好。

（3）浸润型　沿肠壁浸润，使肠管周径缩小而形成狭窄，转移早而预后差。

2. 组织学分型

（1）腺癌　最常见，呈腺管状或腺泡状，可分化为乳头状腺癌或管状腺癌。

（2）黏液癌　癌组织中有大量黏液，恶性程度高。

（3）未分化癌　癌细胞体积小，形态一致，易浸入血管和淋巴管，预后最差。

3. 病理分期　目前多采用Dukes法。参考结肠癌。

4. 转移途径

（1）直接浸润　癌肿在肠壁内扩展多环绕肠腔蔓延，沿肠管长轴扩展者少；晚期可穿透肠壁向盆腔浸润，累及盆腔内脏器。

（2）淋巴转移　为主要转移途径，向上沿直肠上动脉、肠系膜下动脉及腹主动脉周围淋巴管转移，一般不向下转移。当正常淋巴流向受阻时，可逆向转移至较原发部位更低的淋巴结。直肠下端癌肿可向两侧转移至髂内淋巴结或腹股沟淋巴结。

（3）血行转移　肿瘤可经门静脉转移至肝，也可由髂静脉转移至肺、骨和脑等。

【临床表现】

早期直肠癌的临床特征无特异性，主要为排便习惯改变和便血，症状不明显，发展后可出现以下症状，癌肿增大，发生溃疡或感染时，可引起重视。

1. 排便异常　排便次数增多，肛门下坠感，里急后重，大便变细、变扁，癌肿表面破溃继发感染时，大便表面带血、黏液或脓血便。

2. 肠梗阻征象　癌肿可使肠腔狭窄，出现腹胀、阵发性腹痛、肠鸣音亢进、排便困难，晚期可发生完全梗阻。

3. 其他　癌肿侵犯周围组织器官，可出现相应症状，如排尿困难、尿频、尿痛等，肝转移者可出现肝大、腹水、黄疸、贫血、消瘦等。

【诊断】

结合病史、体检、影像学及内镜检查，直肠癌诊断准确率达95%。直肠指诊是诊断直肠癌最重要的方法。对有大便习惯改变和便血这些高危人群要做好筛查工作。常见辅助检查方法如下。

1. 直肠指诊　我国低位直肠癌占比高，癌肿靠指诊即可发现。指诊可检查出癌肿部位、大小、距肛缘的距离等。

2. 内镜检查　包括直肠镜、乙状结肠镜及纤维结肠镜，内镜下可取活组织做病理检查，以确定肿块性质。位于直肠中上段癌肿，当手指无法触到时应采用乙状结肠镜或纤维结肠镜检查，并取活组织送病理检查。

3. 影像学检查　钡剂灌肠检查对直肠癌诊断价值不大，但可排除结、直肠多发癌或息肉病；CT检查可了解直肠癌盆腔内侵犯程度、有无肝转移灶及腹主动脉旁淋巴结肿大；15%直肠癌同时存在肝转移，腹部B超应为常规检查。

4. 肿瘤标志物检查　癌胚抗原（CEA）及CA199，目前公认CEA对结、直肠癌有诊断价值，但缺乏特异性，其水平高低与肿瘤进展程度有关，对监测预后和复发有重要意义。

【治疗】

目前手术切除是直肠癌治疗的主要方法，辅以放疗、化疗等加强手术治疗效果。

1. 手术治疗　无禁忌者，无远处淋巴结转移或脏器转移的患者，应尽早施行直肠癌手术切除。

（1）腹会阴直肠癌根治术　适用于腹膜折返以下的直肠下段癌。切除范围包括乙状结肠下部及其系膜、直肠全部、肠系膜下动脉和旁淋巴结、肛提肌、坐骨肛门窝内组织、肛管和肛周皮肤直径约5cm。

（2）经腹膜直肠前切除术　适用于距齿状线5cm以上的直肠上段癌。保留足够的直肠，使直肠与乙状结肠相吻合。是目前应用最多的直肠癌根治术。

（3）经腹膜直肠癌切除　适用于年老、体弱等原因不能行腹会阴直肠癌根治术或急性梗阻不宜行经腹膜直肠前切除术的患者。

（4）局部切除术　适用于肿瘤较小，局限于黏膜下层内，组织学分化程度高的早期直肠癌。

（5）姑息性手术　如癌肿局部浸润严重或转移广泛而无法根治时，为了缓解症状，减轻患者痛苦，可将癌肿肠段做局限切除，缝闭直肠远切端，做乙状结肠造口，或仅做乙状结肠造口。

2. 化学治疗　给药方式有经肛门灌注、术中静脉分支置管、静脉用药、动脉灌注化疗等。药物一般以氟尿嘧啶为主，配合其他药物联合化疗。

3. 放射治疗　术前放疗可控制原发病灶，提高切除率。病理证实有淋巴结转移，癌肿已明显浸润至直肠周围组织时，可用术后化疗以降低复发率。

4. 其他治疗　包括生物治疗、免疫治疗、基因治疗及中药治疗等。

（刘桂元）

七、肾肿瘤

肾肿瘤是泌尿系统较常见的肿瘤之一，临床上常见的肾肿瘤包括源自肾实质的肾癌、肾母细胞瘤以及发生于肾盂肾盏的移行细胞乳头状肿瘤。成人绝大部分是肾癌，肾盂癌较少见。婴幼儿中最常见的恶性实体肿瘤是肾母细胞瘤，本节主要介绍成人较为常见的肾癌。

【病因】

肾癌的病因至今尚未明确，其发病与吸烟、肥胖、高血压、饮食、职业接触、遗传因素等有关。

【病理】

肾癌常累及一侧肾，多单发，瘤体多数为类圆形的实性肿瘤，外有假包膜，切面以黄色、黄褐色和棕色为主，可有出血、坏死和钙化，少数呈囊状结构。肾癌起源于肾小管上皮细胞，病理多种多样，透明细胞癌占70%~80%，还可见颗粒细胞和梭形细胞。肾癌局限在包膜内时症状不明显，当肿瘤逐渐增大向内侵及肾盂、肾盏可以引起血尿，还可直接扩展至肾静脉、下腔静脉形成癌栓，经血液和淋巴转移至肺、肝、骨、脑等。

【临床表现】

肾癌高发年龄为50~70岁，男性多于女性，早期常无明显临床症状，其中60%的肾癌在健康体检或其他疾病检查时被发现。常见的临床表现如下。

1. **血尿、疼痛和肿块** 间歇无痛肉眼血尿为常见症状，表明肿瘤已侵入肾盏、肾盂。疼痛常为腰部钝痛或隐痛，多由于肿瘤生长牵拉肾包膜或侵犯腰肌、邻近器官所致；肾癌出血形成的血块通过输尿管时可发生肾绞痛。肿瘤较大时在腹部或腰部易被触及。肉眼血尿、腰痛和腹部肿块被称为肾癌三联征，多为晚期表现。

2. **副瘤综合征** 10%~20%的肾癌患者有发热、高血压、血沉增快等，其他包括高血糖、红细胞增多症、肝功能异常、消瘦、贫血、体重减轻及恶病质等。

3. **转移性肿瘤症状** 30%患者因转移症状就诊，如病理骨折、咳嗽、咯血、神经麻痹及转移部位出现疼痛等。男性肾癌患者，如发现同侧阴囊内精索静脉曲张且平卧不消失，提示肾静脉或下腔静脉内癌栓形成可能。

【诊断】

血尿、疼痛和肿块是肾癌的主要症状，出现上述任何一项症状，结合医学影像学检查结果，即应考虑肾癌的可能。辅助检查如下。

1. **B超** 简便而无创伤的检查方法，可以作为肾癌的常规筛查。

2. **X线** 泌尿系统平片（KUB）可见患侧肾脏外形增大。静脉尿路造影（IVU）可见肾盏、肾盂因肿瘤挤压或侵犯，出现不规则变形、狭窄、拉长、移位或充盈缺损。

3. **CT** 是诊断肾癌的首选方法，可以发现0.5cm以上的病变。表现为肾实质内不均质肿块，平扫CT值略低于或与肾实质相似，增强扫描后，肿瘤出现明显强化。

4. **MRI** 对肾癌诊断的准确性与CT相仿。在显示邻近器官有无受侵犯、肾静脉或下腔静脉内有无癌栓方面则优于CT。

【治疗】

应根据患者的临床分期制订个体化的治疗方案。肾癌的治疗已经由单一外科手术治疗向综合治疗转变。

1. **外科手术** 根治性肾切除术是肾癌最主要的治疗方法。手术中须充分暴露，首先结扎肾蒂血管，可减少出血和癌细胞的扩散。切除范围包括患肾、肾周脂肪及肾周筋膜、区域肿大淋巴结。对于T_1期肾癌患者、孤立肾的肾癌患者可以行保留肾单位手术。

2. **辅助治疗** 肾癌具有多药物耐药特性，对放射治疗及化学治疗不敏感。可应用生物制剂干扰素、

白细胞介素 –2 等免疫治疗，有一定疗效。晚期肾癌可选用靶向治疗。

（来卫东）

八、膀胱肿瘤

膀胱肿瘤是泌尿系统最常见的肿瘤，多见于50岁以上的患者，男性多于女性，其中90%以上为尿路上皮癌，鳞癌和腺癌各占2%~3%，本节主要介绍来自上皮的膀胱癌。

【病因】

引起膀胱癌的病因很多，一般认为与下列因素相关。

（1）长期接触某些致癌物质，如染料、纺织、皮革、油漆、印刷等的职业人员，发生膀胱癌的危险性显著增加。现已肯定主要致癌物质是苯胺类化学物质。

（2）流行病学研究表明，吸烟亦是最常见的致癌因素。

（3）膀胱慢性感染与异物长期刺激会增加发生膀胱癌的危险。

【病理】

膀胱癌的病理主要与肿瘤的组织学分级、生长方式和浸润深度有关。其中，组织学分级和浸润深度对预后的影响最大。

1. 组织学分级　目前针对膀胱尿路上皮肿瘤普遍采用WHO分级法，根据肿瘤细胞的分化程度将其分为乳头状瘤、尿路上皮癌I级（分化良好）、尿路上皮癌II级（中度分化）、尿路上皮癌III级（分化不良）。WHO 2004分级法调整为乳头状瘤、低度恶性潜能的乳头状尿路上皮肿瘤、低级别乳头状尿路上皮癌和高级别乳头状尿路上皮癌。

2. 生长方式　分为原位癌、乳头状癌及浸润性癌。原位癌局限在黏膜内，无乳头亦无浸润基底膜现象，但与肌层浸润性直接相关。尿路上皮癌多为乳头状，高级别者常有浸润。不同生长方式可单独或同时存在。

3. 浸润深度　是判断患者预后最有价值的指标之一，根据癌浸润膀胱壁的深度，按照2009 TNM分期标准分为原位癌（T_{is}），乳头状无浸润（T_a），局限于固有层以内（T_1），浸润到肌层（T_2），浸润到膀胱周围组织（T_3），浸润前列腺、精囊、子宫、阴道等膀胱邻近组织（T_4）。临床上将T_{is}、T_a、和T_1期肿瘤称为非肌层浸润性膀胱癌，T_2及以上则称为肌层浸润性膀胱癌。

4. 肿瘤分布　膀胱肿瘤多发生于膀胱侧壁及后壁，其次为膀胱三角区和顶部。可单发或多发，或同时伴有肾盂、输尿管、尿道肿瘤。

5. 肿瘤扩散与转移　膀胱癌易复发，肿瘤扩散主要向膀胱壁深部浸润至膀胱外组织及邻近器官。淋巴转移常见，血行转移多发生在膀胱癌晚期，可转移至肝、肺、骨和皮肤等。

【临床表现】

1. 血尿　为最常见的症状，常表现为间歇性肉眼血尿，可自行减轻或停止，反复发作。

2. 尿频、尿急、尿痛　膀胱刺激症状，多为晚期症状，多因肿瘤坏死、溃疡或并发感染所致。

3. 排尿困难及尿潴留　肿瘤逐渐增大堵塞膀胱出口，或者由于大量出血形成血块可造成排尿困难，甚至尿潴留。

4. 转移症状　肿瘤广泛浸润盆腔或转移时，出现腰骶部疼痛；阻塞输尿管可致肾积水、肾功能不全；晚期出现下肢浮肿、贫血、体重下降、消瘦等恶病质表现。

【诊断】

中老年出现间歇、无痛性肉眼血尿，应首先想到泌尿系肿瘤的可能，其中尤以膀胱肿瘤多见。辅以下列检查方法有助于确诊。

1. 尿液脱落细胞检查 可作为血尿的初步筛选。

2. 膀胱镜检查 可以直接观察肿瘤所在部位、大小、数目、形态，肿瘤与输尿管口及膀胱颈口的关系，肿瘤组织活检送病理检查，作为治疗的重要依据。

3. 影像学检查 经腹壁B超简便易行，能了解肿瘤部位、大小、数目及浸润深度，初步确定临床分期。IVU可了解肾盂、输尿管有无肿瘤以及膀胱肿瘤对上尿路的影响。膀胱造影可见充盈缺损。CT和MRI可以判断肿瘤浸润膀胱壁的深度、淋巴结及内脏转移情况。

【治疗】

膀胱肿瘤的治疗应根据患者的病理分期、肿瘤的分化程度、患者的年龄及全身状况选择具体的治疗方案。以手术治疗为主，辅以放射治疗、化学治疗、免疫治疗等。

1. 非肌层浸润性膀胱癌 主要的手术方法是经尿道膀胱肿瘤切除术，应将肿瘤完全切除直至正常的膀胱壁肌层。经尿道激光手术疗效与经尿道膀胱肿瘤切除相近。膀胱部分切除术、根治性膀胱切除术仅适用于特殊情况的患者。

对于保留膀胱的患者，术后存在复发或者进展为肌层浸润性膀胱癌的情况，因此术后应辅助膀胱灌注化疗，常采用化疗药物包括丝裂霉素、阿霉素、羟喜树碱及免疫治疗卡介苗（BCG）等，每周灌注1次，8次后改为每月灌注1次，共1~2年。免疫治疗包括卡介苗、干扰素等。

2. 肌层浸润性膀胱癌 根治性膀胱切除术联合盆腔淋巴结清扫术是其标准治疗方式，能减少局部复发和远处转移，提高患者的生存率。

对于身体条件不能耐受根治性膀胱切除术，或者不愿接受根治性膀胱切除术的肌层浸润性膀胱癌患者，可考虑保留膀胱的综合治疗，包括姑息性膀胱切除术和采取手术、化疗和放疗的三联综合治疗。

（来卫东）

目标检测

答案解析

一、单项选择题

1. 下列关于肿瘤细胞在组织化学方面变化的说法，正确的是（ ）

    A. 脱氧核糖核酸（DNA）含量减少

    B. 核糖核酸（RNA）含量增多

    C. 前列腺癌细胞的酸性磷酸酶活性减弱

    D. 肺鳞状细胞癌细胞的脂酶活性随分化程度降低而增强

    E. 肝癌细胞的脱氢酶活性减弱

2. 下列不属于交界性肿瘤的是（ ）

    A. 良性肿瘤位于两个脏器交界处   B. 包膜不完整的纤维瘤

    C. 生物学行为介于良、恶性之间   D. 切除后易复发

    E. 有侵袭性

3. 目前诊断早期胃癌正确率高的检查方法是（ ）

  A．大便隐血试验   B．X线钡餐检查   C．胃液分析检查

  D．纤维胃镜检查+病理检查 E．胃脱落细胞检查

4．早期胃癌的概念是（ ）

  A．局限在胃窦内   B．无淋巴结转移   C．直径在2cm以内

  D．尚未侵及浆膜层   E．局限在黏膜或黏膜下层

5．食管癌手术中最常用的替代器官是（ ）

  A．胃   B．结肠   C．空肠   D．回肠   E．十二指肠

6．肺癌中女性相对多见的细胞类型是（ ）

  A．鳞状细胞癌 B．小细胞癌   C．腺癌   D．大细胞癌   E．未分化癌

7．常用于胰腺癌诊断和术后随访的肿瘤标志物为（ ）

  A．CA199   B．CA153   C．CA125   D．AFP   E．CEA

8．术前判断胰头癌是否侵犯大血管的首选检查方法是（ ）

  A．内镜超声 B．腹腔血管造影 C．增强CT   D．B型超声   E．MRCP

9．原发性肝癌最常见的首发临床表现是（ ）

  A．肝大   B．食欲减退   C．恶性、呕吐   D．肝区疼痛   E．体重下降

10．普查原发性肝癌最常见的影像学检查是（ ）

  A．放射性核素扫描   B．肝脏CT   C．肝脏MRI

  D．肝脏B超   E．腹部X线片

11．提示结直肠癌诊断的最重要的报警症状是（ ）

  A．腹胀   B．腹痛   C．腹泻   D．便秘   E．便血

12．直肠癌术后，最常用于检测复发的肿瘤标志物是（ ）

  A．CA199   B．CA153   C．AFP   D．CA242   E．CEA

13．中年人无痛性肉眼血尿，首先考虑（ ）

  A．泌尿系统感染   B．泌尿系统结石   C．泌尿系统肿瘤

  D．泌尿系统结核   E．泌尿系统损伤

14．肾癌出现血尿时，表明肿瘤已发展到（ ）

  A．穿破肾包膜   B．传入肾盂、肾盏   C．血行转移

  D．淋巴转移   E．已有癌细胞种植于膀胱

15．膀胱原位癌的病变（ ）

  A．限于固有层   B．限于膀胱黏膜层   C．达膀胱浅肌层

  D．达膀胱深肌层   E．侵犯膀胱壁外

16．诊断膀胱癌最可靠的方法是（ ）

  A．尿脱落细胞检查   B．排泄性尿路造影   C．膀胱双合诊

  D．B超检查   E．膀胱镜检及活检

17．非肌层浸润性膀胱癌是指（ ）

  A．T_{is}、T_a、T_1 B．T_{is}、T_a C．T_{is}、T_1 D．T_1、T_2、T_3 E．T_a、T_1

18．一般情况下，膀胱移行细胞癌的最大特点是（ ）

  A．易复发   B．预后差   C．转移快

  D．肾衰竭早   E．早期即处理困难

19．男，50岁，以突发性肉眼血尿就诊。体格检查：左腹可触及肿块，有轻压痛。肾造影可见左肾盏、

肾盂拉长，狭窄，受压变形。首先考虑为（　　）

  A．肾癌   B．肾囊肿   C．肾盂癌

  D．肾积水   E．肾结石

二、简答题

  1．请简述肿瘤的三级预防。

  2．请简述良恶性肿瘤的区别

  3．请简述肺癌的诊断要点。

  4．请简述早期食管癌的临床和X线表现。

  5．请简述胃癌的常见转移途径。

书网融合……

| 知识回顾 | 微课1 | 微课2 | 微课3 | 习题 |

第七章　甲状腺及乳腺疾病

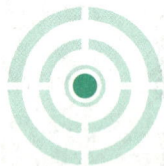

学习目标

知识要求：

1. 掌握甲状腺及乳腺常见疾病的主要临床表现及治疗原则。
2. 熟悉甲状腺及乳腺常见疾病的诊断过程。
3. 了解甲状腺及乳腺常见疾病的病因及鉴别诊断。

技能要求：

1. 熟练掌握甲状腺及乳腺常见疾病的临床特点。
2. 学会甲状腺及乳腺常规检查方法。
3. 培养学生对患者进行有效医患沟通能力，尊重患者的人格和隐私权的意识。

第一节　甲状腺疾病

PPT

一、解剖生理概述

甲状腺位于甲状软骨下方、气管的两旁，成人甲状腺约重30g，正常情况下，做颈部检查时，不容易看到或摸到甲状腺。甲状腺由峡部和左、右两个侧叶构成，峡部有时向上伸出一个锥体叶，峡部一般位于2~4气管软骨的前面；两侧叶的上极通常平甲状软骨，下极多数位于第5~6气管环。甲状腺由两层被膜包裹着：内层被膜叫甲状腺固有被膜，外层被膜包绕并固定甲状腺于气管和环状软骨上，实际上是气管前筋膜的延续，由于外层被膜易于剥离，因此又叫甲状腺外科被膜。两层膜间有疏松的结缔组织，甲状腺的动、静脉及淋巴、神经，手术时分离甲状腺应在此两层被膜之间进行。

甲状腺的血液供应十分丰富，主要由两侧的甲状腺上动脉（颈外动脉的分支）和甲状腺下动脉（锁骨下动脉的分支）供应。甲状腺上、下动脉的分支之间，以及分支与咽喉部、气管、食管的动脉分支之间，都存在广泛的吻合，在手术时，即使将甲状腺上、下动脉全部结扎，甲状腺残留部分仍不影响血液供应。甲状腺有三条主要静脉，即甲状腺上、中、下静脉，其中，甲状腺上、中静脉血液流入颈内静脉，甲状腺下静脉血液流入无名静脉。甲状腺内有丰富的淋巴管网，这些淋巴管网集中在甲状腺包膜下，然后形成集合管，汇集在沿颈内静脉排列的颈深淋巴结。

声带的运动由来自迷走神经的喉返神经支配。喉返神经在气管、食管沟内走行，在甲状腺下动脉的分支间穿过。喉返神经含支配声带的运动神经纤维，一侧喉返神经损伤，大都引起声音嘶哑，术后虽可以由健侧声带代偿性地向患侧过度内收而恢复发音，但不能恢复其原有的音色。双侧喉返神经损伤，视其损伤全支、前支或后支等不同的平面，可导致失音或严重的呼吸困难。喉上神经亦来自迷走神经，分为内支和外支，内支（感觉支）分布在喉黏膜上，外支（运动支）与甲状腺上动脉贴近、同行，支配环甲肌，使声带紧张。

甲状腺的主要功能是合成、贮存和分泌甲状腺素。甲状腺素分四碘甲状腺原氨酸（T_4）和三碘甲状腺原氨酸（T_3）两种，与体内的甲状腺球蛋白结合，贮存在甲状腺的滤泡中，释放入血的甲状腺素与血清蛋白结合，其中90%为T_4，10%为T_3，甲状腺素的主要作用包括：①增加全身组织细胞的氧消耗及产生热量。②促进蛋白质、碳水化合物和脂肪的分解。③促进人体的生长发育及组织分化，此作用与机体的年龄有关，甲状腺素缺乏常影响脑及智力发育，可致身体矮小、智力低下的呆小症。

甲状腺功能与人体各器官系统的活动和外部环境互相联系，主要调节机制包括下丘脑-垂体-甲状腺轴控制系统和甲状腺腺体内的自身调节系统。首先甲状腺素的产生和分泌需要垂体前叶分泌的促甲状腺素（TSH）。TSH直接刺激和加速甲状腺分泌和促进甲状腺素合成，而甲状腺素的释放又对TSH起反馈性抑制作用。TSH的分泌除受甲状腺素反馈性抑制的影响外，主要受下丘脑促甲状腺激素释放激素（TRH）的直接刺激。而甲状腺素释放增多时除对垂体TSH释放有抑制作用外，也对下丘脑释放的TRH有对抗作用，间接地抑制TSH分泌，从而形成了一个下丘脑-垂体-甲状腺轴反馈调节系统。此外，甲状腺本身还有一甲状腺素产生和释放的内在调节系统，即甲状腺对体内碘缺乏或碘过剩的适应性调节，甲状腺通过上述调节控制体系维持正常的生长、发育与代谢功能。

二、单纯性甲状腺肿

【病因】

1. **甲状腺素原料（碘）缺乏** 缺碘是引起单纯性甲状腺肿的主要因素。一般发生在高原、山区，因当地的饮食中含碘量较低，导致体内碘的摄入不足，引发该病，故又称之"地方性甲状腺肿"。由于缺碘，合成甲状腺素不足，反馈性引起垂体促甲状腺素分泌增多，刺激甲状腺组织代偿性增生、肿大，增强甲状腺的摄碘能力。短期缺碘会导致甲状腺腺体内弥漫性滤泡扩张，形成弥漫性甲状腺肿。未及时治疗者，病情将进一步发展，扩张的滤泡聚集形成多个大小不等的结节则成为结节性甲状腺肿。

2. **甲状腺素需要量增多** 青春期、妊娠期或哺乳期，甲状腺素的需要量增多，甲状腺素相对不足，甲状腺代偿性肿大。这种生理性甲状腺肿在成年或妊娠结束后改善。

3. **甲状腺素合成或分泌障碍** 例如久食含有硫脲的萝卜、白菜等，阻止了甲状腺素的合成或合成甲状腺素的酶先天性缺乏，均可导致血中甲状腺素减少，引起甲状腺肿大。

【临床表现】

本病以女性多见，一般无全身症状。甲状腺不同程度的肿大对周围器官引起的压迫症状是本病主要的临床表现。病程早期，甲状腺呈弥漫性、对称性肿大，腺体表面光滑，质地柔软。在病程后期，在弥漫性肿大的甲状腺中会出现结节性增生，此时可在甲状腺的表面触及大小不等的结节，如果是囊性样的结节，发生囊内出血时，短期即可引起结节迅速增大。

单纯性甲状腺肿体积较大时可压迫气管，出现气道弯曲、气管软化、狭窄影响呼吸。初期会在剧烈活动时感觉气促，病程后期，在休息时也出现呼吸困难。部分喉返神经或食管受压的患者可出现声音嘶哑或吞咽困难。

胸骨后甲状腺肿是指体积巨大的甲状腺肿向胸骨后生长形成，其不仅压迫气管和食管，出现相应症状，还可压迫颈深部大静脉，引起头颈部静脉回流障碍，出现面部青紫、肿胀及颈胸部表浅静脉扩张。

结节性甲状腺肿可继发甲亢，也可发生恶变。单纯性甲状腺肿的患者甲状腺功能和基础代谢率除了结节性甲状腺肿可继发甲状腺功能亢进外，大多正常。

【诊断】

检查发现甲状腺肿大或结节比较容易，但临床上判断甲状腺肿及结节的性质，这就需要仔细甄别。对结节性甲状腺肿患者行放射性核素（^{131}碘或^{99}mTc）显像检查，当发现一侧或双侧甲状腺内有多发性大小不等、功能状况不一的结节（囊性变和增生结节并存）时大多可做出诊断。此外B超检查有助于发现甲状腺内囊性、实质性结节，颈部X线检查还能确定气管受压、移位及有无狭窄。性质不定时，可经细针穿刺细胞学检查确诊。

【治疗】

（1）在流行地区，甲状腺肿的集体预防极为重要，一般补充加碘盐。

（2）生理性甲状腺肿，宜多食含碘丰富的食物如海带、紫菜等。

（3）对20岁以下的弥漫性单纯甲状腺肿患者可给予小量甲状腺素，以抑制垂体前叶TSH分泌，缓解甲状腺的增生和肿大。常用剂量为30~60mg，每日2次，3~6个月为1个疗程。

（4）有以下情况时，应及时施行甲状腺大部切除术：①气管、食管或喉返神经受压引起临床症状者。②胸骨后甲状腺肿。③巨大甲状腺肿影响生活和工作者。④结节性甲状腺肿继发功能亢进者。⑤结节性甲状腺肿怀疑有恶变或证实为恶变者。

三、甲状腺腺瘤

甲状腺腺瘤是最常见的甲状腺良性肿瘤。各个年龄段都可能发生，但多发生在40岁以下女性，右叶发生率稍多于左叶，下极最多见。按形态学可分为滤泡状和乳头状囊性腺瘤两种，其中以滤泡状腺瘤多见。

【病因】

目前病因不明，可能与放射线照射史、遗传因素、促甲状腺激素过度刺激等因素有关。

【临床表现】

甲状腺腺瘤多单发，多为圆形或椭圆形结节，表面光滑，质硬，可见完整包膜，一般无压痛，可随吞咽上下移动。一般没有症状，肿瘤生长缓慢，但当乳头状囊性腺瘤因血管破裂发生囊内出血时，肿瘤可迅速增大，在病变部位出现疼痛及压痛。

【诊断】

临床表现及超声等检查可做出诊断，必要时可以行细针穿刺细胞学检查帮助诊断。

【治疗】

因甲状腺腺瘤有引起甲亢和恶变的可能，流行病学研究发现引起甲亢的发生率约为20%，恶变的发生率约为10%，故应早期行包括腺瘤的患侧甲状腺大部或部分切除。切除标本必须立即送病理检查，以判定有无恶变。

四、甲状腺癌

甲状腺癌是最常见的甲状腺恶性肿瘤，约占全身恶性肿瘤的1%。

【病因】

目前本病发生的高危因素主要有以下几种：①颈部放射接触史。②相关基因组不稳定因素。③放射线与雌激素因素。④某些信号转导通路发生改变。

【病理】

1. **乳头状癌**　约占成人甲状腺癌的60%，此外儿童甲状腺癌全是此种类型。其多见于30~45岁女性，主要以淋巴转移为主，早期症状主要有颈部淋巴结肿大，恶性程度较低，预后较好。

2. **滤泡状腺癌**　约占20%，常见于中年女性，易出现血行转移，最常转移至肺、肝、骨、中枢神经系统等处，恶性程度较乳头状癌高，故此类患者预后不如乳头状癌。

3. **未分化癌**　约占15%，老年男性发病率较高。病情进展较快，症状发生较早，常有颈淋巴结转移，高度恶性。预后很差，平均存活3~6个月，大多数患者在1年内死亡。

4. **髓样癌**　约占7%，来源于滤泡旁降钙素分泌细胞。预后不如乳头状癌，但较未分化癌好。

【临床表现】

最常见临床表现为甲状腺内发现肿块，一般质地硬而固定，表面不平。腺体在吞咽时上下移动性小。当肿瘤压迫或侵犯气管时，可出现呼吸困难或咯血。肿瘤压迫或侵犯食管时，可出现吞咽困难。当肿瘤侵犯喉返神经可产生声音嘶哑，侵犯颈丛出现枕、肩部疼痛，侵犯交感神经，使之受压可引起Horner综合征（同侧瞳孔缩小，上眼睑下垂，眼球下陷）。

【诊断】

本病主要根据临床表现，若触及质地坚硬、移动度较差的肿块，且存在周围器官的压迫或者侵犯症状者，并伴有颈部淋巴结的肿大，或存在多年的甲状腺肿块，在短期内迅速增大者，均应怀疑为甲状腺癌。应用B超检查、CT检查、甲状腺核素扫描、磁共振成像（MRI）、细针穿刺细胞学检查均可帮助诊断。

【治疗】

1. **手术治疗**　是除未分化癌以外各型甲状腺癌的基本治疗方法，甲状腺癌的手术治疗包括甲状腺本身的手术，以及颈淋巴结清扫。目前主要有甲状腺全切或近全切，手术的方式与切除范围与甲状腺癌的病理分类有关。①乳头状癌：若无颈部淋巴结转移且癌灶局限于一侧腺体，可行甲状腺大部切除术，切除范围包括患侧及峡部全部，对侧大部。若已发现颈部淋巴结转移，应切除原发病灶且清除患侧颈部淋巴结。②滤泡状腺癌：两侧甲状腺加峡部全切术。③未分化癌：治疗以放疗为主。④髓样癌：两侧甲状腺加峡部全切术，同时清除患侧或双侧颈部淋巴结。

2. **内分泌治疗**　甲状腺癌做次全或全切除者应终身服用甲状腺素片，以预防甲状腺功能减退及抑制TSH。可用甲状腺素片，每天80~120mg，也可用左旋甲状腺素片，每天100mg，并定期测定血清T_4和TSH以调整用药剂量。

3. **放射性核素治疗**　甲状腺组织和分化型甲状腺癌细胞具有摄^{131}碘的功能，利用^{131}碘发射出的β射线电离辐射生物效益可以破坏残余甲状腺组织和癌细胞，从而达到治疗目的。对乳头状癌、滤泡状腺癌，术后应用^{131}碘适合于45岁以上患者、局部侵袭性肿瘤及存在远处转移者。

4. **放射外照射治疗**　主要用于未分化型甲状腺癌。

五、甲状腺功能亢进

甲状腺功能亢进（甲亢）是由各种原因引起循环中甲状腺素异常增多而出现以全身代谢亢进为主要特征的疾病总称。按甲亢的原因可分为原发性、继发性和高功能腺瘤三类。①原发性甲亢最常见，甲状腺肿大及功能亢进症状会同时出现，多见于青壮年，两侧腺体呈弥漫性、对称性肿大，常伴有眼球突出，故又称"突眼性甲状腺肿"。②继发性甲亢少见，发病年龄多在40岁以上，由结节性甲状腺肿进展而来，结节性甲状腺肿进一步发展并伴有甲亢症状。腺体呈结节状肿大，两侧多不对称，本病较易发生心肌损害，但一般不会出现眼球突出等症状。③高功能腺瘤少见，甲状腺内有单发的自主性高功能结节，放射性碘扫描检查可见热结节。

【病因】

本病病因尚不完全清楚，近代研究表明本病主要在遗传的基础上，因感染、精神创伤等因素而诱发，与自身免疫有一定的关系。

【临床表现】

1. **甲状腺肿大**   是主要临床表现，双侧对称性甲状腺呈弥漫性肿大，质软。少数（约10%）肿大不明显或不对称。

2. **眼症**   主要包括浸润性突眼（弥漫性甲状腺肿伴甲亢所特有）、眼睑挛缩、眼裂增大、眼球内聚不佳、下视时上眼睑不随眼球下降、上视时前额皮肤不能皱起等。

3. **高代谢症候群**   一般表现为性情急躁、易激动、失眠、两手颤动、怕热、多汗、皮肤潮湿、食欲亢进但却消瘦等高代谢症候群的表现，心悸，脉快有力，脉率常在每分钟100次以上（休息及睡眠时仍快），脉压增大（主要由于收缩压升高），内分泌紊乱（如月经失调）以及无力、易疲劳，出现肢体近端肌萎缩等。

【诊断】

典型的临床表现结合如下检查方法多能明确诊断。

1. **基础代谢率测定**   可根据脉压和脉率（较为简便）计算，或用基础代谢率测定器（较为可靠）测定。常用计算公式为：基础代谢率＝（脉率＋脉压）−111（脉压单位为 mmHg）。测定基础代谢率要在空腹、安静环境中多次测量。检查前3天停服甲状腺制剂及抗甲状腺药物，前1日晚餐不宜过饱，正常值为−10%~+10%，升高至+20%~30%为轻度甲亢，+30%~60%为中度甲亢，+60%以上为重度甲亢。

2. **甲状腺摄^{131}碘率的测定**   正常甲状腺24小时内摄取的^{131}碘量为人体总量的30%~40%，如果在2小时内甲状腺摄取^{131}碘量超过人体总量的25%，或在24小时内超过人体总量的50%，且吸^{131}碘高峰提前出现，即可诊断甲亢。

3. **血清中T$_3$和T$_4$含量的测定**   T$_3$测定对甲亢的诊断具有较高的敏感性。

【治疗】

外科治疗，即甲状腺大部切除术对中度以上的甲亢目前仍是最常用且有效的疗法，根据相关统计结果显示：手术痊愈率达到90%~95%，手术死亡率已经低于1%。

1. **手术治疗指征**   ①中度以上的原发性甲亢。②腺体较大，压迫症状明显。③继发性甲亢或高功能腺瘤。④抗甲状腺药物或^{131}碘治疗后复发者或坚持长期用药有困难者。⑤甲亢对妊娠可造成不良影响如引起流产、早产等，而妊娠又可能加重甲亢，因此，妊娠早、中期的甲亢患者凡具有上述指征者，也应考虑手术治疗。

2. 手术禁忌证　①症状较轻者。②青少年患者。③伴有其他疾患或体质差，不能手术或不能耐受手术者。

3. 术前准备　为了避免在基础代谢率高亢的情况下进行手术的危险，术前应采取充分而完善的准备，以预防术后并发症的发生。

术前检查除必要的化验检查外，还包括：①颈部透视或摄片，了解气管有无受压。②彩超检查心脏有无扩大、杂音或心律不齐等，并做心电图检查。③测定基础代谢率。一般准备对精神过度紧张或失眠者可适当应用镇静和安眠药以消除患者的恐惧心情。心率过快者，可口服利血平0.25mg或普萘洛尔（心得安）10mg。

药物准备是术前用于降低基础代谢率的重要环节。主要有两种方法：①可先用硫脲类药物，通过降低甲状腺素的合成，待甲亢症状得到基本控制后，即改服2周碘剂，再进行手术。由于硫脲类药物甲基或丙基硫氧嘧啶，或他巴唑（甲巯咪唑）等能使甲状腺肿大和动脉性充血，手术时极易发生出血，增加了手术的困难和危险，因此，服用硫脲类药物后必须加用碘剂2周，待甲状腺缩小、变硬后再行手术。②单用碘剂可用于症状不重、继发性甲亢、高功能腺瘤患者。碘剂的作用在于抑制蛋白水解酶，减少甲状腺球蛋白的分解，但由于碘剂只抑制甲状腺素释放，而不抑制其合成，凡不准备施行手术者，不要服用碘剂。复方碘化钾溶液是常用液体，每天3次，起始量为3滴，以后逐日每次增加1滴，直到每次16滴。维持此剂量，坚持2~3周。

而对于常规应用碘剂或合并应用硫脲类药物不能耐受或无效者，可单用普萘洛尔或与碘剂合用做术前准备。普萘洛尔是一种肾上腺素能β受体阻滞剂，能控制甲亢的症状，缩短术前准备的时间，且用药后不引起腺体充血，有利于手术操作，对硫脲类药物效果不好或反应严重者可改用此药。剂量为每6~8小时口服给药1次，每次20~60mg，一般数日后脉率降至正常水平时，便可施行手术。

🜲 岗位情景模拟13

一女性患者，34岁，颈前区肿块10年，近年来易出汗，心悸，食量增多，消瘦，渐感呼吸困难。体检：晨起心率104次/分钟，血压120/60mmHg，无突眼，甲状腺Ⅲ度肿大，结节状。心电图示窦性心律不齐。

问题与思考

1. 该患者最可能的诊断是什么？
2. 该患者如需要手术治疗，试列举1~2种术前药物准备方法。

答案解析

---

4. 手术和手术后注意事项

（1）麻醉一般可用颈丛麻醉，可较有效避免损伤喉上神经或喉返神经，亦可气管插管全身麻醉，尤其对巨大胸骨后甲状腺肿压迫气管的患者，可以保证呼吸道通畅。

（2）手术应轻柔，注意保护甲状旁腺和喉返神经。切除腺体应根据腺体大小或甲亢程度决定，通常需切除腺体的80%~90%，每侧残留腺体如成人拇指末节大（3~4g），腺体切除过少容易复发，过多又易发生甲状腺功能低下（黏液水肿）。必须保存两叶腺体背面部分，以免损伤喉返神经和甲状旁腺。

（3）术后当日应密切注意患者呼吸、体温、脉搏、血压的变化，预防甲亢危象发生，并且建议继续口服复方碘溶液，每日3次，每次5~10滴，大约服用1周。术后患者一般采用半卧位，以利呼吸和引流切口内积血，保持呼吸道通畅。

5. 手术后主要并发症

（1）术后呼吸困难和窒息　多发生在术后48小时内，是术后最危急的并发症。常见原因有：①切口内出血压迫气管。②喉头水肿或气管塌陷。③双侧喉返神经损伤。临床表现为进行性呼吸困难、烦躁，甚至发生窒息。如还有颈部肿胀，切口渗出鲜血，必须立即行床边抢救，迅速除去血肿；如患者呼吸仍无改善，则应立即施行气管插管。

（2）喉返神经损伤　大多数是因手术处理甲状腺下极时，不慎将喉返神经切断、缝扎或挫夹、牵拉造成永久性或暂时性损伤所致。一侧喉返神经损伤大都引起声嘶，双侧喉返神经损伤可导致失音或严重的呼吸困难，甚至窒息，需立即行气管切开术。损伤的后果与损伤的性质（切断、缝扎引起者属永久性损伤，挫夹、牵拉所致则多为暂时性）和范围（单、双侧）密切相关。暂时性损伤经理疗等及时处理后，一般可能在3~6个月内逐渐恢复。

（3）喉上神经损伤　多发生于处理甲状腺上极时，若损伤外支会引起声带松弛、音调降低。内支损伤，则喉部黏膜感觉丧失，进食，特别是饮水时，容易发生呛咳。一般经理疗后可自行恢复。

（4）甲状旁腺功能减退　因手术时误伤及甲状旁腺所致，血钙浓度下降至2.0mmol/L以下，多在术后1~3天内出现面唇部或手足部针刺样麻木感，或者出现面肌和手足的持续性痉挛。症状轻者可口服葡萄糖酸钙或乳酸钙2~4g，每日3次。抽搐发作时，立即静脉注射10%葡萄糖酸钙或氯化钙10~20ml。若在手术中发现甲状旁腺被误切，则应该设法移植到胸锁乳突肌中。若甲状旁腺功能减退严重者，建议进行同种异体甲状旁腺移植。

（5）甲状腺危象　甲状腺危象是甲亢的严重合并症。主要表现为高热（>39℃）、脉快（>120次/分钟），同时有烦躁不安、大汗、呕吐、腹泻、昏迷等。本病是因甲状腺素过量释放引起的肾上腺素能兴奋现象，应及时处理，治疗如下。

①葡萄糖溶液：静脉输入大量葡萄糖溶液补充能量，吸氧，以减轻组织的缺氧。

②氢化可的松：每日200~400mg，分次静脉滴注。

③碘剂：口服复方碘化钾溶液，首次为3~5ml，或紧急时用10%碘化钠5~10ml溶于500ml葡萄糖溶液中静脉滴注，以降低血液中甲状腺素水平。

④肾上腺素能阻滞剂：可肌内注射利血平1~2mg，每4~6小时1次；还可用普萘洛尔5mg~10mg加5%葡萄糖溶液100ml静脉滴注。有心力衰竭者，加用洋地黄制剂。

⑤降温：用退热剂、冬眠药物和物理降温等综合方法，保持患者体温在37℃左右。

⑥镇静剂：常用苯巴比妥钠100mg，肌内注射，6~8小时1次。

第二节　乳房常见疾病

PPT

一、解剖生理概述

（一）解剖生理

成年妇女乳房是两个半球形的性征器官，位于胸大肌浅面，约在第2和第6肋骨水平的浅筋膜浅、深层之间。乳头位于乳房的中心，周围的色素沉着区称为乳晕。

每侧乳腺有15~20个腺叶，每一腺叶分成很多腺小叶，腺小叶是乳腺的基本单位，由小乳管和腺泡组成。每一腺叶有其单独的导管，称为乳管，乳管汇集开口于乳头。腺叶、小叶和腺泡间有结缔组织间隔，腺叶间还有与皮肤垂直的纤维束，连接浅筋膜浅层与深层，称Cooper韧带。

乳腺是许多内分泌腺的靶器官，其生理活动受垂体前叶、卵巢及肾上腺皮质等激素影响。妊娠及哺乳时乳腺明显增生，绝经后腺体渐萎缩，为脂肪组织所代替。

（二）淋巴分布

乳房的淋巴网甚为丰富，其淋巴液输出有4个途径：①乳房大部分淋巴液经胸大肌外侧缘淋巴管流至腋窝淋巴结，再流向锁骨下淋巴结。部分乳房上部淋巴液可流向胸大、小肌间淋巴结，直接到达锁骨下淋巴结。通过锁骨下淋巴结后，淋巴液继续流向锁骨上淋巴结。②部分乳房内侧的淋巴液通过肋间淋巴管流向胸骨旁淋巴结。③两侧乳房间皮下有交通淋巴管，一侧乳房的淋巴液可流向另一侧。④乳房深部淋巴网可沿腹直肌鞘和肝镰状韧带通向肝。

二、乳房检查

（一）视诊

患者端坐，两侧乳房充分暴露，观察两侧乳房的形状、大小是否对称，皮肤有无红肿、糜烂及"橘皮样"改变，乳房浅表静脉是否扩张，有无局限性隆起或凹陷，两侧乳头是否在同一水平。若是一侧乳头近期出现内陷，需进一步检查。

（二）触诊

患者端坐，两臂自然下垂，检查者采用指尖做扪诊，不可用手指捏乳房组织，否则会将捏到的腺组织误认为肿块。应循序对乳房外上、外下、内下、内上各象限及中央区做全面检查。先查健侧，后查患侧。

发现乳房肿块后，应注意肿块位置、大小、质地、表面光滑或粗糙、边界是否清楚、与皮肤是否粘连以及活动度情况。良性肿瘤的边界清楚，质地较软，活动度大。恶性肿瘤的边界不清，质地硬，表面不光滑，活动度小。若肿块活动度受限，表示肿瘤侵及深部组织。最后轻挤乳头，若有溢液，注意溢液颜色，乳头溢液涂片行细胞学检查，依次挤压乳晕四周，并观察溢液来自哪一乳管，并记录。

腋窝淋巴结有四组，应依次检查。检查者面对患者，使患者直立，以右手扪其左腋窝，左手扪其右腋窝。先让患者上肢外展，以手伸入其腋顶部，手指掌面压向患者的胸壁，然后嘱患者放松上肢，搁置在检查者的前臂上，用轻柔的动作自腋顶部从上而下扪查中央组淋巴结，然后将手指掌面转向腋窝前壁，在胸大肌深面扪查胸肌组淋巴结，检查肩胛下组淋巴结时宜站在患者背后，扪背阔肌前内侧，最后检查锁骨下及锁骨上淋巴结。

（三）特殊检查

1. **X线检查** 常用方法是钼靶X线摄片，可用于乳腺癌的普查。
2. **其他影像学检查方法** 如超声检查，对囊性病变有优势。磁共振成像（MRI）对微小病灶、评价病变范围有优势。
3. **活组织病理检查** 目前常用细针穿刺细胞学检查。

对疑为乳腺癌者，可将肿块连同周围乳腺组织一并切除，做快速病理检查，而不宜行切取活检。糜烂疑为湿疹样乳腺癌时，可做乳头糜烂部刮片或印片细胞学检查。

三、急性乳腺炎

急性乳腺炎是乳腺的急性化脓性感染，尤以初产妇更为多见，往往发生在产后3~4周。

【病因】

急性乳腺炎的发病，有以下两方面原因。

1. **乳汁淤积**　使入侵的细菌更易生长繁殖。

2. **乳头破损或皲裂**　细菌沿淋巴管入侵是感染的主要途径。致病菌主要为金黄色葡萄球菌，常引起深部脓肿；少数为链球菌，常引起弥漫性蜂窝织炎。

【临床表现】

患者感觉乳房胀痛，局部红肿、发热，患者可有寒战、高热（可达40℃）、脉搏加快、患侧淋巴结肿大、白细胞计数明显升高。一般起初呈蜂窝织炎样表现，数天后可形成脓肿，脓肿可向外溃破，深部脓肿还可穿至乳房与胸肌间的疏松组织中，形成乳房后脓肿，感染严重者，可并发脓毒血症。

【诊断】

主要依靠临床表现、实验室检查及超声检查进行诊断，必要时在超声引导下行脓肿穿刺，抽出脓液即可确诊。

【治疗】

消除感染，排空乳汁。

（1）一般不停止哺乳，但患侧乳房应停止哺乳，并以吸乳器吸尽乳汁，促使乳汁通畅排出，局部热敷以利早期炎症的消散。若感染严重或脓肿引流后，应停止哺乳。

（2）早期未形成脓肿之前，可使用抗生素治疗。因主要病原菌为金黄色葡萄球菌，应用青霉素治疗，或用耐青霉素酶的苯唑西林钠。若患者对青霉素过敏，则应用大环内酯类药物（如红霉素），因药物可被分泌至乳汁，因此如四环素、氨基糖苷类、磺胺药和甲硝唑等药物应避免使用，因其能影响婴儿。如治疗后病情无明显改善，则应重复穿刺以证明有无脓肿形成，抽到脓液表示脓肿已形成，脓液应做细菌培养及药物敏感试验，根据细菌培养结果指导选用抗菌药。中药治疗可用蒲公英、野菊花等清热解毒药物。

（3）脓肿形成后，主要治疗措施是及时行脓肿切开引流。应行放射状切开，避免损伤乳管发生乳瘘，若乳晕下脓肿应沿乳晕边缘做弧形切口。深部脓肿或乳房后脓肿可沿乳房下缘做弧形切口。多房间隔的脓肿须加以分离。较大脓腔，可在脓腔的最低部位加做切口做对口引流。

四、乳腺囊性增生病

本病也称慢性囊性乳腺病（简称乳腺病），是妇女多发病，常见于30~50岁妇女。

【病因】

本病目前认为可能和卵巢功能失调有关。

【临床表现】

突出的表现是乳房胀痛和肿块，特点是部分患者具有周期性，往往在月经前疼痛加重，月经来潮后减轻或消失。检查乳房时可发现一侧或双侧乳腺有弥漫性增厚，可触及结节，于乳房外上方多见，也可分散于整个乳腺，肿块呈结节状或片状，大小不一，质韧而不硬，与周围乳腺组织分界不明显。少数患者可有乳头溢液。本病病程进展较为缓慢。

【诊断】

根据以上临床表现，本病的诊断并不困难。本病有无恶变可能尚有争论，但要与乳腺癌相区别。应嘱患者每隔2~3个月到医院复查。乳腺癌肿块更明确，质地偏硬，与周围乳腺有较明显粘连，有时伴腋窝淋巴结肿大。

【治疗】

本病的治疗主要是对症治疗，可用中药或中成药调理，主要为疏肝理气，病情轻者可口服中药逍遥散治疗，病情较重者可口服三苯氧胺治疗。对局部病灶有恶性病变可能时，应予切除并做快速病理检查，必要时可行单纯乳房切除术。

五、乳房纤维腺瘤

女性乳房肿瘤中，纤维腺瘤在良性肿瘤中最多见，约占75%。乳管内乳头状瘤占良性肿瘤第二位，约占20%。恶性肿瘤绝大多数是乳腺癌，肉瘤甚少见，男性患乳房肿瘤者更为少见。

【病因】

本病产生的原因是小叶内纤维细胞对雌激素的敏感性异常增高，可能与纤维细胞所含雌激素受体的量或质的异常有关。雌激素是本病发生的刺激因子，所以纤维腺瘤发生于卵巢功能期。

【临床表现】

本病是年轻女性常见的乳房肿瘤，高发年龄是20~30岁，主要表现为乳房肿块，好发于乳房外上象限，大多数为单发，少数为多发。本病病程较长，肿块增大缓慢，质韧，有弹性感，表面光滑，易于推动。部分患者可在妊娠期、哺乳期或者绝经前期增大。

【诊断】

本病诊断主要依靠临床表现、超声检查，做病理检查可确诊。

【治疗】

手术切除是治疗纤维腺瘤唯一有效的方法。应将肿瘤连同其包膜整块切除，以周围包裹少量正常乳腺组织为宜，肿块必须常规做病理检查。

六、乳腺癌

乳腺癌是女性最常见的恶性肿瘤之一。乳腺癌在世界各地的发病率有地区差异。在我国，占全身各种恶性肿瘤的7%~10%。

【病因】

乳腺癌的病因尚不清楚。经研究，可能与下列因素有关。①内分泌因素：其中雌醇及雌二醇与乳腺癌的发病有直接关系。本病大都发生在45~50岁，绝经后发病率也会继续上升，可能与年老者雌酮含量升高相关。月经初潮年龄早、绝经年龄晚、不孕及初次足月产的年龄与乳腺癌发病均有关。经调查，发现乳腺癌与遗传因素也存在关系。②营养过剩、肥胖、脂肪饮食：以上因素可加强或延长雌激素对乳腺上皮细胞的刺激，从而增加发病机会。③放射线照射史：经调查发现，有过多次放射线照射史患者发病率升高。环境因素及生活方式与乳腺癌的发病也有一定关系。

【病理】

乳腺癌有多种分型方法，目前国内多采用以下病理分型。

1. **非浸润性癌** 包括导管内癌、小叶原位癌，此型属早期，预后较好。

2. **浸润性特殊癌** 包括乳头状癌、髓样癌、腺样囊性癌、黏液腺癌、大汗腺样癌、鳞状细胞癌等。

此型分化一般较高，预后尚好。

3. 浸润性非特殊癌　包括浸润性小叶癌、浸润性导管癌、硬癌、单纯癌、腺癌等。此型一般分化低，预后较上述类型差，且是乳腺癌中最常见的类型。

4. 其他罕见癌　包括富脂质癌、纤维腺瘤癌变、神经内分泌癌等。

【转移途径】

乳腺癌淋巴转移最初多见于腋窝。肿大淋巴结质硬、无痛，以后数目增多，并融合成团，甚至与皮肤或深部组织粘着。乳腺癌转移至肺、骨、肝时，可出现相应的症状。

1. 局部浸润　癌细胞可沿导管或筋膜间隙蔓延浸润，侵犯周围组织。

2. 淋巴转移　此种转移方式有两种途径：①癌细胞经胸大肌外侧缘淋巴管先侵入同侧腋窝淋巴结，然后侵入锁骨下淋巴结到达锁骨上淋巴结，进而进入胸导管（左）或右淋巴管，侵入静脉血流，然后向远处转移。②癌细胞向内侧淋巴管侵入到胸骨旁淋巴结，然后到达锁骨上淋巴结，通过胸导管或右淋巴管侵入静脉，向远处转移。

3. 血运转移　研究发现乳腺癌是一全身性疾病，有些早期乳腺癌已有血运转移，可直接侵入血循环而致远处转移，最常见的远处转移依次为骨、肺、肝。

【临床表现】

早期表现常是患者无意中发现患侧乳房出现无痛、单发的小肿块，肿块质硬，表面粗糙，与周围组织分界不清楚，不易被推动。随着肿瘤增大，可引起乳房局部隆起。若累及Cooper韧带，可使其缩短而致肿瘤表面皮肤凹陷，即所谓"酒窝征"。如皮下淋巴管被癌细胞堵塞，引起淋巴回流障碍，皮肤呈"橘皮样"改变。邻近乳头或乳晕的癌肿因侵入乳管使之缩短，可使乳头扁平、回缩、凹陷。乳腺癌发展至晚期，可侵入胸筋膜、胸肌，使其固定。如癌细胞侵入大片皮肤，可出现多数小结节，甚至彼此融合，称为"卫星结节"。还有部分患者第一症状为乳头溢液、乳头糜烂。特殊类型癌中，炎性乳腺癌并不多见，特点是恶性程度较高，病程进展迅速，预后较差。局部皮肤可呈炎症样表现，皮肤红肿，表面粗糙，皮温较高。乳头湿疹样乳腺癌少见，恶性程度低，晚期可发生腋窝淋巴结转移，病程发展慢。乳头有瘙痒、烧灼感，皮肤变粗糙，糜烂如湿疹样，进而形成溃疡，有时覆盖黄褐色、鳞屑样痂皮。

【诊断与鉴别诊断】

1. 诊断　详细询问病史及临床检查后，大多数乳房肿块可得出诊断。

2. 鉴别诊断　诊断时应与下列疾病鉴别。

（1）乳房纤维腺瘤　常见于青年妇女，肿瘤形状规则，边界清楚，活动度大，发展缓慢，可行超声检查或病理检查。

（2）乳腺囊性增生病　多见于中年妇女，特点是乳房胀痛，肿块可呈周期性，与月经周期有关。

（3）浆细胞性乳腺炎　发生在乳腺组织的以浆细胞为主的无菌性炎症。多为急性炎症表现，部分患者为慢性炎症，表现为乳晕旁肿块，边界不清，可有皮肤粘连和乳头凹陷。急性期应予抗感染治疗，炎症消退后若肿块存在，则需手术切除，行包括周围部分正常乳腺组织的肿块切除术。

（4）乳腺结核　是由结核杆菌所致乳腺组织的慢性炎症，好发于中、青年女性。病程较长，发展较缓慢。局部表现为乳房内肿块，肿块质硬偏韧，部分区域可有囊性感。治疗包括全身抗结核治疗及局部治疗，可行包括周围正常乳腺组织在内的乳腺区段切除。

【分期】

乳腺癌的分期方法很多，现多数采用国际抗癌协会建议的T（原发癌瘤）、N（区域淋巴结）、M（远处转移）分期法。内容如下（表7-2-1）。

表7-2-1 乳腺癌分期

0期	$T_{is}N_0M_0$
I期	$T_1N_0M_0$
II期	$T_{0-1}N_1M_0$，$T_2N_{0-1}M_0$，$T_3N_0M_0$
III期	$T_{0-2}N_2M_0$，$T_3N_{1-2}M_0$，T_4任何NM_0，任何TN_3M_0
IV期	包括M_1的任何TN

【治疗】

手术治疗是乳腺癌的主要治疗方法之一，还有辅助化学药物、内分泌治疗、放射治疗以及生物治疗。

对病灶仍局限于局部及区域淋巴结的患者，手术治疗是首选。手术适应证为国际临床分期的0、I、II及部分III期患者。已有远处转移、全身情况差、主要脏器有严重疾病、年老体弱不能耐受手术者属手术禁忌。

1. **手术治疗** 目前应用的五种手术方式均属治疗性手术，而不是姑息性手术。

（1）乳腺癌根治术 手术应包括整个乳房、胸大肌、胸小肌、腋窝及锁骨下淋巴结的整块切除。若在上述清除腋下、腋中、腋上三组淋巴结的基础上，同时切除胸廓内动、静脉及其周围的淋巴结，称乳腺癌扩大根治术。乳腺癌根治术及扩大根治术目前很少使用。

（2）乳腺癌改良根治术 共有两种术式，一种为保留胸大肌，切除胸小肌，淋巴结清除仿照根治术，另一种是保留胸大肌、胸小肌，不清除腋上组淋巴结。后一种术式保留了胸肌，术后外观效果较好，是目前常用的手术方式。

（3）全乳房切除术 手术范围扩大至整个乳腺，包括腋尾部及胸大肌筋膜。该术式一般用于原位癌、微小癌及年迈体弱不宜行根治术者。

（4）保留乳房的乳腺癌切除术 手术包括完整切除肿块及腋窝淋巴结清扫。原发灶切除范围应包括肿瘤、肿瘤周围部分正常乳腺组织及胸大肌筋膜，术后必须辅以放疗、化疗等。

（5）前哨淋巴结活检术及腋窝淋巴结清扫术 若乳腺癌患者腋窝淋巴结阳性则常用腋窝淋巴结清扫，范围包括I、II组腋窝淋巴结。对临床腋窝淋巴结阴性的乳腺癌患者，应先行前哨淋巴结活检术。

知识拓展

保留乳房的乳腺癌切除术

近年来，人们认识到乳腺癌是一种全身疾病，单纯地扩大手术范围并无意义。Fisher等开展的长达25年的著名前瞻性临床随机试验也显示，不同的外科局部治疗方式不改变I、II期乳腺癌患者的生存率，同时，他们通过另一项前瞻性临床随机试验证实了保乳手术的可靠性和术后放疗的重要性。由此，肿块切除加腋窝淋巴结清扫的保乳手术逐渐发展起来。我国乳腺癌保乳手术治疗起步较晚，近年来虽有较大发展，但总体比例仍然不高，受医疗和经济条件所限，综合治疗难以完善，目前，在我国，乳腺癌改良根治术仍然是乳腺癌的主要术式。虽然还缺乏大规模随机对照资料以保证保乳手术的广泛开展，但严格掌握手术指征，在保证疗效的同时减少并发症，可以提高生活质量。保乳手术是治疗趋向人性化的体现，就目前的研究和临床进展来讲，保乳手术正在逐渐被更多的医生和患者接受。

2. 化学药物治疗　乳腺癌是实体瘤中应用化疗药最有效的肿瘤之一，化疗在整个治疗中占有重要地位。浸润性乳腺癌伴腋窝淋巴结转移是应用辅助化疗的指征，一般认为辅助化疗应于术后早期应用，联合化疗的效果优于单药化疗，辅助化疗应达到一定剂量，治疗期不宜过长，以6个月左右为宜，能达到杀灭亚临床型转移灶的目的。

目前常用CAF方案（环磷酰胺、多柔比星、氟尿嘧啶），对肿瘤分化差、分期晚的患者可用TAC方案（多西他赛、多柔比星、环磷酰胺）。其他效果较好的有表阿霉素、长春瑞滨、紫杉醇、多西紫杉醇等。化疗期间应检查患者肝肾功能。

3. 内分泌治疗　20世纪70年代发现了雌激素受体（ER），癌肿细胞中ER含量高者，称激素依赖性肿瘤，这些病例对内分泌治疗有效，而ER含量低者，称激素非依赖性肿瘤，这些病例对内分泌治疗效果差。因此，除对手术切除标本做病理检查外，还应测定雌激素受体和孕激素受体，可帮助选择辅助治疗方案。激素受体阳性的病例优先应用内分泌治疗，受体阴性者优先应用化疗。激素受体测定对判断预后也有一定作用。

近年来内分泌治疗的一个重要进展就是他莫昔芬的应用。临床应用表明，该药可降低乳腺癌术后复发及转移，对ER阳性的绝经后妇女效果尤为明显。

4. 放射治疗　是乳腺癌局部治疗的手段之一。在保留乳房的乳腺癌手术后，放射治疗是一重要组成部分。

5. 生物治疗　近年临床使用的曲妥珠单抗注射液，系通过转基因技术制备，对HER2过度表达的乳腺癌患者有一定效果，特别是对其他化疗药无效的乳腺癌患者，也能有部分的疗效。

目标检测

答案解析

一、单项选择题

1. 下列药物可阻滞甲状腺球蛋白分解，从而抑制甲状腺素释放的是（　　）
    A. 普萘洛尔　　　　B. 丙基硫氧嘧啶　　C. 他巴唑　　　　　D. 利血平　　　　　E. 碘剂

2. 关于甲亢患者术前碘准备，下列错误的是（　　）
    A. 抑制蛋白水解酶，减少甲状腺球蛋白分解　　　　B. 抑制甲状腺素的合成
    C. 停服碘剂后，甲状腺素大量释放　　　　　　　　D. 不准备手术者不宜服碘
    E. 碘剂能减少甲状腺的血流量

3. 不能列为甲状腺大部切除术适应证的是（　　）
    A. 继发性甲亢或高功能腺瘤　　　　　　　　B. 中度以上的原发性甲亢
    C. 青少年甲亢患者　　　　　　　　　　　　D. 有压迫症状或胸骨后甲状腺肿伴甲亢
    E. 抗甲状腺药物或碘治疗复发者

4. 甲状腺大部切除术，主要并发症中最危急的是（　　）
    A. 术后呼吸困难和窒息　　　B. 喉返神经损伤　　　　C. 手足抽搐
    D. 喉上神经损伤　　　　　　E. 甲状腺危象

5. 预防术后甲状腺危象的关键是（　　）
    A. 预防术中损伤、操作粗暴　　B. 术后加强护理　　　C. 术时尽量选用全身麻醉

D. 术后应用镇静剂　　　　　E. 术前使基础代谢率降至正常

6. 病理分型的甲状腺癌预后最差的是（　　）

A. 乳头状腺癌　　　　　B. 滤泡状腺癌　　　　　C. 未分化癌

D. 髓样癌　　　　　E. 甲状腺瘤恶变

7. 甲状腺肿大并出现Horner综合征时，最可能的诊断是（　　）

A. 甲状腺功能亢进症　　　　　B. 甲状腺腺瘤　　　　　C. 甲状腺癌

D. 甲状腺炎　　　　　E. 单纯性甲状腺肿

8. 单纯性甲状腺肿的主要原因是（　　）

A. 需要甲状腺素量增加　　　　　B. 甲状腺合成障碍

C. 合成甲状腺素的原料碘缺乏　　　　　D. 甲状腺素分泌障碍

E. 应用甲状腺抑制剂

9. 甲状旁腺误切致手足抽搐最为有效的治疗是（　　）

A. 限制含磷高的食品　　　　　B. 10%葡萄糖酸钙静脉注射　　　　　C. 10%氯化钙静脉注射

D. 镇静止痉药　　　　　E. 口服二氢速甾醇

10. 急性乳腺炎最常见于（　　）

A. 妊娠期妇女　　　　　B. 初产哺乳的妇女　　　　　C. 哺乳半年后的妇女

D. 长期哺乳的妇女　　　　　E. 乳头凹陷的妇女

11. 乳腺癌最早表现为（　　）

A. 乳房多发肿块　　　　　B. 乳房疼痛　　　　　C. 乳房单发小肿块

D. 皮肤呈"橘皮样"改变　　　　　E. 乳头内陷

12. 急性乳腺炎的首发症状为（　　）

A. 局部硬块　　　　　B. 发热　　　　　C. 搏动性疼痛

D. 患侧腋窝淋巴结肿大　　　　　E. 乳房肿胀疼痛

13. 急性乳腺炎脓肿形成后的主要治疗措施是（　　）

A. 全身应用抗生素　　　　　B. 局部热敷理疗　　　　　C. 局部注射抗生素

D. 促使乳汁排出通畅　　　　　E. 切开排脓

14. 关于乳腺囊性增生病，下列错误的是（　　）

A. 与内分泌失调有关　　　　　B. 25~40岁妇女多见　　　　　C. 常见于两侧乳房

D. 可以发生癌变　　　　　E. 基本病变是乳腺腺泡增生

15. 下列属于乳腺癌出现表面"橘皮征"机制的是（　　）

A. 乳房皮下淋巴管被癌细胞阻塞　　　　　B. 癌肿侵入乳管使其收缩

C. 癌肿侵犯Cooper韧带使其收缩　　　　　D. 癌细胞浸润大片皮肤

E. 以上都不是

16. 乳腺囊性增生病的处理是（　　）

A. 药物治疗　　　　　B. 放射治疗　　　　　C. 肾上腺皮质激素治疗

D. 全乳腺切除　　　　　E. 增生部位局部切除术

17. 下列不属于乳腺癌临床表现的是（　　）

A. 肿块生长速度较快　　　　　B. 癌块表面皮肤凹陷

C. 肿块表面光滑，活动度良好　　　　　D. 橘皮样外观

E. 最早表现为无痛单发小肿块

18. 随月经周期疼痛的乳腺肿块可能是（   ）

    A. 乳腺癌   B. 导管内乳头状瘤   C. 乳房囊性增生病

    D. 乳腺纤维腺瘤   E. 乳房脂肪坏死

19. 预后最差的乳腺癌局部表现是（   ）

    A. 乳头湿疹样表现   B. 乳房皮肤急性炎症表现   C. 乳房皮肤橘皮样外观

    D. 乳房皮肤局部凹陷   E. 乳头挛缩

20. 女性，26岁。左乳房外上象限内3cm圆形光滑肿块已8个月，质韧，活动佳。可能为（   ）

    A. 早期乳腺癌   B. 纤维腺瘤   C. 柏哲乳头病

    D. 乳房囊性增生病   E. 结核

21. 某49岁女性，发现右乳外上象限肿块，无痛，单发。最常见的疾病是（   ）

    A. 纤维腺瘤   B. 乳腺癌   C. 乳管内乳头状瘤

    D. 乳腺结核   E. 乳腺炎

22. 某26岁初产妇，右乳外上象限红肿，压痛，有波动，该处抽出脓液。下列处置错误的是（   ）

    A. 不要分离脓肿隔膜以防扩散   B. 切口应按轮辐方向   C. 切口应达到引流通畅

    D. 必要时做对口引流   E. 手术治疗

二、简答题

1. 乳腺癌患者常见的临床表现有哪些？

2. 甲状腺大部切除术术后常见的并发症有哪些？

（于　勇）

书网融合……

知识回顾	微课1	微课2	习题

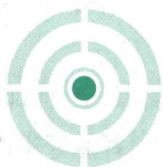

学习目标

知识要求：

1. 掌握常见急腹症的临床特点。
2. 熟悉常见急腹症的辅助检查及必要的侵袭性检查。
3. 了解常见急腹症的处理原则。

技能要求：

1. 熟练掌握各种急腹症的鉴别诊断及紧急处理。
2. 学会应用理论知识解决临床实际问题。
3. 培养学生临床思维能力。

第一节 概 述

急腹症是以急性腹痛为临床表现的腹部病症，特点是起病急、变化多、进展快、病情重，需要紧急处理。

【病因】

腹腔内脏器和血管的病变都有可能引起急腹症。

1. 空腔脏器病变 ①穿孔，如胃十二指肠溃疡穿孔、阑尾穿孔等。②梗阻，如小肠梗阻、肠扭转、肠套叠等。③炎症感染，如急性阑尾炎、急性胆囊炎等。

2. 实质性脏器病变 ①破裂出血，如肝癌破裂出血、肝脾创伤性破裂出血。②炎症感染，如急性胰腺炎、肝脓肿。

3. 血管病变 ①腹主动脉瘤破裂。②肠系膜血管血栓形成或栓塞。③由其他原因所致的器官血供障碍，如绞窄性疝、肠扭转等。

【临床表现】

关于急腹症的诊断、鉴别诊断及处理，正确把握时机和选择方法十分重要，一旦延误诊断，处理失当可危及生命。科学技术的发展和医疗器械的明显进步，对于急腹症的定位和定性诊断有很大帮助。尽管如此，详细地询问病史，认真细致的体格检查、合理的逻辑推断和分析仍然是不可替代的。

1. 症状

（1）腹痛

①诱因：急腹症发病常有诱因，如急性胆囊炎、胆石症发病常在进油腻食物后，急性胰腺炎多有过

量饮酒或暴食史，胃或十二指肠溃疡穿孔常发生在饱餐后，肠扭转常有剧烈运动史。

②部位：腹痛起始和最严重的部位通常即是病变部位。如急性胃或十二指肠溃疡穿孔，腹痛起始于溃疡穿孔部位，很快可蔓延到全腹，但是穿孔处仍是腹痛最显著部位。转移性腹痛是急性阑尾炎腹痛的典型表现。阑尾在炎症未波及浆膜层（此时内脏神经传导）时，先表现为脐周或上腹痛，随着病情发展，炎症波及浆膜层（此时躯体神经传导），疼痛定位于右下腹。有时急性十二指肠溃疡穿孔，肠内容物沿着右结肠旁沟下行也可引起类似腹痛，需要鉴别。急性胆囊炎、胆石症患者发生右上腹或剑突下痛时，可有右肩或右腰背部放射痛。急性胰腺炎或十二指肠后壁穿孔多伴有右侧腰背部疼痛。肾或输尿管上段结石腹痛可放射到同侧下腹或腹股沟。输尿管下段结石可伴有会阴部放射痛。

③腹痛发生的缓急：空腔脏器疾病穿孔者起病急，如胃或十二指肠溃疡一旦穿孔，立即引起剧烈腹痛。炎症性疾病起病缓，腹痛也随着炎症逐渐加重，如急性胆囊炎、急性阑尾炎。

④性质：持续性钝痛或隐痛多为炎症或出血引起，如胰腺炎、脾破裂等。空腔脏器梗阻引起的疼痛初起呈阵发性，疼痛由肠管痉挛所致，表现为绞痛，间隙期无腹痛，如小肠梗阻、输尿管结石等。持续性疼痛伴阵发性加剧则为炎症与梗阻并存。

⑤程度：炎症初期的腹痛多不剧烈，可表现为隐痛，定位通常不确切。随着炎症发展，疼痛加重，定位也逐渐清晰。空腔脏器穿孔引起的腹痛起病急，一开始即表现为剧烈绞痛。实质性脏器破裂出血对腹膜的刺激不如空腔脏器穿孔的化学刺激强，故腹痛和腹部体征也相对较弱。

（2）消化道症状

①厌食：小儿急性阑尾炎患者常先有厌食，其后才有腹痛发作。

②恶心、呕吐：腹痛发生后常伴有恶心和呕吐。病变位置高一般发生呕吐早且频繁，如急性胃肠炎、幽门或高位小肠梗阻等。病变位置低则恶心、呕吐出现时间迟或无呕吐。呕吐物的色泽、量和气味可以帮助判断病变部位。呕吐宿食且不含胆汁见于幽门梗阻，呕吐物含胆汁表明病变位于胆总管开口以下，呕吐物呈咖啡色提示伴有消化道出血，呕吐物如粪水状，味臭，通常为低位小肠梗阻所致。

③排便：胃肠道炎症患者多伴有便频。消化道梗阻患者可表现为便秘。消化道肿瘤及肠系膜血管栓塞患者可伴有血便。上消化道出血粪便呈柏油状黑色。下消化道出血，依据其距肛缘的距离和滞留肠道的时间可呈紫色、暗红或鲜红。

（3）其他伴随症状　腹腔器官炎症性病变通常伴有不同程度的发热。急性胆管炎患者可伴有高热、寒战和黄疸。消化道出血患者可见贫血貌。肝门部肿瘤、胰头癌等慢性梗阻性黄疸患者可伴皮肤瘙痒。有尿频、尿急、尿痛者应考虑泌尿系感染。

（4）病史

①月经史：有助于鉴别妇产科急腹症。育龄期妇女的末次月经时间有助于判断宫外孕。卵巢滤泡或黄体破裂多发生在两次月经之间。

②既往史：既往有消化性溃疡病史者，突发上腹部疼痛，要考虑溃疡穿孔。有胆囊结石病史，出现腹痛、黄疸应怀疑结石落入胆总管。既往有手术史出现阵发性腹痛者，可能为粘连性肠梗阻。

2. 体征

（1）全身情况和体位　患者面容、精神状态、体位可有助于判断病情。腹腔出血患者通常面色苍白，呈贫血貌；腹膜炎患者面容痛苦，体位屈曲，不敢伸展；脱水患者眼眶凹陷，皮肤皱缩，弹性下降；胆道梗阻患者伴有巩膜和皮肤黄染，皮肤有抓痕。

（2）腹部体征　应该充分展露从乳头至腹股沟的整个区域。检查包括视、触、叩、听四个方面，按步骤进行。

①视诊：应注意腹部形态、皮肤色泽与弹性、腹壁浅表静脉和其他异常表现。如肠梗阻时腹部膨隆，腹壁浅表静脉显现；幽门梗阻伴严重脱水时腹壁皮肤皱缩，弹性差；肝硬化患者可见腹壁浅静脉显露，皮肤可见蜘蛛痣；腹壁局部隆起伴肠型可见于肠扭转；腹股沟区或阴囊可见囊性肿块应考虑嵌顿性疝。

②触诊：腹部触诊应取仰卧屈膝体位，以放松腹壁肌肉。必要时也可变更体位，如腰大肌试验。触诊应从无腹痛或腹痛较轻的部位开始，有压痛、肌紧张和反跳痛，为腹膜炎体征。压痛最明显的部位通常就是病变部位。肌紧张反映腹腔炎症的程度。轻度肌紧张见于腹腔轻度炎症或出血，明显肌紧张显示腹腔内有较严重感染或化脓性炎症，如化脓性阑尾炎、化脓性胆囊炎等。高度肌紧张表现为"板状腹"，见于空腔脏器穿孔性疾病，如胃十二指肠溃疡穿孔。值得注意的是，老年患者、儿童、肥胖者、经产妇、体弱或休克患者腹部体征可比实际病情表现轻。

③叩诊：叩诊也应从无痛区或轻痛区开始，叩痛明显区域常是病变所在处。腹部叩诊应注意音质和界限。实质性器官或肿瘤叩诊为实音。鼓音显示该区域下为气体或肠袢。移动性浊音表明伴有腹腔积液或积血。消化道穿孔时肝浊音界可消失。

④听诊：听诊多从脐部周围或右下腹开始，肠鸣音活跃表明肠蠕动增加，机械性肠梗阻初起时肠鸣音增加，音质高亢，常伴有气过水声。麻痹性肠梗阻、急性腹膜炎、低血钾时肠鸣音减弱或消失。幽门梗阻或胃扩张时上腹部可闻及振水音。

（3）直肠、阴道指检　急腹症患者均应行直肠指检，检查时需明确直肠腔内、腔外有无肿物。应注意区分肿物和粪块：肿物与肠壁相连，粪块不相连。还应注意直肠壁、子宫直肠凹陷有无触痛，不要把女性宫颈误认为肿物。观察指套上粪便性质和色泽，有无染血和黏液。已婚妇女怀疑有妇科疾病时需行腹壁阴道双合诊。卵巢囊肿蒂扭转经双合诊检查附件可发现肿块；异位妊娠内出血时阴道检查宫颈有举痛。

【辅助检查】

1. **实验室检查**　白细胞计数和分类提示有无感染，红细胞、血红蛋白和血细胞比容连续测定有助于判断是否失血以及出血速度。尿液白细胞计数升高提示泌尿系感染，出现红细胞显示泌尿系出血，可能源于肿瘤或结石损伤。尿胆红素阳性表明黄疸为梗阻性。血、尿和腹腔穿刺液淀粉酶明显升高有助于胰腺炎的诊断。腹腔穿刺液的涂片镜检见到革兰阴性杆菌常提示继发性腹膜炎，见到溶血性链球菌提示原发性腹膜炎，见到革兰阴性双球菌提示淋球菌感染。人绒毛膜促性腺激素（HCG）测定有助于判断异位妊娠。

2. **影像学检查**

（1）超声　对于腹腔实质性器官破裂、肿块以及结石的诊断有较大帮助。胆囊、胆总管结石患者，必须空腹检查。输尿管、膀胱、子宫及卵巢超声检查需要饮水充盈膀胱。超声可用于腹腔积液和积血的定位和定量，并可协助进行腹腔定位穿刺引流。由于气体影响，胃肠道疾病一般不选择腹部超声检查。

（2）X线平片　胸腹部X线平片是最常用的诊断方法，可协助了解横膈的高低、有无膈下游离气体。腹部立位平片可以显示肠道气液平和肠袢分布，卧位片可以显示肠腔扩张程度，有助于肠梗阻的诊断。腹部X线平片也可发现阳性结石，胆囊结石多为阴性结石，泌尿系结石多为阳性结石。

（3）选择性动脉造影　对于不能明确出血部位的病变，选择性动脉造影可以协助诊断，同时采用栓塞出血血管而止血。

（4）CT或（和）MRI　已成为急腹症常用的诊断方法，可以帮助了解病变的部位、性质、范围以及与周边脏器的关系，如急性胰腺炎时，可以显示胰腺的肿胀程度、胰腺导管有无扩张、胰管有无结石、胰腺周围有无渗出等。

3. **内镜检查**　是消化道病变常用的诊断和治疗方法。在消化道出血时，可判断出血的部位、性质，也可以进行注射硬化剂、喷洒止血粉、上血管夹等止血处理。

4. **诊断性腹腔穿刺**　对于诊断不明者，可进行腹腔诊断性穿刺。穿刺点通常选在左侧或右侧的髂前上棘和脐连线中外1/3处。女性患者也可以选择经阴道后穹窿穿刺。如穿刺抽出不凝血可以断定有腹腔内脏器出血。如抽出脓性渗液可以明确腹膜炎诊断。

5. **腹腔镜检查**　对腹膜炎体征不明显、诊断和治疗均有困难者，应选择急诊腹腔镜检查，其最大优点是不仅具有诊断意义，同时还可以进行及时和必要的治疗。

【鉴别诊断】

1. **胃十二指肠溃疡急性穿孔**　"板状腹"和X线检查膈下游离气体是溃疡穿孔的典型表现。患者既往有溃疡病史，突发上腹部刀割样疼痛，迅速蔓延至全腹部，明显腹膜刺激症状，典型的"板状腹"，肝浊音界消失，X线检查发现膈下游离气体可以确诊。部分患者发病前无溃疡病史。

2. **急性胆囊炎**　进食油腻食物后发作右上腹绞痛，向右肩和右腰背部放射。体检时右上腹有压痛、反跳痛、肌紧张，Murphy征阳性。胆石症所致腹痛多在午夜发病，不少患者被误诊为"胃病"。超声检查可见胆囊壁炎症、增厚、胆囊内结石，有助于诊断。

3. **急性胆管炎**　上腹疼痛伴高热、寒战、黄疸是急性胆管炎的典型表现。急性胆管炎由于胆管的近端是肝窦这一解剖特殊性，一旦感染，细菌很容易进入血液循环，导致休克和精神症状，宜尽早通过内镜进行经鼻胆管减压引流。

4. **急性胰腺炎**　常见于饮酒或暴食后。腹痛多位于左上腹，疼痛剧烈，呈持续性，可向肩背部放射。腹痛时伴有恶心、呕吐。呕吐后腹痛不缓解，血清和尿淀粉酶明显升高。

5. **急性阑尾炎**　典型表现是转移性右下腹痛和右下腹固定压痛。疼痛始于脐周或上腹部，待炎症波及阑尾浆膜（脏腹膜），腹痛转移并固定于右下腹。阑尾炎病变加重达到化脓或坏疽时，可出现右下腹局限性腹膜炎体征。阑尾一旦穿孔，腹膜炎体征可扩大到全腹，但压痛仍以右下腹最重。

6. **急性小肠梗阻**　通常有腹痛、腹胀、呕吐和肛门排气排便停止四大典型症状，但视梗阻部位的不同有所变化。高位小肠梗阻症状以呕吐为主，腹胀可以不明显。反之，低位小肠梗阻时，腹胀明显，呕吐出现较晚。

7. **腹部钝性损伤**　随着交通的发达，腹部钝性损伤明显增加。腹部钝性损伤需鉴别有无合并腹腔实质性脏器破裂出血、空腔脏器破裂穿孔、血管损伤。有实质性脏器破裂出血或伴有血管损伤者应伴有心率加快、血压下降等血容量降低的相应临床表现。合并空腔脏器破裂穿孔者应伴有腹膜刺激症状和体征。单纯的腹壁挫伤和轻度实质性脏器损伤，全身情况稳定者，可以先行非手术治疗，加强观察。合并严重实质性或空腔脏器损伤者都应进行手术探查。

8. **妇产科疾病所致急性腹痛**

①急性盆腔炎：多见于年轻人，常由淋球菌感染所致。表现为下腹部疼痛伴发热，腹部有压痛和反跳痛，阴道分泌物增多，直肠指检有宫颈痛，后穹窿触痛，穿刺可抽得脓液，涂片镜检白细胞内有革兰阴性双球菌可确诊。

②卵巢肿瘤蒂扭转：其中最常见为卵巢囊肿扭转。患者有卵巢囊肿史，疼痛突然发作，出现腹膜炎体征提示有扭转肿瘤缺血、坏死。

③异位妊娠：最常见为输卵管妊娠破裂。有停经史，突发下腹疼痛，伴腹膜炎体征，应警惕异位妊娠。有出血征象，如心率快、血压下降，提示内出血。腹部压痛和肌紧张可不明显，但有明显反跳痛。阴道不规则流血，宫颈呈蓝色，后穹窿抽出不凝血可确诊。实验室检查HCG阳性及盆腔超声也可协助确诊。

知识拓展

急性肠系膜缺血性疾病

急性肠系膜缺血性疾病简称AMI，又称肠卒中，是一种发病率比较低，却极其凶险危重的腹部血管急症。急性肠系膜缺血性疾病是由血栓形成、栓子阻塞、血管狭窄等原因引起肠系膜动脉或静脉血流障碍导致的急性肠道缺血，主要包括肠系膜上动脉栓塞、肠系膜上动脉夹层动脉瘤、肠系膜上静脉血栓形成等疾病。临床以症状、体征分离的绞窄性肠梗阻为主要特征，常剧烈腹痛而无相应体征。肠卒中发病率仅占急腹症患者的1%~5%，整体死亡率却高达50%，严重程度及诊治难度不亚于急性心肌梗死和脑卒中。肠卒中处理不及时极易出现广泛肠坏死，需大面积切除小肠，危及患者生命。

【处理原则】

（1）尽快明确诊断，针对病因采取相应措施。如暂时不能明确诊断，应采取措施维持重要脏器的功能，并严密观察病情变化，采取进一步的措施明确诊断。

（2）诊断尚未明确时，禁用强效镇痛剂，以免掩盖病情发展，延误诊断。

（3）需要进行手术治疗或探查者，必须依据病情进行相应的术前准备。

（4）如诊断不能明确，但有下列情况需要行急诊手术探查：①脏器有血运障碍，如肠坏死。②腹膜炎不能局限，有扩散倾向。③腹腔有活动性出血。④非手术治疗病情无改善或恶化。

（5）手术原则是救命放在首位，其次是根治疾病。手术选择力求简单又解决问题。在全身情况许可情况下，尽可能将病灶一次根治；病情危重者，可先控制病情，待平稳后再行根治性手术。

岗位情景模拟14

男性，68岁。主诉：右上腹痛伴发热40小时。

现病史：约40小时前患者无明显诱因出现右上腹部疼痛，呈持续性胀痛，不向身体其他部位放射，伴寒战、高热，体温最高升至39℃，伴有恶心、呕吐1次，不伴呕血、黑便、腹泻、便血等症状。

既往史：胆囊结石5年余；胆总管结石行ERCP术后3年余。

查体：T 39℃，P 120次/分钟，R 19次/分钟，BP 80/50mmHg。患者神志萎靡，精神差，查体合作。皮肤、巩膜黄染，腹部平软，无肌紧张，右上腹及中上腹压痛，无反跳痛，未触及明显肿块，肝脾肋下未及，肝区叩击痛，肾区无叩击痛，Murphy征（+），肠鸣音3次/分钟，移动性浊音（-），直肠指诊未触及明显占位及包块。

辅助检查：血常规示白细胞14.31×10^9/L，中性粒细胞94.8%。肝功能示总胆红素88.7μmol/L，结合胆红素69.1μmol/L，白蛋白32g/L，谷丙转氨酶175U/L，谷草转氨酶108U/L。其他炎症标志物示C反应蛋白>90mg/L，降钙素原3.71ng/ml。CT示胆总管末端结石伴胆道系统重度扩张，胆囊结石，胆囊炎。

问题与思考

1. 简述该患者的诊断及依据。

2. 在询问病史后，应进行哪些检查以进一步明确诊断？

3. 简述该患者的治疗原则。

答案解析

需要说明的是，随着高清腹腔镜和3D腹腔镜的推广应用，急诊腹腔镜手术已经从简单的腹腔镜阑尾切除术、急诊腹腔镜下胆囊切除术扩展至几乎所有急腹症的诊断与治疗。相较开腹手术，腹腔镜手术具有创伤小、恢复快等优势。

（佟立权）

第二节　急性化脓性腹膜炎

PPT

急性化脓性腹膜炎是由细菌感染、化学性刺激或物理性损伤等引起的腹膜和腹膜腔的炎症，是外科最为常见的急腹症。按病因可分为细菌性和非细菌性；按发病机制可分为原发性和继发性；按累及范围可分为局限性和弥漫性；按临床经过可分为急性、亚急性和慢性。

【解剖生理概要】

腹膜分为相互连续的壁腹膜和脏腹膜两部分。壁腹膜贴附于腹壁、横膈脏面和盆壁的内面；脏腹膜覆盖于内脏表面，构成内脏的浆膜层。脏腹膜将内脏器官悬垂或固定于膈肌、腹后壁或盆腔壁，形成网膜、肠系膜及韧带等解剖结构。腹膜腔是壁腹膜和脏腹膜之间的潜在间隙，是人体最大的体腔。其在男性是封闭的，在女性经输卵管、子宫、阴道与体外相通。正常情况下，腹腔内有75~100ml黄色澄清液体，起润滑作用。病变时，腹膜腔可容纳数升液体或气体。腹膜腔分为大、小腹腔两部分，即腹腔和网膜囊，经由网膜孔相通。

大网膜是连接胃大弯至横结肠的腹膜，呈围裙状遮被小肠。大网膜血供丰富，富含脂肪组织，活动度大，能够移动至病灶处并将其包裹，使炎症局限，有修复病变和损伤的作用。

壁腹膜主要受体神经（肋间神经和腰神经的分支）支配，对各种刺激敏感，痛觉定位准确。腹前壁腹膜在出现炎症时，可引起局部压痛、反跳痛及肌紧张，是诊断腹膜炎的主要临床依据。膈肌中心部分的腹膜受到刺激时，通过膈神经的反射可引起肩部放射性痛或呃逆。脏腹膜受自主神经（来自交感神经和迷走神经末梢）支配，对牵拉、胃肠腔内压力升加或炎症、压迫等刺激较为敏感，常表现为钝痛，且定位不准确，多感觉局限于脐周和腹中部，重刺激时常引起心率变慢、血压下降和肠麻痹。

腹膜表面是一层排列规则的扁平间皮细胞。深面依次为基底膜、浆膜下层，含有血管丰富的结缔组织、脂肪细胞、巨噬细胞、胶原和弹力纤维。腹膜有很多皱襞，其面积几乎与全身皮肤面积相等，约为$1.5m^2$。腹膜是双向的半透性膜，水、电解质、尿素及一些小分子物质能透过腹膜。腹膜能向腹腔内渗出少量液体，内含淋巴细胞、巨噬细胞和脱落的上皮细胞。在急性炎症时，腹膜分泌大量渗出液，以稀释毒素和减轻刺激。渗出液中的巨噬细胞能吞噬细菌、异物及破碎组织。渗出液中的纤维蛋白沉积在病变周围，产生粘连，可防止感染扩散并修复受损组织，因此形成腹腔内的广泛纤维性粘连，若导致肠管成角、扭曲或成团块，则可引起肠梗阻。腹膜具有很强的吸收功能，可吸收腹腔内的积液、血液、空气及毒素等。腹膜炎严重时，可因吸收大量毒性物质，而引起感染性休克。

【病因】

1. **继发性腹膜炎**　继发性化脓性腹膜炎是最常见的腹膜炎。腹腔空腔脏器穿孔、外伤引起的腹壁或内脏破裂，是急性继发性化脓性腹膜炎最常见的原因。如胃十二指肠溃疡急性穿孔，胃肠内容物流入腹腔产生化学性刺激，诱发化学性腹膜炎，继发感染后成为化脓性腹膜炎；急性胆囊炎，胆囊壁坏死穿孔，造成严重的胆汁性腹膜炎；外伤造成的肠管、膀胱破裂，腹腔污染及经腹壁伤口进入细菌，也可很快形成腹膜炎。腹腔内脏器炎症扩散也是急性继发性腹膜炎的常见原因，如急性阑尾炎、急性胰腺炎、女性生殖器官化脓性感染等，含有细菌的渗出液在腹腔内扩散引起腹膜炎。其他如腹部手术中的腹腔污染，胃肠道、胆管、胰腺吻合口渗漏，腹前、后壁的严重感染也可引起腹膜炎。引起继发性腹膜炎的细菌主要是胃肠道内的常驻菌群，以大肠埃希菌最为多见，其次为厌氧拟杆菌、链球菌、变形杆菌等。一般都是混合性感染，故毒性较强。

2. **原发性腹膜炎** 又称自发性腹膜炎，即腹腔内无原发病灶。致病菌多为溶血性链球菌、肺炎双球菌或大肠埃希菌。细菌进入腹腔的途径为：①血行播散，致病菌如肺炎双球菌和链球菌从呼吸道或泌尿系的感染灶，通过血行播散至腹膜。婴幼儿的原发性腹膜炎多属此类。②上行性感染，来自女性生殖道的细菌，通过输卵管直接向上扩散至腹腔，如淋菌性腹膜炎。③直接扩散，如泌尿系感染时，细菌可通过腹膜层直接扩散至腹膜腔。④透壁性感染，正常情况下，肠腔内细菌是不能通过肠壁的，但在某些情况下，如肝硬化并发腹水、肾病、猩红热或营养不良等机体抵抗力低下时，肠腔内细菌即有可能通过肠壁进入腹膜腔，发生细菌移位，导致腹膜炎。原发性腹膜炎感染范围很大，与脓液的性质及细菌种类有关，如常见的溶血性链球菌感染脓液稀薄，无臭味。

🍃 知识拓展

肝硬化患者自发性细菌性腹膜炎

自发性细菌性腹膜炎（SBP）是肝硬化和腹水患者中最常见的并发症，肝功能失代偿的重要标志，发生率因研究人群而异。据估计，在失代偿期肝硬化门诊患者中，1年发病率达到3.5%，而在住院的肝硬化和腹水患者中，发病率在7%~30%。虽然关于SBP的发病机制、诊断和治疗已有较多研究，但目前临床上对于早期诊断和治疗仍存在一定的困难，病死率高，预后差。肝硬化患者一旦合并SBP，则病情进展迅速，并发症多，病死率高达20%。

【病理生理】

胃肠内容物和细菌进入腹腔后，机体立即发生反应，腹膜充血、水肿并失去光泽，相继产生大量清亮浆液性渗出液，以稀释腹腔内的毒素，并出现大量的巨噬细胞、中性粒细胞，加以坏死组织、细菌和凝固的纤维蛋白，使渗出液变混浊而成为脓液。以大肠埃希菌为主的脓液呈黄绿色，常与其他致病菌混合感染而变得稠厚，并有粪便的特殊臭味。

腹膜炎的结局取决于两方面，一方面是患者全身的和腹膜局部的防御能力，另一方面是污染细菌的性质、数量和时间。细菌及其产物（内毒素）刺激患者的细胞防御机制，激活许多炎性介质，例如血中肿瘤坏死因子α（TNF-α）、白细胞介素-1（IL-1）、IL-6和弹性蛋白酶等可升高，其在腹腔渗出液中的浓度更高。这些细胞因子多来自巨噬细胞，另一些是直接通过肠屏障逸入腹腔，或由于损伤的腹膜组织所生成。腹膜渗出液中细胞因子的浓度更能反映腹膜炎的严重程度。在病程后期，腹腔内细胞因子具有损害器官的作用。除了细菌因素以外，这些毒性介质不被清除，其终末介质一氧化氮（NO）将阻断三羧酸循环而导致细胞缺氧窒息，造成多器官衰竭和死亡。此外，腹内脏器浸泡在脓性液体中，腹膜严重充血、水肿并渗出大量液体，引起脱水和电解质紊乱，血浆蛋白减低和贫血，加之发热、呕吐、肠管麻痹，肠腔内大量积液使血容量明显减少，导致低血容量性休克，同时细菌毒素入血而引发感染性休克。肠管因麻痹而扩张、胀气，可使膈肌抬高而影响心肺功能，使血液循环和气体交换受到影响，加重休克，导致死亡。

年轻体壮、抗病能力强者，可使病菌毒力下降。病变损害轻的能与邻近的肠管和其他脏器以及移过来的大网膜发生粘连，将病灶包裹，使病变局限于腹腔内的某个部位成为局限性腹膜炎。渗出物逐渐被吸收，炎症消散，自行修复而痊愈。若局限部位化脓，积聚于膈下、髂窝、肠袢间、盆腔，则可形成局限性脓肿。

腹膜炎治愈后，腹腔内多留有不同程度的粘连，大多数粘连无不良后果，部分粘连可造成肠管扭曲或形成锐角，使肠管不通，发生机械性肠梗阻，即粘连性肠梗阻。

【临床表现】

由于病因不同，腹膜炎的症状可以是突然发生，也可能是逐渐出现的。如空腔脏器损伤破裂或穿孔引起的腹膜炎发病较突然，而阑尾炎、胆囊炎等引起的腹膜炎多先有原发病症状，后逐渐出现腹膜炎表现。

1. **腹痛**　是最主要的临床表现。疼痛的程度与发病的原因、炎症的轻重、年龄及身体素质等有关。疼痛多剧烈，难以忍受，呈持续性，深呼吸、咳嗽及转动身体时疼痛加剧。患者多呈强迫体位。疼痛先从原发病变部位开始，随炎症扩散而延及全腹。

2. **恶心、呕吐**　腹膜受到刺激，可引起反射性恶心、呕吐，吐出物多是胃内容物。发生麻痹性肠梗阻时可吐出黄绿色胆汁，甚至棕褐色粪水样内容物。

3. **体温、脉搏**　其变化与炎症的轻重有关。开始时正常，以后体温逐渐升高，脉搏逐渐加快。原发病变如为炎症性，如阑尾炎，发生腹膜炎之前则体温已升高，发生腹膜炎后更加升高。年老体弱的患者体温可不升高。脉搏多加快，如脉搏快体温反而下降，是病情恶化的征象之一。

4. **感染中毒症状**　患者可出现高热、脉速、呼吸浅快、大汗、口干。病情进一步发展，可出现面色苍白、虚弱、眼窝凹陷、皮肤干燥、四肢发凉、呼吸急促、口唇发绀、舌干苔厚、脉细微弱、体温骤升或下降、血压下降、神志恍惚或不清，表明已有重度缺水、代谢性酸中毒及休克。

5. **腹部体征**　腹胀，腹式呼吸减弱或消失。腹部压痛、腹肌紧张和反跳痛（即腹膜刺激征）是腹膜炎的典型体征，尤以原发病灶所在部位最为明显。腹肌紧张的程度随病因和患者的全身状况不同而异。腹胀加重是病情恶化的重要标志。胃肠或胆囊穿孔可引起强烈的腹肌紧张，甚至呈"木板样"强直。幼儿、老人或极度衰弱的患者腹肌紧张可不明显，易被忽视。腹部叩诊因胃肠胀气而呈鼓音。胃十二指肠穿孔时，肝浊音界缩小或消失。腹腔内积液较多时可叩出移动性浊音。听诊肠鸣音减弱，肠麻痹时肠鸣音可能完全消失。

6. **直肠指检**　直肠前窝饱满及触痛，表明盆腔已有感染或形成盆腔脓肿。

【辅助检查】

1. **血液检查**　白细胞计数及中性粒细胞比例升高。病情险恶或机体反应能力低下的患者，白细胞计数不升高，仅中性粒细胞比例升高，甚至有中毒颗粒出现。

2. **立位腹部平片**　小肠普遍胀气并有多个小液平面是肠麻痹征象。胃肠穿孔时多可见膈下游离气体。

3. **超声检查**　可显出腹腔内有不等量的液体，但不能鉴别液体的性质。超声引导下腹腔穿刺抽液或腹腔灌洗可帮助诊断。根据叩诊或超声检查进行腹腔穿刺定位，一般在两侧下腹部髂前上棘内下方进行诊断性腹腔穿刺抽液，根据抽出液的性质来判断病因。抽出液可为透明、浑浊、脓性、血性、含食物残渣或粪便等几种情况。结核性腹膜炎为草绿色透明腹水。胃十二指肠急性穿孔时抽出液呈黄色，浑浊，含胆汁，无臭味。饱食后穿孔时抽出液可含食物残渣。急性重症胰腺炎时抽出液为血性，胰淀粉酶含量高。急性阑尾炎穿孔时抽出液为稀薄脓性，略有臭味。绞窄性肠梗阻时抽出液为血性，臭味重。如抽出液为不凝血，应想到有腹腔内出血；如抽出液为全血，且放置后凝固，需排除是否刺入血管。抽出液还可做涂片镜检及细菌培养。腹腔内液体少于100ml时，腹腔穿刺往往抽不出液体，可注入一定量生理盐水后再行抽液检查。

4. **CT检查**   腹膜炎时腹腔胀气明显，有时超声难以明确诊断，选择CT尤为重要。CT对腹腔内实质性脏器病变（如急性胰腺炎）的诊断帮助较大，并有助于确定腹腔内液体量，诊断准确率可达95%。如直肠指检发现直肠前壁饱满、触痛，提示已形成盆腔脓肿，可经肛门直肠前穿刺抽液，有助于诊断。已婚女性患者可做经阴道（超声）检查或经后穹窿穿刺检查。

【诊断】

根据病史及典型体征、白细胞计数及分类、X线检查、超声或CT结果等，综合分析，腹膜炎的诊断一般是比较容易的，但有时确定原发病灶较为困难，应用腹腔镜探查术则有助于明确原发病。儿童在上呼吸道感染期间突然腹痛、呕吐，出现明显的腹部体征时，应仔细分析是原发性腹膜炎，还是由肺部炎症刺激肋间神经所致。

【治疗】

分为非手术治疗和手术治疗。

1. **非手术治疗**   对病情较轻，或病程较长，超过24小时，且腹部体征逐渐减轻者，或伴有严重心肺等脏器疾病不能耐受手术者，可行非手术治疗。非手术治疗也是手术前的准备。

（1）体位   一般取半卧位，以促使腹腔渗出液流向盆腔，减少吸收并减轻中毒症状，有利于局限和引流，且可促使腹内脏器下移，腹肌松弛，减轻因腹胀挤压膈肌而影响呼吸和循环。要鼓励患者经常活动双腿，以防止下肢静脉血栓形成。休克患者取平卧位或头、躯干和下肢各抬高约20°的体位。

（2）禁食、胃肠减压   胃肠道穿孔的患者必须禁食，留置胃管，持续胃肠减压，抽出胃肠道内容物和气体，以减少消化道内容物继续流入腹腔，减轻胃肠内积气，改善胃壁的血运，有利于炎症的局限和吸收，促进胃肠道恢复蠕动。

（3）纠正水、电解质紊乱   由于禁食、胃肠减压及腹腔内大量渗液，因而易造成体内水和电解质紊乱。根据患者的出入量及应补充的水量计算需补充的液体总量（晶体、胶体），以纠正缺水和酸碱失衡。病情严重的应输血浆及白蛋白，以纠正因腹腔内大量渗出而引起的低蛋白血症，贫血可输血。注意监测脉搏、血压、尿量、中心静脉压、血常规、血气分析等，以调整输液的成分和速度，维持尿量每小时30~50ml。急性腹膜炎中毒症状重并有休克时，如补液、输血仍未能改善患者状况，可以用一定剂量的激素，以减轻中毒症状，缓解病情。也可以根据患者的脉搏、血压、中心静脉压等情况应用血管收缩剂或扩张剂，以多巴胺较为安全有效。

（4）抗生素   继发性腹膜炎大多为混合感染，致病菌主要为大肠埃希菌、肠球菌和厌氧菌（拟杆菌为主）。抗生素的选择应考虑致病菌的种类。第三代头孢菌素足以杀死大肠埃希菌而无耐药性。经大量病例观察发现，2g剂量的第三代头孢菌素在腹腔内的浓度足以对抗所测试的10478株大肠埃希菌。以往多主张大剂量联合应用抗生素，现在认为单一广谱抗生素治疗大肠埃希菌的效果可能更好。严格地说，应根据细菌培养及药敏选用抗生素。要强调的是，抗生素治疗不能替代手术，有些病例只有手术才可治愈。

（5）补充热量和营养支持   急性腹膜炎的代谢率约为正常人的140%，每日需要的热量达3000~4000kCal。当热量补充不足时，体内大量蛋白首先被消耗，使患者的抵抗力及愈合能力下降。在输入葡萄糖供给一部分热量的同时应补充白蛋白、氨基酸等。静脉输入脂肪乳可获较高热量。长期不能进食的患者应尽早给予肠外营养；手术时已做空肠造口者，肠管功能恢复后可给予肠内营养。

（6）镇静、止痛、吸氧 可减轻患者的痛苦与恐惧心理。已经确诊、治疗方案已确定及手术后的患者，可用哌替啶类止痛剂。但诊断不清或需进行观察的患者，暂不能用止痛剂，以免掩盖病情。

2. **手术治疗** 绝大多数的继发性腹膜炎需要及时手术治疗。

（1）手术适应证 ①经上述非手术治疗6~8小时后（一般不超过12小时），腹膜炎症状及体征不缓解反而加重者。②腹腔内原发病严重，如胃肠道穿孔或胆囊坏疽、绞窄性肠梗阻、腹腔内脏器损伤破裂、胃肠道手术后短期内吻合口漏所致的腹膜炎。③腹腔内炎症较重，有大量积液，出现严重的肠麻痹或中毒症状，尤其是有休克表现者。④腹膜炎病因不明确，且无局限趋势者。

（2）麻醉方法 多选用全身麻醉或硬膜外麻醉，个别休克危重患者也可用局部麻醉。

（3）原发病的处理 手术切口应根据原发病变脏器所在的部位而定。如不能确定原发病变源于哪个脏器，则以右旁正中切口为好，开腹后可向上、下延长。如曾做过腹部手术，可经原切口或在其附近做切口。开腹时要小心肠管，剥离粘连时要尽量避免分破肠管。探查时要细致轻柔，明确腹膜炎的病因后，决定处理方法。例如胃十二指肠溃疡穿孔可行修补或胃大部切除术，但穿孔时间较长，腹腔污染严重或患者全身状况不好，则只能行穿孔修补术。化脓坏疽的阑尾或胆囊应及时切除，如胆囊炎症状重，解剖层次不清，全身情况不能耐受手术，只宜行胆囊造口术和腹腔引流，有条件的可行超声引导下的胆囊造瘘术。坏死的肠管应尽早切除。坏死的结肠如不能一期切除吻合，应行坏死肠段外置或结肠造口术。

（4）彻底清洁腹腔 开腹后立即用吸引器吸净腹腔内的脓液及渗出液，清除食物残渣、粪便和异物等。脓液多积聚在原发病灶附近、膈下、两侧结肠旁沟及盆腔内。可用甲硝唑及生理盐水冲洗腹腔至清洁。腹腔内有脓苔、假膜和纤维蛋白分隔时，应予清除以利引流。关腹前一般不在腹腔内应用抗生素，以免造成严重粘连。

（5）充分引流 目的是将腹腔内的残留液和继续产生的渗液通过引流管排出体外，以减轻腹腔感染和防止术后发生腹腔脓肿。常用的引流管有硅胶管、乳胶管或双腔引流管等。引流管的腹腔内段应剪多个侧孔，其大小应与引流管内径接近。将引流管放在病灶附近最低位，注意防止引流管折曲，保证引流顺畅。严重的感染，要放两根以上引流管，术后可行腹腔灌洗。留置腹腔引流管的指征为①坏死病灶未能彻底清除或有大量坏死组织无法清除。②为预防胃肠道穿孔修补等术后发生渗漏。③手术部位有较多的渗液或渗血。④已形成局限性脓肿。

（6）术后处理 继续禁食、胃肠减压、补液、应用抗生素和营养支持治疗，保证引流管通畅。及时根据手术时脓液的细菌培养和药物敏感试验结果，选用有效的抗生素。待患者全身情况改善，临床感染消失后，可停用抗生素。一般待引流液清亮、量小于每日10ml，无发热、腹胀等，表示腹膜炎已控制，可拔除腹腔引流管。密切观察病情变化，注意心、肺、肝、肾、脑等重要脏器的功能及DIC的发生，并进行及时有效的处理。

近年来随着腹腔镜手术技术的日益成熟，其在弥漫性腹膜炎诊治方面的应用更加广泛，尤其对原因不明的腹膜炎更显优势。

岗位情景模拟15

男性，50岁，骤发剧烈上腹痛，伴腹胀、恶心、呕吐1天。

患者于发病当天无明显诱因突然发作剧烈腹痛，初起时剑突下偏右发作性胀痛，后波及全腹转成持续性、刀割样剧痛，并向后背放射，伴恶心、呕吐，吐出胃内容物。发病以来未排便、排气，翻身、呼吸会加重疼痛，腹部拒按。12小时前腹痛加重并出现烦躁不安、憋气、体温升高遂来诊。3年前查体，发现胆囊结石，无症状，未予治疗。既往体健。

查体：T 38.9℃，BP110/80mmHg，P110次/分钟，R32次/分钟。急性病容，右侧卧位，全身皮肤及巩膜可疑黄染，全腹膨隆，伴明显肌紧张及广泛压痛、反跳痛。肝脾触诊不满意，肝浊音界在右第6肋间，移动性浊音（±），肠鸣音弱。

辅助检查：血红蛋白96.1g/L，白细胞18.9×10⁹/L，谷草转氨酶211U/L，尿素氮9.9mmol/L，总胆红素30μmol/L，直接胆红素12μmol/L，血钙1.75mmol/L。卧位腹平片示肠管充气扩张，肠间隙增宽。B超示肝未见异常，胆囊7cm×3cm×2cm大小，壁厚0.4cm，内有多发强光团，伴声影；胆总管直径0.9cm，胰腺形态失常，明显肿大，尤其以胰头、胰体明显，胰周多量液性暗区，胰管增粗。

问题与思考

1. 简述该患者的临床诊断及依据。
2. 简述该患者的鉴别诊断。
3. 简述该患者的治疗原则。

答案解析

（佟立权）

第三节　胃十二指肠溃疡急性穿孔

PPT

急性穿孔是胃十二指肠溃疡严重并发症，为常见外科急腹症。起病急，病情重，变化快，需要紧急处理，若诊治不当可危及生命。十二指肠溃疡穿孔男性患者多，胃溃疡穿孔则多见于老年妇女。

【病因与病理】

约90%的十二指肠溃疡穿孔发生在球部前壁，而胃溃疡穿孔约60%发生在胃小弯，40%分布于胃窦及其他各部。急性穿孔后，有强烈刺激性的胃酸、胆汁和胰液等消化液和食物溢入腹腔，引起化学性腹膜炎，导致剧烈的腹痛和大量腹腔渗出液。6~8小时后细菌开始繁殖并逐渐转变为化脓性腹膜炎。病原菌以大肠埃希菌、链球菌多见。由于强烈的化学刺激、细胞外液的丢失以及细菌毒素吸收等因素，患者可出现休克。胃十二指肠后壁穿孔，可穿透全层并与周围组织包裹，形成慢性穿透性溃疡。

【临床表现】

多数患者既往有溃疡病史，穿孔前数日溃疡病症状加剧。过度疲劳、情绪波动、刺激性食物或服用黏膜损害药物等常为诱发因素。临床表现为骤起上腹部刀割样剧痛，迅速波及全腹，患者疼痛难忍，可有面色苍白、出冷汗、脉速、血压下降等表现，常伴有恶心、呕吐。当胃内容物沿右结肠旁沟向下流注时，可出现右下腹痛，疼痛也可放射至肩部。当漏出的消化液被腹腔渗出液稀释时，腹痛可略有减轻。此后由于继发细菌感染，出现化脓性腹膜炎，腹痛再次加重，溃疡穿孔后病情的严重程度与患者的年龄、身体状况、穿孔大小、部位以及是否空腹穿孔密切相关。

体检时患者为急性病容，表情痛苦，仰卧微屈膝，腹式呼吸消失或减弱；全腹压痛、反跳痛，腹肌紧张呈"板样"强直，尤以上腹最明显。叩诊肝浊音界缩小或消失，可有移动性浊音；听诊肠鸣音消失或明显减弱。患者有发热，实验室检查示白细胞计数升高，血清淀粉酶轻度升高。在站立位X线检查时，80%的患者可见膈下新月形游离气体影。

【诊断和鉴别诊断】

1. **诊断**　既往有溃疡病史，突发上腹部剧烈疼痛，并迅速扩展为全腹疼痛，伴腹膜刺激征等上消化道穿孔的特征性临床表现，结合X线检查腹部发现膈下游离气体，诊断性腹腔穿刺抽出液含胆汁或食物残渣，即可正确诊断。在无典型溃疡病史、十二指肠及幽门后壁溃疡小穿孔、胃后壁溃疡向小网膜腔内穿孔、年老体弱反应差的溃疡穿孔，空腹时小穿孔等情况下，症状、体征不太典型，较难诊断。

2. **鉴别诊断**　需与下列疾病鉴别。

（1）急性胆囊炎　表现为右上腹绞痛，或阵发性加剧、持续性疼痛，疼痛可向右肩部放射，伴畏寒、发热。右上腹局部压痛、反跳痛，可触及肿大的胆囊，Murphy征阳性。胆囊坏疽穿孔时可有弥漫性腹膜炎表现，但X线检查膈下无游离气体。B超提示胆囊炎或胆囊结石。

（2）急性胰腺炎　腹痛发作不如溃疡急性穿孔者急骤，腹痛多位于上腹部偏左，并向肩部放射。腹痛有一个由轻转重的过程，肌紧张程度相对较轻。血清、尿液、腹腔穿刺液淀粉酶明显升高。X线检查膈下无游离气体，CT、B超提示胰腺肿胀。

（3）急性阑尾炎　溃疡穿孔后消化液沿右结肠旁沟流到右下腹，可引起右下腹痛和腹膜炎体征，易与急性阑尾炎相混淆。但阑尾炎一般症状比较轻，体征局限于右下腹，无腹壁板样强直，X线检查无膈下游离气体。

岗位情景模拟 16

患者，男，42岁，司机。反复上腹痛5年余，突发剧烈腹痛2小时。患者5年来常感上腹痛，空腹痛和夜间痛较为明显，进食后稍能缓解。2小时前进食并饮少许酒后，突然出现上腹"刀割样"剧痛，迅速遍及全腹，呼吸时加重，伴有恶心、呕吐，呕吐物为胃内容物。家族成员中无类似疾病史。查体：T38℃，P96次/分钟，R24次/分钟，BP120/80mmHg，急性痛苦病容，仰卧屈膝位，心肺未见异常。腹平坦，未见肠型，全腹压痛、反跳痛，肌紧张明显，呈板状，腹肝浊音界叩诊不满意，肠鸣音弱。辅助检查：腹部立位X线平片可见右膈下游离气体。白细胞12×10^9/L，血红蛋白140g/L，K^+4mmol/L，Na^+135mmol/L，Cl^-105mmol/L。

问题与思考

1. 该患者的初步诊断和诊断依据是什么？

2. 该患者可能采取何种治疗方式？

答案解析

【治疗】

1. **非手术治疗**　适用于一般情况好，症状、体征较轻的空腹穿孔，穿孔超过24小时，腹膜炎已局限者。非手术治疗不适于伴有出血、幽门梗阻、疑有癌变等情况的穿孔患者。治疗措施主要包括：①持续胃肠减压，减少胃肠内容物继续外漏。②静脉补液维持水、电解质平衡并给予营养支持。③静脉应用抗生素控制感染。④经静脉给予H_2受体抑制剂或质子泵拮抗剂等制酸药物。非手术治疗6~8小时后病情仍继续加重，应立即手术治疗，非手术治疗少数患者可出现膈下或腹腔脓肿。治愈患者应行胃镜检查排除胃癌，根除幽门螺杆菌感染并采用制酸剂治疗。

2. **手术治疗**

（1）单纯穿孔缝合术　优点是操作简单，手术时间短，安全性高，一般认为单纯穿孔缝合术的适应证为：①穿孔时间超过8小时，腹腔内感染及炎症水肿严重，有大量脓性渗出液。②未经正规内科治疗，无出血、梗阻并发症，特别是十二指肠溃疡患者。③合并其他系统器质性疾病，不能耐受急诊彻底性溃疡手术。穿孔修补通常采用经腹手术，穿孔以丝线间断缝合，再用大网膜覆盖，或以网膜补片修补，也可经腹腔镜行穿孔缝合大网膜覆盖修补。所有的胃溃疡穿孔患者，需做活检或术中快速病理学检查排除胃癌。单纯穿孔缝合术后溃疡病仍需内科治疗，幽门螺杆菌感染者需抗幽门螺杆菌治疗，部分患者因溃疡病未愈仍需行彻底性溃疡手术。

（2）彻底性溃疡手术　手术同时解决了穿孔和溃疡两个问题，手术适应证为：①患者一般情况好，穿孔在8小时以内或超过8小时，腹腔污染不严重。②慢性溃疡病特别是胃溃疡患者，曾经正规内科治疗。③十二指肠溃疡穿孔修补术后再穿孔。④有幽门梗阻或出血史者。手术方法除胃大部切除术外，对于十二指肠溃疡穿孔可选用穿孔缝合术加高选择性迷走神经切断术，或选择性迷走神经切断术加胃窦切除术。

（佟立权）

第四节　急性阑尾炎

急性阑尾炎是阑尾的急性化脓性感染，为外科最多见的急腹症。目前由于外科技术、麻醉、抗生素治疗和护理的进步，大多数患者得到早诊、早治，收到良好治疗效果，死亡率已明显降低。少数患者因症状不典型，病情复杂，可延误诊治，引起严重并发症。

【病因】

由多种革兰阴性需氧菌和厌氧菌所致混合性化脓感染。其发病除全身抵抗力下降外，主要与下列因素有关。

1. **阑尾管腔阻塞**　是急性阑尾炎最常见的病因。阑尾管腔阻塞的最常见原因是淋巴滤泡的明显增生，约占60%，多见于年轻人。肠石也是阻塞的原因之一，约占35%。由于阑尾管腔细窄，卷曲成弧形，开口狭小，易为食物残渣、粪石、异物、蛔虫、虫卵或肿瘤阻塞，使腔内黏膜分泌液积聚，发生炎症。

2. **细菌入侵**　由于阑尾腔阻塞和炎症，细菌繁殖，分泌内毒素和外毒素，损伤黏膜上皮并使黏膜形成溃疡，细菌穿过溃烂的黏膜进入阑尾肌层。阑尾壁间质压力升高，妨碍动脉血流造成阑尾缺血，最终造成梗死和坏疽。

3. **其他**　阑尾先天畸形，如阑尾过长、过度扭曲、管腔细小、血运不佳等都是急性炎症的病因，胃肠道功能障碍引起内脏神经反射，导致肠管肌肉和血管痉挛，黏膜受损，细菌入侵而致急性炎症。胃肠道疾病影响，如急性肠炎、炎性肠病、血吸虫病等，直接延至阑尾，或引起阑尾壁肌肉痉挛，发生血供障碍而致炎症。

【临床病理类型】

根据急性阑尾炎的临床过程和病理解剖学变化，可分为四种病理类型。

1. **急性单纯性阑尾炎**　属轻型阑尾炎或病变早期。感染局限于黏膜及黏膜下层，阑尾轻度肿胀，表面充血，浆膜失去光泽，附有少量纤维素性渗出物，腔内有少量渗液。临床症状和体征均较轻。

2. **急性化脓性阑尾炎**　常由单纯性阑尾炎发展而来。病变扩展到肌层和浆膜层，阑尾明显肿胀、充血，表面覆盖脓性分泌物，腔内有大量积脓。阑尾周围的腹腔内可有稀薄脓液，形成局限性腹膜炎。临床症状和体征较重。

3. **坏疽性及穿孔性阑尾炎** 属重型阑尾炎。炎症进一步加剧，阑尾管壁坏死或部分坏死，呈紫色或紫黑色。合并穿孔，穿至腹膜腔如无局限，将导致弥漫性腹膜炎。

4. **阑尾周围脓肿** 急性阑尾炎化脓坏疽或穿孔，被大网膜和周围肠管包裹粘连，则可形成阑尾周围脓肿。

急性阑尾炎的转归有以下几种。①炎症消退：一部分单纯性阑尾炎经及时药物治疗后炎症消退，大部分将转为慢性阑尾炎，易复发。②炎症局限化：化脓、坏疽或穿孔性阑尾炎被大网膜包裹粘连，炎症局限，形成阑尾周围脓肿，需用大量抗生素或中药治疗，治愈缓慢。③炎症扩散：阑尾炎症重，发展快，未予及时手术切除，又未能被大网膜包裹局限，炎症扩散，发展为弥漫性腹膜炎、化脓性门静脉炎、感染性休克等。

【临床表现】

1. **症状**

（1）腹痛 典型的腹痛发作始于脐周或上腹部，数小时（6~8小时）后转移并局限在右下腹，呈持续性。这是阑尾炎症侵及浆膜，使局部壁腹膜受刺激引起的体神经定位痛。70%~80%的患者具有这种典型的转移性腹痛的特点。部分病例发病开始即出现右下腹痛。阑尾因其位置变异，其转移的腹痛部位可有不同，如盲肠后位者痛在右腰部，盆腔位者痛在耻骨上区，肝下位者可为右上腹痛，极少数左侧腹阑尾炎呈左下腹痛。腹痛的程度与阑尾炎病理类型有关，单纯性阑尾炎呈轻度隐痛，化脓性、坏疽性阑尾炎呈阵发性绞痛和持续性剧痛，一旦腹痛突然减轻，常为阑尾穿孔后腔内压减轻所致，但出现腹膜炎后，腹痛又会持续加剧并且范围扩大。

（2）胃肠道症状 早期可有厌食、恶心、呕吐，程度较轻，有的可能发生腹泻，同时伴有食欲缺乏。盆腔位阑尾炎可因炎症刺激直肠和膀胱，而出现排便里急后重和尿频尿痛症状。继发腹膜炎时则出现腹胀等麻痹性肠梗阻症状。

（3）全身症状 早期乏力，炎症加重则可出现畏寒、发热等全身感染中毒症状。单纯性阑尾炎体温轻度升高，一般不超过38℃，如发热达39~40℃，常提示阑尾有化脓、坏疽、穿孔。腹膜炎时可有畏寒、高热，如发生门静脉炎还可有寒战、高热和轻度黄疸。

2. **体征**

（1）腹部体征 右下腹固定的压痛点是诊断阑尾炎的重要体征，压痛点通常位于麦氏点，可随阑尾位置的变异而改变，但压痛点始终在一个固定的位置上。当炎症扩散到阑尾周围时，压痛范围也随之扩大，但仍以阑尾部位最为明显。

（2）腹膜刺激征 单纯性阑尾炎可无腹膜刺激征，当阑尾炎发展到化脓、坏疽或穿孔时，由于炎症刺激壁腹膜而出现压痛、反跳痛及腹肌紧张等腹膜刺激征象，但小儿、老年人、孕妇、肥胖、盲肠后位阑尾炎时，腹膜刺激征可不明显。

（3）右下腹肿块 如体检发现右下腹饱满，可触及右下腹边界不清、有压痛的固定性包块，结合阑尾炎病史，应考虑为阑尾周围脓肿。

（4）其他体征

①结肠充气试验：检查者先用一手压降结肠，再以另一手压近侧结肠，并逐步向近侧结肠移动，将结肠内气体赶向盲肠和阑尾，引起右下腹痛为阳性。

②腰大肌试验：左侧卧位将右下肢向后过伸，引起右下腹痛为阳性。表明阑尾位置深，在盲肠后近

腰大肌处。

③闭孔内肌试验：仰卧位，右髋、右大腿及膝关节前屈90°并内旋，诱发右下腹痛为阳性，表明阑尾位置较低，靠近闭孔内肌。

④直肠指检：当发生炎症的阑尾位于盆腔或炎症已波及盆腔时，直肠指检直肠右前壁可有触痛。当形成阑尾周围脓肿时，有时可触及痛性肿块。

3. 实验室检查 多数患者白细胞总数及中性粒细胞比例升高。白细胞总数一般可升高至 $10 \times 10^9/L$ 以上，化脓或坏疽性阑尾炎则可达到（18~20）$\times 10^9/L$，中性粒细胞比例达到90%以上。单纯性阑尾炎或老年人急性阑尾炎白细胞总数可无明显升高。尿检查一般无阳性发现，如尿中出现少数红细胞，提示阑尾的炎症刺激右侧输尿管；如出现明显血尿，应注意与泌尿系结石等疾病鉴别。血清淀粉酶检查有助于除外急性胰腺炎。

4. 影像学检查 B超检查有时可发现阑尾肿大征象和阑尾腔脓肿影像；X线检查多用于与消化道穿孔、胰腺炎、肠梗阻等疾病的鉴别；CT和MRI用于诊断阑尾炎的较少；腹腔镜技术可用于诊断急性阑尾炎，且同时可行阑尾切除术。但是必须强调，这些特殊检查在急性阑尾炎的诊断中不是必需的，多用于鉴别诊断，当诊断不肯定时可选择应用。

【诊断和鉴别诊断】

1. 诊断 根据转移性右下腹痛、右下腹固定的压痛点、体温及白细胞计数升高，多数急性阑尾炎可得到确诊。诊断特别困难时，可考虑选用B超检查，CT检查有助于阑尾包块性质诊断。必要时可用腹腔镜诊断，并同时行阑尾切除术。

2. 鉴别诊断 少数急性阑尾炎临床表现不典型，需认真鉴别，避免误诊。

（1）胃十二指肠溃疡急性穿孔 因穿孔后的胃内容物沿右侧结肠旁沟流至右髂窝，出现右下腹疼痛，类似阑尾炎的转移性疼痛。患者多有溃疡史，发病急，先有右上腹疼痛，很快扩散到右下腹和全腹部，腹痛剧烈似刀割样，可有休克，肝浊音界缩小或消失，X线检查膈下有游离气体，腹穿抽出胃肠内容物等均有助于明确诊断。

（2）右侧输尿管结石 输尿管结石虽引起右下腹疼痛，但其疼痛呈阵发性绞痛，难以忍受，疼痛沿输尿管向外阴部、大腿内侧放射。右下腹压痛和肌紧张均不明显。尿常规检查有大量红细胞。B超检查或X线平片可见结石阴影。

（3）妇产科疾病 在育龄妇女中特别要注意鉴别。

①右侧输卵管妊娠破裂：近期有停经史和不规则阴道出血史，可突然发生剧烈腹痛，腹痛从下腹部开始，伴腹内出血，甚至有失血性休克症状，腹腔穿刺或阴道后穹窿穿刺抽到不凝固血液，妊娠试验阳性有助于诊断。

②卵巢囊肿蒂扭转：突然发生的急性剧烈阵发性绞痛，双合诊时下腹部可触及包块和触痛，B超检查为囊性包块。

③卵巢滤泡或黄体囊肿破裂：卵巢滤泡或黄体囊肿破裂的临床表现与异位妊娠相似，但无停经史，病情较轻，多发病于排卵期或月经中期以后。

④急性输卵管炎和急性盆腔炎：双侧下腹部对称性压痛，脓性白带，阴道后穹窿穿刺有脓性分泌物，盆腔B超有助于诊断。

（4）急性肠系膜淋巴结炎 多发生于儿童。患儿常有上呼吸道感染史，先发热，后有右下腹痛，不伴有恶心、呕吐，腹部压痛范围大而不固定，可随体位变动，无明显肌紧张及反跳痛。

（5）其他 急性胃肠炎时，恶心、呕吐和腹泻等消化道症状较重，无右下腹固定压痛和腹膜刺激体征。胆道系统感染性疾病易与高位阑尾炎相混淆，但前者有明显绞痛、高热，甚至出现黄疸，常有反复右上腹痛史。右侧肺炎、胸膜炎时可出现反射性右下腹痛，但有呼吸系统的症状和体征。此外，回盲部肿瘤、Crohn病、Meckel憩室炎或穿孔、小儿肠套叠等，亦需进行临床鉴别。

上述疾病有其各自特点，应仔细鉴别。基层医院如遇到患者诊断难度大者，应及时转至上级医院进行进一步诊治。

【治疗】

阑尾炎一经确诊应尽早行阑尾切除术，因早期手术既安全、简单，又可减少近期或远期并发症的发生。如超过72小时，病变阑尾及盲肠组织脆，加之与大网膜、肠管粘连，手术切除难度较大且并发症多，如阑尾炎症已趋局限，最好先行非手术治疗，择期行阑尾切除术。但应注意的是，急性阑尾炎手术治疗不确定因素较多，基层医院手术选择要慎重，对急性化脓性及坏疽穿孔性阑尾炎，估计手术难度较大者，应转到有条件的医院进行治疗。

1. 非手术治疗

（1）适应证　①急性单纯性阑尾炎，因伴有其他严重器质性疾病而有手术禁忌证者。②急性阑尾炎早期患者不接受手术或不具备手术条件。③急性阑尾炎发病超过72小时，已形成阑尾周围脓肿并有局限趋势者。

（2）治疗措施　禁食或进流质饮食，静脉补液，全身应用抗生素。

（3）如为急性化脓性阑尾炎，经非手术治疗炎症消退，3个月后可择期行阑尾切除，以防复发。

2. 手术治疗　急性单纯性阑尾炎采用麦氏切口，一期缝合，也可采用腹腔镜阑尾切除术。急性化脓性、坏疽性阑尾炎或阑尾穿孔可采用经麦氏点或经腹直肌切口，注意保护切口，预防切口感染。并发弥漫性腹膜炎者，切除阑尾的同时，还应尽量吸除脓液，去除脓性纤维组织，大量盐水冲洗腹腔，放置引流。如形成脓肿无法切除阑尾，可行阑尾周围脓肿引流术。

3. 中药治疗　原则主要是通里攻下、清热解毒、行气活血。临床上可选用复方大黄牡丹皮汤为主方，再据气滞、血瘀、热毒等症状辨证加减。

🎓 **知识拓展**

腹腔镜阑尾切除术同传统开腹手术的比较

1983年Semm报告了首例腹腔镜阑尾切除术。早年曾有人认为阑尾切除术已是经典和成熟的手术，本身切口小、损伤轻，似无必要行腹腔镜手术。但随着腹腔镜设备和技术的发展，腹腔镜具有安全、效好、减少术后疼痛、功能恢复快及术后肠粘连少等优越性。同传统开腹手术相比，腹腔镜阑尾切除术具有安全、住院时间短、漏诊率低、较快恢复正常工作的优点，尤其是术中能全面观察腹腔，彻底冲洗腹腔，减少漏诊率和腹腔感染的可能，对于肥胖者、孕妇以及不明原因的腹痛其意义较大。

【特殊类型阑尾炎】

1. 小儿急性阑尾炎　小儿不能清楚提供病史，大网膜发育不全，对炎症局限能力差，临床症状不典型，一旦发病，进展快而病情重，阑尾穿孔率高、发生早。早期可有高热、呕吐，甚至腹泻等，右下腹体征不明显，压痛和肌紧张需在耐心取得患儿合作下，经左、右下腹对比获得正确判断。一旦确诊应尽早行阑尾切除，并予以输液和应用广谱抗生素。

2. 妊娠期急性阑尾炎　妊娠早期伴发急性阑尾炎，为防止流产及妊娠后期阑尾炎复发造成处理棘手，一般应尽早手术治疗，为防胎儿畸形，使用抗生素应有所选择。妊娠中、晚期伴发急性阑尾炎（约占80%），逐月增大的妊娠子宫将阑尾推向右上腹，使压痛部位随之升高，腹膜刺激征不明显，诊断较困难。大网膜难以包裹炎症阑尾，炎症发展可致流产或早产，故一旦确诊应早行阑尾切除，围术期加用黄体酮，术中尽量减少对子宫的刺激，避免腹腔引流，术后使用广谱抗生素。临产期并发阑尾穿孔，应经腹行剖宫术，同时切除阑尾。妊娠后期及临产期急性阑尾炎处理时最好与产科医师合作，以保证孕妇和胎儿安全。

3. 老年人急性阑尾炎　老年人反应迟钝，腹肌薄弱，免疫力低，同时阑尾壁薄，血管硬化，常无转移性右下腹痛特点。约30%就诊时阑尾已穿孔，穿孔后炎症不易局限，易并发腹膜炎。一旦诊断应及时手术切除阑尾，高龄不是手术禁忌证。围术期注意处理老年人伴发疾病。

> **岗位情景模拟 17**
>
> 　　患者，女，28岁，已婚。因转移性右下腹痛，伴恶心14小时急症入院。入院前1天晚上9时上腹部不适，恶心未呕。凌晨起右下腹痛，呈持续疼痛，阵发性加剧。解稀便两次。查体：T38℃，P84次/分钟，BP120/80mmHg。腹部平坦，腹式呼吸存在，右下腹有明显的固定压痛，轻度反跳痛，无肌紧张，未触及包块，肠鸣音稍亢进。结肠充气试验阴性，腰大肌试验阴性。血白细胞10.2×10^9/L，中性粒细胞85%。
>
> 　　**问题与思考**
> 　　1. 初步诊断应为什么？
> 　　2. 诊断依据是什么？
> 　　3. 治疗措施有哪些？
>
> 答案解析

（佟立权）

第五节　肠梗阻

PPT

一、概述

　　肠内容物不能顺利通过肠道称为肠梗阻，是外科常见急腹症之一，其病情复杂、多变。梗阻发生后不但能引起肠管本身的解剖功能改变，还可导致全身性生理紊乱，若处理不及时常危及患者的生命。

【病因与分类】

1. 按肠梗阻发生的原因分类

（1）机械性肠梗阻　由于各种原因引起肠腔变狭小，是临床最常见的一类，可由下列因素引起。①肠腔内因素，如寄生虫团、粪块、巨大结石、异物等。②肠壁因素，如肿瘤、炎症、肠套叠、先天性肠道狭窄闭锁等。③肠管外因素，如粘连带压迫、肠管扭转、嵌顿疝、腹腔肿瘤等。

（2）动力性肠梗阻　肠壁本身并无病变，梗阻是由肠壁肌肉运动功能失调所致。分为麻痹性肠梗阻与痉挛性肠梗阻两种。麻痹性肠梗阻是肠管丧失蠕动功能，导致肠内容物停止运行，常见于弥漫性腹膜炎、腹部大手术后、腹部严重创伤、腹膜后血肿或感染等。痉挛性肠梗阻少见，是由肠壁肌肉超常收缩所致，可见于铅中毒、急性肠炎或急性肠功能失调等。

（3）血运性肠梗阻　由于肠系膜血管发生栓塞或血栓形成，引起肠管血运障碍，导致肠管失去蠕动功能，使肠内容物停止运行。

（4）假性肠梗阻　无明显病因，是一种可逆转、自限性疾病，表现有反复发作的肠梗阻症状，但十二指肠和结肠的蠕动可正常，可能为一种遗传性疾病。

2. 按肠壁有无血运障碍分类

（1）单纯性肠梗阻　肠梗阻发生后肠管无血运障碍。

（2）绞窄性肠梗阻　肠梗阻发生后，伴有肠管血运障碍。

3. 按梗阻部位分类　分为高位小肠梗阻、低位小肠梗阻和结肠梗阻。

4. 依据梗阻的程度分类　分为完全性肠梗阻和不完全性肠梗阻。

5. 按发病过程的急缓分类　分为急性肠梗阻和慢性肠梗阻。

肠梗阻病理生理变化复杂，在疾病发展演变过程中，上述有的类型在一定条件下可以相互转化。

【病理生理】

肠梗阻发生后，肠管局部和机体全身将出现一系列复杂的病理生理变化。

1. 局部变化　各种类型的梗阻病理生理变化不完全一致。

（1）机械性肠梗阻　单纯机械性肠梗阻在早期肠蠕动增强，以克服阻力，使肠内容物通过梗阻部位。随着病情发展，肠腔内容物蓄积和肠胀气增加，梗阻近端肠管明显扩张，远端肠管表现为塌陷、空虚。当发生急性完全性肠梗阻时，肠腔压力不断升高，肠管过度扩张，造成肠壁血运障碍。最初表现为静脉回流受阻，肠管呈暗红色，由于组织缺氧，毛细血管通透性明显增加，可有血性液向肠腔和腹腔渗出，继之出现动脉血运受阻，肠管呈紫黑色，出现肠壁缺血坏死、穿孔。

（2）动力性肠梗阻　痉挛性肠梗阻多为暂时性，肠管改变不明显。麻痹性肠梗阻为全部肠管蠕动减弱或消失，并有肠管积气、积液和扩张。

2. 全身变化

（1）体液、电解质丢失和酸碱平衡失调　肠梗阻时，吸收功能障碍，胃肠道分泌的液体不能被吸收返回全身循环而积存在肠腔，同时肠壁继续有液体向肠腔内渗出，导致液体在第三间隙丢失。高位肠梗阻大量呕吐更易出现脱水，同时丢失大量的胃酸和氯离子，引起低氯、低钾和代谢性碱中毒；低位肠梗阻丢失大量的碱性消化液，加之组织灌注不良，酸性代谢产物剧增，可引起严重的代谢性酸中毒和钠、钾离子丢失。

（2）感染和中毒　梗阻后，肠内容物积聚，细菌大量繁殖，产生毒素。由于梗阻近端肠壁水肿、通透性增加，细菌、毒素渗入腹腔或吸收入血，引起严重的腹膜炎和毒血症。

（3）休克和多器官功能不全　机体液体的丢失、血浆白蛋白大量渗出、电解质和酸碱平衡紊乱、细菌及毒素的吸收，引起全身炎性反应，严重者可致休克。并且肠腔积气、积液、渗出，引起腹腔内压升高，膈肌上抬，影响腹式呼吸和下腔静脉回流，造成呼吸、循环障碍，加重了休克的严重程度，出现多器官功能障碍综合征（MODS）。

【临床表现】

由于肠梗阻的原因、发病缓急、梗阻部位的高低以及病变程度的不同，临床表现各有差异，但都存在肠内容物通过障碍。

1. 症状

（1）腹痛　单纯机械性肠梗阻腹痛特点呈阵发性绞痛，腹痛发作时患者自觉气体在肠内窜行，可见到肠型及蠕动波，听到高调肠鸣音。绞窄性肠梗阻腹痛呈持续性伴阵发性加剧，麻痹性肠梗阻腹痛多不明显，多呈持续性胀痛，肠鸣音减弱或消失。

（2）呕吐　早期为反射性，呕吐物为食物和胃液。以后因梗阻部位及类型不同，其表现也不同。高位小肠梗阻呕吐出现得早、频繁，呕吐物为胃液、十二指肠液及胆汁，低位小肠梗阻呕吐出现得晚，呕吐物常为带有臭味的粪样物。如呕吐物呈棕褐色或血性，提示肠管有血运障碍。麻痹性肠梗阻呕吐呈溢出性。

（3）腹胀　一般出现较晚，其程度与梗阻的部位有关，高位肠梗阻腹胀不明显，低位及麻痹性肠梗阻腹胀显著。腹部局限性隆起、不对称性腹胀是绞窄闭祥性肠梗阻的特征。

（4）停止排气、排便　完全性肠梗阻肛门多不再排气排便。发病早期，尤其是高位肠梗阻，其梗阻下段肠腔内仍有残存的气体和粪便，故肠梗阻早期不能因少量排气排便而否定有肠梗阻存在。某些绞窄性肠梗阻可排出血性或果酱样便。

单纯性肠梗阻早期全身变化不明显，晚期出现脱水、休克和全身感染中毒表现。

2. 腹部体征

应注意手术瘢痕、腹胀程度、肠型和蠕动波。胀气的肠管内由于积聚多量液体可听到振水音。肠扭转时腹胀不对称，麻痹性肠梗阻时腹胀均匀、显著。腹部轻压痛，多无腹膜刺激征，绞窄性肠梗阻时可有腹膜刺激征，移动性浊音可阳性。梗阻早期肠鸣音亢进，可闻及气过水声或高调金属音，麻痹性肠梗阻肠鸣音减弱或消失。

3. 辅助检查

（1）实验室检查　随病情进展，可因脱水、血液浓缩使血细胞比容和血红蛋白升高。肠梗阻晚期可有白细胞计数升高，水、电解质紊乱和酸碱失衡的表现。

（2）腹部X线片　以直立位为宜，显示肠管扩张、积气及多个气液平面（图8-5-1）。小肠梗阻不宜行钡剂检查，以免加重梗阻。结肠梗阻或怀疑肠套叠者可行钡剂灌肠造影，以确定梗阻的部位和性质。

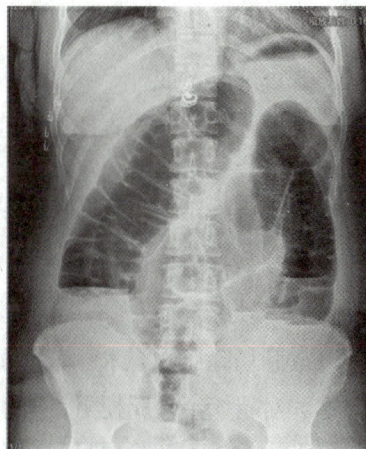

图8-5-1　腹部X线片

【诊断】

典型肠梗阻的诊断并不困难，但在肠梗阻的诊断过程中，要辨明以下问题：是否存在肠梗阻，是急性还是慢性，是机械性肠梗阻还是动力性肠梗阻，是单纯性肠梗阻还是绞窄性肠梗阻，是低位肠梗阻还是高位肠梗阻，是完全性肠梗阻还是不完全性肠梗阻，引起肠梗阻的原因。

有下列表现时，应考虑有绞窄性肠梗阻的可能。

（1）发病急骤，腹痛呈持续性发作、阵发性加剧。

（2）病情进展快，早期出现休克，抗休克治疗无显著改善。

（3）有明显腹膜刺激征，体温上升，脉率加快，白细胞计数升高。

（4）腹胀不对称，腹部有局部隆起或触痛的肿块（孤立胀大的肠祥）。

（5）呕吐出现早且频繁。呕吐物、胃肠减压物、肛门排出物为血性液体，腹穿液为血性。

（6）X线检查腹部显示有孤立、固定的肠祥，且不因体位与时间而改变。

（7）经积极的非手术治疗，症状、体征无明显改善。

【治疗】

肠梗阻的治疗原则：矫正全身生理紊乱，解除梗阻。

1. **基础治疗**　无论采取非手术治疗或手术治疗，均需应用基本处理。

（1）禁食水、胃肠减压　是治疗肠梗阻的重要措施之一，通过有效的胃肠减压可改善肠壁的血液循环，减少肠腔内细菌与毒素的产生，促进肠腔恢复通畅，有利于梗阻的解除，同时也有利于改善患者的全身状况。

（2）纠正水、电解质紊乱和酸碱失衡　改善患者的一般状况是极重要的治疗措施。补液的种类与数量需根据呕吐情况、脱水程度与血钾、钠、氯、HCO_3^-测定的结果予以补充，在血液生化检查结果尚未获得以前，可先给予平衡盐液。单纯性肠梗阻晚期和绞窄性肠梗阻尚需输血、血浆或血浆代用品。

（3）抗生素的应用　可以减少毒素的产生与预防感染。早期单纯性肠梗阻一般可不用抗生素，肠梗阻晚期、绞窄性肠梗阻和手术后的患者则需应用，选用抗肠道细菌包括厌氧菌的抗生素。

（4）其他疗法　吸氧，为减轻胃肠道的膨胀可给予生长抑素以减少胃肠液的分泌量，给予镇静剂、解痉剂等一般治疗。但止痛剂的应用应遵循急腹症治疗原则。

2. **解除梗阻**　方法分为非手术治疗和手术治疗两大类。

（1）非手术治疗　主要适用于单纯性粘连性肠梗阻、动力性肠梗阻、肠套叠早期、蛔虫或粪块堵塞引起的肠梗阻，包括中药、针刺、口服植物油、液体石蜡等。中药代表方剂为大承气汤。在治疗期间，必须严密观察，若保守治疗24~48小时，患者症状、体征不见好转，反而加重或出现腹膜炎体征时，应立即手术。

（2）手术治疗　主要适用于各种类型的绞窄性肠梗阻、肿瘤、先天性肠道畸形以及非手术治疗无效的患者。主要目的是解除梗阻、恢复肠道通畅。根据梗阻的病因、性质、部位以及患者的全身情况，手术方式可选以下四种。

①解除病因术式：如肠粘连松解术，肠扭转、肠套叠的肠袢复位术，肠腔切开取出异物、粪石、蛔虫团手术等。

②肠短路手术：在不能有效切除病变肠段解除梗阻，而病变肠段又无缺血、坏死的情况下，可施行梗阻近端与梗阻远端肠管吻合，以恢复肠道的通畅。在手术过程中应注意梗阻近端肠管的长度，以免发生术后盲袢综合征。

③肠切除肠吻合术：若因小肠肿瘤、炎性狭窄所致梗阻或局部肠袢缺血、坏死时，可行肠切除肠吻合术。对于绞窄性肠梗阻，应争取在肠坏死前解除梗阻，恢复肠管血供。在切除坏死肠段时，应仔细判断肠管活力。若解除梗阻后肠管有如下表现，则提示已无活力：肠壁呈黑色、塌陷；肠管失去蠕动和张力，对刺激无反应；肠段终末小动脉无波动。坏死肠管无法确定，特别是病变肠管过长，切除后可能导致短肠综合征时，可保留肠管24小时后再次剖腹探查，以了解肠管活性，在此期间内应密切观察，若病情变化，随时再次手术。

④肠外置或造瘘术：若患者一般状态较差，局部病变严重，不能行一期吻合，或不能耐受较为复杂的手术方式，常选择此方式解除梗阻。

二、粘连性肠梗阻

粘连性肠梗阻是临床最常见的一种类型，占各类肠梗阻的40%~60%。

【病因病理】

粘连或粘连索带的形成可分为先天性和后天性两类。前者少见，多由于发育异常或胎粪性腹膜炎引起；后者多见，多因腹部手术、炎症、创伤、出血、异物等引起。肠间粘连或腹腔内粘连并非都引起肠梗阻，粘连只有在一定条件下才形成梗阻，诱发因素如肠功能紊乱、饮食不当、剧烈活动、体位突然改变等。

粘连性肠梗阻的常见原因包括：①粘连团块，在肠管间、肠管与腹壁间形成广泛粘连，使肠管蠕动和扩张受到限制。②粘连成角，一段肠袢与腹壁粘连形成锐角，在肠内容物的重力作用下，使肠管成角加剧，造成通过障碍。③粘连内疝，粘连带在腹腔内呈两端固定，而中间形成半环状空间，肠管可由此环钻入形成内疝。④粘连扭转，肠袢以粘连处为支点，由于肠管动力因素发生扭转。⑤粘连带压迫等（图8-5-2）。

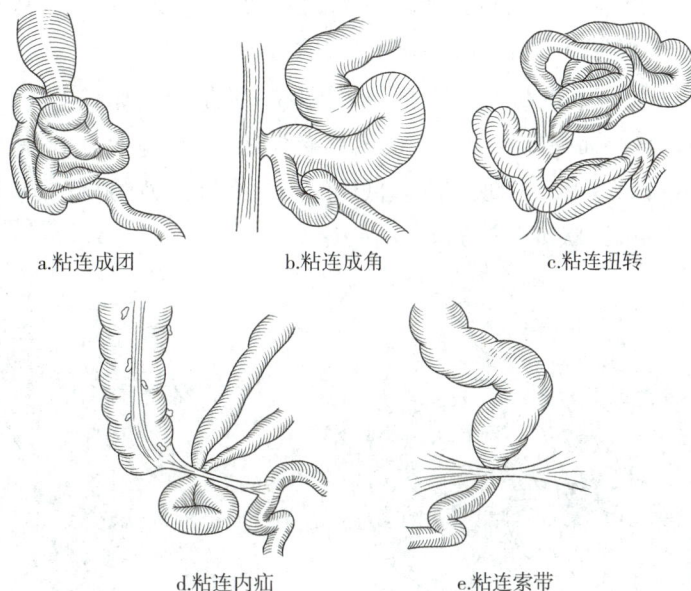

a.粘连成团　　　　b.粘连成角　　　　c.粘连扭转

d.粘连内疝　　　　e.粘连索带

图8-5-2　粘连性肠梗阻

【诊断】

结合患者腹部手术、创伤、感染史，典型的临床表现和辅助检查，可明确诊断。粘连性肠梗阻主要是小肠机械性肠梗阻的表现，患者出现腹胀、局限性压痛、反跳痛时，应警惕绞窄性肠梗阻的可能。小肠梗阻早期可有肠鸣音亢进，在后期可出现肠麻痹，应与麻痹性肠梗阻鉴别。术后出现的粘连性肠梗阻，应与术后肠麻痹恢复期的肠蠕动功能失调鉴别。

【治疗】

一般单纯性肠梗阻（尤其有广泛性粘连者）和术后早期发生的粘连性肠梗阻，均可选用非手术治疗。经非手术治疗梗阻无缓解，病情又加重者，或疑有绞窄性肠梗阻者，均应及早手术治疗。

手术方法如下：粘连带或小片粘连者，可将粘连带剪断或行粘连松解术。粘连肠袢局限呈团块，且不易分离或根本无法分离，应行肠切除肠吻合术。如肠管不能切除者，可行捷径或肠外置术。因广泛粘连，反复发作的粘连性肠梗阻，条件具备者，可行小肠折叠排列术，防止梗阻再发。

【预防】

粘连的形成是机体对损伤的一种炎症反应，是愈合机制的一部分。预防术后肠粘连的发生，除一些不可避免的因素外，应注意以下几点：清除手套上的滑石粉，不留线头、棉花纤维等异物于腹腔；轻柔的手术操作减少浆膜面破损，缩短肠管在腹腔外暴露时间；彻底止血，不做大块组织结扎；注意无菌操作，减少炎性渗出；及时治疗腹腔内炎性病变，防止炎症扩散；冲洗清除腹腔内积血、积液，必要时放置腹腔引流；术后早期活动，给予药物、针灸、理疗等措施促进肠蠕动。

三、肠扭转

肠扭转是指肠袢沿其系膜长轴旋转而出现的急性、闭袢性肠梗阻。患者既有肠管的梗阻，又有肠系膜血管受压、血供中断。因此，病变肠管迅速出现缺血、坏死，病情凶险，变化迅速，死亡率较高。

【临床表现及诊断】

肠扭转属于闭袢性肠梗阻，因肠段扭转发生的部位不同，其临床表现各有特点。

1. **小肠扭转** 多见于青壮年，常发生在饱餐后剧烈活动时，表现为起病急剧，进展迅速，呕吐频繁，早期可出现休克。腹痛剧烈，多起自脐周，为持续性发作，阵发性加剧，常向腰背部放射。腹部可触及有压痛的扩张肠袢，X线检查符合绞窄性肠梗阻（图8-5-3）。

2. **乙状结肠扭转** 多见于老年男性，常有便秘习惯和多次腹痛发作经排气、排便后缓解的既往史。表现为腹部持续性胀痛，恶心而呕吐较少，左侧腹部膨胀显著，可触及明显胀大的肠袢。X线检查可见巨大的双腔固定的肠袢呈马蹄状，圆顶向上。低压灌肠灌入量不足500ml，或钡剂灌肠在扭转部位受阻，钡剂尖端呈锥形或"鸟嘴"状（图8-5-4）。

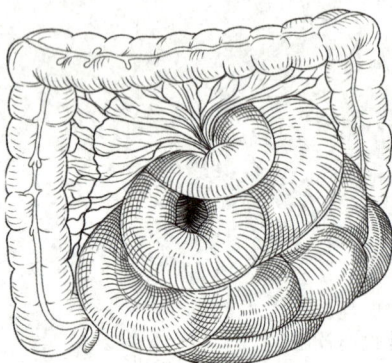

图8-5-3 全小肠扭转

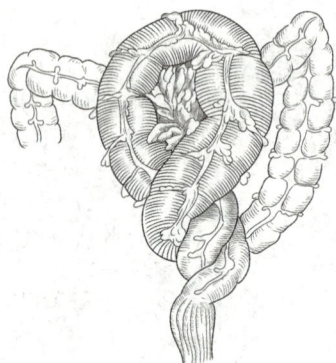

图8-5-4 乙状结肠扭转

【治疗】

肠扭转是一种严重的机械性肠梗阻，易发生绞窄及肠坏死，一般应行急症手术。肠袢有生机者，可行扭转复位，并行复位肠管固定术，以防复发。肠管已坏死者，小肠应行肠切除肠吻合术，乙状结肠一般切除坏死肠袢以后，行单腔造口术，待患者情况好转，再行二期肠吻合闭瘘术较为安全。

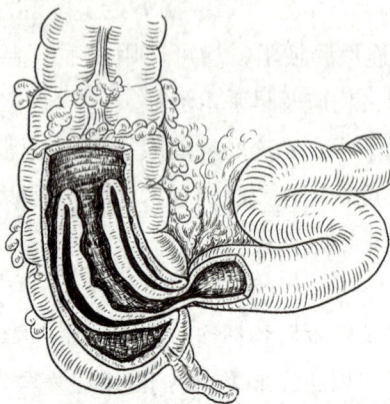

图8-5-5 肠套叠（回盲型）

四、肠套叠

一段肠管套入相邻的肠腔内称为肠套叠。多数情况下为顺行套叠，即近端肠管套入远端肠腔内。临床上以小儿最多见，80%发生于2岁以下婴幼儿。

【临床表现及诊断】

典型表现为腹痛、便血和腹部包块。发作时腹痛剧烈，患儿哭闹不止，面色苍白，出汗，伴呕吐及排果酱样便。查体时可在脐右方触及腊肠形肿块，表面光滑，稍活动，轻压痛，右下腹空虚感。直肠指诊可见黏液或血液便。X线检查：低压空气或钡剂灌肠，在套叠部受阻、钡剂受阻尖端呈"杯口"状或"弹簧"状阴影（图8-5-5）。

成人肠套叠多为慢性，可反复发作，由于肠腔较大，很少发生完全性肠梗阻，且可自行复位，因此检查常正常；当肠套叠发作时可有阵发性腹痛，腹部可扪及肿块，但很少出现便血。钡剂胃肠道造影检查有较高的诊断率，腹部CT检查有助于本病的诊断。

【治疗】

肠套叠的治疗，有非手术和手术两种疗法。

1. **非手术治疗** 适用于发病早期，全身状况较好，无腹膜炎征象。目前广泛采用气体（或钡剂）灌肠复位法，用空气或氧气灌肠，复位率可达90%以上。在透视下，将特制带气囊的双腔导管插入肛门直肠内，充大气囊堵住肛门后，将气体注入结肠，压力保持在8.0~13kPa（60~100mmHg），随气体注入压力的升高，套入的肠管可逐渐退出，直至复位。

2. **手术治疗** 非手术治疗无效、病程超过48小时或疑有肠坏死者，应行急症手术。手术方式有手术复位、肠切除吻合术和肠外置术。成人肠套叠多由病理因素引起，一般主张手术治疗。

岗位情景模拟18

患者，男，60岁。阑尾切除术后10年。3天前因进冷硬食物，出现中腹部隐痛不适，逐渐加重，呈持续性疼痛，伴腹胀、恶心，未吐，停止排气、排大便。无发热，无意识障碍。体格检查：一般情况尚可，T37.9℃，P80次/分钟，R26次/分钟，BP100/75mmHg，胸式呼吸，心率齐。全腹膨隆，以中腹部为主，未见胃肠型及蠕动波，全腹压痛，无反跳痛及肌紧张，叩诊呈鼓音，无移动性浊音，听诊肠鸣音亢进，可听到高调音。X线检查：中腹部可见阶梯状液气平面。

问题与思考

1. 该患者的初步诊断及其诊断依据是什么？

2. 该病的治疗原则是什么？

答案解析

（佟立权）

第六节 胆道感染

PPT

一、急性胆囊炎

急性胆囊炎是由于胆囊管梗阻和细菌感染引起的炎症，是一种常见的外科急腹症，约95%的患者合并胆囊结石，称结石性胆囊炎；5%患者未合并胆囊结石，称非结石性胆囊炎。

【病因】

1. **胆囊管阻塞** 胆囊结石是胆囊管阻塞最常见的原因，其他因素为胆囊管扭转、狭窄等。

2. **细菌感染** 通过胆道逆行感染，或经血行、淋巴途径形成感染。致病菌以大肠埃希菌最常见，其他有克雷伯菌、粪肠球菌、铜绿假单胞菌等。

3. **创伤、化学刺激** 部分发生于严重创伤、烧伤或手术后，也有发生于脓毒症、结节性多动脉炎、多次输血和分娩后及恶性肿瘤压迫胆囊管所致的梗阻。

【病理】

1. **急性单纯性胆囊炎**   急性胆囊炎初期，胆囊肿大，腔内压力升高，胆囊黏膜层充血、水肿、渗出。

2. **急性化脓性胆囊炎**   炎症累及胆囊壁全层，出现囊壁炎性增厚，血管扩张。

3. **急性坏疽性胆囊炎**   胆囊内压力上升，胆囊膨胀，压迫胆囊壁致血运障碍，继而缺血坏疽。急性非结石性胆囊炎因胆汁淤积和缺血更容易导致胆囊坏疽与穿孔。

【临床表现】

1. **腹痛**   表现为上腹部疼痛，开始时为上腹部胀痛不适，逐渐发展为阵发性绞痛，疼痛向右肩胛部和背部放射。右上腹有不同程度压痛、反跳痛和腹肌紧张，Murphy征阳性。

2. **消化道症状**   出现腹胀、恶心、呕吐、厌食及便秘等。

3. **全身症状**   出现轻度至中度发热，通常无寒战。合并感染化脓时可出现高热，体温可达40℃，出现寒战、高热。如出现胆囊坏死穿孔可出现弥漫性腹膜炎。

【辅助检查】

1. **实验室检查**   白细胞总数及中性粒细胞比例常升高。血清丙氨酸转移酶和碱性磷酸酶升高，半数患者可有总胆红素升高，1/3患者可出现血淀粉酶升高。

2. **影像学检查**   超声检查为首选诊断方法，可显示胆囊增大，囊壁增厚>4mm，明显水肿时可出现"双边征"，部分患者可探及胆囊内结石影像；CT检查可发现胆囊增大，胆囊壁弥漫性增厚，增厚的胆囊壁常呈分层状强化，内层强化明显，外层为无强化组织水肿层，胆囊周围脂肪密度增高且有液体主流；MRI检查提示胆囊增大，胆囊壁增厚。

【诊断及鉴别诊断】

1. 诊断

（1）既往有胆囊疾病史，饱餐、进食油腻食物后或在夜间发病。

（2）右上腹绞痛且向右肩部和背部放射，Murphy征阳性。

（3）血常规检查发现白细胞总数及中性粒细胞比例升高，超声检查见结石影。

2. 鉴别诊断

（1）急性胰腺炎   发病前常有暴饮暴食、饮酒或胆囊结石史，主要表现为突发左上腹急性疼痛，伴发热、恶性呕吐、血尿淀粉酶升高，腹部增强CT可示胰腺弥漫性肿大、质地不均、液化灶等表现。

（2）急性阑尾炎   有转移性右下腹痛，右下腹有固定压痛，B超检查可发现肿大的阑尾。

【治疗】

1. 非手术治疗

（1）适应证   ①发病时间短，无全身中毒症状，局部体征轻者。②发病时间超过72小时，症状开始减轻，体征逐渐局限者。

（2）治疗方法   既可作为治疗也可作为术前准备。①禁食或流质饮食，必要时行胃肠减压。②使用维生素K、解痉止痛药物，如阿托品、山莨菪碱等。③输液，纠正水、电解质及酸碱失衡，加强全身支持治疗。④选用广谱抗生素或联合用药。⑤中药治疗，如柴胡汤加减。

2. **手术治疗**   急性结石性胆囊炎最终需采用手术治疗方式，年老体弱的高危患者应在最佳状态下行手术治疗。

（1）适应证   ①发病时间在48~72小时。②经非手术治疗无效且病情恶化者。③有胆囊穿孔、弥漫性腹膜炎、急性化脓性胆管炎等并发症者。

（2）手术方法   ①首选腹腔镜胆囊切除术。②游离胆囊困难或出血者，可保留胆囊床部分胆囊壁，行胆囊部分切除术。③对高危患者或解剖关系不清者，可选用胆囊造口术作为减压引流，3个月后病情稳定后再行胆囊切除。④病情危重又不宜手术的化脓性胆囊炎患者，可行超声引导下经皮经肝胆囊穿刺引流术。

二、急性梗阻性化脓性胆管炎

急性梗阻性化脓性胆管炎是由细菌感染引起的胆道系统的急性炎症，常见于青壮年。本病发病急骤，病情危重，常伴感染性休克，大多数患者有胆道疾病发作史和胆道手术史。

【病因】

1. 急性胆管梗阻　我国最常见的梗阻因素为肝内外胆管结石，其次是胆道寄生虫和胆管狭窄。在国外，恶性肿瘤、胆道良性病变、原发性硬化性胆管炎等也是常见因素。此外，胆肠吻合口狭窄，经T管造影或PTC术后也可引起梗阻。

2. 胆道感染　主要以革兰阴性杆菌和厌氧菌为主要致病菌，细菌入侵途径大都为胆道逆行感染，也可通过血行、淋巴入侵。

【病理】

胆管完全性梗阻和胆管内化脓性感染为本病的病理改变基础。梗阻部位可位于肝外和（或）肝内胆管。梗阻可致细菌进入血液循环，引起全身化脓性感染，大量的细菌产生毒素，常并发败血症、胆源性肝脓肿、感染性休克及多器官功能障碍综合征。

【临床表现】

本病发病急骤，进展迅速，主要表现为雷诺五联征，即腹痛、寒战高热、黄疸、休克、中枢神经系统受抑制表现，如嗜睡、昏睡，甚至淡漠、昏迷、低血压等。常伴恶性、呕吐等消化道症状。还可并发多器官功能不全综合征，严重者可在短期内死亡。

【辅助检查】

1. 实验室检查　血白细胞计数明显升高，可达20×10^9/L以上，中性粒细胞升高，细胞内可出现中毒颗粒。血小板数量降低，最低可达$(10\text{~}20) \times 10^9$/L，表示预后严重。凝血酶原时间延长，肝功能有不同程度损害。患者血培养有细菌生长，尿中常有蛋白及管型，尿胆红素试验阳性。

2. 影像学检查　超声检查对诊断胆道梗阻部位和病变的性质及肝内外胆管扩张情况均有帮助。条件允许，必要时可行CT、MRCP等检查。

【诊断与鉴别诊断】

1. 诊断

（1）患者有胆道疾病发作史和胆道手术史。

（2）雷诺五联征表现。

（3）有上述实验室及影像学检查的阳性结果。

对部分不具备上述五联征表现，但体温持续>39℃、脉搏>120次/分钟、白细胞>20×10^9/L、血小板降低者，也应考虑该诊断。

2. 鉴别诊断

（1）消化性溃疡穿孔　多数既往有胃病或溃疡病史，近期症状加重，表现为突然发作的剧烈腹痛，初期位于上腹部，损伤蔓延至全腹部。查体腹部明显腹膜刺激征，叩诊肝浊音界缩小或消失。腹部立位平片见膈下游离气体。

（2）急性重症肝炎　多有机体免疫状况、妊娠、饮酒、服用肝损伤药物等诱因，常以急性黄疸型肝炎起病，病情发展迅猛，出现精神、神经症状，主要表现为嗜睡、性格改变、烦躁不安、昏迷等，体格检查可见扑翼样震颤及病理反射，血氨升高，肝臭，可合并肝肾综合征。

> 📖 知识拓展
>
> **急性梗阻性化脓性胆管炎分级标准**
>
> 急性梗阻性化脓性胆管炎是一种临床急症，根据表现程度不同可做如下分级，有助于治疗及评估预后。Ⅰ级：单纯急性梗阻性化脓性胆管炎，临床表现主要为毒血症，没有并发休克症状。Ⅱ级：并发感染性休克症状，脓毒症、菌血症发生率明显升高。Ⅲ级：伴有胆源性肝脓肿，并发顽固性脓毒症、菌血症，或休克等临床症状，内环境紊乱。Ⅳ级：严重感染，多器官衰竭。

【治疗】

治疗原则为紧急手术解除胆道梗阻并引流，及早有效降低胆管内压力，控制胆道感染，防治病情进展。

1. 非手术治疗　通过改善肺通气、迅速补充血容量、用血管活性药物、纠正酸中毒、保护脏器、使用肾上腺皮质激素等措施积极抗休克；联合足量应用抗生素，根据抗生素半衰期治疗效果并结合血、胆汁细菌培养及药物敏感试验结果，决定是否更换抗生素；通过降温，纠正体液失衡，解痉，止痛，补充维生素K、维生素C，吸氧纠正低氧状态等全身支持治疗。

> 👤 岗位情景模拟19
>
> 一女性患者，68岁，突发右上腹阵发性绞痛2小时，短时间内寒战、高热，小便呈浓茶样，然后嗜睡。查体：T39.6℃，P128次/分钟，R30次/分钟，BP80/50mmHg。神志不清，躁动，巩膜黄染，右上腹肌紧张，有压痛和反跳痛。
>
> **问题与思考**
> 1. 请考虑该患者最可能的诊断。
> 2. 请考虑该患者需进行的非手术治疗措施。
>
> 答案解析

2. 手术治疗　胆管迅速减压是挽救急性梗阻性化脓性胆管炎患者的最主要方法，手术应力求简单、迅速、有效。

（1）胆总管切开减压、T管引流　紧急减压后有望迅速缓解病情，但对于位置较高的肝内胆管梗阻，效果往往不佳。

（2）经皮肝穿胆道引流术（PTCD）　此手术操作简单，能及时减压，对较高位胆管梗阻或非结石性阻塞效果较好，但要注意引流管勿脱落或被结石堵塞，且注意凝血功能。

（3）经内镜鼻胆管引流术（ENBD）　此手术创伤小，能有效减低胆道内压，并能持续放置2周或更长时间，但对于高位胆管梗阻的引流效果不佳。

（刘桂元）

PPT

第七节　胆石病

一、胆囊结石

胆囊结石是胆管系统中最常见的疾病，占全部胆石病总数的50%左右，主要为胆固醇结石，也有以胆固醇为主的混合型结石或黑色素结石。常见于成年人，并随着年龄增长发病率逐渐升高，女性多见。

【病因】

胆囊结石是由综合性因素所致。目前发现胆汁的成分和理化性质发生改变导致胆汁中的胆固醇呈过饱和状态，易于沉淀析出和结晶而形成结石。此外，胆囊结石患者的胆汁中可能存在一种促成核因子，可分泌大量的黏液糖蛋白，促使成核和结石形成。另外，胆囊收缩能力减低，胆囊内胆汁淤积也有利于结石形成。

【病理】

胆囊结石梗阻，胆囊内容物不能充分排出，造成急性胆囊炎，演变后可化脓、坏疽、穿孔，导致腹膜炎；结石反复刺激胆囊壁后，纤维组织增生，囊壁增厚，可引起慢性胆囊炎，也可引起胆囊积液或积脓；结石进入胆总管，可引起急性胆管炎、急性胰腺炎等并发症。

【临床表现】

胆囊结石患者的症状取决于结石的大小、部位，有无梗阻和炎症以及胆囊的功能等。只有少数患者出现典型胆绞痛症状，其他常表现为急性或慢性胆囊炎。

1. 症状

（1）胆绞痛　只有胆囊结石嵌顿于胆囊壶腹或颈部时才会出现，多在饱餐、进食油腻食物后或睡眠中改变体位时出现，表现为右上腹阵发性绞痛，可向右肩胛部和背部放射，多伴有恶心、呕吐，如合并感染可有发热。

（2）上腹隐痛　多数患者仅在进食过多，特别是进食油腻食物、工作紧张或休息不好时容易出现。上腹部或右上腹隐痛不适，或有饱胀不适、呃逆、嗳气等症状。

（3）胆囊积液　胆囊结石长期嵌顿或阻塞胆囊管，胆囊黏膜吸收胆汁中的胆色素，并分泌黏液性物质，导致胆囊积液，积液透明无色。

（4）Mirizzi综合征　胆囊管或胆囊颈结石嵌顿引起胆总管狭窄，临床上可出现以胆管炎、梗阻性黄疸和肝功能损害为主的综合征。

（5）其他　小结石经胆囊管进入胆总管可形成胆总管结石，进一步还可引起胆源性胰腺炎；结石压迫引起胆囊炎、胆囊穿孔、胆囊十二指肠瘘、胆囊结肠瘘；较大结石经瘘管进入肠道形成胆石性肠梗阻；结石和炎症长期刺激诱发癌变。

2. 体征　极少数出现黄疸。主要表现为右上腹或上腹部压痛、反跳痛和肌紧张，Murphy征阳性。如出现胆囊积液或积脓，可在右上腹触及肿大的胆囊。

【诊断】

1. 诊断要点

（1）进食油腻食物后容易诱发腹痛发作。

（2）右上腹阵发性绞痛并且向右肩部和背部放射，Murphy征阳性。

2. 辅助检查

（1）超声检查   胆囊结石首选超声检查，胆囊内可发现1个或多个团块状强回声，后伴声影，可随体位变化移动。

（2）CT、MRI检查   价钱昂贵，不作为常规检查。

📋 岗位情景模拟20

一女性患者，45岁，右上腹痛2天。2天前聚餐后突发右上腹疼痛，伴恶心，呕吐胃内容物1次。查体：T37.3 ℃，BP130/80mmHg，右上腹压痛（＋），Murphy征阳性，血白细胞 $14.1 \times 10^9/L$，中性粒细胞82%。

问题与思考

1. 请考虑该患者首先应进行哪些检查。
2. 请考虑该患者的诊断。

答案解析

【治疗】

1. 非手术治疗   无症状胆囊结石患者一般不需要立即行手术，只需观察和随诊。出现症状者可给予流质饮食，呕吐剧烈者禁食；静脉补液，纠正缺水和代谢性酸中毒；一般不用抗生素，出现胆囊积液或积脓时应用抗生素。

2. 手术治疗   对于有症状和（或）并发症的胆囊结石患者，应及时行胆囊切除术。手术宜在急性发作后缓解期进行。

（1）适应证   ①胆囊壁增厚≥3mm，即伴有慢性胆囊炎。②结石数量多，直径≥2~3cm。③伴胆囊息肉且>1cm。④胆囊壁钙化或瓷化胆囊。⑤胆囊结石10年以上者。⑥合并糖尿病或心肺功能不全者。

（2）手术方法   腹腔镜胆囊切除术是首选方法，病情复杂或没有腹腔镜条件时，可做开腹胆囊切除术。

🔖 知识拓展

中国腹腔镜胆囊切除术的前世今生

腹腔镜胆囊切除术是一个入门级手术，但是对于每一名普外科医师，能独立完成该手术，都是其成长生涯中意义重大的事情。世界上第一例腹腔镜胆囊切除术是1987年在法国的里昂由Mouret医生在进行妇科手术的同时开展的，由此树立了外科治疗性腹腔镜的里程碑。1991年2月19日，云南曲靖地区第二人民医院的荀祖武院长与其外科团队在国内独立实施了腹腔镜胆囊切除术，在临床上取得良好效果，震惊了中国肝胆外科界。

腹腔镜胆囊切除术的优点是切口小，疼痛感轻，术后恢复快，患者住院日数少，操作方法较简单，易于掌握和推广。手术时机宽泛，并在手术同时对腹腔各个脏器进行观察，不容易遗漏疾病，同时减少了并发症，降低了病死率，减轻痛苦，节省费用。

为了减轻患者痛苦，缩短患者围术期时间，我国科学家不断探索，目前腹腔镜胆囊切除术在我国区县一级医院已成熟开展，已成为国内最成熟、最普及的腹腔镜手术。时至今日，微创技术已扩展至肝胆外科其他疾病，乃至其他外科亚专业的微创治疗，极大地丰富了这项技术的内涵和外延，也为医学的发展和进步做出了重要贡献。

二、肝外胆管结石

肝外胆管结石分为原发性和继发性两种。原发性肝外胆管结石指在胆管内形成的结石，结石多位于胆总管下端，主要为胆色素类结石；继发性肝外胆管结石指胆囊内结石排至胆总管内，主要为胆固醇类结石。

【病因】

病因较复杂，主要与胆道感染、胆汁淤积和胆道寄生虫等有关，其中胆道感染是形成结石的主要因素。

1. **胆道感染**　主要致病菌为大肠埃希菌、厌氧菌。进入胆道的细菌可使胆汁变为酸性，使胆固醇容易沉淀，同时因大肠埃希菌感染而产生大量的 β- 葡萄糖醛酸苷酶，将结合性胆色素水解为非结合性胆色素，与钙结合形成胆红素钙，促发胆色素结石形成。

2. **胆汁淤积**　由于胆道梗阻，胆汁排空受限，胆汁淤积变稠，容易形成结石。

3. **胆道寄生虫**　肠道蛔虫或华支睾吸虫进入胆道后，其虫体或虫卵多为结石形成的核心。

【病理】

肝外胆管结石是只发生于左、右肝管汇合部以下的胆管结石。结石嵌顿时引起胆道梗阻，继发感染时可导致急性梗阻性化脓性胆管炎。梗阻并发感染可引起肝细胞损害，进一步发生肝细胞坏死、胆源性肝脓肿及胆汁性肝硬化，长期刺激胆管可诱发癌变。

【临床表现】

1. **症状**　平时一般可无症状，当胆管结石合并急性胆管炎时可出现 Charcot 三联征：腹痛、寒战高热和黄疸。

（1）腹痛　多在进食油腻食物或体位改变后出现，剑突下或右上腹阵发性绞痛，或持续性疼痛伴阵发性加剧，可向右肩背部放射，多伴有恶心、呕吐。

（2）寒战高热　大多数患者在胆管梗阻继发感染后出现寒战高热，体温可达39~40℃，多表现为弛张热。

（3）黄疸　为胆汁淤积性黄疸，如梗阻为间歇性，黄疸程度较轻且呈波动性；完全性梗阻，黄疸明显，进行性加深；出现黄疸者常伴有尿色变深，粪色变浅，完全梗阻者可出现白色陶土样大便，随黄疸加深，可出现皮肤瘙痒。

2. **体征**　无发作可无阳性体征，或仅有剑突下和右上腹深压痛。合并肝内胆管炎时可有不同程度的腹膜炎体征，主要在右上腹，严重时出现弥漫性腹膜炎、肝区叩击痛。有时可触及胆囊，有触痛。

【辅助检查】

1. **实验室检查**　合并胆管炎时实验室检查结果有明显改变，如白细胞计数和中性粒细胞数量升高，血清总胆红素及结合胆红素升高，碱性磷酸酶和转氨酶均升高，尿胆红素升高，尿胆原降低或消失。

2. **影像学检查**　腹部超声能明确结石大小和部位，为首选检查，合并梗阻时，可见肝内、外胆管扩张。此外还可行超声内镜（EUS）、磁共振胰胆管造影（MRCP）、内镜逆行胰胆管造影（ERCP）、经皮肝穿刺胆管造影（PTC）、CT等检查。

【诊断及鉴别诊断】

1. **诊断**

（1）有胆道感染、胆道蛔虫等病史。

（2）有 Charcot 三联征表现。

（3）超声检查发现胆管内结石及胆管扩张。必要时行 MRCP、ERCP 等检查。

2. 鉴别诊断

（1）肠梗阻　常有腹部手术、外伤、肿瘤、腹膜炎或肠道炎症等病史。有腹痛、腹胀、恶心、呕吐、肛门停止排气排便表现，腹部查体可见胃肠型蠕动波，肠鸣音亢进或消失。腹部逆位平片可见液平面及气胀肠袢。

（2）急性胰腺炎　以急性上腹痛、恶心、呕吐和血尿淀粉酶升高为特点，腹部CT有助于鉴别诊断。

【治疗】

1. 非手术治疗　可作为手术前准备治疗。

（1）基础治疗　营养支持；静脉补液，维持水、电解质和酸碱平衡；防治感染，胃肠减压、解痉等对症治疗。

（2）中药治疗　下列情况可考虑中药治疗。①肝内、外胆管泥沙样结石，或块状结石直径为1cm左右。②肝内广泛小结石，手术难以取尽者。③围术期用以排出泥沙样结石或小结石。

2. 手术治疗　为主要治疗方式。以取尽结石、去除结石和感染灶、解除胆道狭窄保持胆汁引流通畅、防止结石复发为原则，争取在胆道感染控制后行择期手术治疗。

（1）胆总管切开取石、T管引流术　可采用开腹或腹腔镜手术。适用于单纯胆管结石，胆管上下端通畅，胆管无狭窄、无其他病变者。有条件者可采用术中胆道造影、术中超声或纤维胆道镜检查以避免结石残留。

T管引流术注意事项：①观察T管引流胆汁量和性状，平均每天200~300ml，较澄清。若引流量过多表示胆总管下端有梗阻，若引流量过少可能因为T管阻塞或肝功能衰竭所致。②术后10~14天可先行T管造影，如无异常，继续引流24小时以上，然后再夹闭T管24~48小时，无症状者可予拔管。③拔管时忌用暴力，防止撕裂胆管及瘘管。④老年人或一般情况差、合并低蛋白血症、长期使用激素、营养不良者应延迟拔管时间。⑤如造影发现结石残留，需保留T管4~8周以上，待窦道充分形成后再予以拔管，经窦道行纤维胆道镜取石。

（2）胆肠吻合术　因该术式废弃了Oddi括约肌功能，近年来使用已减少。适用于：①胆总管远端炎症造成的梗阻无法解除，胆总管扩张。②胆胰汇合部异常，胰液直接流入胆管。③胆管因病变部分切除无法再吻合。

（3）腹腔镜、胆道镜取石术　有下列情况时可用该术式：①胆总管结石直径≤2cm。②结石导致梗阻性黄疸或急性梗阻性胆管炎。③基础状况差、无法耐受开腹手术患者。

三、肝内胆管结石

肝内胆管结石指在左、右肝管汇合部以上的结石，主要为胆色素结石，多原发于肝内胆管系统，也可位于某一肝叶或肝段胆管内。好发部位为左肝外叶和右肝后叶。

【病因】

形成原因与肝外胆管结石相同，亦与肝内感染、胆汁淤积、胆道寄生虫、胆管解剖变异及营养不良等有关。

【病理】

肝内胆管结石引起肝内胆管炎，反复炎症可导致狭窄，狭窄部位以上胆管扩张，或称囊状，结石长时间堵塞肝段、肝叶胆管，使该区域肝细胞坏死、纤维增生，肝组织萎缩。长期刺激胆管可诱发癌变。

【临床表现】

1. 症状　多无特异性表现，常有肝区或胸背部持续性胀痛不适。合并肝外胆管结石时，可有肝外胆管结石症状；合并感染者可出现寒战、高热和腹痛，甚至出现急性梗阻性化脓性胆管炎表现；反复发作胆管炎者可形成胆源性肝脓肿，较大的脓肿穿破膈肌和肺，可形成胆管支气管瘘，咳出黄色胆汁样痰液。对于年龄在50岁以上、病史较长、频繁发作的胆管炎，伴有进行性黄疸、持续性腹痛、感染难以控制、腹部肿物、腹壁瘘管流出黏液样液、消瘦者，应怀疑合并肝胆管癌可能。

2. 体征 主要表现为肝区压痛或叩击痛，肝不对称肿大；合并感染和并发症时则出现相应体征。

【辅助检查】

1. 实验室检查 早期无症状者实验室检查可无明显异常。合并胆管炎时白细胞总数和中性粒细胞可显著升高。肝功能检查常见胆红素、谷氨酰转移酶、碱性磷酸酶、丙氨酸氨基转移酶等升高。糖链抗原（CA199）或癌胚抗原（CEA）明显升高者应考虑癌变可能。

2. 影像学检查

（1）腹部超声 是诊断肝内胆管结石的首选方法，可提示结石大小、分布，有无肝内胆管扩张及扩张程度，有无继发肝萎缩等。

（2）CT和MRI 可显示高密度肝内胆管结石影，增强扫描可显示肝内胆管狭窄情况。

（3）经皮肝穿刺胆管造影（PTC） 能够更加清楚地显示肝内、外胆管扩张、狭窄及结石分布情况。

（4）磁共振胰胆管造影（MRCP） 能提供肝内、外胆道完整影像而不受梗阻因素影响，敏感性、特异性高达90%以上。

【诊断及鉴别诊断】

1. 诊断

（1）有胆道感染、胆汁淤积、胆道蛔虫等病史。

（2）临床表现不典型，间歇期仅有右上腹不适或隐痛，急性发作期可出现畏寒发热和胀痛。

（3）超声检查、CT、MRCP、PTC等有助于诊断。

2. 鉴别诊断

（1）胃炎 具有上腹部饱胀不适、疼痛和消化不良等症状。胃镜及病理学检查有助于鉴别诊断。

（2）肝炎 有乙肝等病毒等引起的慢性疾病病史，主要表现为食欲减退、恶心、厌油、巩膜黄染、肝大、肝功能异常等。肝穿刺病理检查对诊断有较大帮助。

【治疗】

1. 非手术治疗 口服促进结石排出药物具有一定作用，对于有症状者目前仍主张以手术治疗为主。

2. 手术治疗 治疗原则是彻底清除结石、去除病灶、解除胆道、通畅引流、防止复发。其中解除狭窄是治疗关键。

（1）肝叶切除术 规则肝叶或肝段切除是治疗肝内胆管结石最有效的方法之一。既能取出肝内结石，又能解决肝内胆管狭窄，还能治愈性切除相应的肝脏病变，同时减少术中出血量及并发症发生。

（2）胆管切开取石术 为最基本的方法。沿胆总管向上在较高位置显露肝内胆管至1~2级胆管，直视下切开矫正肝胆管狭窄及取出结石。高位胆管切开后常需同时行胆肠吻合术。

（3）胆肠吻合术 不能作为替代胆管狭窄、结石病灶的处理方法。若Oddi括约肌仍有功能时应尽量避免行胆肠吻合手术。多采用肝管空肠Roux-en-Y吻合。适应证：①胆管狭窄，充分切开后整形、肝内胆管扩张合并肝内胆管结石无法取净者。②Oddi括约肌功能丧失，肝内胆管结石伴扩张、无狭窄者。③囊性扩张并结石的胆总管或肝总管切除后。④行胆总管十二指肠吻合后因反流反复发作胆管炎者。⑤为建立皮下空肠盲襻，术后再反复治疗胆管结石及其他胆道病变者。

（4）纤维胆道镜的应用 纤维胆道镜能显著降低术后残余结石的发生率，能在直视下观察结石的位置、大小、数量、性状及与周围组织的关系，决定肝切除的范围，并了解狭窄的部位、原因、程度、类型，能直接进入二级甚至是明显扩张的三级以上胆管，降低术中对胆道的损伤。

（5）残留结石的处理　可采用术后经引流管窦道胆道镜取石、激光、超声碎石，以及中医药治疗等。

（刘桂元）

第八节　急性胰腺炎

PPT

急性胰腺炎是一种常见的急腹症，临床上按病理改变过程可分为水肿性和出血坏死性。前者多见，病情轻，具有自限性，预后良好；后者较少见，病情险恶，炎症多波及邻近组织，可并发多种脏器损害，病死率高。

【病因】

急性胰腺炎有多种致病危险因素，国内以胆道疾病为主，占50%以上，称胆源性胰腺炎。

1. **胆道疾病**　胆道因结石、炎症阻塞胆总管末端，此时肝脏分泌的胆汁可经"共同通道"反流入胰管引起胰腺炎。此外，造成胆总管末端阻塞的原因还有胆道蛔虫以及内镜下手术操作引起十二指肠乳头水肿、Oddi括约肌痉挛等。

2. **过量饮酒**　是常见病因之一。其机制为酒精的刺激作用，大量饮酒能刺激胰腺分泌，引起Oddi括约肌痉挛和胰管梗阻，使胰管压力升高；酒精对胰腺小管和腺泡有直接损伤作用。

3. **十二指肠液反流**　当十二指肠内压力升高，十二指肠液可向胰管内反流。其中的肠激酶可激活胰液中各种分解蛋白的酶和磷脂酶A，从而导致急性胰腺炎的发生。

4. **其他**　暴饮暴食、手术创伤、内镜逆行胰胆管造影、脓毒症、病毒感染、妊娠、高脂血症、高钙血症和某些药物如雌激素、避孕药等，均可引起急性胰腺炎。

【病理】

基本病理改变是胰腺呈不同程度水肿、充血、出血和坏死。

1. **急性水肿性胰腺炎**　病变轻，多局限在体尾部。胰腺肿胀变硬、充血，被膜紧张，其下可有积液。可局限于一部分，也可累及整个胰腺。显微镜下可见间质水肿、充血和炎性细胞浸润。

2. **急性出血坏死性胰腺炎**　病变重，以胰腺实质广泛出血、坏死为特征。病变区青紫或灰暗，胰腺及胰腺周围大量脂肪组织皂化、坏死，胰腺腺泡细胞破坏，部分胰岛坏死消失，后期坏死胰腺组织合并感染形成胰腺或胰周脓肿。

【临床表现】

1. 症状

（1）腹痛　是主要症状。常于饱餐或酗酒后突然发生，呈持续性剧烈腹痛，起始于上腹正中，胆源性者起始于右上腹，累及全腹呈束带状向腰背部放射疼痛。

（2）腹胀　与腹痛同时存在。腹胀程度通常反映病情的严重程度，早期为反射性肠麻痹所致，继发感染后则由腹膜后的炎症所致。腹腔积液时可加重腹胀，患者排便、排气停止。

（3）恶心、呕吐　在疼痛的同时几乎都有恶心、呕吐。呕吐物常为胃十二指肠内容物。呕吐后腹痛不缓解。

（4）其他　早期可不发热或轻度发热。胆源性胰腺炎伴胆道梗阻者常伴有寒战、高热。胰腺坏死伴感染时，高热为主要症状之一。黄疸多由胆石性胰腺炎或胰腺水肿压迫胆总管所致。

2. **体征** 水肿性胰腺炎患者上腹正中、偏左有压痛，无腹膜炎体征；重症胰腺炎患者有不同程度休克症状，上腹部乃至全腹有腹膜炎体征。腹水征多阳性。少数重症胰腺炎患者出血可渗至皮下，脐周皮肤青紫（Cullen征），或两侧肋腹部皮肤出现片状灰紫色斑（Grey-Turner征）。腹部可触及由渗出液包裹或胰腺周围感染形成的肿块。

【辅助检查】

1. **实验室检查**

（1）胰酶测定　血、尿淀粉酶测定是最常用的诊断方法。血清淀粉酶一般在起病1~2小时开始升高，24小时达高峰，4~5天后逐渐降至正常；尿淀粉酶在起病24小时后开始升高，48小时达高峰，下降缓慢，1~2周后恢复正常。血淀粉酶超过500U/dl（正常值40~180U/dl，Somogyi法）、尿淀粉酶也明显升高（正常值80~300U/dl，Somogyi法）有诊断价值。淀粉酶值愈高诊断的正确率愈大，但升高的幅度和病情严重程度不呈正相关。血清脂肪酶明显升高（正常值20~300U/L）是诊断急性胰腺炎较客观的指标。

（2）血钙　在急性出血坏死性胰腺炎时可以降低，如低于1.87mmol/L，预示病情严重。

（3）其他　急性胰腺炎患者还应检查血尿常规、血清电解质、血糖、肝功、乳酸脱氢酶、血气分析等，以上指标对判断病情轻重有重要意义。

2. **影像学检查**

（1）腹部超声　经济简便易行，但因肠胀气干扰对胰实质探查不清。可发现胰腺弥漫性肿大和胰周液体聚集，主要能发现胰腺周围有渗出或积液的无声带区。

（2）CT检查　为最具有诊断价值的影像学检查。增强CT检查能发现胰腺坏死、胰管有无狭窄、有无胰腺感染。CT引导下细针穿刺检查可早期确定有无感染。此外，对其并发症如胰腺脓肿和假性囊肿等也有诊断价值。

（3）MRI　可提供与CT相类似的诊断信息。MRCP较清晰地显示胆管及胰管，在复发性胰腺炎及原因不明的胰腺炎诊断中具有重要作用。

【诊断与鉴别诊断】

1. **诊断**　急性胰腺炎的症状和体征特征性不强，有上腹部疼痛的患者都应考虑有急性胰腺炎的可能。有上腹部疼痛，血清淀粉酶>500U，尿淀粉酶明显升高，即可诊断为急性胰腺炎。进一步应行CT等检查判断是否为重症。

2. **鉴别诊断**　应该注意，急性胃十二指肠溃疡穿孔、急性胆囊炎以及急性肠梗阻等血、尿淀粉酶均可有一定程度升高，但一般不超过500U。要深入地了解病情，仔细查体。诊断性腹腔穿刺简单易行，急性胰腺炎患者腹腔穿刺液淀粉酶明显升高，尤其与绞窄性肠梗阻鉴别有重要意义。

岗位情景模拟 21

　　一男性患者，45岁，进食高脂餐并饮酒后上腹持续疼痛8小时，呕吐2次后疼痛无缓解。查体：T37.8℃，上腹偏左压痛，反跳痛阳性。

问题与思考

1. 请考虑该患者最可能的诊断。

2. 请考虑该患者最有诊断意义的辅助检查。

答案解析

【治疗】

急性水肿型胰腺炎以禁食、胃肠减压、补液、抑制胰腺外分泌等非手术治疗为主，患者多在1周内治愈，仅极少数发展为重症。重症急性胰腺炎根据病因、病期不同，治疗方法亦不完全相同。

1. **非手术治疗**　给予充分营养支持，纠正水、电解质紊乱，必要时小量输给鲜血以增强机体抵抗能力。

（1）禁食和胃肠减压　禁食、胃肠减压能减少胰腺外分泌，同时减轻呕吐和腹胀。

（2）补液，防治休克　静脉输液，补充电解质，纠正酸中毒，防治低血压，维持循环稳定，改善微循环。

（3）镇痛解痉　在诊断明确的情况下给予止痛药，同时给予解痉药（山莨菪碱、阿托品），以免引起Oddi括约肌痉挛。

（4）抑制胰腺分泌　H_2受体阻断剂或质子泵抑制剂，可间接抑制胰腺分泌；生长抑素及胰蛋白酶抑制剂也有抑制胰腺分泌的作用。

（5）改善胰腺微循环　胰腺炎症水肿、出血使胰腺血管形成血栓或栓塞，改善胰腺微循环能使存在于血浆的抑肽酶等进入胰腺，抑制激活的胰酶活性，并使药物进入胰腺，起到治疗作用。早期应用效果较好，可给予复方丹参注射液或脉通注射液等。

（6）营养支持　禁食期主要靠完全肠外营养。待病情稳定，肠功能恢复后可早期给予肠内营养，酌情恢复饮食。

（7）防治感染　有感染证据时可经验性或针对性使用抗生素，常见致病菌有大肠埃希菌、铜绿假单胞菌、克雷伯菌和变形杆菌。

（8）中药治疗　呕吐基本控制后经胃管注入中药，常用清胰汤加减，每天3~6次胃管内灌注或直肠内滴注。

2. **手术治疗**

手术适应证　①急性腹膜炎不能排除其他急腹症时。②以胆道梗阻为主的胆源性胰腺炎。③胰腺或胰周坏死组织继发感染。④合并肠穿孔、大出血或胰腺假性囊肿。

3. **手术方法**　常用的是坏死组织清除加引流术。急性期手术不宜扩大，吸出胰性腹水，适当清除坏死组织，充分引流。可用腹腔镜探查，吸出腹腔液体，放置引流管。有胆道梗阻者，首选经纤维十二指肠镜下行Oddi括约肌切开取石及鼻胆管引流，无条件时行开腹手术，做胆囊切除胆道探查、引流。已有感染者，手术主要为坏死组织清除，小网膜囊局部引流加持续灌洗，可加做胃造瘘和空肠造瘘。

🖉 **知识拓展**

内镜逆行胰胆管造影

内镜逆行胰胆管造影是将内镜插入十二指肠降部，找到十二指肠乳头后，由内镜活检孔插入造影管至乳头开口部，注入造影剂，做胆胰管X线造影、胆汁细菌学和细胞学、胆道压力等检查，此外还可行乳头括约肌切开术、胆胰管内支架安置引流术等治疗。主要用于胆总管下端结石、胰管结石、胆道肿瘤、急性胆源性胰腺炎等疾病，与传统外科手术相比，具有创伤小、恢复快、费用低等优点，已成为胆胰疾病治疗的重要手段。

（刘桂元）

目标检测

答案解析

一、单项选择题

1. 急腹症患者最重要的腹部体征是（　　）
   　　A. 腹式呼吸减弱消失　　　　　　B. 腹膜刺激征阳性　　　　　C. 肝浊音界缩小
   　　D. 肠鸣音消失　　　　　　　　　E. 腹壁浅表静脉显现

2. 急腹症手术治疗的适应证，下列错误的是（　　）
   　　A. 腹膜刺激征严重或有扩大趋势或抗炎治疗无效者
   　　B. 腹内脏器破裂或穿孔
   　　C. 急性机械性完全性肠梗阻
   　　D. 急性水肿性胰腺炎
   　　E. 嵌顿疝

3. 男性，30岁，上腹隐痛，与饮食有关已4年，此次突然上腹部剧痛，不敢深呼吸。查体：面色苍白，上腹部压痛明显，伴反跳痛及肌紧张，下腹轻度压痛。白细胞15×10^9/L，中性粒细胞80%。为明确诊断首先应做（　　）
   　　A. 腹部立位平片　　　　　　　　B. 紧急钡餐透视　　　　　　C. 腹腔穿刺
   　　D. 急查血淀粉酶　　　　　　　　E. 紧急静脉胆道造影

4. 急性腹膜炎非手术疗法最常采用的体位是（　　）
   　　A. 平卧位　　　　B. 半卧位　　　　C. 侧卧位　　　　D. 头高斜坡位　　　　E. 俯卧位

5. 继发性腹膜炎最常见的病原菌是（　　）
   　　A. 溶血性链球菌　　　　　　　　B. 金黄色葡萄球菌　　　　　C. 铜绿假单胞菌
   　　D. 大肠杆菌　　　　　　　　　　E. 产气杆菌

6. 消化性溃疡发生的决定因素是（　　）
   　　A. 胃蛋白酶　　　　　　　　　　B. 胆盐　　　　　　　　　　C. 乙醇
   　　D. 胃酸　　　　　　　　　　　　E. 非甾体类药物

7. 男，53岁。上腹部胀痛10年余，多于饭后约30分钟加重。半年来上腹痛加重，伴反酸，间断性呕吐胃内容物。吸烟15年，饮白酒10年，每日约半斤。患者的病变最可能位于（　　）
   　　A. 十二指肠球部　　　　　　　　B. 胃窦部　　　　　　　　　C. 胃体部
   　　D. 贲门部　　　　　　　　　　　E. 胃底部

8. 胃窦部溃疡的最佳手术方式为（　　）
   　　A. 胃大部切除胃十二指肠吻合术
   　　B. 胃大部切除胃空肠吻合术
   　　C. 高选择性迷走神经切断术
   　　D. 胃窦切除选择性迷走神经切断术
   　　E. 迷走神经切断术

9. 引起急性阑尾炎的常见致病菌是（　　）
   　　A. 金黄色葡萄球菌　　　　　　　B. 铜绿假单胞菌　　　　　　C. 大肠杆菌、厌氧菌
   　　D. 沙门菌　　　　　　　　　　　E. 痢疾杆菌

10. 典型阑尾炎的最主要体征是（ ）

    A. 结肠充气试验（+）   B. 腰大肌试验（+）

    C. 右下腹固定而明显的压痛点   D. 右下腹触及包块

    E. 直肠右前方触痛

11. 不是诊断阑尾炎的辅助检查的是（ ）

    A. X线钡剂灌肠   B. 结肠充气试验   C. 腰大肌试验

    D. 直肠指检   E. 抬腿试验

12. 腰大肌试验是指（ ）

    A. 患者取左侧卧位，右腿后伸   B. 患者取左侧卧位，右腿前伸

    C. 患者取右侧卧位，左腿后伸   D. 患者取右侧卧位，左腿前伸

    E. 平卧，右腿前伸

13. 阑尾炎术后最常见的并发症是（ ）

    A. 出血   B. 切口感染   C. 粘连性肠梗阻

    D. 盲肠瘘   E. 腹腔脓肿

14. 高位肠梗阻除腹痛外最主要的症状是（ ）

    A. 腹胀明显   B. 呕吐频繁   C. 叩诊呈鼓音

    D. 停止排气排便   E. 腹部包块

15. 肠梗阻的典型临床表现不包括（ ）

    A. 腹痛   B. 腹胀   C. 腹泻

    D. 呕吐   E. 停止排气排便

16. 肠梗阻患者采用非手术治疗时，最主要的措施为（ ）

    A. 抗感染   B. 胃肠减压   C. 纠正水、电解质紊乱

    D. 吗啡镇痛   E. 针灸

17. 低位肠梗阻患者呕吐的特点是（ ）

    A. 呕吐物呈咖啡色   B. 呕吐物为隔餐宿食   C. 呕吐物含胆汁

    D. 呕吐物有粪臭味   E. 呕吐物为鲜血

18. 关于急性非结石性胆囊炎的描述，正确的是（ ）

    A. 易发生缺血、坏死、穿孔   B. 治疗方法与结石性胆囊炎相同

    C. 发病早期B超即可诊断   D. 腹痛症状易帮助诊断

    E. 在急性胆囊炎中发生率最高

19. 首选腹腔镜胆囊切除术的是（ ）

    A. 胆囊癌可能   B. 妊娠   C. 腹腔内粘连严重

    D. 胆囊多发结石   E. 慢性胆囊炎合并胆道狭窄

20. 胆总管远端单发1.0cm的嵌顿结石目前常用的术式是（ ）

    A. 胆囊造瘘术

    B. 肝内胆管空肠吻合术

    C. 胆总管切开、胆总管空肠Y型吻合术

    D. Oddi括约肌切开成形术

    E. 胆总管切开、T管引流术

二、简答题

1. 请简述肝外胆管结石的临床症状。
2. 简述急性阑尾炎的临床表现及治疗措施。
3. 急性弥漫性腹膜炎的手术原则是什么?
4. 简述绞窄性肠梗阻的临床特点。
5. 请简述急性胰腺炎的临床表现。

书网融合……

知识回顾	微课1	微课2	微课3	微课4
微课5	微课6	微课7	微课8	习题

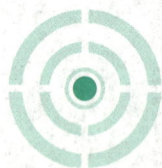

第九章 | 腹外疝

学习目标

知识要求：

1. 掌握腹股沟区的解剖、腹股沟疝的诊断与鉴别。
2. 熟悉腹股沟疝的治疗原则、股疝的治疗原则。
3. 了解脐疝、切口疝的特点。

技能要求：

1. 熟练掌握腹股沟疝的诊断与鉴别。
2. 学会应用相关理论知识解决绞窄性疝患者的急诊与分诊问题。
3. 培养学生与患者沟通的能力。

第一节 概 述

PPT

组织或器官离开其正常解剖位置，通过先天或后天形成的薄弱点、缺损或孔隙进入其他部位称为疝。当腹内的脏器或组织连同腹膜壁层离开其正常解剖位置，经过腹壁先天或后天形成的薄弱点或孔隙向体表突出即称为腹外疝。

【病因】

1. **根本原因** 各种原因导致的腹壁强度降低，是腹外疝发生的根本原因。引起腹壁强度降低的先天性因素有腹膜鞘状突未闭、腹内斜肌下缘位置较高、Hesselbach三角宽大、腹白线发育不全等。另外，精索或子宫圆韧带穿行的腹股沟管、股血管穿行的股管，这些正常的解剖结构本身就是腹壁的薄弱点。腹壁强度降低的后天性因素包括腹部手术、外伤、感染、肌肉萎缩及胶原蛋白代谢异常等。

2. **诱发因素** 腹腔内压力升高是腹外疝的诱发因素，如前列腺增生或习惯性便秘导致长期用力排便、呼吸系统疾病导致慢性咳嗽、长期从事重体力劳动、妊娠、腹水、腹腔内肿瘤等。如果没有发生腹壁强度降低，即便腹内压升高也不会出现腹外疝。

3. **腹外疝解剖概要** 腹外疝由疝环、疝囊、疝内容物和疝外被盖组成。

（1）疝环 又称疝门，疝囊和疝内容物从该处向外突出于体表，是腹壁的缺损或薄弱点。根据疝环所在的位置对腹外疝进行命名，如疝环在腹股沟区的腹外疝称为腹股沟疝。

（2）疝囊 疝囊的本质就是随疝内容物一同突出于体表的壁层腹膜，其包裹疝内容物向外突出形成囊袋样结构，可分为疝囊颈、体、底三部分。疝囊颈是疝囊最狭窄的部位，与疝环位置重叠，是疝内容物突出于体表的门户，疝门就是由此得名。

（3）疝内容物 为进入疝囊内的脏器或组织，因小肠的活动度大所以最常见，其次为大网膜、盲肠、阑尾、乙状结肠、横结肠、膀胱、卵巢、输卵管、Meckel憩室等。

（4）疝外被盖 疝囊以外的腹壁各层组织。

【临床表现】

按照疝内容物不同病理变化，将腹外疝分为易复性疝、难复性疝、嵌顿性疝和绞窄性疝等，其临床表现有所不同。

1. 易复性疝 疝内容物可以全部还纳回腹腔的腹外疝称易复性疝。当患者腹内压升高时（如站立、行走、咳嗽、用力排便等），腹壁突出一椭圆形或半球形质软无痛包块，平卧或用手推挤后包块完全消失。如疝内容物为小肠，在推挤时可闻及气过水声。当疝内容物还纳后，可在包块出现的位置触及腹壁薄弱点或裂隙，用手指按压该处，嘱患者站立或咳嗽，包块不再出现，且能感觉手指有冲击感，是腹外疝的一种常用体格检查方法。易复性疝除突出于体表的包块外，患者一般无特殊不适，当包块较大时可引起行动不便、坠胀感或腹部隐痛等。

2. 难复性疝 疝内容物不能完全还纳或部分不能还纳回腹腔且无明显严重症状的腹外疝称难复性疝。难复性疝的主要原因是疝内容物与疝囊颈反复摩擦，发生慢性损伤，并产生粘连。疝内容物以大网膜常见，有些腹壁缺损巨大，疝内容物较多，腹壁完全丧失抵挡腹内脏器向外膨出，此时疝内容物也难还纳回腹腔内。少数发病时间较长的腹外疝，疝内容物长期下坠产生的力量将相对比较松弛的髂窝区后腹膜向外牵拉，盲肠、乙状结肠及膀胱随之下移成为疝囊的一部分，称为滑动疝，属于难复性疝。难复性疝一般不引起严重的临床症状，查体时可发现腹部包块，平卧或推挤后包块可缩小，但不消失，难以触及清楚的腹壁缺损范围。部分患者可出现局部坠胀感、腹胀、便秘等情况。

3. 嵌顿性疝与绞窄性疝 用力排便、剧烈咳嗽或搬运重物等原因使腹内压力骤升，疝门一过性扩大，大量疝内容物进入疝囊，随后疝门回缩至原有大小，将疝内容物卡在疝囊内，形成嵌顿性疝。嵌顿性疝的包块紧张，可有触压痛。嵌顿的疝内容物多为肠管，患者可出现腹部绞痛、呕吐、腹胀和肛门停止排气便等机械性肠梗阻的临床表现。当发生嵌顿的疝内容物为非肠系膜侧的部分肠壁时，称Richter疝；当嵌顿的疝内容物是小肠憩室时，称Littre疝；当嵌顿的疝内容物是两个以上的肠袢时，嵌顿的肠管呈"W"形，称Maydl疝，因发生嵌顿的"W"形段肠管中间部分可能隐藏在腹腔内，又称逆行性嵌顿疝。

发生嵌顿的肠管及其肠系膜被疝囊颈挤压，导致动脉供血受限、静脉回流受阻，肠壁淤血水肿，渗出液增加，如不及时解除嵌顿，肠壁及其系膜受压进一步加重使动脉血供减少，最终血供全部中断，称为绞窄性疝。嵌顿性疝与绞窄性疝是同一病理过程的两个阶段，临床上较难区分。发生嵌顿性疝的患者，切勿武断地采用手法还纳，如将已经坏死的肠管还纳回腹腔将产生更加严重的后果。在手术处理嵌顿或绞窄性疝时，应判断肠管活力，明确是否发生缺血坏死。

【诊断】

腹外疝的诊断应包括以下几个方面：是否为腹外疝、疝门位于什么部位、当前属于何种病理类型、有无引起腹压升高的基础疾病。一般的腹外疝通过体格检查即可确诊，当诊断困难时可通过B超、CT等影像学手段协助诊断。

【治疗】

当确定存在腹外疝后，首先要判断疝内容物有无嵌顿或绞窄，其次要确定疝环的解剖位置，明确疝内容物的病理类型，以决定选择何种手术方式。

腹外疝最有效的治疗方法是手术治疗，仅在一些特殊情况下（如1岁以下的婴儿、患有严重疾病不能耐受手术者）选择非手术治疗，发生嵌顿或绞窄性疝应急诊手术。同时还应治疗引起腹内压升高的基础疾病（如慢性咳嗽、便秘等）和（或）纠正不良的生活习惯（如用力排便、吸烟等）。

第二节 腹股沟疝

PPT

腹外疝发生在腹股沟区即称为腹股沟疝，腹股沟疝发生率约占所有腹外疝类型的85%。按照疝环与腹壁下动脉的位置关系，腹股沟疝分为斜疝与直疝两种。疝环开口在腹股沟管内口（位于腹壁下动脉的外侧），沿腹股沟管走行后穿出腹股沟管外口的腹股沟疝称斜疝；疝环开口在Hesselbach三角内（位于腹壁下动脉内侧）的腹股沟疝称直疝。腹股沟斜疝的发生率约占腹股沟疝的95%。

【腹股沟区解剖】

1. **腹股沟区** 位于腹壁下部外侧左右对称的两个三角形区域。上界是髂前上棘至腹直肌外侧缘的一条水平线；下界是腹股沟韧带；内侧界是腹直肌外侧缘。腹股沟区的腹壁较其他部位而言相对薄弱，原因是在该区域内，腹内斜肌和腹横肌的弓状下缘与腹股沟韧带之间存在着一处腹壁的"天然薄弱区"，该区域没有肌肉保护，仅存在着一层腹外斜肌腱膜和一层腹横筋膜。另外，腹股沟区的位置较低，当人直立行走时该区域承受的腹内压是平卧时的三倍左右，在剧烈运动、重体力劳动、用力咳嗽排便等情况下所承受的压力更大。由于外部条件与解剖学特点的共同影响，使腹股沟区成为腹外疝的高发区域。

2. **腹股沟管** 是人为构想的一处类似管道的结构，位于腹内斜肌与腹横肌弓状下缘与腹股沟韧带之间，男性的精索（女性的子宫圆韧带）穿行其中。成年人腹股沟管长4~5cm，腹股沟管的走向是由外至内、由上至下、由深至浅。腹股沟管有内、外两口及上、下、前、后四壁。内口为腹横筋膜上的卵圆形裂隙，体表位置在腹股沟韧带中点上约1.5cm；外口为腹外斜肌腱膜内下方的三角形裂隙，位于耻骨结节外上方；上壁为腹内斜肌与腹横肌的弓状下缘；下壁为腹股沟韧带和腔隙韧带；前壁为皮肤、皮下组织、腹外斜肌腱膜和外三分之一的腹内斜肌；后壁为腹横筋膜和腹膜。

3. **Hesselbach三角** 又称直疝三角或海氏三角，是由腹直肌外侧缘、腹股沟韧带及腹壁下动脉构成的一个三角形区域。该区域内缺乏完整的腹肌覆盖，而且腹横筋膜比其他部位薄弱，腹腔内组织或脏器连同腹膜壁层由该区域突出于体表形成直疝。

【病因与分类】

1. **腹股沟斜疝**

（1）先天性斜疝 胚胎期的睾丸位于腹膜后第2~3腰椎旁，随着胎儿发育睾丸逐渐下降，在接近腹股沟管内环处带动腹膜下移形成腹膜鞘状突，同时推动皮肤形成阴囊。婴儿出生后不久，除阴囊部分的腹膜鞘状突形成睾丸固有鞘膜外，其余部分将自行闭锁，如未闭锁或闭锁不全，鞘状突仍与腹腔相通，婴儿在哭闹、咳嗽等腹内压升高时，腹腔内脏器或组织进入鞘状突形成先天性斜疝。又因右侧睾丸较左侧睾丸下降迟，鞘状突闭锁较晚，所以临床上先天性斜疝以右侧多见。

（2）后天性斜疝 腹横筋膜存在不同程度的薄弱或缺损导致了后天性斜疝的发生。

2. **腹股沟直疝**　患者多为老年人，因腹壁组织退行性改变，腹横筋膜及腹内斜肌萎缩变薄，腹壁抵抗力降低，加之长期存在咳嗽、便秘、排尿困难、重体力劳动等使腹内压升高的因素，可使腹腔内脏器或组织连同腹膜壁层向直疝三角突出。

【诊断与鉴别诊断】

1. 诊断

（1）腹股沟斜疝的诊断　斜疝的经典临床表现是腹股沟区突出一肿块。起初肿块通过内口进入腹股沟管，一般无特殊不适感，此时肿块较难被发现。随着肿块沿腹股沟管进一步突出甚至穿过外口进入阴囊，肿块逐渐增大，患者常在此时发现异常从而前来就诊。斜疝的诊断应明确其病理类型，根据患者的病史、症状、体征往往可明确诊断。诊断有困难时可辅助超声、MRI、CT等影像学检查。

①易复性斜疝：常见的临床表现是在站立、行走、劳动、咳嗽或婴儿啼哭时在腹股沟区出现一肿块，平卧或用手推挤后肿块消失，如此反复。随着病情发展肿块日渐增大，可降入阴囊（女性为大阴唇）内。除稍有胀痛感和肿块较大影响行走或穿衣等日常生活外，一般无其他明显症状。当包块还纳后以手指尖经阴囊皮肤循精索向上探入外环，可发现外环口松弛扩大，继续用手指堵住外环口，嘱患者站立或咳嗽，指尖有冲击感；当包块还纳后按压住内环口（腹股沟韧带中点上方约1.5cm），嘱患者站立或咳嗽，肿物不再出现。斜疝的疝内容物多为小肠，其次为大网膜。当疝内容物为小肠时，触诊肿块较柔软，叩诊呈鼓音，听诊可闻及肠鸣音，还纳时常有阻力，一旦还纳肿块消失迅速，有时可闻及"咕噜"的声响；当疝内容物为大网膜时，触诊肿块较坚韧，叩诊呈浊音，还纳较慢。因疝内容物为实质性的脏器或组织，因此透光试验阴性。

②难复性斜疝：难复性斜疝的主要特点是疝块不能完全还纳入腹腔且疝内容物无器质性改变。难复性斜疝患者除腹股沟区肿块外，还可出现局部胀痛感明显、消化不良及便秘等症状。滑动性斜疝是一种特殊的难复性斜疝，盲肠、乙状结肠或者膀胱进入疝囊成为疝囊壁的一部分，手术中应仔细辨认，避免误切。滑动性斜疝多发生在右侧，其右侧发病率是左侧的6倍。

③嵌顿性斜疝：斜疝患者在搬运重物、剧烈咳嗽、用力排便等引起腹内压力骤升时，包块突然增大伴明显疼痛，平卧或用手还纳失败，肿块逐渐紧张变硬，提示斜疝发生嵌顿。嵌顿的疝内容物为肠襻时局部疼痛明显，可出现腹部绞痛、呕吐、腹胀及肛门停止排气排便等机械性肠梗阻的临床表现；嵌顿的疝内容物为大网膜时局部疼痛较轻，一般无肠梗阻表现。与直疝相比，斜疝更容易发生嵌顿，嵌顿不及时解除，症状将逐渐加重，当嵌顿的疝内容物发生血运障碍时即成绞窄。Richter疝因嵌顿的内容物是小肠壁的一部分，腹股沟区肿块不明显且无明显肠梗阻表现，诊断时容易被忽视。

④绞窄性疝：当嵌顿性斜疝疝内容物发生血运障碍后，即发展为绞窄性疝。绞窄性疝症状重，肿块疼痛明显，当肿块压力骤然降低、疼痛明显缓解时，可能是嵌顿的肠襻发生坏死穿孔。如疝内容物缺血坏死继发感染，可引起疝外被盖急性炎症，甚至出现脓毒症表现。

（2）腹股沟直疝的诊断　腹股沟直疝多见于老年患者，主要表现为患者站立、行走、劳动等腹内压力升高时，腹股沟区内侧、耻骨结节外上方出现一半球形隆起，一般无疼痛或其他症状。直疝的疝囊颈较宽大，且疝囊由后向前突出于直疝三角，因此直疝不进入阴囊内且不易嵌顿。平卧后或用手推挤后肿块多能自行消失。当肿物还纳入腹腔后手指按压腹股沟管内口，嘱患者咳嗽或站立，肿物再次出现。直疝的内容物多为小肠或大网膜。

2. 鉴别诊断

（1）腹股沟斜疝与直疝　鉴别如下（表9-2-1）。

表9-2-1　腹股沟斜疝与直疝的鉴别

	斜疝	直疝
发病年龄	儿童及青壮年多见	老年人多见
突出途径	经腹股沟管内口突出，可进入阴囊	经直疝三角突出，不进入阴囊
疝块外形	椭圆或梨形	半球形
按压内环口试验	按压内环口肿物不再突出	按压内环口肿物仍突出
按压外环口试验	外环口扩大，咳嗽时有冲击感	外环口大小正常，咳嗽时无冲击感
疝囊颈与腹壁下动脉的关系	疝囊颈在腹壁下动脉外侧	疝囊颈在腹壁下动脉内侧
嵌顿疝发生	较多	较少

（2）睾丸鞘膜积液　睾丸鞘膜积液亦可出现肿块，但肿块完全局限在阴囊内且无法还纳，触之有囊性感。肿块透光试验阳性。腹股沟斜疝如肿块进入阴囊，可在肿块后方触及实质感的睾丸；鞘膜积液时睾丸在积液中间，不能扪及实质感的睾丸。

（3）精索鞘膜积液　肿块位于腹股沟区，体积小，无法进入阴囊内，无法还纳，触之有囊性感。牵拉同侧睾丸时肿块可随之上下活动，透光试验阳性。

（4）交通性鞘膜积液　肿块出现在阴囊内，在晨起或站立行走后逐渐出现并增大，平卧休息一段时间后逐渐缩小或消失。手法还纳时肿物可逐渐缩小，透光试验阳性。

（5）隐睾　腹股沟管内下降不全的隐睾有时会被误诊为斜疝或精索鞘膜积液，隐睾的肿块较小，挤压时有胀痛感，探查同侧阴囊发现睾丸缺如，行腹股沟区超声检查可明确诊断。

【治疗】

1. 非手术治疗

（1）婴幼儿　1岁以下婴儿腹股沟斜疝可采取保守治疗，采用棉束带或绷带压住腹股沟管内口防止疝块突出，随着患儿生长发育，期望疝自愈。此种方法效果不确切，处理不当反而会引起疝内容物嵌顿。

（2）其他　严重疾病不能耐受手术者，可用医用疝带压住疝环，阻止疝块突出。

2. 手术治疗　腹股沟疝的手术术式较多，基本原则是高位封闭疝囊颈，加强或修补腹股沟区腹壁的薄弱或缺损，主要有单纯疝囊高位结扎术、腹股沟疝张力疝修补术、腹股沟疝无张力疝修补术和腹腔镜疝修补术四大类型。

（1）单纯疝囊高位结扎术　婴幼儿因精索鞘膜未闭，随着患儿生长发育可以使腹壁逐渐加强，单纯高位结扎即可获得满意效果；绞窄性疝因有肠道缺血坏死，甚至引起腹腔内严重感染，容易使修补术失败，多行单纯高位结扎术，后期可再次手术进行腹壁修补。

（2）腹股沟疝张力疝修补术　腹股沟疝的传统手术方式，如只行单纯疝囊高位结扎而不修补缺损的腹股沟管前壁或后壁，则术后易复发。为防止术后复发，在疝囊高位结扎后将不同解剖平面的组织强行缝合在一起，以达到加强腹壁强度的目的。张力疝修补术后不可避免地会出现手术部位组织牵拉，引起术后不适，随着修补材料发展逐渐成熟，无张力疝修补术已代替其成为常规手术方式。

（3）腹股沟疝无张力疝修补术　利用各种人工材料制成的网片（如聚丙烯网片）在无张力的状态下对腹壁薄弱或缺损进行修补的手术方式，具有术后牵拉疼痛感轻、复发率低、并发症少及术后恢复快等优点。目前临床最常用的手术方式为Lichtenstein无张力疝修补术。

（4）腹腔镜疝修补术　腹腔镜疝修补术具有创伤小、术后疼痛轻、恢复快等特点。包括全腹膜外腹膜前修补（TEP）、经腹腔腹膜前修补（TAPP）及腹腔内补片修补（IPOM）等手术方式。

3. 嵌顿性疝和绞窄性疝的治疗原则　接诊嵌顿性疝患者切勿武断地进行手法复位，如嵌顿发生时间在3~4小时内，包块无明显压痛，无腹部疼痛及腹膜刺激征，预计肠襻未发生绞窄者可尝试手法还纳。手法复位成功后，还需密切观察腹部情况，注意后续是否出现腹膜刺激征或肠梗阻表现，如手法还纳后出现上述情况，则可能是复位时将肠管挤破或将已经发生缺血坏死的肠管还纳入腹腔，需急诊手术探查。

🔖 **知识拓展**

Lichtenstein无张力疝修补术

　　1987年，美国外科医师Lichtenstein发明了一种新的疝手术方法，其手术步骤为从腹股沟韧带中点上方约2cm至耻骨结节做一长5~6cm的斜行切口，以充分暴露耻骨结节和内环。剪开腹外斜肌腱膜，并将其分离，游离至腹股沟管壁上方3cm，提起精索及其上的提睾肌纤维，在精索内侧找到疝囊，予以高位结扎。对内环口腹壁缺损进行修补，将聚丙烯补片修剪后置于精索后方，补片上端剪开使精索通过，内侧缝至耻骨结节处，上缘与联合肌腱缝合，下缘与髂耻束、腹股沟韧带缝合。该手术使用的补片与人体组织有良好相容性、亲和力，几分钟就在人体内与组织粘合固定。该手术设计科学、合理，符合正常腹股沟管的解剖和生理，与传统的张力疝修补术拓宽了手术适应证的范围，是现代疝外科的发展方向，因此被称为20世纪疝手术发展史上的里程碑。

第三节　股　疝

PPT

　　疝囊通过股环，经股管向卵圆窝突出的腹外疝称为股疝。股疝常发生于已生育的40岁以上的妇女，占所有腹外疝的5%左右，是最容易发生嵌顿的腹外疝。

【股管的解剖】

　　股管是腹股沟韧带内侧下方的一个狭长形潜在间隙，呈漏斗状，长约1.5cm，内部有脂肪、疏松结缔组织和淋巴结。股管分上、下两口，上口称股环，直径约1.5cm，有股环隔膜覆盖。前缘为腹股沟韧带，内缘为陷窝韧带，后缘为耻骨梳韧带，外缘为股静脉，其间有纤维隔；股管的下口为卵圆窝，位于腹股沟韧带内下方，是股部深筋膜上的薄弱部分，其上有一层薄膜覆盖，称筛状板。

【病因】

　　较男性而言，女性骨盆宽大，联合肌腱和腔隙韧带常发育不全或薄弱，导致股管上口宽大松弛，当腹内压升高时，下坠的腹内脏器或组织连同腹膜壁层和腹膜外脂肪组织进入股管，从卵圆窝突出形成股疝，股疝的疝内容物多为小肠和大网膜。股管几乎是垂直的，疝内容物在突出卵圆窝后向前形成一个锐角，加之股环狭小且周围韧带坚韧，疝内容物一旦突出较难还纳，其嵌顿的发生率高达60%，股疝一旦发生嵌顿，可迅速发展为绞窄性疝。

【临床表现】

　　主要症状是腹股沟韧带下方有一个半球形的隆起，股疝的肿块常不大。未发生嵌顿的股疝肿块质地柔软，咳嗽时包块冲击感不明显。疝内容物还纳后，由于疝囊外有丰富的脂肪组织，有时疝块并不完全消失。长时间站立、行走或咳嗽等腹内压升高时，可感患处坠胀疼痛。易复性股疝的症状轻，易被忽视，尤其是肥胖者更不容易被发现。当局部包块突然不能还纳，压痛明显，出现疼痛阵发性加剧以及急性肠梗阻表现时，提示股疝发生嵌顿，甚至出现绞窄性疝。

【诊断与鉴别诊断】

1. 诊断

（1）好发年龄 40岁以上的女性。

（2）主要表现 腹股沟韧带下方半球形隆起。

2. 鉴别诊断 股疝的诊断容易与以下疾病发生混淆，需进行鉴别诊断。

（1）腹股沟斜疝 两者的肿块位置不同，腹股沟斜疝的肿块位于腹股沟韧带上内方，股疝则位于腹股沟韧带下外方。但有时一些较大的股疝除一部分位于腹股沟韧带下方以外，一部分还有可能在皮下伸展至腹股沟韧带上方。用手指探查腹股沟管外环是否扩大、按压内环口嘱患者咳嗽等检查有助于两者的鉴别。

（2）脂肪瘤 股疝疝囊外常有一增厚的脂肪组织层，在疝内容物回纳后，局部肿块不一定完全消失。这种脂肪组织有被误诊为脂肪瘤的可能。两者的不同在于脂肪瘤基底不固定而活动度较大，股疝基底固定而不能被推动。

（3）大隐静脉曲张结节样膨大 卵圆窝处的大隐静脉结节样膨大也会出现站立或咳嗽时增大，平卧时消失，可能被误诊为易复性股疝。诊断有困难时应注意检查同侧下肢是否有静脉曲张，压迫股静脉近心端观察包块是否增大。

（4）髂腰部结核性脓肿 脊柱或骶髂关节结核所致寒性脓肿可沿腰大肌流至腹股沟区，并表现为一肿块。这一肿块也可有咳嗽冲击感，且平卧时也可暂时缩小，易与股疝混淆。体格检查可触及波动感，脊柱检查可发现腰椎异常改变。

（5）机械性肠梗阻 股疝一旦嵌顿，常会出现机械性肠梗阻的临床表现，症状严重时甚至会掩盖股疝的局部症状。

【治疗】

股疝一旦确诊，应及时手术治疗，避免发生嵌顿。对于已经发生嵌顿或绞窄的股疝，应急诊手术治疗。

股疝的手术可采用张力疝修补术，常用的有McVay修补法，此法可以加强腹股沟管后壁，同时还能堵住股环，因此可用于股疝修补。另一种方法是在处理疝囊后，在腹股沟韧带下方把腹股沟韧带、腔隙韧带和耻骨肌筋膜缝合在一起从而达到关闭股环的目的。也可采用无张力疝修补法或经腹腔镜疝修补术。

另外，因为股环狭小且周围组织坚韧，嵌顿性股疝在确定疝内容物未发生绞窄，并进行回纳疝时较困难，可切断腹股沟韧带以扩大股环，在疝内容物回纳后，应仔细修复被切断的韧带。

第四节 其他腹外疝

PPT

一、切口疝

发生于腹部手术切口的疝称切口疝。切口疝的发生与切口感染有直接关系。经研究表明，腹部手术后切口获得一期愈合者，切口疝的发病率通常在1%以下；如切口发生感染，则发病率可达10%；伤口裂开者切口疝发生率可高达30%。在各种常用的腹部切口中，最常发生切口疝的是经腹直肌切口，下腹部因腹直肌后鞘不完整，切口疝更多见。其次为正中切口和旁正中切口。

【病因】

腹壁切口疝的病因可分为全身因素和局部因素。

1. **全身因素** 主要因素包括长期应用类固醇激素或免疫抑制剂治疗等情况；次要因素包括高龄、营养不良、低蛋白血症、贫血、糖尿病、术后肠梗阻、术后胸腔感染、慢性阻塞性肺疾病和腹水等。这些因素最终都可影响切口的正常愈合，从而导致了腹壁切口疝的发生。肥胖对于切口疝的初发或修复后再发都是重要的危险因素，而吸烟使得肺组织中抗蛋白酶活性下降，血清中出现游离的、有活性的蛋白酶和弹力酶复合物，这些复合物可破坏腹直肌鞘和腹横筋膜，导致切口疝发生率上升。

2. **局部因素** 腹部手术后腹壁的各层组织很难恢复到原有的强度。如果术后切口发生感染，或留置引流物过久、切口过长、腹壁切口缝合不严密、缝合时强行拉拢创缘而致组织撕裂等情况均可导致切口疝的发生。

（1）切口感染 切口疝最重要的致病因素。半数以上的切口疝患者有严重的切口感染病史。感染发生后，局部的炎症反应破坏了腹壁的组织，使其不愈合或延迟愈合，愈合后的瘢痕组织抗张强度下降，导致切口疝的发生。另外经切口放置引流管也是重要的致病因素。

（2）缝合技术 不良的缝合技术可导致伤口脂肪液化或裂开，从而引发切口疝。因此在缝合腹壁时要严格逐层缝合，切口不留空腔，缝线长度适宜，从而减少切口感染和切口疝的发生率。另外，不恰当的缝合材料可以导致切口感染及切口裂开等情况的发生，从而增加切口疝发生的危险。

（3）切口的类型 除腹直肌外，腹壁各肌层及筋膜、鞘膜等组织的纤维大体上都是横行的，但大多数常规腹部手术切口是纵行的，手术时难免切断上述组织。另外，在缝合这些组织时，缝线容易在纤维间滑脱，因此切口疝多见于直切口，此为切口疝发生的解剖因素。

【临床表现】

腹部切口疝的主要临床表现是腹部手术后切口处逐渐膨隆，有肿块出现，肿块小者直径数厘米，大者可达数十厘米。肿块通常在站立或用力时更为明显，平卧休息则缩小或消失。较大的切口疝有腹部牵拉感，伴食欲减退、恶心、便秘、腹部隐痛等表现。多数切口疝无完整疝囊，疝内容物常可与腹膜外腹壁组织粘连而成为难复性疝。有时还伴有不完全性肠梗阻。疝块有时可见到肠型和肠蠕动波，扪之可闻及肠管的咕噜声。当肿块还纳后，多数能扪到腹肌裂开所形成的疝环边缘。切口疝很少发生嵌顿。另外，切口疝的自发性破裂不太常见，但却是危及生命的并发症。

【诊断】

通过病史及临床表现，切口疝的诊断一般不难。术前为了评估腹壁的缺损部位、大小、范围，疝内容物的性质及粘连程度，需要采用必要的辅助检查。

1. **CT检查** 是诊断切口疝较理想的一种辅助检查方式。相对于其他检查手段，CT具有对患者影响小、操作方便、诊断价值大的优点，推荐作为常规术前检查。CT检查可清楚地显示腹壁缺损的位置、大小、疝内容物及疝外被盖与腹腔内器官之间的关系。在做CT检查时，最好使用侧卧位，嘱被检查者做屏气等动作以帮助显示切口疝的实际状态。

2. **B超检查** 其影像学表现主要是肌层的中断，并可找到与腹腔相通的疝内容物，在体位变动或咳嗽时内容物可进出腹腔。B超检查对辨别内容物是否为肠管有一定帮助。也是一种简单、无损伤的检查。

3. **X线检查** 相对于CT和超声检查不具优势，目前较少应用，其诊断疝的存在主要依赖于在成像时疝囊内有肠管，且肠管内最好有对比物，如钡剂等，否则诊断就比较困难。

【治疗】

手术治疗是目前唯一能够治愈切口疝的方法,对不能耐受麻醉或手术者,可使用弹性腹带包扎以减轻疝的突出,并可改善患者症状及延缓病情的发展。

对拟施行手术者,术前应进行心肺功能的评估并做好充分准备工作。因术后疝内容物还纳,特别是较大的疝,其内容物较多,会造成腹腔内压力升高,膈肌抬高,加重心肺负担。因此,术前戒烟、吸氧、腹带加压包扎以及适当的肺功能锻炼对肺功能较差、疝囊较大的患者非常必要。常用的修补方法如下。

1. **组织修补术** 仅对于疝环缺损小于3cm的切口疝才可考虑直接缝合修补。通常选择原手术切口为手术入路,也有人选择疝囊旁新切口。注意避免损伤疝囊内的肠管,分离粘连,完全回纳疝内容物,明确疝环边界,分层缝合腹壁组织,如有可能可将筋膜重叠缝合以加固腹壁。

2. **补片修补术** 目前临床使用的补片多为不可吸收材料,大体可分为聚酯补片、聚丙烯补片、聚丙烯膨化聚四氟乙烯复合补片等,聚丙烯补片和聚酯补片因会引起严重粘连,故不能直接放入腹腔内使用。常用的修补术有肌筋膜前放置补片修补术、肌层后放置补片修补术、疝环间补片植入修补术、腹腔内放置补片修补术等。

由于组织修补复发率较高,因此补片修补术为切口疝的首选修补方式,能够耐受全身麻醉和气腹的患者,腹腔镜补片修补术是理想的手术方法。切口疝患者多有腹腔内的粘连,多数的粘连可在腹腔镜下安全分离,对于腹腔粘连较重的患者,可以先开放做小切口直视下松解致密粘连,然后关闭筋膜,在腹腔镜下用钉枪钉合固定补片,称为杂交技术。

二、脐疝

通过脐环突出的腹外疝称脐疝。分婴儿脐疝和成人脐疝,两者的病因及处理方法有所差异。

(一)婴儿脐疝

胚胎期的脐环闭合不全或脐部瘢痕组织不够坚强,在婴儿经常啼哭和便秘等腹内压升加的情况下可能发生脐疝。婴儿脐疝多为易复性疝,临床表现为啼哭时脐部脱出一肿物,安静时肿物消失。脐疝的疝囊颈一般不大,但极少发生嵌顿和绞窄。临床发现,有些婴幼儿未闭锁的脐环迟至2岁时多能自行闭锁。因此,除了嵌顿或穿破等紧急情况外,婴幼儿2岁之前可采取非手术疗法。满2岁后,如脐环直径大于1.5cm,可手术治疗。5岁以上儿童的脐疝均应采取手术治疗。非手术疗法是在回纳疝块后,用大于脐环的、外包纱布的硬币或小木片抵住脐环,然后用胶布或绷带加以固定,勿使移动。6个月以内的婴儿采用此法治疗。

(二)成人脐疝

成年后因各种原因所致的腹壁薄弱及腹内压力过大而产生。多见于腹壁薄弱的肥胖者、中老年和经产妇,亦多见于有腹内压力升高如咳嗽、便秘、肝硬化腹水等的慢性病患者。另外,采用脐周切口的腹腔镜手术有可能导致脐部切口疝的发生,表现类似于脐疝。

1. **临床表现** 成人脐疝的主要临床表现是站立、咳嗽和用力时脐部有圆形肿物突出,平卧后消失。肿物回纳后可扪及腹壁处缺损。一般较小的脐疝可无症状。成人脐疝的疝环边缘较坚韧,弹性小,不可扩张,发生嵌顿和绞窄的机会多于婴儿脐疝,表现为突发剧烈疼痛,肿物不能回纳,内容物如为肠管时可发生机械性肠梗阻。

2. **治疗** 成人脐疝一旦发生不会自愈,手术是治愈脐疝的首选,脐疝手术修补的原则是切除疝囊,缝合疝环。手术时应注意保留脐眼，以免对患者产生心理上的影响。手术方法有以下几种。

（1）单纯缝合修补术　可采取局部麻醉，在脐下做弧形切口，分离皮肤与疝囊，尽量保持脐部完整，将整个疝囊游离，并分离到筋膜层，完全将疝囊回纳入腹腔，用非吸收线横行或垂直边对边缝合筋膜缺损。

（2）补片修补术　单纯缝合修补后复发率较高，因此主张使用补片进行修补，大体分为腹膜前补片修补术和腹腔内补片修补术，后者又有开放修补和腹腔镜修补两种术式。

岗位情景模拟22

患者，男，65岁，1年前无意中发现左侧腹股沟区出现一肿物，约乒乓球大小，平卧时或用手推挤后可消失，站立行走、咳嗽时肿物又出现，无疼痛。现肿物逐年增大并坠入阴囊，站立久后有轻微坠胀感，为进一步诊疗前来就诊。

问题与思考

1. 本例患者的诊断是什么？
2. 该患者所患疾病的治疗原则是什么？
3. 当出现何种情况时需要紧急手术治疗？

答案解析

目标检测

答案解析

一、单项选择题

1. 腹股沟深环位于（　　）

　A．腹股沟中点上方1cm　　　B．腹股沟中点上方2cm　　　C．腹股沟中点

　D．腹股沟中点下1cm　　　E．腹股沟中点下方2cm

2. 最容易发生疝内容物坏死的临床类型是（　　）

　A．难复性疝　　　　　　　B．易复性疝　　　　　　　C．滑动性疝

　D．嵌顿性疝　　　　　　　E．绞窄性疝

3. 腹股沟斜疝患者疝还纳后，使肿物不再出现的压迫部位是（　　）

　A．海氏三角　　　　　　　B．腹股沟韧带中点　　　　C．阴囊根部

　D．斜疝外环　　　　　　　E．腹股沟管深环

4. 疝内容物被疝环卡住不能还纳，但无动脉性循环障碍时称（　　）

　A．绞窄性疝　　　　　　　B．易复性疝　　　　　　　C．嵌顿性疝

　D．难复性疝　　　　　　　E．滑动性疝

5. 疝内容物易回纳入腹腔时称（　　）

　A．绞窄性疝　　　　　　　B．易复性疝　　　　　　　C．嵌顿性疝

　D．难复性疝　　　　　　　E．滑动性疝

6. 内容物不能完全回纳入腹腔时称（　　）

　A．绞窄性疝　　　　　　　B．易复性疝　　　　　　　C．嵌顿性疝

　D．难复性疝　　　　　　　E．滑动性疝

7. 临床上最易发生嵌顿的疝是（　　）

A. 腹股沟直疝

B. 小儿脐疝

C. 腹股沟斜疝

D. 白线疝

E. 股疝

8. 先天性腹股沟斜疝发生的最主要原因是（　　）

A. 腹外斜肌发育不全

B. 腹横筋膜发育不全

C. 腹膜鞘状突不闭锁

D. 腹横肌发育不全

E. 腹内斜肌发育不全

9. 男，70岁，右腹股沟区肿块3年，平卧消失。查体：右耻骨结节外上方有一半球形肿块，未进入阴囊，可用手回纳，压住腹股沟韧带中点上方2cm处，咳嗽时仍可见肿块突出。最可能的诊断是（　　）

A. 股疝

B. 腹股沟斜疝

C. 腹股沟直疝

D. 精索鞘膜积液

E. 交通性鞘膜积液

10. 男性，50岁，左侧腹股沟区有肿物隆起，平卧后消失，咳嗽用力时明显，可进入阴囊，肿物复位后按压腹股沟中点上方2cm处，肿物不再复出。诊断为（　　）

A. 股疝

B. 隐睾

C. 交通性鞘膜积液

D. 腹股沟斜疝

E. 腹股沟直疝

11. 3个月大男婴，哭闹时右侧腹股沟隆起肿块，平静时肿块可自行消失。最佳处理方法是（　　）

A. 绷带压住腹股沟深环，观察

B. 尽早施行疝囊高位结扎术

C. 施行加强前壁的疝修补术

D. 施行加强后壁的疝修补术

E. 施行无张力疝修补术

二、简答题

1. 请简述腹股沟管的解剖特点。

2. 请简述嵌顿性疝和绞窄性疝的治疗原则。

（殷　森）

书网融合……

知识回顾　　微课　　习题

第十章 周围血管疾病

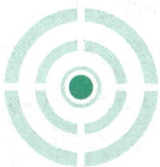

学习目标

知识要求：

1. 掌握常见周围血管病的主要临床表现和诊断方法。
2. 熟悉常见周围血管疾病的治疗原则和方法。
3. 了解各种周围血管疾病的病因和危险因素。

技能要求：

1. 能对常见周围血管疾病做出正确诊断及指导患者选择合适治疗方法。
2. 能对患者开展健康教育及根据病情进行必要的非手术治疗。
3. 培养中西医结合防治疾病的理念。

第一节 概 述

PPT

周围血管疾病种类较多，主要由外周血管狭窄、闭塞、扩张或静脉瓣膜关闭不全等引起。其主要临床表现包括局部感觉异常、形态改变、色泽改变、组织破坏和血管结构异常。

（一）感觉异常

1. **疼痛** 疼痛是下肢血管疾病最突出的症状，可分为间歇性疼痛和持续性疼痛两大类。常见于急慢性动脉狭窄、闭塞及静脉回流受阻。在诊断中应区分疼痛性质、程度、发生频率、持续时间及引起疼痛加重和减轻的因素。

（1）间歇性疼痛 可分为运动性、体位性、温差性和特发性疼痛四种。

①运动性疼痛：是由肢体运动导致供血不足而引发。表现为间歇性跛行，即行走一段时间后缺血部位出现乏力、沉重或钝痛、胀痛、锐痛、痉挛、麻木感，使患者被迫停止运动，休息后可以缓解，周而复始。从开始行走到出现症状的距离，称为跛行距离，可用来衡量下肢缺血的程度，跛行距离越短，缺血越严重。间歇性跛行症状可发生在臀部、大腿、小腿以及足部的其中某一个部位或某几个部位，但以小腿痉挛疼痛最多见。需要注意，其他非血管性病变也可出现间歇性跛行表现，如小腿运动性痉挛需与慢性骨筋膜室综合征鉴别，臀部和大腿的间歇性跛行需要和骨关节炎、脊髓神经压迫等鉴别。

②体位性疼痛：由肢体所处位置和心脏之间高度差变动引起血流变化而激发或缓解。例如，动脉阻

塞性疾病患者患肢抬高时，可因肢体血供下降而诱发或加重疼痛，患肢下垂时，血供增加则疼痛减轻；与之相反，静脉回流障碍性疾病患者抬高患肢时静脉回流增加疼痛缓解，患肢下垂则加重静脉淤血而诱发或加重疼痛。不管是动脉性还是静脉性疾病，体位性疼痛的出现均提示患肢的血供或回流障碍已处于引发症状的临界状态。

③温差性疼痛：由环境温度的高低变化而诱发或缓解。例如动脉闭塞性疾病，加热患肢促使血管舒张，循环改善而减轻疼痛，但随温度升高，局部代谢增强，耗氧量增加，则引起局部相对缺氧，又可加重疼痛；雷诺综合征患者，寒冷刺激可引起肢体末端动脉阵发性痉挛而导致手指末端刺痛。

④特发性疼痛：多为小腿或足部的痉挛性疼痛，夜间多发，持续时间多为数分钟，可通过揉搓、患者下床活动而缓解。可见于静脉曲张、动脉闭塞性疾病及深静脉血栓后遗症等，也常见于低钙血症、高磷血症、低氯血症等非血管性病变。

（2）持续性疼痛　患肢在静止状态下仍存在的疼痛，也称为静息痛。

①动脉性静息痛：急性和慢性动脉缺血性病变都可引起静息痛。急性缺血性病变引起的静息痛发病突然而剧烈，范围较广。慢性缺血性病变引起的静息痛可逐渐出现，疼痛部位多在踝部至足趾，溃疡和坏疽处疼痛最为剧烈，夜晚疼痛明显，患者因疼痛而无法入睡，有时会按摩足部或使下肢下垂以减轻疼痛，甚至需要使用吗啡类镇痛药。

②静脉性静息痛：急性主干静脉阻塞后，出现严重回流受阻，远端肢体出现淤血水肿，从而发生持续性胀痛，并伴随浅静脉曲张和软组织水肿。相比动脉性静息痛，静脉性静息痛的程度明显要轻，抬高患肢可使症状减轻。

③炎症性及缺血坏死性静息痛：急性动脉炎和静脉炎时，沿走行血管可出现炎症性疼痛和压痛。由缺血或回流障碍导致局部组织坏死，伤口附近周围感觉神经受刺激也呈现持续性疼痛。

2. 寒冷或潮热　肢体的冷热感觉和通过的血流量有关，血流量下降，肢体发冷，反之则感觉潮热。动脉闭塞性病变，随闭塞程度变化患肢会出现不同程度寒冷，而静脉回流受阻性疾病，血流淤积则会导致感觉患处潮热。雷诺综合征时，周围血管收缩或舒张也会导致出现肢体温度变化。如在恒温状况下双侧肢体皮温变化过大，或者同一肢体相邻部位温差明显，要引起关注。

3. 其他感觉异常　按照一般步速行走，小腿出现异常倦怠或沉重感，休息后缓解，要警惕早期下肢动脉病变；久站后出现小腿倦怠或有沉重感，平卧或抬高下肢缓解，要警惕下肢静脉病变；动脉闭塞性疾病导致周围神经缺血时，可有局部麻木、针刺、烧灼等感觉异常；严重动脉血栓形成或急性栓塞时，可伴随患肢浅、深感觉相继缺失。

（二）形态改变

1. 肿胀　原发性下肢深静脉瓣膜功能不全、下肢深静脉血栓形成等下肢静脉回流障碍性疾病，都可导致下肢静脉压升高，体液外渗到组织间隙而导致水肿。水肿为凹陷性，主要分布在踝部、小腿部，一般不累及足部，常伴有浅静脉曲张、色素沉着和足靴区溃疡，抬高患肢可以减轻水肿。除下肢静脉疾病外，右心衰竭患者、下肢麻痹患者也可出现下肢肿胀的表现。另外，下肢淋巴回流障碍也会导致淋巴性水肿，多源于足部，常无色素沉着和溃疡，典型患者呈现"象皮肿"，应与静脉水肿鉴别。

2. 萎缩与增生　下肢慢性动脉闭塞性疾病，长期组织缺血导致肢体营养不良，可出现肌肉萎缩、肢体变细、皮肤变薄和汗毛脱落等表现；而血管扩张性疾病，如先天性动静脉瘘患者，动脉血直接注入静脉，局部组织血流量增大，营养丰富，导致患肢肥大，同时可伴随皮温升高和浅静脉曲张等表现。

3. **隆起**　一些周围血管疾病具有局部隆起表现，如结节性动脉炎、串珠样静脉曲张等。部分隆起可扪及与心率一致的搏动，称为搏动性隆起。动脉瘤和外伤性动静脉瘘患者的局部隆起可触及扩张性搏动，且表面光滑，边界清楚；先天性蔓状血管瘤患者隆起也可触及扩张性搏动，呈多发性，无包膜。

（三）色泽改变

1. **静息性色泽改变**　动脉供血不足可致皮肤苍白或发绀，伴皮温下降，静脉回流不畅可致皮肤发绀或暗红，皮温升高。

2. **指压性色泽改变**　压迫指（趾）端，观察毛细血管充盈时间可帮助认识动脉供血情况。正常情况压迫后局部变苍白，1~2秒后色泽恢复，若解除压迫5秒后，局部仍为苍白提示动脉供血不足，若压迫发绀区域不会出现暂时性苍白表现，则提示局部缺血改变严重，坏死不可避免。

3. **运动性色泽改变**　静息时皮肤色泽正常，运动后肢体远端1/3皮肤转为苍白，提示动脉供血不足。这种现象由患肢原已减少的动脉血在运动时更多流向肌肉所致。

4. **体位性色泽改变**　平躺，将下肢抬高70°~80°，或将上肢抬高过头坚持60秒，正常情况肢体皮肤稍变苍白或保持淡红，若为明显苍白至蜡白色，则提示动脉供血不足；在此基础上，下垂下肢至床旁或放下上肢于身旁，正常情况下10秒后皮色恢复正常，若45秒后仍不能恢复，或局部色泽不均匀，则进一步提示动脉血流障碍。肢体长时间处于下垂状态时，出现异常潮红甚至发绀者，提示静脉回流障碍性疾病。

（四）组织破坏

1. **溃疡**　包括缺血性溃疡和淤血性溃疡，分别由动脉闭塞性疾病和静脉回流障碍性疾病引起。缺血性溃疡多见于趾（指）端或足跟，溃疡边缘不规则或呈锯齿状，底部肉芽组织呈灰白色，不易出血，疼痛剧烈；淤血性溃疡多见于足靴区（小腿远侧1/3的内踝上方区域），溃疡一般较大，不规则，也可呈点状单发或多发，较为表浅，底部肉芽组织湿润，容易出血，周围伴随水肿、硬结及色素沉着等改变。

2. **坏疽**　包括干性坏疽和湿性坏疽，前者多见于动脉闭塞性疾病患肢，后者多见于静脉回流障碍性疾病患肢。干性坏疽含水分，很少感染，一般无臭味，与正常组织界限清楚；湿性坏疽含水分多，容易感染，组织肿胀发黑，恶臭明显，与正常组织界限不清。

3. **皮肤和皮肤附件损害**　动脉闭塞性和静脉回流障碍性疾病均可导致皮肤及附件营养不良性损害，如皮肤粗糙、变薄、干燥、脱屑、皮疹、色素沉着，趾（指）甲生长减慢、变形、增厚及汗毛减少、消失。

（五）血管结构异常

1. **动脉**　动脉闭塞性疾病患肢动脉搏动点搏动强度减弱或消失；动脉狭窄、局部扩张或动静脉瘘形成时，由于血液流速的突然改变，可在体表听到杂音或触及震颤；动脉硬化或动脉炎时，局部可扪及屈曲、硬结或条索状改变。

2. **静脉**　主要表现为曲张，其次是条索。静脉曲张多见于单纯性下肢浅静脉曲张、原发性下肢深静脉关闭不全以及下肢深静脉血栓形成，多为浅静脉曲张，可成扭曲状或团状；条索状改变多见于血栓性浅静脉炎，可伴有疼痛和红肿。

第二节 动脉硬化性闭塞症

PPT

动脉硬化性闭塞症是一种全身性动脉疾患，可累及全身大、中动脉，其中以腹主动脉远端、髂、股及腘动脉最为多见，动脉内形成的硬化斑块和血栓可引起管腔狭窄或闭塞，从而导致下肢动脉缺血的发生。本病男性多见，发病年龄多在50岁以上，随着人们饮食结构的变化、人口老龄化以及影像学诊断技术的进步，发生率有升高趋势。

【病因和病理】

引起本病的病因和机制并不十分清楚，一般认为是由多种因素所导致。男性、高龄、吸烟、高脂血症、糖尿病、肥胖和高血压等为主要危险因素。其发病机制可能有下述几种学说：①损伤及平滑肌增殖学说，认为各种可以引起动脉内膜损伤的因素破坏内皮细胞，导致平滑肌增殖，引起细胞外基质和脂质堆积而导致动脉硬化。②脂质浸润学说，认为动脉壁内的脂质代谢异常引起低密度脂蛋白（LDL）在动脉内膜聚积而引起动脉硬化。③血流动力学说，认为动脉分叉处的特殊血流动力学因素容易使血管内膜损伤而引起动脉硬化，同时，发生在狭窄病变远端的湍流，容易造成硬化斑块破裂及血栓形成。

动脉硬化性闭塞症的主要病理变化为管腔壁内形成钙化及纤维化粥样斑块，在此基础上可以发生斑块破裂、血栓形成而导致管腔狭窄甚至完全闭塞，且脱落斑块和血栓还可引起远端动脉栓塞。病变可广泛发生或呈多节段性分布，常见部位为股浅动脉、腹主动脉分叉处以及髂总动脉、腘动脉分叉处。动脉狭窄和闭塞发生时，可引起远端组织发生缺血改变甚至坏死。

【临床表现】

早期很多患者可因病情发展缓慢，侧支循环的建立而无明显症状，或仅表现为足部发凉或麻木感，随着病情进展，可出现间歇性跛行。病变位于主-髂动脉者，疼痛部位在腰部、臀部、髂部或股部，可伴随阳痿；病变位于股-腘动脉者，疼痛在小腿部位。随病情加重，跛行距离逐渐变短，直至出现静息性疼痛，疼痛部位多在足趾或者足前半部分，尤其以夜间痛明显。患肢受累部位可为苍白或青紫，皮温下降，皮肤变薄，趾甲变形、增厚以及发生溃疡或坏疽。患肢受累动脉搏动减弱或消失。

【检查与辅助检查】

1. 检查 本病为全身性疾病，应进行全面检查了解患者全身状况，包括血压、血脂、血糖检测，心、肺、脑、肾等脏器功能检查及血管和眼底检查。局部受累部位检查用到的主要方法如下。

（1）动脉搏动 通过对股动脉、腘动脉、足背动脉及胫后动脉等搏动点的扪诊，了解双侧肢体是否存在动脉搏动减弱或消失。

（2）血管杂音和震颤 髂动脉、股总动脉狭窄，有时可在股动脉走行区听到收缩期吹风样杂音或扪及震颤；腹主动脉分叉处、髂总动脉狭窄，有时可在脐周闻及血管杂音。

（3）局部皮肤检查 主要包括双侧皮肤温度检查、色泽及皮损的观察。严重动脉狭窄患肢可出现皮温下降，皮色苍白或青紫，局部溃疡或坏疽。部分患者硬化斑块碎屑脱落导致末端小动脉栓塞出现蓝趾综合征，即足背动脉和胫后动脉搏动存在，但足趾出现青紫现象。

2. 辅助检查

（1）多普勒超声 多普勒超声检查是一种常用的无创检查方法，可直观测量管腔大小、管壁厚度及血流动力情况。应用多普勒超声还可进行节段性动脉压测量，同一肢体的不同节段或者双侧肢体的同一节段动脉压大于20~30mmHg，则提示相应部位动脉狭窄。还可计算踝部动脉压和同侧肱动脉压的比值，即踝/肱指数，正常范围为1.0~1.3，<0.9则提示有缺血病变，<0.4则提示严重动脉缺血。

（2）CT和磁共振血管造影 即CTA和MRA，可清楚显示动脉解剖形态，帮助了解动脉管腔情况，具有较高敏感性和特异性，临床应用价值较高。

（3）数字减影血管造影 即DSA，是诊断下肢动脉硬化性闭塞症的金标准，但逐渐被无创血管检查方法所取代，目前已不作为常规检查，主要用于术中诊断。

【诊断与分期】

年龄在45岁以上，出现上述肢体动脉缺血临床表现者均应想到本病，结合一般检查和特殊检查项目，一般可明确诊断。可根据Fontaine法将其分为四期，简述如下。①第一期：无明显症状，或者仅有肢体发冷、麻木等症状。②第二期：明显出现间歇性跛行。③第三期：出现静息痛。④第四期：除静息痛外，出现趾（指）端坏死或坏疽。

【鉴别诊断】

1. **血栓闭塞性脉管炎** 多见于青壮年男性，常有明显吸烟史。也有间歇性跛行，但主要累及中小动脉，呈现节段性闭塞。常无高血压、高脂血症、糖尿病和冠心病等合并症。

2. **多发性大动脉炎** 常发生于青年女性，病变多位于主动脉及其分支的起始部位，但常同时伴随颈动脉、肾动脉或锁骨下动脉病变。也有累及髂-股动脉引起下肢缺血症状者。活动期有发热、血沉增快及免疫学检测异常。

3. **糖尿病足** 患者常具有糖尿病本身以及多脏器并发症的表现。下肢表现可有糖尿病动脉硬化引起的缺血症状，同时可有糖尿病周围神经病变引起的疼痛，感觉异常，足部萎缩、畸形、溃疡或坏疽，足部皮温升高、潮红等表现。糖尿病足的损伤多位于负重、受压部位，如足跟和趾腹。

【治疗】

对于早期病变一般倾向于非手术治疗。手术治疗的适应证包括：①具有静息痛和坏疽患者。②间歇性跛行严重影响工作和生活者。③预期术后动脉通畅率高的患者。④细小斑块脱落导致蓝趾综合征者。

1. **非手术治疗** 其目的主要有：①稳定斑块，延缓病变进展。②促进形成侧支循环。③预防溃疡和坏疽。很多非手术治疗措施也适用于进行手术治疗的患者。

（1）控制加重病情的危险因素 包括戒烟，通过改善生活和饮食方式控制体重，稳定血压、血糖和血脂水平。

（2）行走锻炼 ①以正常步速行走，行走过程中出现症状后不要坚持，休息后待症状消失，再继续行走。②保证每天行走至少1小时。

（3）足部护理 ①避免可能引起足部损伤的各种活动，避免各种形式的热敷。②穿宽松舒适的鞋子。③防治足部皲裂，保持清洁干燥。④由专业人员进行趾甲和茧皮的修剪。

（4）药物治疗 所有患者均应接受药物治疗，常用药有阿司匹林、氯吡格雷、西洛他唑、己酮可可碱、沙格雷酯、前列腺素E1等。

2. **手术治疗**

（1）经皮腔内血管成形术（PTA） 经皮穿刺将球囊导管插入动脉狭窄处，膨胀球囊以扩充狭窄血管，再配合血管内支架放置。与其他手术相比，PTA具有创伤小、可重复性特点，且治疗失败后仍可进行旁路手术。髂动脉病变治疗效果肯定，股动脉及其远侧动脉狭窄、闭塞，近期疗效较好，但远期疗效需要进一步观察、验证。

（2）旁路转流术 采用自体静脉或者人造血管在病变动脉的近侧和远侧之间进行搭桥转流。常用转

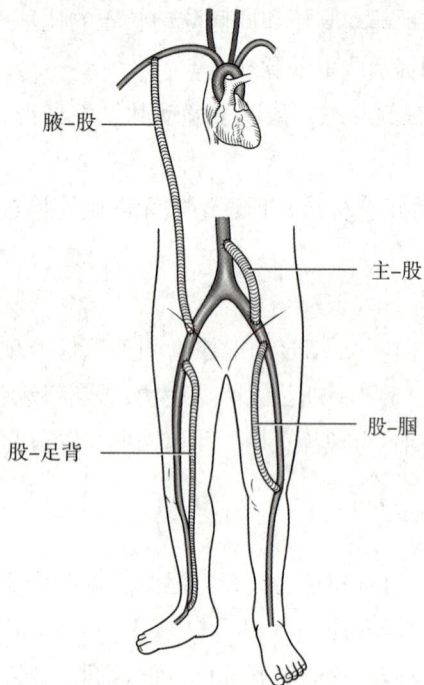

腋-股

主-股

股-腘

股-足背

图 10-2-1　下肢动脉常用
转流术示意图

流术如图 10-2-1。

（3）内膜剥脱术　小范围髂骨动脉闭塞者，可采用手术剥离增厚动脉内膜以及斑块和血栓。

（4）其他方法　腰交感神经切除术、大网膜移植术，可根据病变具体情况选择使用。

第三节　血栓闭塞性脉管炎

PPT

血栓闭塞性脉管炎是一种有别于硬化性闭塞症的血管疾病。本病主要侵犯四肢中小动静脉，以炎症细胞浸润性血栓为特征，很少累及血管壁。最早由 Burger 发现，因此也称为 Burger 病，我国简称脉管炎。

【流行病学】

就发病区域而言，亚洲发病率高于欧美，我国各地均有发病，但主要以北方为主；发病人群主要以青壮年男性为主；资料显示近年来我国总体发病率在下降，但女性发病率有所增加。

【病因和病理】

引起本病的确切病因并不清楚，大致可概括为两大方面。①外部因素，比较明确的原因是吸烟，患者中有吸烟史者高达 80%~95%，持续吸烟可加重病情，戒烟后症状明显减轻，再次吸烟病情可反复。潮湿、寒冷的环境刺激以及慢性损伤和感染均可能是本病的诱因。②内部因素，包括遗传易感性、性激素的影响、高凝状态、血管内皮细胞损伤以及免疫状态失衡等。

病理方面，本病主要累及四肢中小动静脉。首先开始于动脉，然后波及静脉，由远端向近端呈现节段性侵犯，病变之间的血管则可正常，病变与正常组织界限清楚。活动期，管腔内血栓形成，受累血管壁明显炎症反应，成纤维细胞及内皮细胞增生，伴随淋巴细胞浸润。后期管壁炎症消退，血栓机化，管壁周围形成广泛结缔组织增生。可有侧支循环形成，但往往不足以代偿，最终发生缺血改变。

【临床表现和分期】

本病好发于吸烟男性，一般 40~50 之前起病，发病较为隐匿，进展较慢，但多次发作后病情会逐渐加重。按照病情的程度和进展情况，临床上可将其分为 3 期。

1. 局部缺血期　此阶段主要表现为患肢皮肤苍白、发冷、酸胀乏力及感觉异常，然后随病情进展出现间歇性跛行。本病的间歇性跛行一般从足背或足弓部开始，然后才会发展到小腿疼痛。体检可发现患肢动脉搏动减弱。患者在此期还可出现游走性血栓性静脉炎。

2. 营养障碍期　此阶段跛行距离逐渐缩短，直至出现静息痛，疼痛剧烈，影响睡眠。皮肤明显苍白或发绀、潮红，伴随营养障碍表现，但未出现坏死或坏疽。

3. 组织坏死期　此期患肢缺血严重，出现发黑、干瘪、坏死或坏疽表现，同时静息痛异常严重，患者难以入睡。患处一旦感染，干性坏疽可发展为湿性坏疽，甚至导致全身性感染危及生命。

【检查与诊断】

中青年男性，有吸烟史，出现肢体缺血性病变，排除动脉硬化性闭塞症等其他缺血性疾病，应考虑本病。应用于动脉硬化性闭塞症的一般检查和特殊检查同样适用于本病。动脉造影显示中小动脉多节段性狭窄或闭塞是本病典型影像特征，动脉滋养血管呈细弹簧状沿闭塞动脉延伸也属本病的特殊影像。此外，还可进行免疫系统检查（类风湿因子、C反应蛋白、抗核抗体、补体等）排除风湿疾病。

【鉴别诊断】

本病与动脉硬化性闭塞症临床表现和分期类似，应尤其注意鉴别，见表10-3-1。同时也需与其他引起肢体缺血的疾病鉴别，如糖尿病足、多发性大动脉炎、雷诺综合征。

表10-3-1 动脉硬化性闭塞与血栓闭塞性脉管炎鉴别要点

鉴别点	动脉硬化性闭塞症	血栓闭塞性脉管炎
好发人群	中老年	青壮年男性、吸烟史
累及血管	大、中动脉	中、小动静脉
其他动脉病变	常有	常无
伴随疾病：血栓性浅静脉炎	无	有
伴随疾病：高血压、糖尿病、高脂血症、冠心病	常见	常无
X线平片	可见钙化	无钙化
动脉造影	广泛狭窄，节段性闭塞	节段性闭塞，病变与正常界限清楚

【治疗】

血栓闭塞性脉管炎目前采取综合治疗措施，但总体效果仍不理想，还有一些患者最终需要截肢。

1. 非手术治疗

（1）戒烟 戒烟是取得良好治疗的基础。研究表明，即使在肢体发生坏死和坏疽之前戒烟也可在很大程度上避免截肢。必须使患者认识到吸烟的危害，同时远离二手烟。

（2）保暖 寒冷是导致疾病发生的重要因素，因此患肢需注意保暖，但不可过度热敷以免加重组织缺氧。

（3）肢体运动锻炼 较早期患者可通过合理锻炼促进侧支循环形成。可采取方法有①缓步行走，预计出现间歇性跛行前休息，每天反复数次。②Buerger运动，平卧，抬高患肢至45°，坚持1~2分钟，之后下垂2~3分钟，然后再平放2分钟，最后进行伸屈或旋转运动10次，如上操作每次5个循环，每天进行数次。

（4）药物治疗 主要适用于早、中期患者。

①血管扩张剂：尼卡地平、妥拉唑林、地巴唑、维生素B_3及盐酸罂粟碱等。

②抗血小板药物：氯吡格雷、西洛他唑、阿司匹林、双嘧达莫等。

③抗凝剂：主要为低分子肝素，在早期应用可能会延缓病情进展。

④改善微循环的药物：阿加曲班注射液（诺保思泰）、盐酸沙格雷酯片（安步乐克）等可明显扩张微血管网，用于间歇性跛行疼痛患者。己酮可可碱缓释片（瑞潘通）可增强红细胞变形能力，提高组织供氧。

⑤前列腺素：具有一定的抗血小板聚集及扩张微血管作用，可用于缓解静息痛。常用针剂为前列地尔，有凯时和保达新两个品种，口服前列环素有德纳可供选用。

⑥中医药治疗：中医药在本病治疗中有潜在价值，目前可供选用的中草药制剂有毛冬青、丹参、红

花针剂等。同时还可应用中医理论辨证施治进行个体化治疗。

2. 手术治疗 手术治疗的目的主要是改善患肢的血流供应，以及对严重缺血导致的局部病损进行处理。手术方式如下。

（1）旁路转流术 适用于闭塞部分两端通畅者，如股-胫动脉旁路转流术、腘-远端胫（腓）动脉转流术。

（2）腰交感神经节切除术 主要适用于早、中期患者，虽然可在近期消除血管痉挛，促进侧支循环形成，但对间歇性跛行无良好改善，其远期疗效不理想。

（3）大网膜移植术 可在一定程度上缓解疼痛，促进溃疡愈合，但远期效果也不理想。

（4）腔内血管成形术（PTA） 近年来兴起膝下闭塞动脉长球囊扩张术和介入插管溶栓，疗效尚不确切。

（5）截肢术 对于晚期患者，病损无法愈合，坏疽难以控制者，可考虑进行患肢不同平面截肢术，术后安装假肢。

3. 其他治疗方法 近年来生命科学领域技术的进步推动了血管外科新疗法的诞生，如血管内皮生长因子基因治疗和干细胞移植治疗已经进入临床研究，给无法进行手术治疗的晚期血栓闭塞性脉管炎患者带来新的治疗选择。其治疗效果有待进一步验证。

📎 **知识拓展**

血栓闭塞性脉管炎最新治疗方法

近年来新兴的干细胞和内皮祖细胞移植技术是血栓闭塞性脉管炎最新的治疗方法。干细胞是一种未充分分化、尚不成熟的细胞，具有再生为各种细胞、组织、器官的潜在功能。其中，有一部分干细胞可以分化为内皮祖细胞，而后者可以定向分化为血管内皮细胞甚至血管平滑肌细胞，从而参与血管新生。初步动物及人体试验证明自体骨髓干细胞、单个核细胞局部或静脉注射，在血管内皮生长因子的动员下能够促进缺血部位侧支血管生成，有效改善症状，保全肢体。这为动脉流出道不佳、无法施行手术的终末期血栓闭塞性脉管炎患者带来一种新的治疗选择。

但是本技术尚处于实验研究和临床试验阶段，其远期疗效和安全性有待密切随访。

第四节 急性动脉栓塞

PPT

动脉栓塞是指来源于心脏或者近端动脉壁等的栓子（血栓、空气、脂肪等异物）被血流冲向远端动脉管腔，导致管腔突然堵塞而引起的急性缺血性病变。发病突然，病情严重，需要及时诊断，迅速处理。

【病因和病理】

栓子来源主要有三方面：①心源性，为首要因素，风湿性心脏病、冠状动脉硬化性心脏病和细菌性心内膜炎是栓子形成的主要来源。②血管源性，动脉瘤、人工血管内脱落的血栓以及动脉粥样硬化脱落的斑块是栓子的另一重要来源。③医源性，随着心脏血管手术和介入治疗的发展，医源性因素导致的栓子也在增多，如折断的导管。除此之外，还有羊水栓塞、脂肪栓塞及肿瘤性栓塞等。

病理方面，脱落的栓子多停滞在动脉分叉、分支开口或动脉狭窄处，导致动脉供血区域缺血性病变。绝大多数动脉栓塞发生于下肢，以股动脉最多，其次为髂总动脉、腹主动脉及腘动脉。动脉栓塞的自然病程和栓塞程度、栓塞部分侧支循环情况及继发血栓的程度有关。栓塞后早期变化为动脉痉挛，这会进一步加重缺血，随着阻塞部位血流减缓及缺血导致动脉内皮损伤，促使继发血栓形成，继发血栓一般形成于栓塞后 8~12 小时；缺血首先影响神经组织，其次为肌肉组织，因此栓塞后最早症状为疼痛和麻木，一般缺血 4~8 个小时后肌肉就开始发生坏死。

【临床表现】

急性动脉栓塞的临床表现主要有疼痛、动脉搏动改变、皮肤温度色泽改变、感觉及运动障碍及全身性影响五大方面。

1. 疼痛　为绝大多数患者最主要的症状。疼痛始发于栓塞处，然后逐渐向远端发展，疼痛位置可随栓塞移动而改变，疼痛程度随患肢活动而加重。导致疼痛的主要原因为组织缺血缺氧。

2. 动脉搏动改变　栓塞部位远端因血流减少，动脉搏动减弱或消失，栓塞部位近端则可因血流受阻而搏动增强。当动脉严重痉挛或继发血栓形成后，近端动脉搏动也可减弱。

3. 皮肤温度、色泽改变　患肢浅表静脉塌陷，周径缩小，皮肤发冷，皮温可下降 3~4℃。栓塞动脉远端可因静脉排空而呈现蜡白色，或可呈现出蓝色线条或青紫斑纹。

4. 感觉及运动障碍　由于周围神经缺血，栓塞部位远端可出现麻木感甚至感觉完全消失，同时肌力下降。感觉完全丧失和肢体麻痹常提示组织已经或即将发生坏死。患肢麻木可以是少数患者动脉栓塞的首发症状。

5. 全身性影响　动脉栓塞后循环阻力加大，超出心脏代偿能力可发生左心衰竭表现，阻塞管腔越大往往对心血管系统的影响越明显。另外，严重栓塞导致组织坏死可导致酸碱失调和肾功能障碍。

【检查与诊断】

突然出现上述临床表现，且有引发动脉栓塞的病因存在，如心脏、血管疾病病史等，应考虑本病。可进一步检查以明确诊断。常用检查方法如下。

1. 多普勒超声　超声多普勒血流仪可准确判断患肢栓塞的位置，但对远端血栓形成情况、侧支循环情况及远端动脉通畅度等诊断效果较差。

2. CTA、MRA 和 DSA　可以弥补超声诊断的不足。一般用于病程长而可能需要进行血管重建术的患者。

3. 其他检查　如心电图、心脏超声、心肌酶谱及肾功能检查等以了解全身状况。

【鉴别诊断】

结合临床表现和辅助检查，本病一般容易确诊，但仍应考虑和动脉血栓形成、急性髂－股静脉血栓形成、动脉痉挛、动脉压迫、肢体动脉急慢性损伤、血栓闭塞性脉管炎等疾病鉴别。

【治疗】

本病发病急，进展快，危害大，一旦确诊应积极采取措施进行有效治疗。

1. 非手术治疗　既是稳定病情，改善症状，防止进展的措施，也属于需要手术治疗患者的术前准备。其适应证主要有：①小动脉栓塞患者，如胫腓动脉远端栓塞。②不能耐受手术的患者。③栓塞肢体确定坏死，需要进行手术者。④栓塞时间已经较长或者已建立良好侧支循环可以维持肢体存活者。主要措施有纤溶、抗凝及扩张血管治疗。

2. 手术治疗　诊断明确的大、中动脉栓塞者，只要全身情况允许，均应采取手术取栓。有条件的可采用 Forgarty 球囊导管取栓或者采取动脉切开取栓术。

第五节　雷诺综合征

雷诺综合征是一种由指动脉突发性痉挛引起手部皮肤发作性苍白、发绀及潮红的疾病。好发于年轻女性，常由寒冷及情绪因素诱发。

【病因和病理】

一般将没有明确疾病关联的单纯性小动脉痉挛称为雷诺病，而将与其他疾病（如胶原组织病、动脉硬化性闭塞、神经损伤性疾病等）相关的小动脉痉挛称作雷诺现象，后者病情多更严重，两者统称为雷诺综合征。发病原因和机制不完全清楚，但可能和性激素失衡、交感神经功能紊乱、免疫功能失调以及遗传因素有关。寒冷刺激、精神紧张、疲劳及感染等因素可为其发病的诱因。

雷诺综合征的小动脉痉挛具阵发性和程序性特点。痉挛首先导致手部皮肤血供明显减少而出现苍白，继而血流减少到一定程度引起局部缺氧而出现发绀，诱因解除后痉挛小动脉得以恢复，并出现一过性扩张而表现为潮红。自然病程下，长期频繁的痉挛发作可引起动脉内膜变厚、管腔狭窄，即便没有明确疾病关联的雷诺病患者最终也可出现指端缺血性损害。

【临床表现】

多见于中青年女性，常见于双侧手指，有时也见于脚趾、外耳等部位，典型表现为发作性皮肤苍白—发绀—潮红，常在寒冷刺激和精神紧张时发生。并非所有患者均可出现典型表现，有上述三种肤色变化的约为65%，22%的患者有两种肤色变化，仅有一种肤色改变者有13%。肤色改变往往从指尖开始，逐渐向整个手指和手掌发展，很少超过掌面。伴随肤色改变可有麻木感，但很少出现剧痛。多年之后少数患者可出现手指营养障碍改变。患者常伴有易激动、多愁善感、失眠、多梦等神经失调症状。

【检查与诊断】

雷诺综合征的诊断需详细询问病史，若患者出现对称性间歇发作的指端皮肤颜色改变，特别是有苍白—发绀—潮红改变者，且于寒冷刺激或情绪激动时发生需考虑此病。但在诊断中需注意患者是否有皮肤、关节等病变，以区分是否合并胶原组织病，还应注意是否有大动脉炎、动脉粥样硬化的表现，是否有局部损伤，是否为药物引发等以排除可引发雷诺综合征的其他疾病。

为进一步明确诊断还可进行冷水实验，如让患者双手放入4°冷水中，1分钟后观察皮肤颜色变化，有大约75%的阳性率；或浸入冰水20秒，测量手指皮肤温度恢复时间（正常情况15分钟左右复温）。同时还可进行其他辅助检查以明确可能引发雷诺综合征的相关疾病。

【治疗】

首先应针对发现的原发疾病进行治疗。其他治疗措施如下。

1. **一般治疗**　注意保暖，避免手部受凉，吸烟者应戒烟，进行心理疏导，尽量避免情绪激动和精神创伤，有职业暴露因素者应调换工作。不少患者病情可因此自然缓解或好转。

2. **非手术治疗**　采用缓解动脉痉挛的药物治疗，如胍乙啶、利血平、酚卡明以及前列腺素E1等。

3. **手术治疗**　绝大多数患者经过内科治疗可以缓解，长期非手术治疗无效者，可进行手部交感神经末梢切除术，近期效果较好。

PPT

第六节 单纯性下肢浅静脉曲张

单纯性下肢浅静脉曲张指不涉及深静脉病变及先天性静脉畸形的下肢浅静脉曲张，也称为原发性下肢静脉曲张，主要表现为隐静脉的曲张畸形，是一种常见的外周血管疾病。

【病因和病理】

引起本病的主要原因如下：静脉壁软弱和瓣膜缺陷及浅静脉压力升高。静脉壁软弱和瓣膜缺陷与遗传相关，患者静脉壁纤维结构缺乏导致管壁薄弱，同时静脉瓣发育不全或完全缺失，引起深静脉及近端静脉血反流，导致浅静脉曲张；长时间站立以及增加腹内压的因素如妊娠、重体力劳动、慢性咳嗽、长期便秘都会增加浅静脉压力，进一步导致瓣膜关闭不全和反流。大隐静脉瓣膜和隐-股静脉瓣膜最为薄弱，因此病变往往首先累及大隐静脉，由于大隐静脉在小腿段承受压力更高，大隐静脉病变常从小腿部分开始，且最为明显。随着病情加重，病变会累及小隐静脉出现曲张，甚至出现下肢深静脉瓣膜功能不全（图10-6-1、图10-6-2）。

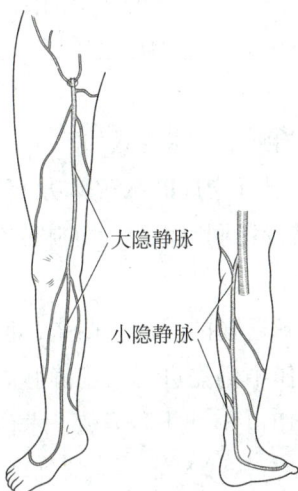

图10-6-1 下肢主要浅静脉分布示意图

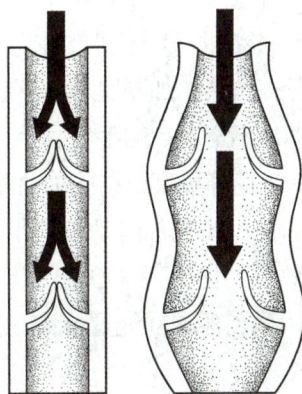

图10-6-2 静脉瓣膜功能障碍示意图

病情后期进展速度要快于前期。长期静脉曲张导致局部毛细血管增生，纤维蛋白漏出增多，影响正常营养交换，导致局部营养障碍改变，甚至出现溃疡。

【临床表现】

单纯性下肢浅静脉曲张常见表现为大隐静脉走行区静脉迂曲、扩张或畸形，以小腿部更为突出，单纯小隐静脉曲张少见（图10-6-3）。以左下肢为多见，双下肢可先后发病。除静脉曲张表现外，患者常感下肢酸胀、沉重甚至疼痛感，站立时发生，行走或平躺会快速消失。一些患者可有足踝部轻度肿胀，休息一晚可恢复正常。病变后期可出现足踝部色素沉着、皮肤干燥、湿疹、瘙痒、脱屑、硬结甚至溃疡。

【诊断与鉴别诊断】

通过询问病史及观察站立时特殊的浅静脉形态，一般容易诊断。必

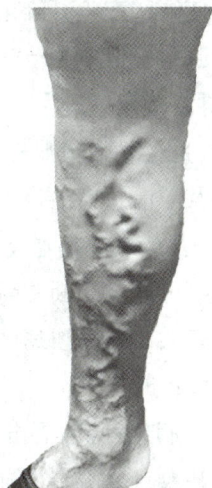

图10-6-3 大隐静脉曲张的外观

要时可采取多普勒超声、静脉造影等方法辅助诊断和鉴别。特别需鉴别的疾病如下。

1. **原发性下肢深静脉瓣膜功能不全**　由深静脉瓣膜关闭不全引起血液逆流，伴有浅静脉曲张症状，下肢沉重感、肿胀感及足踝部水肿更明显，早期出现交通静脉瓣膜功能不全，小隐静脉也常受累。进行超声或造影检查可发现深静脉瓣膜关闭不全。

2. **下肢深静脉血栓形成后综合征**　患者有下肢深静脉血栓形成的病史。下肢肿胀均匀、明显，小腿尤为突出，可伴足靴区营养障碍表现。诊断困难时可做静脉超声或造影检查。

3. **动静脉瘘**　也可表现为局部血管扩张，但本病患处皮温明显升高，可闻及血管杂音或触及震颤。

【治疗】

根据病情发展的阶段及患者的自身情况可采取不同治疗措施。

1. **非手术治疗**　避免久站和久坐，常抬高下肢促进静脉回流。穿医用弹力袜（循序减压弹力袜），此袜足踝部弹力较大，产生的压力较高，向近端逐渐减小，可促进小腿部血液回流，减少静脉淤血。非手术治疗主要适应证：①范围小、程度轻、无明显症状者。②妊娠期妇女，其静脉曲张由腹压升高引起，分娩后有可能恢复。③全身情况差，不能耐受手术者。

2. **硬化剂注射压迫法**　将硬化剂注射到排空的静脉，然后加压包扎，使其产生无菌性炎症而自行闭锁。本方法主要用于主干无明显反流或反流已纠正的曲张静脉，如孤立的静脉曲张及术后局部残留或复发的静脉曲张。目前我国主要采用泡沫硬化剂在彩超定位下注射，短期疗效较好。硬化剂治疗容易复发，且可有外渗、过敏、血栓形成等并发症。

3. **手术治疗**　诊断明确，无明显禁忌证者都可采用手术治疗。手术方式如下。

（1）大隐静脉高位结扎加剥脱术　下肢深静脉通畅的浅静脉和交通静脉瓣膜功能不全者可进行此治疗，深静脉瓣膜功能不全不影响手术。手术原理为剥脱病变浅静脉同时消除股静脉或交通静脉的血液反流。常采用术式为大隐静脉高位结扎加曲张静脉点式剥脱术。

（2）大隐静脉高位结扎加电动刨切术　适用于下肢深静脉通畅的浅静脉曲张，但对伴随血栓性浅静脉炎及溃疡者效果欠佳。手术原理与传统手术类似，在操作中仍先进行大隐静脉高位结扎，但在曲张静脉剥离时采用微创器械在充盈麻醉配合下进行。优点为切口少、外形美观，术后切口不愈合情况较少。

（3）静脉腔内激光治疗术、射频消融术　此方法近年来逐渐开展，术后不留瘢痕，恢复快，无并发症。手术原理为通过光纤或导管将不同波长的红外线激光或射频导入静脉腔，产生内皮细胞和管壁损伤，促使管壁产生纤维化愈合和管腔少量血栓形成，从而引起大隐静脉闭锁。适应证同大隐静脉高位结扎加剥脱术，但不能治疗交通静脉瓣膜功能不全。近期和中期疗效较好，长期效果需要观察。

【并发症及处理】

1. **血栓性浅静脉炎**　曲张静脉血流缓慢可形成血栓而出现血栓性浅静脉炎。早期可采取抗凝、局部热敷及防治感染治疗，炎症消退后采取手术治疗。

2. **湿疹或溃疡形成**　严重患者足靴区可以形成湿疹甚至溃疡，处理不当可长期不愈。湿疹及早期浅表溃疡可通过间断抬高患肢，锻炼下肢肌肉，创面换药防治感染，多可自行愈合，待愈合后采取手术治疗。较大、较深溃疡可先行上述保守治疗，待炎症消退、溃疡缩小后再对曲张静脉采取手术治疗，同时对创面进行植皮。

3. **曲张静脉破裂出血**　曲张静脉有时迂曲成团状，静脉压高，静脉壁薄弱，轻微外伤可导致破裂出血，甚至自行破裂出血。此种情况多见于足靴区，此处压力高，出血常难以自行停止。可采取抬高患肢，同时局部加压包扎，难以止血时可采取缝扎止血方法。病情好转后也应对曲张静脉采取手术治疗。

岗位情景模拟 23

男性，53岁，双下肢小腿部大隐静脉扩张、迂曲，伴下肢肿胀感10年，足踝部皮肤粗糙、颜色变深半年。

问题与思考

1. 该患者初步诊断为什么？
2. 应选择哪些检查方法明确诊断？
3. 需要和哪些疾病进行鉴别？
4. 如何选择治疗方式及对患者进行健康宣教？

答案解析

第七节 深静脉血栓形成

PPT

深静脉血栓形成起病急，危害性大。急性期可并发肺栓塞而危及生命，后期还可因深静脉血栓形成后综合征而影响患者生活质量和劳动能力。全身深静脉均可发生，但更多见于下肢。

【病因和病理】

其主要病因为 Virchow 在19世纪提出的三大因素：静脉壁受损、血流缓慢及血液高凝状态。导致静脉壁受损的因素包括直接损伤、感染以及5-羟色胺、组胺等血管活性物质，这些因素激活外源性和内源性凝血系统。引起血流缓慢的原因有长期卧床、肢体制动，也包括下肢静脉血容量增加和血流减少的因素（全麻、感染等），静脉淤滞导致白细胞附壁及血小板聚集激活。血液高凝状态常见于手术、外伤、妊娠、恶性肿瘤及长期使用避孕药等。

典型血栓包括头部的白血栓（主要由纤维素、白细胞和血小板形成）、颈部的混合血栓（主要为红细胞和血小板）以及尾部的红血栓（主要由红细胞和纤维素组成）。血栓形成后可不断向两端蔓延，之后纤溶系统激活，血栓可溶解，血栓碎片可成为栓子引起肺栓塞，也可引起静脉壁和周围组织炎症反应，发生血栓机化，最后机化组织可部分再通。血栓形成后破坏静脉瓣膜导致深静脉血栓形成后综合征。

【临床表现】

血栓可发生于全身各处深静脉。最主要见于下肢，可发生在下肢深静脉的任何部位。根据血栓形成的位置有如下类型（图10-7-1）。

1. **中央型** 血栓形成于髂-股静脉交汇处，左侧较右侧多见。此型起病快，患侧全下肢出现明显肿胀，浅静脉曲张，皮温升高，疼痛和压痛区在患侧髂窝和股三角处。

2. **周围型** 血栓形成于股静脉或小腿深静脉。股静脉血栓患者，疼痛和压痛区在大腿部，由于髂-股静脉血流通畅，肿胀可不明显。小腿深静脉血栓形成，为术后深静脉血栓好发部位，范围较小，常不影响静脉回流，症状较轻，可有小腿疼痛、压痛和轻度肿胀。快速使足背屈牵动小腿后群肌肉可诱发疼痛，即 Homans 征阳性。

3. **混合型** 血栓形成于整个下肢深静脉。一旦血栓延伸到整个患肢或大部分深静脉系统，将会导致患肢静脉回流严重受阻。临床表现最为严重，可表现为整个患肢剧烈疼痛、压痛以及明显肿胀，随病情继续进展，引起患肢动脉痉挛，发展为股青肿，非常严重。表现为在疼痛、肿胀基础上，患肢小动脉搏动消失，皮肤发青紫、起疱、发凉，不及时处理可发生坏死。本病常伴有发热、脉快等全身症状，随体液渗出增多，可出现休克。

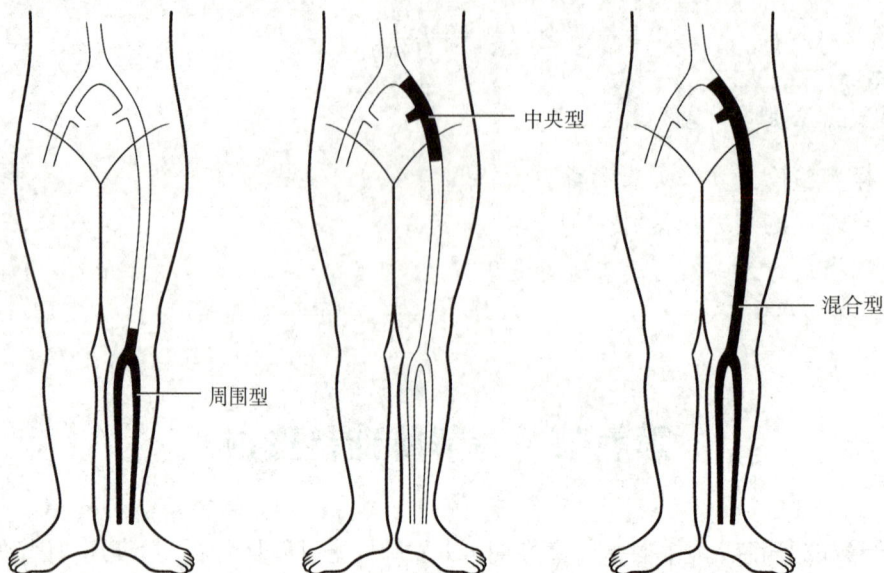

图10-7-1 下肢深静脉血栓形成类型的示意图

【检查与诊断】

小腿深静脉血栓形成表现可不明显，应尤其注意，髂-股静血栓形成及全下肢深静脉血栓形成症状突出，容易诊断。在诊断中可借助如下方法。

1. 多普勒超声 超声检查是临床上最常用的检查方法，能清楚显示静脉的形态和血栓的部位。但超声检查结果的准确率受诊断者水平影响较大，必须对血管的解剖相当熟悉，才能保证诊断的正确性。

2. 磁共振静脉造影（MRV） MRV也是一种无创伤检查，核磁共振可以直接显示血栓，并能区分血栓的新旧，其诊断优势逐渐显现。

3. 下肢顺行静脉造影 下肢顺行静脉造影是诊断下肢深静脉血栓形成的金标准，可准确、清晰呈现血栓部位、所在范围和侧支循环的情况。但作为有创检查，其应用在逐渐减少，仅在必要时选用。

4. D-二聚体浓度测定 常用作急性血栓形成的排除性诊断，如果D-二聚体浓度正常则可基本排除急性血栓的可能，准确率高达97%~99%。

【鉴别诊断】

1. 急性下肢动脉栓塞 也可表现为下肢突然疼痛，动脉搏动消失，皮肤发凉、麻木等，但无明显肿胀。

2. 急性下肢弥散性淋巴管炎 可表现为肢体肿胀，但无浅静脉曲张，局部皮温升高，伴随发热等全身症状。

3. 其他疾病 手术后、创伤后、产后及长期卧床患者突然出现小腿疼痛、压痛及Homans征阳性，首先要考虑小腿深静脉血栓形成。但也要和急性小腿肌炎、急性小腿纤维组织炎、小腿肌劳损、小腿深静脉破裂出血及跟腱断裂等鉴别。

岗位情景模拟24

女性，73岁，因左侧股骨颈骨折卧床半年，突发右侧下肢疼痛、肿胀、浅静脉曲张1天。

问题与思考

1. 该患者初步诊断为什么？
2. 应选择哪些检查方法明确诊断？
3. 需要和哪些疾病进行鉴别？

答案解析

【治疗】

治疗目的主要是减少早期的肺栓塞和预防血栓后综合征等晚期并发症。主要方法如下。

1. 非手术治疗

（1）一般处理　包括抬高下肢促进静脉回流，可以下床活动时，穿弹力袜或采取弹力绷带减少下肢肿胀。

（2）抗凝治疗　一般先注射低分子肝素或普通肝素实现低凝状态，再服用维生素K拮抗药物如华法林，维持低凝，根据情况服用时间可达3~12个月，甚至更长。

（3）祛聚治疗　防治血小板聚集，改善微循环，作为辅助治疗措施。常用药物有阿司匹林、双嘧达莫、右旋糖酐及丹参制剂等。

（4）溶栓治疗　采用静脉点滴链激酶、尿激酶和组织型纤溶酶原活化剂等激活纤溶酶原成为纤溶酶而使血栓溶解。

2. 手术治疗

（1）手术取栓　手术取栓的目的在于尽快恢复血流，减少早期和晚期并发症，比较适用于早期严重的髂-股静脉血栓。手术时机一般在血栓形成后3~5天，对于出现股青肿等病情严重患者，虽时间稍长，仍可考虑手术以挽救患肢。主要采用Fogarty导管取栓，术后予以抗凝、祛聚等辅助治疗。

（2）导管溶栓治疗　将导管介入治疗和溶栓治疗结合，在超声等引导下将溶栓药物经导管注入血栓中，提高局部药物浓度，增强溶栓效果，降低全身不良反应。主要用于中央型及混合型下肢深静脉血栓急性期患者，有经静脉插管介入接触性溶栓和经动脉插管介入药物溶栓两种方法。

【并发症和后遗症】

1. 急性肺栓塞　血栓碎屑脱落随血流进入肺动脉可引发肺栓塞，大片肺栓塞危及生命。主要表现有突发胸痛、呼吸困难、咯血、低血压及低氧血症等，严重者可突然晕厥。肺动脉CT血管造影可确诊。在深静脉血栓治疗中根据情况采用下腔静脉滤器可减少此并发症的发生。

2. 深静脉血栓形成后综合征　深静脉血栓机化再通的过程会破坏静脉瓣，导致深静脉血栓形成后综合征的发生。主要为下肢深静脉瓣膜功能不全的表现，如患肢肿胀、浅静脉曲张、足靴区营养障碍及溃疡形成等，应与单纯性浅静脉曲张及原发性深静脉瓣膜功能不全等鉴别。需根据具体病情进行非手术或手术治疗。

目标检测

答案解析

一、单项选择题

1. 周围血管病的主要病理改变为（　　）

　　A. 狭窄 　　　　　　　　B. 闭塞 　　　　　　　　C. 静脉瓣膜关闭不全

　　D. 扩张 　　　　　　　　E. 以上都是

2. 周围血管疾病的主要表现为（　　）

　　A. 疼痛 　　　　　　　　B. 皮温改变 　　　　　　　C. 皮肤色泽异常

　　D. 局部营养障碍 　　　　E. 以上都是

3. 有关血栓闭塞性脉管炎的描述，下列正确的是（　　）

　　A. 主要侵袭四肢中、小动、静脉，尤其是上肢血管

　　B. 本病一般起病较急

　　C. 大多数患者有吸烟史

　　D. 患肢怕热

　　E. 病变呈弥漫性分布

4. 女性，25岁，两手指端遇冷发白、青紫、潮红，继而恢复正常，每于冬、春发作频繁，有红斑狼疮病史，桡动脉搏动良好。最可能的诊断是（　　）

　　A. 糖尿病性小动脉硬化 　　B. 动脉粥样硬化性闭塞 　　C. 雷诺综合征

　　D. 血栓闭塞性脉管炎 　　　E. 急性动脉栓塞

5. 男性，41岁，右下肢间歇性跛行3年，静息痛半年，吸烟15年，体检时最有意义的发现为（　　）

　　A. 足背及胫后动脉搏动消失 　　B. 趾甲增厚 　　　　　C. 小腿皮肤干燥

　　D. 小腿肌肉萎缩 　　　　　　　E. 小腿游走性静脉炎

6. 男性，52岁，左下肢浅静脉扩张、迂曲，体检发现右踝部凹陷性肿胀和足靴区皮肤色素沉着，下一步应确定（　　）

　　A. 浅静脉瓣膜功能 　　　　B. 深静脉瓣膜功能 　　　C. 交通静脉瓣膜功能

　　D. 深静脉是否通畅 　　　　E. 以上均是

7. 关于单纯性下肢浅静脉曲张的描述错误的是（　　）

　　A. 多有瓣膜发育不良 　　　B. 可有重体力劳动史 　　　C. 多累及小隐静脉

　　D. 后期可有踝部营养障碍 　　E. 无禁忌证应手术治疗

8. 深静脉血栓形成的三大因素是（　　）

　　A. 静脉壁损伤，血流缓慢和血液高凝状态

　　B. 静脉壁损伤，血管扩张和血液高凝状态

　　C. 静脉壁损伤，血液外渗和血液高凝状态

　　D. 静脉壁损伤，血管狭窄和血液高凝状

　　E. 静脉壁损伤，血流加速和血液高凝状态

9. 关于动脉粥样硬化性闭塞的描述错误的是（　　）

　　A. 多见于青壮年男性 　　　　　　　B. 多有高脂血症、高血压病史

　　C. 会出现间歇性跛行 　　　　　　　D. 累及大、中动脉

　　E. 造影呈现广泛性狭窄和节段性闭塞

10. 关于下肢急性动脉栓塞的描述错误的是（　　）

　　A. 发病急、病情重 　　　　B. 栓子多来源于心脏 　　C. 栓塞多发生于动脉分叉处

　　D. 常见表现为下肢疼痛 　　E. 不会出现全身性改变

二、简答题

1. 请简述何为间歇性跛行。可见于哪些疾病？

2. 请简述动脉硬化性闭塞和血栓闭塞性脉管炎的鉴别要点。

3. 请简述下肢深静脉血栓形成和急性动脉栓塞的鉴别要点。

（张　铮）

书网融合……

知识回顾　　　　　微课　　　　　习题

第十一章 骨 折

○ 学习目标

知识要求：

1. 掌握骨折的定义、成因、分类、移位、临床表现、并发症；骨折愈合标准；骨折的急救；骨折的治疗原则；开放性骨折的处理原则；常见四肢骨折的分类、临床表现及诊断、治疗原则。

2. 熟悉骨折的影像学检查；骨折愈合过程及其影响因素；常用的骨折闭合复位基本要求及外固定；常见四肢骨折的解剖概要、成因及移位特点。

3. 了解骨筋膜室综合征的病因、病理、临床表现及治疗原则；常见四肢骨折的内固定及骨外固定器。

技能要求：

1. 熟练运用运动系统解剖学知识分析临床问题，能对典型的骨折做出初步诊断。

2. 掌握骨折的现场急救并做初步处理。

3. 会指导骨折患者进行功能锻炼和预防并发症。

4. 培养学生高度的爱伤观念和爱伤意识。

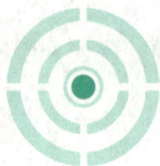

第一节 概 述

PPT

一、骨折的定义、成因

（一）定义

骨折即骨的完整性破坏或连续性中断。

（二）成因

1. **直接暴力** 暴力直接作用于受伤的部位发生骨折。多为开放性骨折，常伴有较重的软组织损伤。骨折部位与受伤部位在同一水平面，多呈横形或粉碎性骨折。如：车轮撞击小腿后，于同一水平面的胫腓骨干发生骨折（图11-1-1）。

2. **间接暴力** 暴力通过传导、杠杆、扭转或肌肉强烈收缩作用造成在暴力作用点以外的部位发生骨折。多为闭合性骨折，软组织损伤较轻。如：跌倒时上肢着地，暴力沿上肢向上传导造成桡骨下端骨折、肱骨髁上骨折或肱骨近端骨折（图11-1-2）；突然跪倒时，为防止倒地，股四头肌骤然强烈收缩以维持身体平衡而将髌骨撕裂造成撕脱性骨折（图11-1-3）。

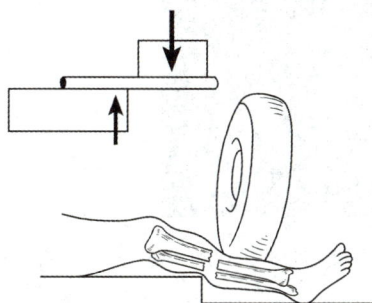

图11-1-1　直接暴力致同一
水平面的胫腓骨干骨折

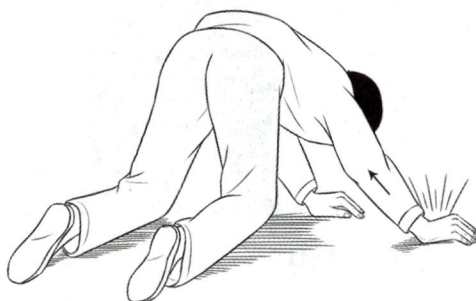

图11-1-2　间接暴力致上肢骨折

3. **积累劳损**　当骨的某些相对纤细部位或骨结构形态变化大的部位受到长期、反复、轻微的应力作用，首先发生该部位骨小梁的断裂并随即进行修复，但是在骨修复进程中由于继续受到应力作用而阻碍修复，骨吸收增加，这一过程不断反复，日积月累最终造成该部位完全骨折，故又称为疲劳性骨折或应力性骨折。如：急行军拉练时发生在第2、3跖骨干及腓骨干下1/3的疲劳性骨折（图11-1-4）。

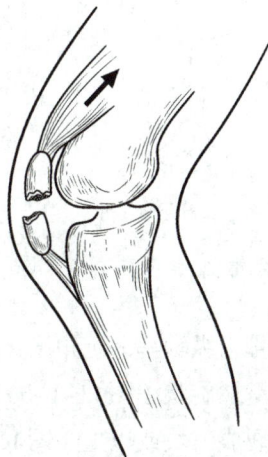

图11-1-3　肌肉牵拉力致髌骨骨折

图11-1-4　第2跖骨干疲劳性骨折

4. **骨骼疾病**　有病变的骨骼，受到轻微外力作用时即可发生骨折，称为病理性骨折。如：患骨髓炎、骨肿瘤及严重骨质疏松等病变骨骼发生的骨折（图11-1-5）。

二、分类及移位

（一）依据骨折处是否与外界相通分类

1. **闭合性骨折**　骨折处皮肤或黏膜完整，骨折断端与外界不相通。

2. **开放性骨折**　骨折处皮肤或黏膜破裂，骨折断端与外界或脏器相通，易发生感染，若处理不当可导致骨髓炎。如耻骨骨折引起膀胱或尿道破裂、尾骨骨折引起直肠破裂，均为开放性骨折。

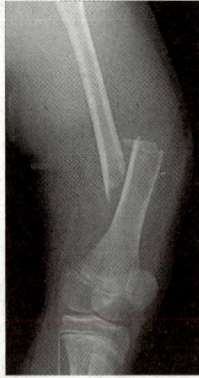

a.左股骨中下段骨囊肿并病理性骨折　　　　b.左股骨中下段骨肉瘤并病理性骨折

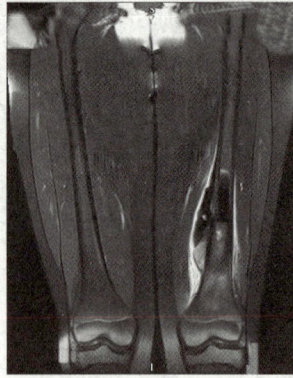

图11-1-5　股骨近端骨肉瘤并病理性骨折

（二）依据骨折的形态分类

1. 横形骨折　骨折线与骨干纵轴接近垂直（图11-1-6a）。

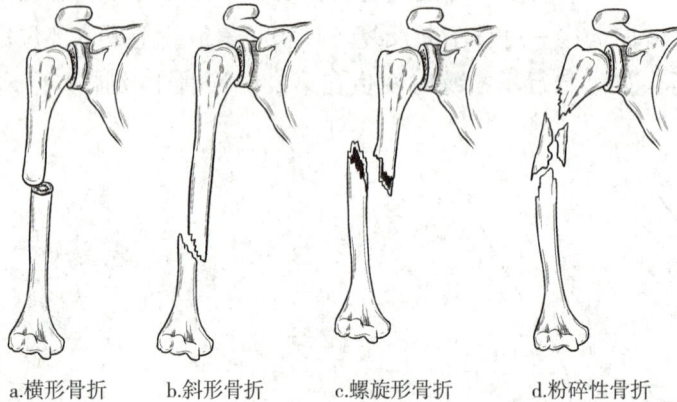

a.横形骨折　　b.斜形骨折　　c.螺旋形骨折　　d.粉碎性骨折

图11-1-6　肱骨骨折不同的分类示意图

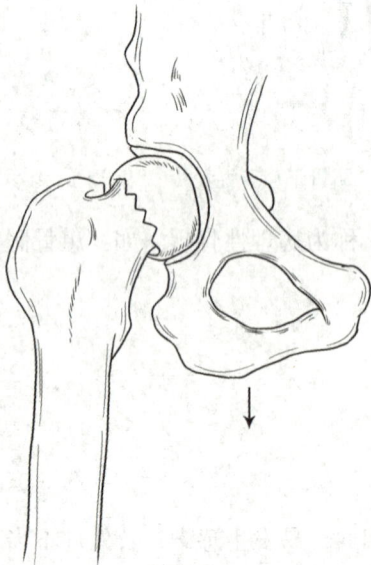

2. 斜形骨折　骨折线与骨干纵轴呈一定角度（图11-1-6b）。

3. 螺旋形骨折　骨折线呈螺旋状（图11-1-6c）。

4. 粉碎性骨折　骨质碎裂成三块或以上（图11-1-6d）。

5. 嵌插骨折　骨折块相互嵌插，多见于肱骨外科颈及股骨颈处，即骨干的密质骨嵌插入松质骨内（图11-1-7）。

6. 压缩性骨折　松质骨因外力压缩而变形，多见于跟骨及脊柱的椎体（图11-1-8）。

7. 骨骺损伤　见于骨骺尚未闭合的儿童，骨折线经过骨骺，且断面可带有数量不等的骨组织（图11-1-9）。

8. 青枝骨折　发生在儿童的长骨，受到外力时，骨干变弯，但无明显的断裂和移位（图11-1-10）。

9. 裂缝骨折　骨皮质完全断裂，但没有移位，骨折如瓷器上的裂纹，多见于颅骨、肩胛骨等处的骨折（图11-1-11）。

图11-1-7　股骨颈嵌插骨折

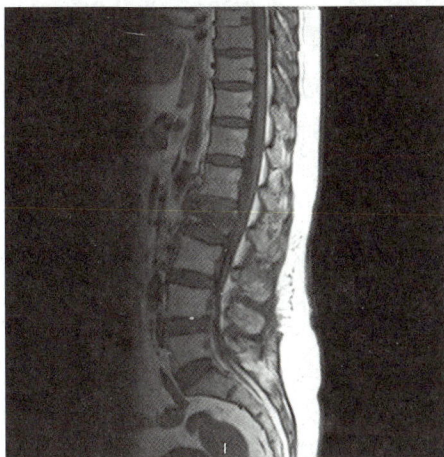

图11-1-8　第2腰椎椎体压缩性骨折

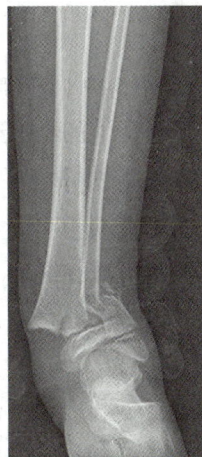

图11-1-9　胫骨下端骺损伤

图11-1-10　尺骨青枝骨折

图11-1-11　股骨颈裂缝骨折

（三）依据骨折的程度分类

1. **完全性骨折**　骨的完整性或连续性全部中断。
2. **不完全性骨折**　骨的完整性或连续性仅有部分中断，如青枝骨折、裂缝骨折。

（四）依据骨折端稳定程度分类

1. **稳定性骨折**　骨折端不易发生移位的骨折，如横形骨折、嵌插骨折、压缩性骨折、青枝骨折、裂缝骨折等。
2. **不稳定性骨折**　骨折端易发生移位的骨折，如斜形骨折、螺旋形骨折、粉碎性骨折等。

（五）依据骨折后的时间分类

1. **新鲜骨折**　伤后3周以内的骨折或尚未形成充分的纤维连接，还能进行闭合复位的骨折。
2. **陈旧性骨折**　伤后3周以上的骨折或闭合复位已相当困难的骨折。

3周时限仅供参考，如儿童肘部骨折超过10天就很难整复。

（六）骨折的移位

常见移位方式有以下5种（图11-1-12），临床上常几种移位合并存在。

1. **成角移位** 两骨折端的纵轴线交叉形成前、后、内、外成角。
2. **侧方移位** 以近侧骨折端为标准，远侧骨折端向前、后、内、外的侧方移位。
3. **缩短移位** 两骨折端相互重叠或嵌插，使其缩短。
4. **分离移位** 两骨折端在纵轴上相互分离，形成间隙。
5. **旋转移位** 远侧骨折端围绕骨之纵轴旋转。

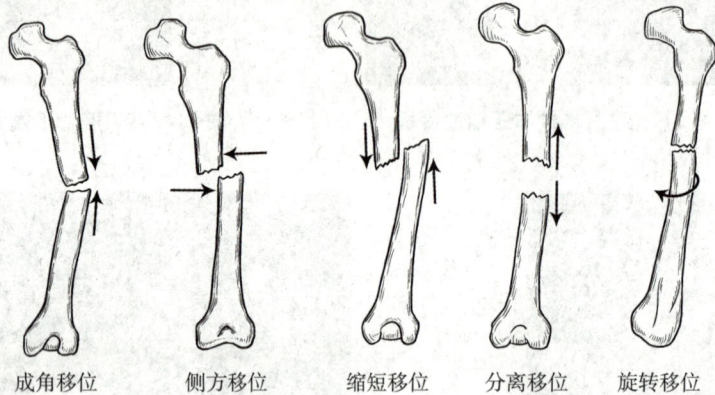

成角移位　　　侧方移位　　　缩短移位　　　分离移位　　　旋转移位

图11-1-12　骨折端不同移位方式

三、骨折的临床表现及影像学检查

【临床表现】

1. **全身表现**

（1）休克　多见于多发性骨折、骨盆骨折和严重的开放性骨折。患者常因骨折大出血、重要脏器或广泛软组织损伤以及剧烈疼痛、恐惧等多方面因素综合引起机体有效循环血容量锐减而导致休克。

（2）发热　骨折后一般体温正常。出血量较大的骨折，局部血肿吸收时可出现低热，一般不超过38℃。开放性骨折，出现高热时，应考虑感染的可能。

2. **局部表现**

（1）一般表现

①疼痛与压痛：所有骨折均有疼痛，移动伤肢时疼痛加重。触诊时，骨折处有局限性压痛。

②局部肿胀与瘀斑：骨折时，由于骨髓、骨膜及周围软组织内的血管破裂出血而在局部形成血肿，周围软组织亦因受伤而发生水肿，伤肢出现肿胀，甚至产生张力性水疱。外伤后由于血红蛋白分解，皮下瘀斑可呈紫色、青色或黄色。

③功能障碍：骨折后，伤肢部分或全部丧失活动功能。

（2）骨折的特有体征

①畸形：骨折端移位可使伤肢外形发生改变，主要表现为缩短、成角或旋转畸形。

②异常活动：骨折后，在伤肢没有关节的部位出现异常的活动。

③骨擦音或骨擦感：骨折后，骨折端互相摩擦时，可产生骨擦音或骨擦感。

具有以上三个特有体征之一者，即可诊断为骨折。但有些骨折如青枝骨折、裂缝骨折及嵌插骨折等可不出现上述骨折特有体征。三种体征只可于检查时加以注意，不可随意使之发生，以免加重骨折端移位或使锐利的骨折端损伤周围血管、神经等软组织。

【影像学检查】

1. X线检查　首选且常规进行X线检查，可帮助确定诊断，进一步明确骨折部位、类型、骨折端移位情况等。X线检查应拍摄包括邻近一个关节在内的正、侧位片。必要时应拍摄特殊位置的X线平片，如掌骨拍摄正位和斜位片，跟骨拍摄侧位和轴位片。

2. CT和MRI　有些部位的损伤普通X线片常难以确诊，需要CT和MRI的检查才能明确骨折的具体情况。如脊柱骨折通过MRI和CT检查可明确脊髓损伤、骨折块移位情况，CT检查可以明确髋臼骨折骨折块移位情况。

四、骨折的并发症

骨折的全身或局部并发症往往影响骨折的处理和预后，严重的并发症对患者的危害远超过骨折本身，应特别注意加以预防并及时处理。

【早期并发症】

1. 休克　严重创伤、骨折引起大出血或重要器官损伤所致。

2. 脂肪栓塞综合征　发生于成人，是由于骨折处髓腔内血肿张力过大致骨髓被破坏，脂肪滴进入破裂的静脉窦内而入血液循环，可引起肺、脑脂肪栓塞。肺栓塞表现为呼吸功能不全、发绀、血压下降、胸片显示广泛性肺实变等；脑栓塞表现为意识障碍，如烦躁、嗜睡、昏迷等。

3. 重要内脏器官损伤　如骨盆骨折，骨折端可刺破膀胱、尿道；骶尾骨骨折可损伤直肠；肋骨骨折可损伤胸膜和肺；严重的下胸壁损伤，除可导致肋骨骨折外，还可能引起左侧的脾和右侧的肝损伤。

4. 重要周围组织损伤

（1）重要血管损伤　骨折可通过骨断端的压迫、挫伤、刺破、切断等造成附近大血管损伤。如锁骨骨折可损伤锁骨下动脉；伸直型肱骨髁上骨折，近侧骨折端可损伤肱动脉（图11-1-13）。

（2）脊髓损伤　脊柱骨折或脱位可伤及脊髓，受损平面以下出现不同程度瘫痪。

（3）周围神经损伤　早期的神经损伤可因牵拉、骨断端压迫、挫伤或刺伤所致。如肱骨中、下1/3交界处的骨折极易损伤紧贴肱骨干走行的桡神经；腓骨头、颈骨折时损伤腓总神经。

5. 骨筋膜室综合征　由骨、骨间膜、肌间隔和深筋膜形成的骨筋膜室内的肌肉和神经因急性缺血而产生的一系列早期症候群。好发于前臂掌侧和小腿。骨筋膜室的室壁坚韧而缺乏弹性，骨折后局部出血和组织水肿引起室内容物体积骤增或外包扎过紧、局部压迫使室容积骤减，引起室内压力急剧增加，当超过动脉压后，可阻断室内血循环，使室内的肌肉和神经缺血。肌肉缺血后，毛细血管通透性增加，大量渗出液至组织间隙内形成水肿，使室内压力更进一步增加，从而形成缺血—水肿—缺血的恶性循环。

骨筋膜室综合征主要是指缺血的早期，可依据以下四个体征确定诊断：①伤肢感觉异常。②肌肉被动牵拉试验阳性。③肌肉在主动屈曲时出现疼痛。④筋膜室即肌腹处有压痛。

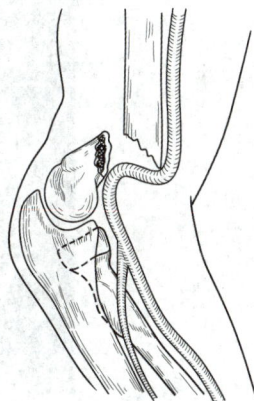

图11-1-13　伸直型肱骨髁上骨折损伤肱动脉

在骨筋膜室综合征的早期，血流尚未完全中断时，可采用非手术治疗，大量应用扩张血管药和脱水药，但应严密监测组织压，如果筋膜室压力超过30mmHg，应及时行筋膜室切开减压手术。早期彻底切开筋膜减压可以使血循环得到改善，有效防止肌肉和神经发生缺血性坏死，避免发生缺血性肌挛缩。

【晚期并发症】

1. **坠积性肺炎**　主要发生于因骨折长期卧床不起的患者，特别是年迈、体弱和伴有慢性疾病的患者，有时可因此而危及生命。应注意定时翻身，鼓励患者有效咳嗽和深呼吸训练并尽早下床活动。

2. **压疮**　常见于下肢骨折、骨盆骨折等需要长期卧床的患者，身体骨突起处受压，局部血循环障碍引起皮肤坏死、溃烂、创面经久不愈、继发感染等。多见于骶骨部、足跟部及髋大粗隆部。压疮治疗困难，重在预防。

3. **下肢深静脉血栓形成**　骨折患者下肢长时间制动，静脉血流滞缓，加之创伤所致血管内膜损伤以及血液高凝状态，容易导致血栓形成。加强下肢肌肉收缩锻炼有助于预防其发生。

4. **感染**　开放性骨折，特别是污染较重或伴有较严重软组织损伤者，若清创不彻底，坏死组织残留或软组织覆盖不佳，导致骨外露，可能发生感染。处理不当可致化脓性骨髓炎。

5. **损伤性骨化**　又称骨化性肌炎。关节扭伤、脱位或关节附近的骨折致伤骨膜，形成骨膜下出血，处理不当使血肿扩大，血肿机化并在关节附近的软组织内广泛骨化，影响关节活动。常见于肘关节（图11-1-14）。

6. **创伤性关节炎**　关节外伤后致关节面破坏或关节内骨折未能达到解剖复位，畸形愈合后使关节面不平整，关节软骨长期磨损剥脱致使关节负重时出现疼痛（图11-1-15）。

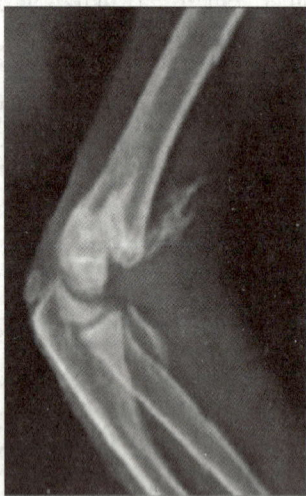

图11-1-14　肱骨髁上骨折愈合
后肘前方损伤性骨化

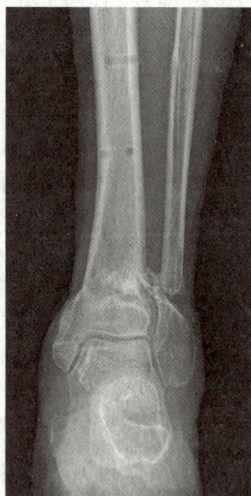

图11-1-15　踝关节骨折畸形
愈合后继发创伤性关节炎

7. **关节僵硬**　伤肢长时间固定，静脉和淋巴回流不畅，关节周围组织中浆液纤维性渗出增加及纤维蛋白沉积，发生纤维粘连，同时关节囊和周围肌肉废用性挛缩，致使关节活动障碍。

8. **缺血性骨坏死**　骨折可破坏某一骨折端的血液供应而出现该骨折端的缺血性坏死。如股骨颈骨折后股骨头缺血性坏死；腕舟骨骨折后近侧段骨块缺血性坏死；距骨骨折后距骨体缺血性坏死。

9. **缺血性肌挛缩**　是骨折最严重的并发症之一。常为骨筋膜室综合征处理不当的严重后果，肢体由于严重缺血造成肢体肌群缺血性坏死，终致机化，形成瘢痕组织，逐渐挛缩而形成特有的畸形，如爪形手或爪形足（图11-1-16），同时因神经缺血和瘢痕压迫，常有神经部分瘫痪。提高对骨筋膜室综合征的认识并予以及时正确的处理，是防止缺血性肌挛缩发生的关键，一旦发生则难以治疗，效果极差，常致严重残疾。

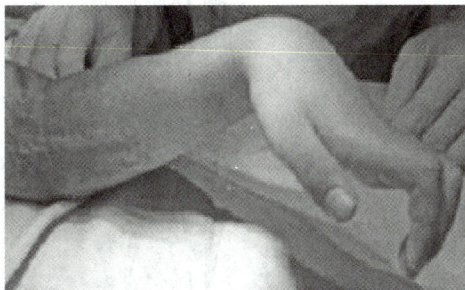

图11-1-16 前臂缺血性肌挛缩典型畸形——爪形手

五、骨折愈合过程及影响因素

> ✍ **知识拓展**
>
> ### 骨折一期愈合与二期愈合
>
> 有研究将骨折愈合过程分为一期愈合（直接愈合）和二期愈合（间接愈合）两种形式。
>
> 一期愈合是指骨折解剖复位和断端加压固定后，骨折断端通过哈佛系统重建直接发生连接，X线片上无外骨痂生成，而骨折线逐渐消失。其特征为愈合过程中无骨皮质区吸收，坏死骨在被吸收的同时由新的板层骨取代而达到皮质骨间的直接愈合。
>
> 二期愈合是膜内成骨与软骨内成骨两种成骨方式的结合，X线片上有大量骨痂生成，虽然由骨痂转变为板层骨需要较长时间的改造塑形过程，但其愈合质量理想，不易再次骨折。临床上骨折愈合过程多为二期愈合。

（一）骨折愈合过程

骨折愈合是一个复杂而连续的过程，通常将其分为三个阶段，但三者之间又不可截然分开，而是相互交织演进的。

1. **血肿炎症机化期** 骨折后，骨髓腔、骨膜下及周围软组织的血管破裂出血，在骨折断端及其周围形成血肿，断端由于血液供应中断而发生几毫米的骨质坏死，伤后6~8小时，血肿凝结成血块，加之部分坏死骨组织等引起局部无菌性炎症反应，新生的毛细血管、吞噬细胞和成纤维细胞侵入血肿，逐渐形成肉芽组织，肉芽组织内成纤维细胞合成和分泌大量胶原纤维，进一步演化成纤维结缔组织连接骨折两断端。纤维连接过程约在骨折后2周完成。同时，骨折断端附近骨外膜的成骨细胞增殖分化，形成与骨干平行的骨样组织，并逐渐向骨折处延伸。骨内膜在稍晚时也发生同样的变化（图11-1-17）。

2. **原始骨痂形成期** 骨内膜和骨外膜的成骨细胞增殖、分化，形成骨样组织，逐渐钙化形成新的网状骨（即膜内成骨），两者紧贴在断端骨皮质内、外面，并逐渐向骨折处汇合，形成两个梭形骨痂，将两断端的骨密质和其间由血肿机化来的纤维组织夹在中间，形成内骨痂和外骨痂。骨折断端间及髓腔内的纤维组织亦逐渐转化为软骨组织，并随着软骨细胞的增生、钙化而骨化，即软骨内成骨，在骨折处

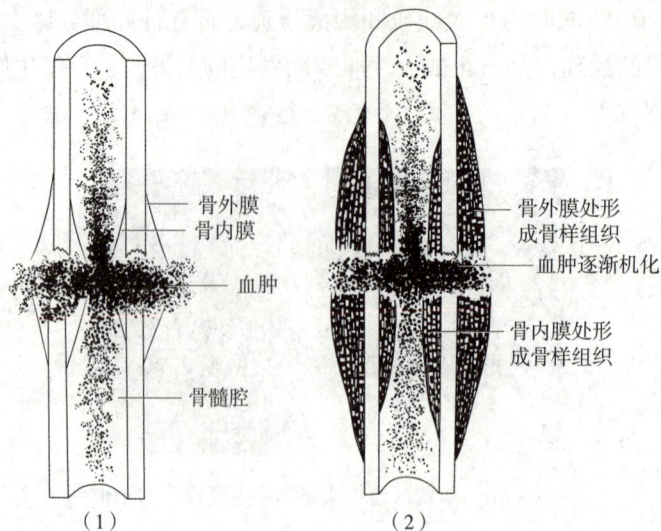

图11-1-17   血肿炎症机化期

（1）骨折后血肿形成；（2）血肿逐渐机化，骨内、外膜处开始形成骨样组织

形成环状骨痂和腔内骨痂。两部分骨痂会合后，不断钙化加强，当其达到足以抵抗肌收缩力、剪切力和旋转力时，则骨折已达到临床愈合。此过程一般需12~24周。此时X线片上可见骨折周围有梭形骨痂阴影，骨折线仍隐约可见（图11-1-18）。

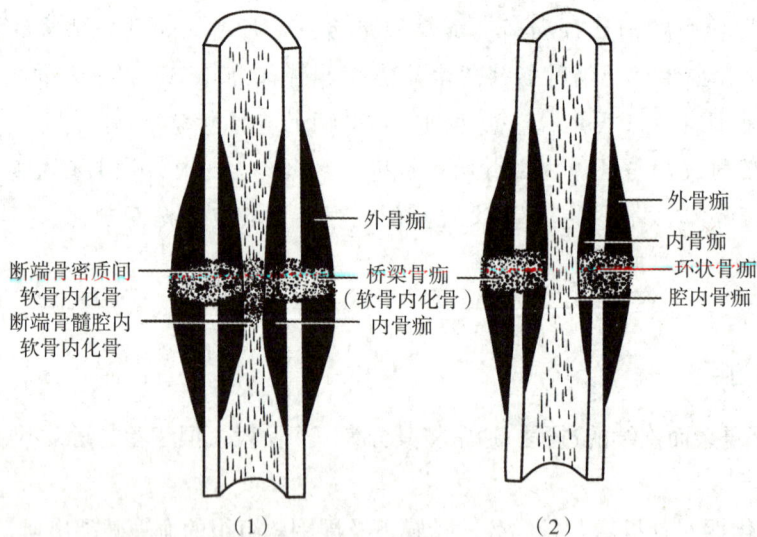

图11-1-18   原始骨痂形成期

（1）膜内成骨及软骨内成骨过程逐渐完成；（2）膜内成骨及软骨内成骨过程基本完成

3. 骨痂改造塑形期   原始骨痂由排列不规则的骨小梁所组成，尚欠牢固。随着肢体的活动和负重，在应力轴线上的骨痂不断地得到加强和改造，成骨细胞相对活跃，有更多新骨生成，形成坚强的板层骨，而在应力轴线以外，破骨细胞相对活跃，使多余的骨痂逐渐被吸收而清除。髓腔重新沟通，骨折处恢复正常骨结构，在组织学和放射学上不留痕迹。这一过程需1~2年（图11-1-19）。

（二）骨折临床愈合标准

1. 局部标准   局部无异常活动，无压痛及纵向叩击痛。

2. **影像学标准** X线片显示骨折线模糊，有骨小梁和连续性骨痂通过骨折线。

3. **功能标准** 外固定解除后伤肢能满足以下要求：上肢能向前平举1kg重量达1分钟；下肢能不扶拐在平地连续步行3分钟，并不少于30步；连续观察2周骨折处不变形。

（三）影响骨折愈合的因素

1. 全身因素

（1）年龄 年龄不同，骨折愈合的快慢也不同。儿童生长发育迅速，骨折愈合较成人快。

（2）健康状况 患者的一般情况不佳，如合并营养不良、糖尿病、钙磷代谢紊乱、恶性肿瘤等疾病，均可使骨折愈合延迟。

2. 局部因素

（1）引起骨折的成因 电击伤和火器引起骨折愈合较慢。

（2）骨折的类型 嵌插骨折、斜形骨折及螺旋形骨折因断端接触面积大，愈合较横形、粉碎性骨折快。多发性骨折或一骨多段骨折，愈合较慢。

（3）骨折部的血液供应 是影响骨折愈合快慢的重要因素。两骨折端血液供应均良好，如长骨干骺端骨折，许多小血管从关节囊、韧带和肌腱附着处进入骨内，血供丰富，骨折愈合快；两断端之一血液供应减弱，如胫骨中下1/3骨折，自上而下的滋养动脉断裂后，远侧段丧失了大部分血液供应，仅靠骨外膜小血管网供应，故骨折愈合较慢；骨折段完全丧失血供，如股骨头下股骨颈骨折，易发生股骨头缺血性坏死。

（4）软组织损伤程度 严重的软组织损伤，特别是开放性损伤，可直接损伤骨折端附近的肌肉、血管和骨膜，破坏血液供应，影响骨折的愈合。

（5）软组织嵌入两骨折断端间 肌肉、肌腱、骨膜及韧带等软组织嵌入两骨折断端间，影响两断端接触，骨折愈合困难，甚至不愈合。

（6）感染 开放性骨折，局部感染可引起化脓性骨髓炎、死骨形成和软组织坏死，严重影响骨折愈合。

3. 治疗方法不当

（1）复位不及时、手法复位粗暴及反复多次的复位，均可进一步破坏局部血运，影响骨折愈合。

（2）切开复位时，软组织和骨膜剥离过多，破坏了局部血供，影响骨折愈合。

（3）开放性骨折清创时，过多地摘除碎骨片，造成较大范围骨缺损，影响骨折愈合。

（4）行持续骨牵引治疗时，若牵引过度，可造成两骨折端分离，并可因血管痉挛造成慢性血液循环障碍，影响骨折愈合。

（5）骨折固定范围不够、位置不当、过于松动或固定时间不足，骨折部仍有剪切和旋转应力存在，干扰骨痂生长，影响骨折愈合。

（6）过早或不恰当的功能锻炼，可能妨碍骨折部位的固定而影响骨折愈合。

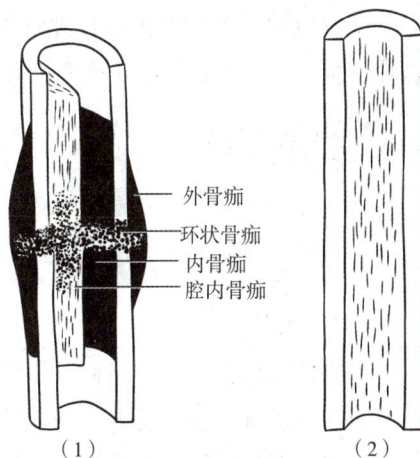

—— 外骨痂
环状骨痂
内骨痂
腔内骨痂

（1） （2）

图 11-1-19 骨痂改造塑形期

（1）外骨痂、内骨痂、环状骨痂及腔内骨痂形成后的剖面示意图；（2）骨痂改造塑形已完成

六、骨折的急救

骨折急救的目的，在于用简单有效的方法抢救生命，保护伤肢，预防感染和防止再损伤，迅速转运到附近医院。

现场急救，不仅要正确处理骨折，更重要的是全身情况的处理，特别是严重的骨折，如骨盆骨折、股骨骨折、脊柱骨折等常是全身严重多发伤的一部分。一般原则是就地包扎、止血和固定。

（一）防治休克

首先应判断患者有无紧急情况，如心搏骤停、窒息、大出血、休克及开放性气胸等，有针对性地进行急救，患者情况平稳后再进行骨折的处理。

（二）包扎伤口

开放性骨折伤口多有出血，用绷带加压包扎后即可止血。有大血管出血，加压包扎不能止血时，可采用止血带止血，并记录所用压力和时间。若骨折端已戳出伤口并已污染，又未压迫重要血管、神经者，不应立即复位，以免将污染物带到伤口深处，应送至医院经清创处理后再行复位。若在包扎或搬运过程中，骨折端自行滑入伤口内，应做好记录，以便在清创时进一步处理。

（三）妥善固定

将伤肢妥善固定的目的：①减少骨折端异常活动，减轻疼痛。②避免骨折端在搬运过程中损伤周围重要组织。③便于转运。

骨折处有明显畸形，并有穿破皮肤或损伤周围重要血管、神经风险时，应先适当牵引伤肢后再行固定。固定伤肢时应做到固定牢靠、松紧适当。若备有特制的夹板，最为妥善，否则应就地取材，如木板、树枝、木棍等。若一无所有，可用自身衣物将受伤的上肢捆绑固定在胸部，下肢同对侧健肢一起捆绑固定，脊柱骨折采用滚动式搬动并俯卧位搬运。

（四）迅速转运

患者经初步处理、妥善固定后，应迅速转运至附近医院进行后续治疗。

🍏 思政课堂

医者初心，无私奉献，报效祖国

无私奉献、报效祖国更体现在实际行动中。2008年5月12日，四川汶川发生里氏8.0级地震，地震中大量重物砸伤、重物长时间挤压等原因造成的肢体伤伤员多，全国各地的医务工作者本着"一方有难、八方支援""天灾无情人有情"的优良传统，第一时间奔赴灾区救治伤员，特别是大量的外科医生，赴灾区后第一时间内处理了大量挤压伤、骨筋膜室综合征等伤员（采取了扩容、补液、护肾、筋膜室急症切开减压等急救措施及后期的规范化综合康复治疗手段），从而大大降低了伤员急性肾衰、肢体缺血坏疽等风险，挽救了大批伤员生命，保留了受压肢体，避免了后期截肢，提高了后期生存质量。

作为医生不仅要有医者仁心、大医精诚的高尚情操，也要具备能细心、耐心密切观察伤员病情进展变化，及时、准确做出诊断，高效救治的本领。作为医学生，我们更应深刻领会"医者初心"的时代价值，努力成长为有理想、有本领的医生。

七、骨折的治疗原则

骨折治疗有三大原则：复位、固定和功能锻炼。

（一）骨折的复位

将移位的骨折段恢复至正常或近乎正常的解剖关系，重建骨骼的支架作用。

1. 复位时间　骨折复位时间越早越好，能在肿胀发生之前复位更好。

若合并休克、昏迷、内脏或中枢神经系统损伤时，需等全身情况稳定后再进行复位。若肢体肿胀严重或出现水疱，应将大的水疱在无菌技术下刺破，放空疱液，临时用石膏托或牵引制动，抬高伤肢，密切观察末梢血液循环，在短期内尽快消肿后再进行复位。

2. 复位标准

（1）解剖复位　骨折端通过复位，恢复了正常解剖关系，对位（两骨折端的接触面）、对线（两骨折端在纵轴上的关系）完全良好。

（2）功能复位　由于各种原因，骨折复位后，两断端虽未恢复至正常的解剖关系，但不影响骨折愈合，愈合后对伤肢功能无明显影响（图11-1-20）。

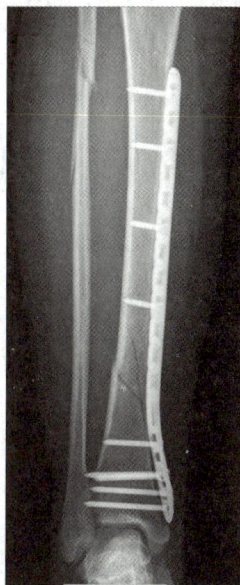

图11-1-20　胫骨骨折解剖复位、腓骨骨折功能复位

由于伤肢的结构特点及对功能的要求不尽相同，每个部位功能复位的标准也不尽相同。如肱骨干稍有畸形，对上肢功能影响不大；前臂尺桡骨双骨折就要求对位、对线良好，否则将影响前臂的旋转功能。

骨折功能复位的标准：①骨折部位的分离移位、旋转移位必须完全纠正。②成人下肢骨折的短缩移位不应超过1cm；儿童处于生长发育期，下肢骨折缩短在2cm以内，若无骨骺损伤，可在生长发育过程中自行矫正。③成角移位与关节活动方向一致时，其角度成人不宜超过10°，儿童不宜超过15°，日后可在骨痂改造塑形过程中自行纠正；侧方成角与关节活动方向垂直时，必须完全纠正，否则关节内、外侧负重时受力不均，可继发创伤性关节炎和功能障碍。④长骨干横形骨折，对线良好的前提下，骨折端对位应至少达1/3，干骺端骨折对位至少达3/4。

3. 复位方法　应根据骨折的部位、类型、年龄、身体条件及患者需求等因素综合分析来选择合适的复位方法。

（1）手法复位　运用手法使骨折复位即手法复位。要求操作必须轻柔，争取一次性复位成功。粗暴的手法和反复多次的复位，均可加重软组织损伤，影响骨折愈合，且可能引起并发症。手法复位过程如下。

①麻醉：依据情况选用局麻或神经阻滞麻醉，儿童也可采用全麻。待麻醉完善后，将伤肢各关节置于松弛的位置，以减少肌肉对骨折段的牵拉力，利于复位。

②复位手法：用牵引和反牵引克服肌肉收缩，对准方向，原则上是将远侧骨折段对准近侧骨折段。常用的手法有手摸心会、拔伸牵引、旋转屈伸、提按端挤、摇摆触碰、挤捏分骨、折顶回旋等。

（2）持续牵引复位　多用于周围肌肉力量较强且有移位的骨折，如股骨骨折；或用于手法复位困难、局部肿胀较重的情况，如儿童肱骨髁上骨折。持续牵引使肌肉松弛，恢复骨骼的长度及轴线，达到逐渐复位的目的。持续牵引也有一定的固定作用，在牵引期间，也可辅以手法整复取得较好的复位。持续牵引时应注意牵引的重量和方向，以防过度牵引影响骨折愈合。有一定的骨痂生成后，可去除牵引，改用小夹板或石膏固定，也可继续牵引至骨折愈合。

牵引有皮肤牵引和骨牵引等（图11-1-21）。

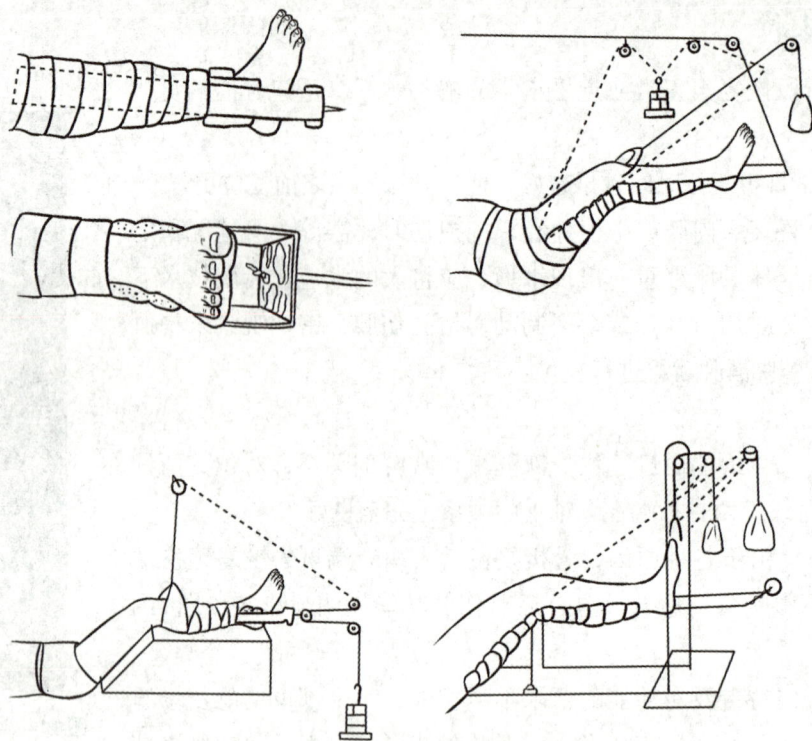

图 11-1-21　持续皮肤牵引和持续骨牵引

①皮肤牵引：利用粘贴在伤肢皮肤上的宽胶布条或乳胶海绵条，也可用牵引带绑扎在皮肤表面，用牵引绳贯穿分开板，系以重量，通过滑车进行牵引。牵引重量通常不超过4kg。常用于小儿股骨干骨折。

②骨牵引：利用贯穿骨端松质骨的骨圆针或布巾钳，通过牵引弓、牵引绳及滑车进行牵引。依据需要，调整牵引重量及方向，牵引重量一般为体重的1/7~1/8，对位后要减轻重量以维持对位。常用的牵引部位有尺骨鹰嘴、股骨髁上、胫骨结节、跟骨，颈椎骨折可行颅骨牵引。

（3）手术切开复位　手术切开骨折部位的软组织，暴露骨折端，在直视下将骨折复位。手术切开复位适应证：①骨折断端之间有软组织嵌入，手法复位失败。②关节内骨折。③手法复位与外固定难以维持骨折复位，达不到功能复位的标准。④骨折并发主要的血管、神经损伤，修复血管、神经同时宜切开复位骨折。⑤多发性骨折为便于护理及治疗，防止发生并发症，可选择适当骨折部位施行切开复位。⑥骨折畸形愈合及骨折不愈合。

（二）骨折的固定

将骨折维持在复位后的位置，使其在良好对位情况下达到牢固愈合。良好的固定是骨折愈合的关键。

1. **外固定**　常用的外固定有小夹板、支具、石膏绷带、外展架、持续牵引和骨外固定器等。

（1）小夹板　由具有一定弹性的柳木板、杉树皮或塑料板制成适用于不同部位的小夹板，加上横带和固定垫，绑扎在骨折部肢体的外面。适用于四肢闭合性、无移位、稳定性骨折（图11-1-22）。这种小夹板不超过骨折上、下关节，通过横带对小夹板的约束力和固定垫对骨折的效应力，肌肉收缩产生骨折断端间的压应力，肌肉收缩时对小夹板、横带和固定垫的侧压力，不仅能达到有效固定，而且可继续纠正残存的侧方移位和成角移位。

必须正确掌握小夹板的应用原则和方法，如绑扎太松、固定垫使用不当可失去固定作用，使骨折端再度移位；如绑扎过紧，可产生压迫性溃疡、缺血性肌挛缩，乃至伤肢坏疽等严重后果。

（2）骨科固定支具 支具特别适用于四肢闭合性、稳定性骨折，尤其是四肢稳定性骨折、青枝骨折及关节软组织损伤。

（3）石膏绷带 石膏绷带可按照伤肢外形塑形为各种石膏托、石膏夹板或石膏管型，对骨折部位进行固定（图11-1-23）。

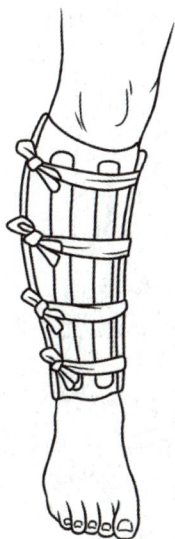

图11-1-22 小腿骨折小夹板外固定　　　　　　图11-1-23 下肢管型石膏固定

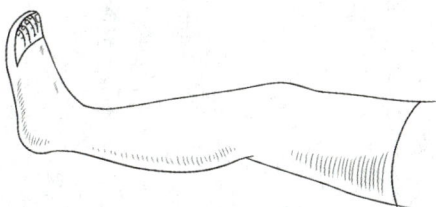

石膏绷带固定的适应证：①小夹板难以固定的某些部位骨折。②开放性骨折伤口尚未愈合者。③需要将关节固定于特定体位者。

石膏绷带固定的注意事项：①在石膏下垫置软枕，抬高伤肢，以利于消肿。②包扎石膏绷带过程中，在石膏绷带未凝固前，应用手掌托扶伤肢，不可用手指顶压石膏，以免局部压迫而发生溃疡。③石膏绷带未凝固前，不应改变伤肢位置，特别是关节部位，以免石膏折断。④观察石膏绷带固定伤肢远端皮肤的颜色、温度、毛细血管充盈时间、感觉和指（趾）的运动情况，如伤肢出现持续剧烈疼痛、麻木、颜色发紫和皮温下降，则多为石膏绷带包扎过紧引起伤肢受压，应立即将石膏全长纵形剖开减压，否则继续发展可致伤肢坏疽。⑤伤肢肿胀消退后可引起石膏过松而失去固定作用，应及时更换。⑥石膏绷带固定过程中，应做主动肌肉舒缩锻炼，未固定的关节应早期活动。

（4）外展架固定 利用铅丝夹板、铝板或木板制成的外展架用石膏绷带绑于患者胸廓侧方后，可将肩、肘、腕关节固定于功能位，也可在外展架上做持续皮肤牵引（图11-1-24）。

外展架固定的适应证：①肿胀较严重的上肢闭合性损伤。②肱骨骨折合并桡神经损伤。③严重的上臂或前臂开放性损伤。④肩胛骨骨折等。

（5）持续牵引 持续牵引既有复位作用，也是一种外固定装置。

（6）骨外固定器 将骨圆针或钢钉穿过远离骨折处的近端及远端骨骼，利用固定夹和连接杆组成的外固定器固定。适用于：①开放性骨折。②闭合性骨折伴广泛软组织损伤。③骨折

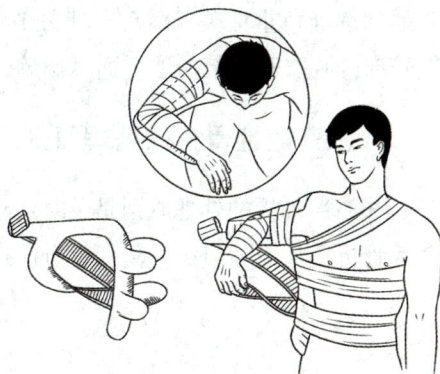

图11-1-24 外展架固定

合并感染和骨折不愈合。④截骨矫形或关节融合术后。其优点是固定可靠，易于处理伤口，不限制关节活动，可早期进行功能锻炼（图11-1-25）。

2. 内固定 闭合或切开复位后，采用金属内固定物或可降解材料，如接骨板、螺钉、带锁髓内钉、骨圆针（斯氏针、克氏针等）、不锈钢丝等，将已复位的骨折予以固定（图11-1-26）。

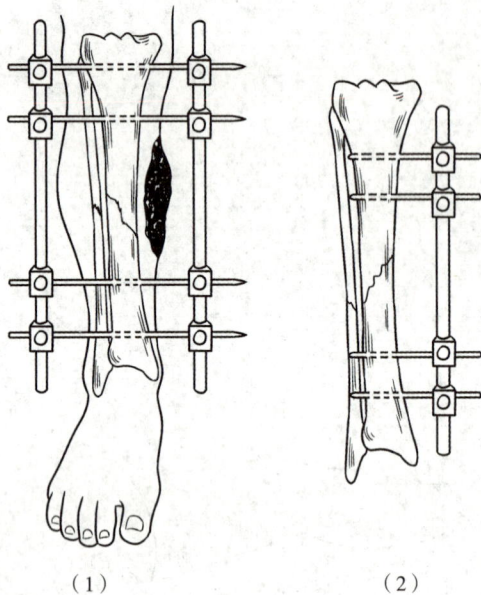

（1）   （2）

图11-1-25　骨外固定器

（1）双边外固定器；（2）单边外固定器

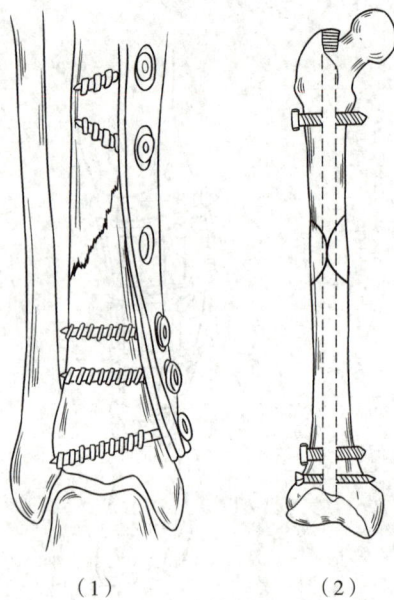

（1）   （2）

图11-1-26　骨折内固定

（1）金属接骨板内固定；（2）带锁髓内钉内固定

（三）功能锻炼

早期合理的功能锻炼，可促进伤肢血液循环，消除肿胀，减少肌萎缩，保持肌肉力量，防止骨质疏松、关节僵硬和促进骨折愈合，是恢复伤肢功能的重要保证。

1. 骨折早期 骨折后1~2周内，由于伤肢肿胀、疼痛，且骨折容易再移位，此期功能锻炼的目的是促进伤肢血液循环，消除肿胀，防止肌废用性萎缩。其主要形式是伤肢肌肉做舒缩活动，骨折部上下关节暂不活动。

2. 骨折中期 骨折2周以后，伤肢肿胀已消退，局部疼痛减轻，骨折处已有纤维连接并日趋稳定，可逐渐缓慢增加其活动强度和范围，以防肌废用性萎缩和关节僵硬。

3. 骨折后期 骨折已达临床愈合标准，外固定已去除。功能锻炼的主要形式是加强伤肢关节活动范围和逐渐负重性关节活动，使关节迅速恢复至正常活动范围。特别是早、中期功能锻炼不足的患者，伤肢部分肿胀和关节僵硬应通过锻炼，促进关节活动范围和肌力的恢复。

八、开放性骨折的处理原则

开放性骨折的处理原则是及时、正确地处理创口，尽可能地防止感染，力争将开放性骨折转变为闭合性骨折，从而为组织修复和骨折治疗创造有利条件。

从AO到BO

AO/ASIF 是 Association for the Study of Internal Fixation 的缩写，源于瑞士的学术组织，是国际顶级的研究骨折处理的学术组织。早期AO原则：骨折的解剖复位；骨折断端间的加压、坚强内固定；无创技术；早期无痛性功能锻炼。目前认为这种单纯的机械力学观点存有片面性，从而促成了新的生物学固定观念的发展，这就是所谓的BO（Bioloigical Osteosynthesis）生物的、合理的接骨术，BO原则：远离骨折部位进行复位，以保护骨折局部软组织的附着；不强求骨折的解剖复位，关节内骨折仍要求解剖复位；使用低弹性模量的内固定物；减少内固定物与骨皮质之间的接触面积等。

目前骨折治疗的理念已由机械力学而向生物学方面发生了彻底的改变，即从解剖复位、坚强固定、骨折一期愈合的力学固定方式（AO）演变为间接复位、弹性固定、二期愈合的生物学固定方式（BO）。

BO是在AO的基础上发展起来的新概念，它是针对AO出现的缺点加以修正、改进、发挥，而并非对其替代。对某些AO原有的行之有效的法则和技术仍应保留，决不能一律排除。

（1）伤后6~8小时以内的开放性骨折，污染程度轻微，软组织损伤不重者，应彻底清创。清创时，要尽量保留与软组织相连的小碎骨块，明显污染的骨断端或需留用的游离大骨块，需凿去表层并刮除一层骨髓。术中须同时予以骨折复位，如为稳定性骨折，可采用石膏托或持续牵引固定；不稳定性骨折需选用内固定器材，如克氏针、螺钉或接骨板螺钉内固定等。皮肤损伤严重或粉碎性骨折严重者可应用骨外固定器进行固定。根据需要可行血管、神经、肌腱等修复，创口一期缝合，放置引流条或引流管。

（2）受伤超过8~12小时，伤口污染不严重者，可考虑清创缝合，不稳定性骨折可考虑行骨外固定器固定。创口一期缝合或延期缝合，放置引流条或引流管。

（3）超过12小时的创口，创面多被炎性物质浸润，常不能经过一次清创获得一期关闭伤口的机会，可敞开伤口，用生理盐水冲洗创面，清除异物后，根据情况决定延期缝合。若在冬季，气温低，创口污染较轻，虽超过12小时，仍可考虑清创缝合术。关于骨折的复位与固定，通常采用持续骨牵引，无移位者可用管形石膏固定，但如果患者需要尽早和最好的功能恢复，有条件的情况下可优先考虑行骨外固定器固定。

岗位情景模拟25

患者，男，20岁，车祸致右大腿疼痛伴活动障碍1小时。患者1小时前被汽车撞到右大腿，伤后右大腿疼痛伴活动障碍，外侧有一创口并出血较多，遂急诊就诊。

查体：T 36.5℃，P 120次/分钟，R 20次/分钟，BP 80/60mmHg。神志尚清，表情淡漠，面色苍白，胸廓无压痛，双肺未闻及干湿啰音，心率120次/分钟，律齐，腹平软，无压痛及反跳痛，肝脾肋下无触及，移动性浊音（－）。

专科检查：右大腿中段畸形、肿胀，压痛明显，外侧可见一长约5cm创口伴有活动性出血，创口内可见骨折断端和多个骨碎片，有异常活动，右足背动脉搏动弱，右足趾感觉运动无异常。

问题与思考

1. 患者的初步诊断及诊断依据是什么？
2. 需进一步做何种检查？
3. 患者下步的治疗方案是什么？

答案解析

第二节　锁骨骨折

PPT

【解剖概要】

　　锁骨是上肢与躯干的连接和支撑装置，全长可在体表扪及，呈"S"形，其中外侧弯曲凸向后方，外端与肩峰形成肩锁关节，锁骨外端由肩锁韧带、喙锁韧带及三角肌和斜方肌所稳定；内侧弯曲凸向前方，内端（即锁骨胸骨端）与胸骨柄的锁骨切迹相关节，锁骨内端由胸锁关节囊、关节内软骨盘、肋锁韧带和锁骨下肌对锁骨起稳定作用（图11-2-1）。

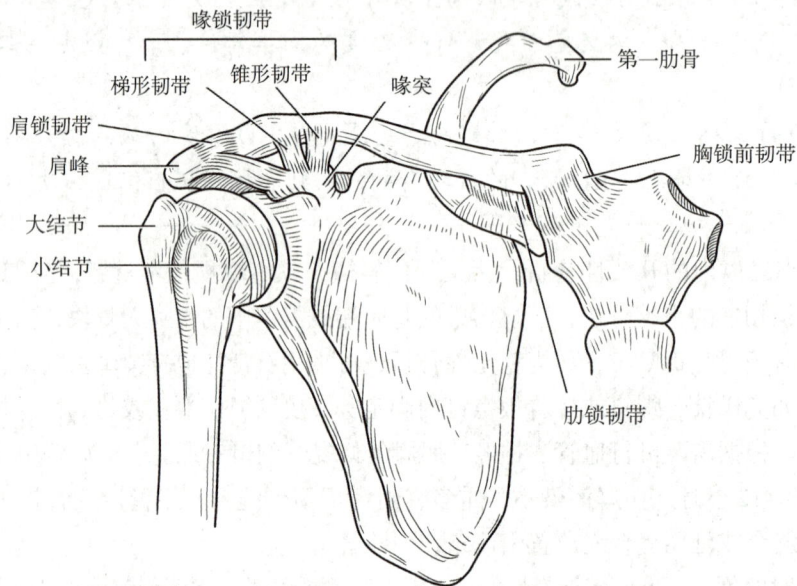

图11-2-1　锁骨的形态

　　锁骨长轴横截面外1/3呈扁平状，中1/3呈管状，内1/3呈菱形，其中中1/3处于锁骨两个相反弧形凸起的交汇处且横截面直径最小，仅有锁骨下肌和薄层胸大肌腱膜附着，保护性结构弱，因此是锁骨的力学薄弱点，当轴向负荷作用于锁骨时会形成一剪切应力，所以在锁骨中1/3易发生骨折。

【成因与分类】

　　1. 间接暴力　锁骨骨折多由间接暴力引起，如跌倒时手掌、肘部或肩部着地，暴力传导至锁骨发生骨折，多为短斜形或横形骨折。

　　2. 直接暴力　直接暴力较少见，外力直接从前方或上方撞击锁骨，发生横形或粉碎性骨折。

　　3. 儿童骨折　儿童骨折多为青枝骨折。

　　锁骨中段骨折后，由于胸锁乳突肌的牵拉，近折端可向上、向后移位，远折端由于上肢的重力作用及胸大肌上部肌束的牵拉而向前、向下移位，并有骨折端重叠移位（图11-2-2）。

【临床表现及诊断】

　　锁骨位置表浅，一旦发生骨折，即出现局部肿胀、瘀斑，肩关节活动

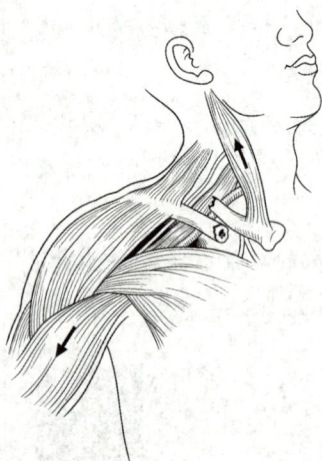

图11-2-2　锁骨骨折典型移位

时疼痛加剧，上肢不能自主用力上举和后伸。患者常用健手托住患侧肘部，以减少肩部活动引起骨折端移动而导致的疼痛，头部向患侧偏斜，以减轻因胸锁乳突肌牵拉骨折近端而导致的疼痛。

检查时，可扪及骨折端有局限性压痛、骨擦感。儿童青枝骨折时，局部畸形及肿胀不明显，但活动伤侧上肢及压迫锁骨时，患儿可啼哭叫痛。

X线平片可明确诊断。婴幼儿的锁骨无移位骨折和青枝骨折可有原始X线片难以明确诊断的情况，可于伤后5~10天再次复查拍片，常可表现为骨痂生成。

【治疗】

（1）儿童的青枝骨折及成人的无移位骨折可不做特殊治疗，仅用三角巾悬吊患肢3~6周即可开始活动。

（2）锁骨中段骨折及部分稳定的锁骨远端骨折可采取非手术的方法进行治疗，即手法复位、横形"8"字绷带固定（图11-2-3）。

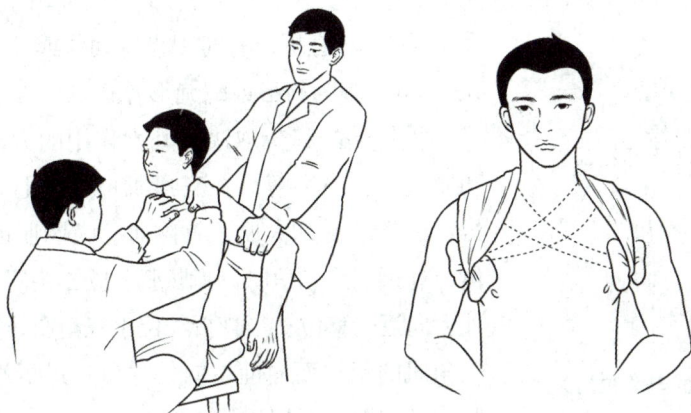

图11-2-3　锁骨骨折手法复位、横形"8"字绷带固定

①复位方法：患者取坐位，骨折局部浸润麻醉。助手在患者背后，协助患者做扩胸姿势（用膝顶抵患者背部胸椎棘突，两手握住患者上臂使两肩往后、上、外方向），术者在患者前方用两拇指及食指摸清并捏住两骨折断端予以复位，复位成功后，助手即将向外的牵引力稍放松一些，使对位的两骨折断端互相嵌插紧。对于粉碎性骨折整复困难者，不强求解剖对位，更不宜暴力复位，以免骨折尖端刺破皮肤或血管。

②固定：复位成功后，维持复位姿势，将棉垫压垫于两骨折端的两侧并用胶布固定，两侧腋窝用棉垫垫妥，即用无弹性绷带经肩—背—肩行横形"8"字绷带固定。

③注意事项：术后严密观察双上肢血液循环及感觉运动功能，若出现肢体肿胀、麻木，则表示固定过紧，应及时放松固定。术后1周左右，由于肿胀消退，常使固定绷带松弛导致骨折再移位，因此复位后2周内应经常检查固定是否可靠，及时调整固定的松紧度。3~4周可去除外固定。

（3）以下情况时，可考虑行切开复位内固定：①患者不能忍受横形"8"字绷带固定的痛苦。②复位后再移位，影响美观。③移位的骨折伴有血管、神经损伤。④开放性骨折。⑤陈旧性骨折不愈合，并且出现疼痛等症状。⑥锁骨远端骨折同时合并喙锁韧带断裂。⑦锁骨骨折合并肩胛颈骨折出现漂浮肩。

第三节　肱骨干骨折

肱骨外科颈下1~2cm至肱骨髁上2cm以内的骨折称为肱骨干骨折。

【解剖概要】

肱骨干上半部呈圆柱形，下半部呈三棱柱形。肱骨干后面的中部相当于三角肌粗隆的后方，有由内上斜向外下的桡神经沟，此沟的外上方及下方分别为肱三头肌外侧头和内侧头附着处，桡神经和肱深动脉绕过该沟向下，故肱骨干中、下1/3的骨折容易合并桡神经损伤。

【成因与分类】

1. **直接暴力**　常由外侧打击肱骨干中段，致横形或粉碎性骨折。
2. **间接暴力**　常由于跌倒时手或肘部着地，暴力向上传导，加上身体倾倒所产生的剪切应力，导致中、下1/3骨折，有时因投掷动作或"掰腕"也可导致中、下1/3骨折，多为斜形或螺旋形骨折。

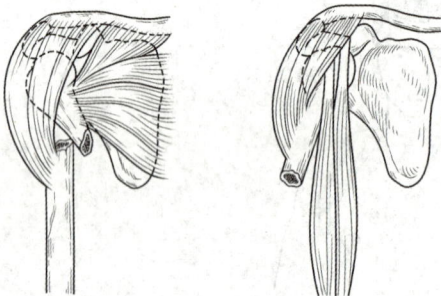

图11-3-1　肱骨干骨折部位与移位的关系

骨折端的移位取决于外力作用的大小、方向、骨折的部位和肌肉牵拉方向等。在三角肌止点以上、胸大肌止点以下的骨折，近折端受胸大肌、背阔肌、大圆肌的牵拉而向内、向前移位，远折端因三角肌、喙肱肌、肱二头肌、肱三头肌的牵拉而向外、向近端移位；当骨折线位于三角肌止点以下时，近折端由于三角肌的牵拉而向前、向外移位，远折端因肱二头肌、肱三头肌的牵拉而向近端移位（图11-3-1）。

【临床表现及诊断】

受伤后，上臂出现疼痛、肿胀、畸形，皮下瘀斑，上肢活动障碍。体检时伤肢肢体环形压痛，异常活动，骨擦感。X线摄片可确定骨折的部位、类型及移位方向。

若合并桡神经损伤，可出现垂腕、手部各掌指关节不能背伸、拇指不能背伸（三垂征），手背虎口区（第1~2掌骨间背侧）皮肤感觉减退或消失。肱骨干骨折的患者应常规检查肢体远端血运情况（包括对比两侧桡动脉搏动、甲床充盈、皮温等），必要时可行血管造影，以确定有无肱动脉损伤。

【治疗】

大多数肱骨干横形或短斜形骨折可采用非手术方法治疗。

1. **手法复位外固定**

（1）麻醉　局部麻醉或臂丛神经阻滞麻醉。

（2）体位　在骨科牵引床上取仰卧位。

（3）牵引　助手握住前臂，屈肘90°位，沿肱骨干纵轴牵引，在同侧腋窝施力做反牵引，经过持续牵引，纠正重叠、成角畸形。若骨折位于三角肌止点以上、胸大肌止点以下，在内收位牵引；若骨折线在三角肌止点以下，应在外展位牵引。

（4）复位　在充分持续牵引、肌放松的情况下，术者用双手握住骨折端，按骨折移位的相反方向，矫正成角及侧方移位。若肌松弛不够，断端间有少许重叠，可采用折顶、反折手法使其复位。行X线摄片检查，确认骨折的对位对线情况。

（5）外固定　①手法复位后小夹板固定。上1/3肱骨干骨折，要有超肩关节固定；下1/3肱骨干折，要有超肘关节固定，屈肘90°用三角巾悬吊。成人固定6~8周，儿童固定4~6周。②复位后比较稳定的骨折，也可用"U"形石膏固定。若为中下长斜形或长螺旋形骨折，手法复位后不稳定，可采用上肢悬垂石膏固定，固定期间严密观察骨折对位对线情况。

2. **切开复位内固定**　手术指征为反复手法复位失败，或骨折不愈合，或合并神经、血管损伤者。用加压钢板螺钉或髓内钉内固定。

3. **功能锻炼**　无论是何种固定方式，术后均应早期进行功能锻炼。复位后抬高患肢，主动练习手指屈伸活动。2~3周后开始腕、肘关节主动屈伸活动和少量肩关节外展、内收活动。6~8周后加大活动量，并做肩关节旋转活动。

第四节　桡骨下端骨折

桡骨下端关节面呈由背侧向掌侧、由桡侧向尺侧的凹面，分别形成尺倾角（20°~25°）和掌倾角（10°~15°）（图11-4-1）。桡骨茎突尺侧与尺骨小头桡侧构成下尺桡关节，与上尺桡关节一起，构成前臂旋转活动的解剖学基础。桡骨茎突位于尺骨茎突平面以远1~1.5cm。

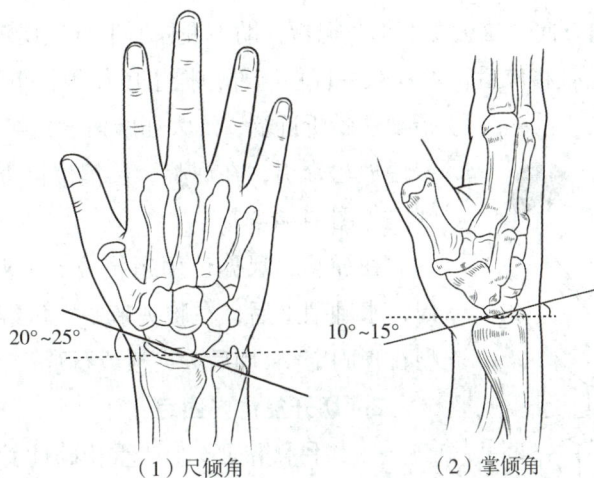

（1）尺倾角　　　　　（2）掌倾角

图11-4-1　桡腕关节的正常尺倾角及掌倾角

桡骨下端骨折是指发生在距桡骨下端关节面3cm以内的骨折。这个部位是松质骨与密质骨的交界处，为解剖薄弱处，一旦遭受外力，容易骨折。根据受伤的机制不同，可发生伸直型骨折、屈曲型骨折。

一、伸直型桡骨下端骨折

【成因与移位特点】

伸直型桡骨下端骨折（Colles骨折）多为跌倒时，前臂旋前，腕关节背伸，手掌着地，引起桡骨下端骨折。典型的骨折移位特点是远折端骨块向背侧及桡侧移位，骨折处向掌侧成角，骨折处背侧可以有骨质嵌插，远端骨块常有旋后。

【临床表现及诊断】

患者有腕背伸位跌倒、手掌着地外伤史。伤后腕上有明显的肿胀、疼痛，腕及前臂功能受限。有典型的畸形：因骨折下端连同手部向背侧移位，其近侧有凹陷，侧面观可呈"餐叉"样畸形；骨折下端连同手部向桡侧移位，中指轴线与桡骨轴线不在同一平面上，正面观腕部呈"刺刀"样畸形（图11-4-2）；尺骨茎突与桡骨茎突几乎在同一直线上。X线摄片可明确骨折及骨折移位情况（图11-4-3）。

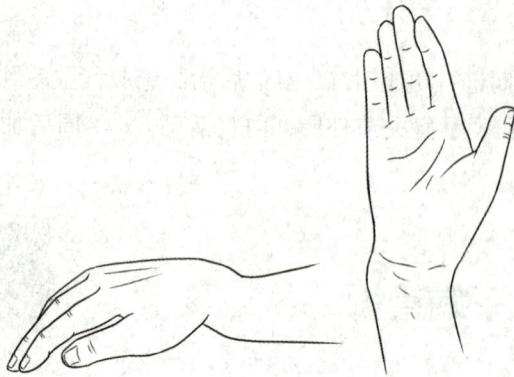

图11-4-2　Colles骨折的畸形表现

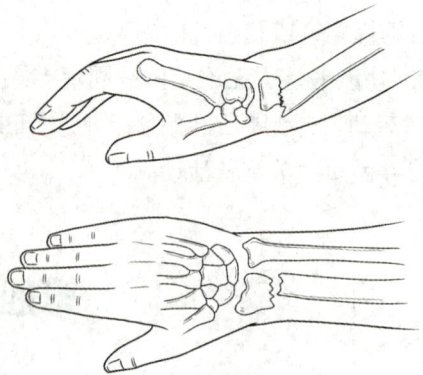

图11-4-3　Colles骨折的典型移位

【治疗】

1. 手法复位外固定　局部麻醉，常用2%利多卡因10~15ml直接缓慢注入骨折处血肿内。患者取坐位或卧位，术者沿前臂长轴方向牵拉患者手掌及拇指，助手握住肘上方做反牵引，使腕部尺偏，并使前臂旋前，经充分牵引纠正重叠移位后，术者双手握住腕部，拇指压住骨折下端向远侧、掌侧按压，2~5指顶住骨折近端，加大屈腕角度，纠正成角，然后向尺侧挤压，缓慢放松牵引，在屈腕、尺偏位检查骨折对位对线情况及稳定情况（图11-4-4）。

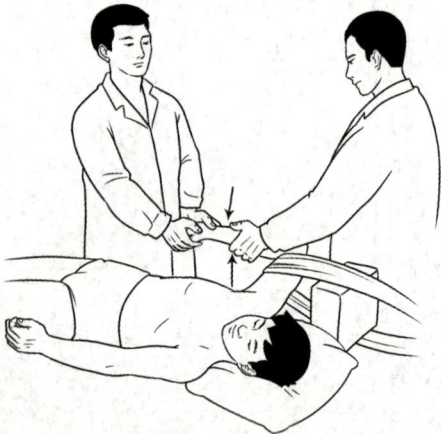

图11-4-4　Colles骨折的手法复位

在屈腕、尺偏位用超腕关节小夹板固定或石膏夹板固定2周，水肿消退后，在腕关节中立位继续用小夹板或改用前臂管型石膏固定。4周后去夹板或石膏，行前臂旋转功能锻炼。

2. 切开复位内固定

（1）手术指征　①严重粉碎性骨折移位明显，干骺端明显粉碎，桡骨短缩>4mm。②关节内骨折块分离>2mm，关节面台阶>2mm。③保守治疗后复位丢失而不能满足功能要求。

（2）固定方法　根据骨折的情况、部位等选择松质骨螺钉、钢板、钢针或骨外固定器。

3. 康复治疗　无论手法复位或切开复位，术后均应早期进行手指屈伸活动。待去除外固定后，逐渐开始活动腕关节。

二、屈曲型桡骨下端骨折

【成因与移位特点】

常由于跌倒时，腕关节屈曲、手背着地受伤引起。也可由腕背部受到直接暴力打击发生。骨折远端向掌侧移位。较伸直型骨折少见。

【临床表现及诊断】

受伤后，腕部下垂，局部肿胀，腕背侧皮下瘀斑，腕部活动受限。检查局部有明显压痛。X线摄片可发现典型移位，近折端向背侧移位，远折端连同腕骨向掌侧、桡侧、近侧移位（图11-4-5）。可合并下尺桡关节损伤、尺骨茎突骨折和三角纤维软骨损伤。

【治疗】

主要采用手法复位，夹板或石膏固定。

复位手法与Colles骨折相反，基本原则相同，复位后保持腕背伸及前臂旋后位，用长臂石膏管型固定6周。复位后若极不稳定，外固定不能维持复位者，行切开复位，钢板或钢针内固定。

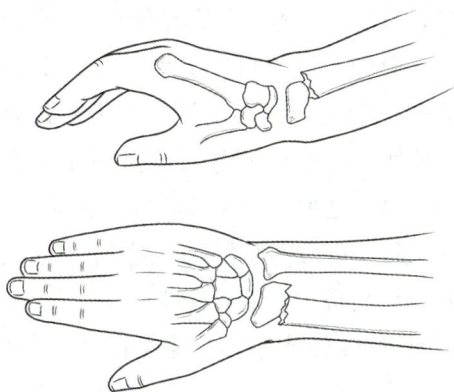

图 11-4-5　Smith 骨折的典型移位

第五节　股骨颈骨折

PPT

【解剖概要】

股骨颈为连接股骨头与股骨干的桥梁，近似管状结构，上缘相对短，下缘相对较长。颈下方皮支显著厚于上部分。股骨颈与干之间形成两个重要的角度：颈干角和前倾角（图11-5-1、图11-5-2）。

（1）颈干角　股骨颈的长轴线与股骨干纵轴线之间形成颈干角，正常范围在110°~140°，平均127°。在儿童和成年人，颈干角的大小有所不同，儿童的颈干角大于成年人，婴幼儿期此角大约150°。若颈干角变大，为髋外翻，此时股骨颈承受的压应力增加；若颈干角变小，为髋内翻，此时股骨颈承受的剪切应力增加。

（2）前倾角　股骨颈的轴线斜向前上内方，股骨颈的轴心线与股骨两髁中点间的连线在额状面上形成一个角，称为前倾角。儿童前倾角较大，随年龄增长而逐渐减小。成年人为12°~15°。髋关节发育不良时前倾角普遍大于正常，多数超过40°。臀中肌走行自前上至外下，恰与前倾角方向一致，此角的存在提高了臀中肌的效能。

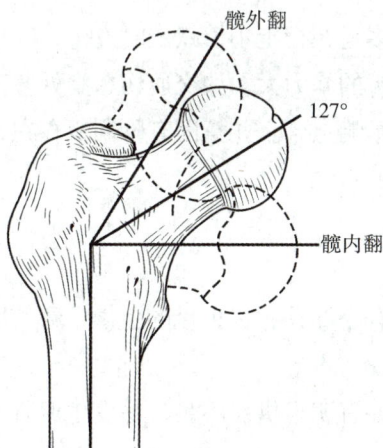

图 11-5-1　股骨颈的颈干角　　　　　图 11-5-2　股骨颈的前倾角

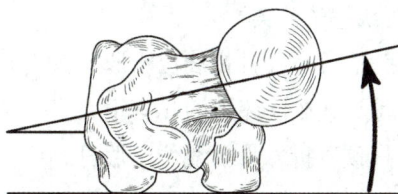

髋关节囊被四条重要韧带增强，即髂股韧带、耻股韧带、坐股韧带、轮匝带。髋关节的关节囊较大、厚而坚韧，近端起自髋臼内缘、横韧带和盂唇外侧，远端前方附着于转子间线，后方附于转子间嵴内侧（即股骨颈中、外1/3交界处），从各个方向包绕髋臼、股骨头及颈。在髋关节后外下方无关节囊包

裹。因此股骨颈基底骨折为囊外骨折，其余部位骨折均为囊内骨折。

股骨头、颈的血液供应主要来自下列三组动脉（图11-5-3）。①股骨头圆韧带内的小凹动脉，为股骨头凹附近骨质血供，老年人此动脉多已闭塞。②股骨干滋养动脉升支，沿股骨颈进入股骨头。③旋股内、外侧动脉的分支，是股骨头、颈的重要营养动脉。由股动脉和股深动脉发出的旋股内侧、外侧动脉，在股骨颈关节囊外形成基底动脉环，再分别发出数条分支，穿过关节囊在滑膜的深层沿股骨颈上行，分布到股骨头部支配血供。在动脉环的内、外侧和后侧（属旋股内侧动脉）分别发出骺外侧动脉，干骺端上、下动脉进入股骨头。其中骺外侧动脉支配股骨头2/3~4/5区域的血供，是股骨头最主要的血供来源，故旋股内侧动脉的损伤将会导致股骨头缺血性坏死。

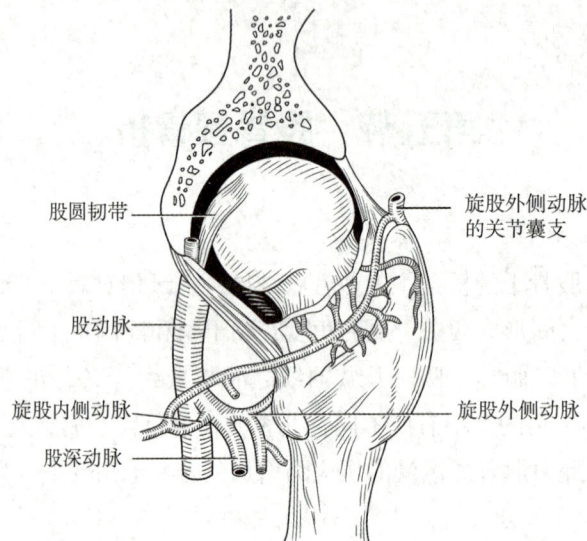

图11-5-3　股骨头的血液供应

【成因与骨折的特点】

股骨颈骨折多由间接暴力损伤所致。在承受体重下，股骨上端受到瞬间扭转暴力的冲击损伤而发生骨折。直接暴力损伤少见。

中、老年人股骨颈的强度低，轻微的暴力可致骨折，多是在行走不慎跌倒时发生，间接暴力产生的扭转应力传导至股骨颈而导致骨折。青壮年造成股骨颈骨折的暴力大，如交通伤、高处坠落伤等，由于致伤外力强大，故骨折移位明显，骨折段血供破坏严重而影响愈合。儿童因有骨骺板存在，骨折后可出现骨骺早期闭合，下肢可发生缩短及髋内翻畸形。

【分类】

1. 按骨折线部位分类

（1）股骨头下骨折　骨折线位于股骨头下，股骨头仅有小凹动脉很少量的血供，致使股骨头严重缺血，故发生股骨头缺血性坏死的几率很大。

（2）经股骨颈骨折　骨折线位于股骨颈中部，股骨头亦有明显供血不足，易发生股骨头缺血性坏死或骨折不愈合。

（3）股骨颈基底骨折　骨折线位于股骨颈与大、小转子间连线处。由于有旋股内、外侧动脉分支吻合成的动脉环提供血液循环，对骨折部血液供应的干扰较小，骨折容易愈合（图11-5-4）。

2. 按骨折线方向分类　按骨折线与两髂嵴连线所构成的角度（Pauwells角）分为以下三型（图11-5-5）。

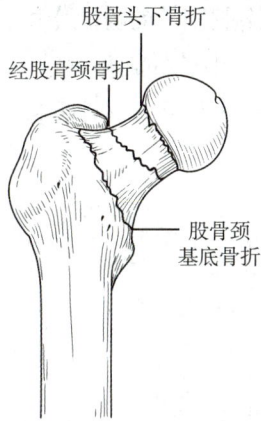

图11-5-4　股骨颈骨折按骨折线部位分类　　　　图11-5-5　股骨颈骨折按骨折线方向分类

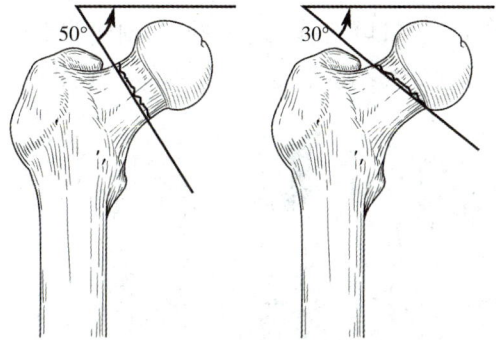

（1）内收型　Pauwells角＞50°，为内收骨折。由于骨折面接触较少，容易再移位，故属于不稳定性骨折。Pauwells角越大，骨折端所遭受的剪切力越大，骨折越不稳定。

（2）外展型　Pauwells角＜30°，为外展骨折。由于骨折面接触多，不容易再移位，故属于稳定性骨折。但若处理不当，如过度牵引、外旋、内收或过早负重等，也可发生移位成为不稳定性骨折。

（3）中间型　Pauwells角在30°~50°之间。

3. 按骨折端移位程度分类　常采用Garden分型（图11-5-6）。

Ⅰ型：不完全骨折，骨的完整性部分中断。

Ⅱ型：完全骨折，但不移位或嵌插移位。

Ⅲ型：完全骨折，部分移位且股骨头与股骨颈有接触。

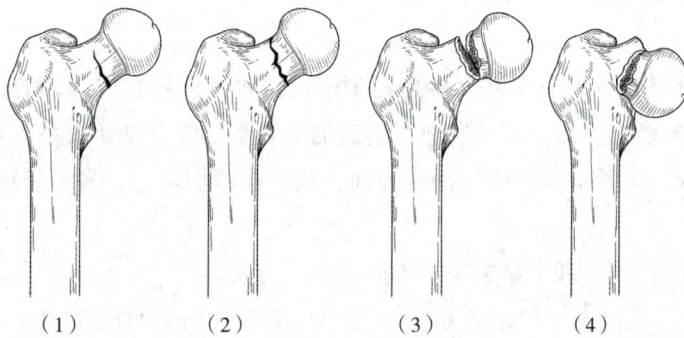

图11-5-6　股骨颈骨折按移位程度分类

（1）Ⅰ型：不完全骨折；（2）Ⅱ型：无移位的完全骨折；（3）Ⅲ型：完全骨折，部分移位；（4）Ⅳ型：完全骨折，完全移位

Ⅳ型：完全移位的骨折。

有研究证实，依据X线平片诊断为GardenⅠ型的骨折经CT检查均为完全骨折。因此，成人GardenⅠ型骨折实际上不存在。

【临床表现及诊断】

有外伤史，伤后髋部疼痛，下肢活动受限，不能走路和活动。个别患者伤后仍可行走，数天后出现髋部疼痛，并逐渐加重而不能站立及行走，常是因为受伤后一开始为稳定性骨折，以后发展为不稳定性骨折。

检查可发现伤肢有轻度的短缩，屈髋屈膝、外旋畸形（图11-5-7）。患肢外旋畸形的角度一般为

45°~60°，这是因为骨折位于关节囊内，骨折远端失去了关节囊和髂股韧带的稳定作用，加之附着于转子区肌群的共同牵拉，内旋肌力相比小于外旋肌力而发生外旋畸形。但若外旋角度达90°，应怀疑股骨粗隆间骨折。局部可有轻度的肿胀、轴向叩击痛和腹股沟韧带中点下方压痛。骨折移位明显者可测出Bryant三角底边短缩、大转子上移的体征（图11-5-8）。

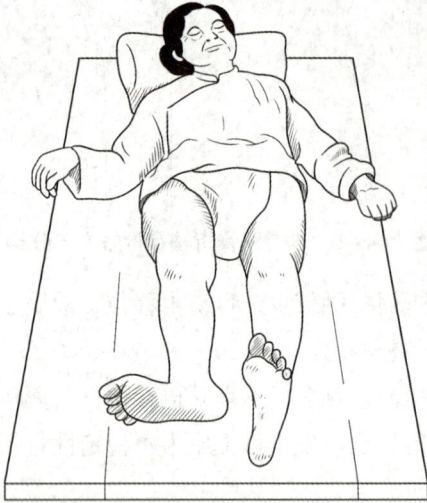

图 11-5-7　股骨颈骨折伤肢典型畸形

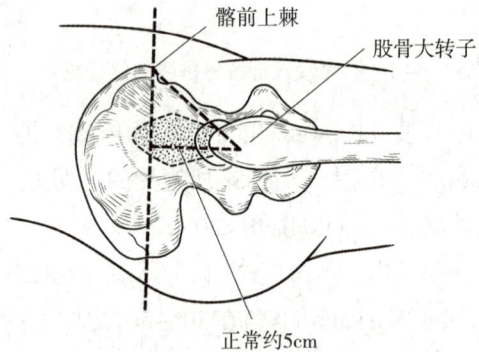

图 11-5-8　Bryant 三角

正、侧位 X 线片是首选检查。对于确诊骨折的患者，CT扫描有助于全面了解骨折的形态。如果有外伤史，有髋痛症状，临床高度怀疑存在骨折，而标准的正、侧位 X 线片均为阴性时，有证据支持将MRI 作为进一步检查确诊的首选。

【并发症】

1. **股骨头坏死**　通常认为股骨头坏死由血运障碍而致骨细胞死亡引起，故称缺血性坏死。但许多学者又发现股骨头坏死与复位不良，即畸形愈合引起的生物学异常有密切关系。

2. **骨折不愈合**　未经治疗的移位骨折由于界面长久存在剪切应力，多不能愈合。

【治疗】

根据患者的年龄、骨折特点和类型来选择不同的治疗方法。

对于老年髋部骨折，无论选择手术或非手术治疗，都存在相应的风险和并发症，导致患者死亡率增高、活动和自理能力下降。如果选择非手术治疗，除了存在骨折畸形愈合和不愈合的风险，还可能会导致卧床相关并发症，有些并发症对老年人是致命的。因此，对于大多数老年髋部骨折，手术治疗是首选。

1. **非手术治疗**　对于无移位、外展或外展嵌插等稳定性骨折及股骨颈基底骨折且患者年龄过大、全身情况差或合并心、肺及肝肾功能障碍者，可选择保守治疗。

将伤肢置于轻度外展位上牵引制动6~8周，防止内收，穿防旋鞋控制伤肢外旋，同时进行股四头肌等长收缩训练和踝、足趾的屈伸活动。一般在 8 周后可逐渐在床上坐起，但不能盘腿。3 个月后待骨折基本愈合，可逐渐扶双拐伤肢不负重离床活动。6 个月后经 X 线片证实骨折已坚固愈合后方可负重活动。

2. **手术治疗**　越来越多的证据支持老年髋部骨折手术应尽早进行，在患者入院48小时内手术治疗效果更好，可以减轻疼痛，降低并发症发生率，缩短住院时间，而延迟手术会增加患者死亡率。因此，只要患者的身体状况许可，应尽快手术。

（1）手术治疗指征　①内收型骨折和有移位骨折。②股骨头下骨折，股骨头缺血性坏死发生率高，高龄患者不宜长期卧床者。③青壮年及儿童的股骨颈骨折要求达到解剖复位。④陈旧性股骨颈骨折及骨折不愈合，股骨头缺血性坏死或合并髋关节骨关节炎。

（2）手术方法

①闭合复位内固定：在C型臂X线透视引导下利用骨科手术牵引床复位骨折，复位成功后将3枚空心拉力螺钉微创植入固定，或130°角钢板固定。若置钉时股骨头有旋转，也可将螺钉与角钢板联合应用（图11-5-9）。儿童股骨颈骨折因有骨骺板存在，不能采用粗的针或螺钉内固定，一般采用手法复位，在X线透视引导下，用2~3枚克氏针经皮穿针内固定骨折，术后患肢取轻度外展内旋位，用皮牵引或单侧髋人字石膏固定，直至骨折愈合。

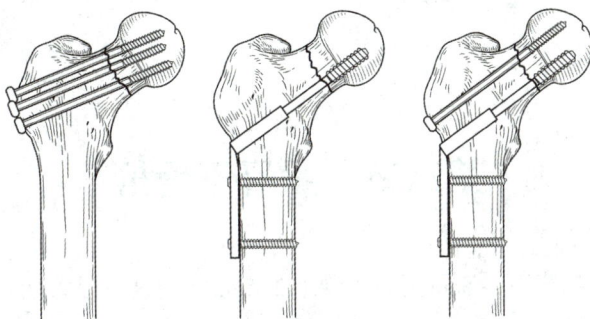

图11-5-9　股骨颈骨折内固定

②切开复位内固定：闭合复位失败，或固定不可靠，或青壮年的陈旧性骨折不愈合，宜采用切开复位内固定。

经前外侧切口显露骨折后，清除骨折端的硬化组织，直视下经大转子打入空心拉力螺钉，也可同时切取带旋髂深血管蒂的髂骨块植骨，或用旋股外侧血管升支的髂骨块植骨，或带缝匠肌蒂的髂骨块植骨，促进骨折愈合，防止股骨头缺血坏死。若采用后外侧切口进行复位内固定，也可用股方肌蒂骨块植骨治疗（图11-5-10）。

③人工关节置换术：适用于老年新鲜移位和陈旧性股骨颈骨折，股骨头缺血性坏死或合并髋关节骨关节炎。特别是65岁以上老人，术后早期即能离床活动，减少骨折并发症，提高生活质量。

可行单纯人工股骨头置换或全髋关节置换术。对于全身情况差，合并症比较多，预期寿命有限，活动要求不高的老年患者可选择单纯人工股骨头置换术；对于骨质疏松明显，骨折移位重，预期寿命长，功能状态良好的老年患者现多主张全髋关节置换（图11-5-11）。

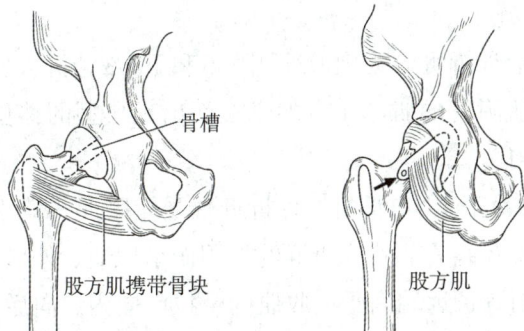

骨槽

股方肌携带骨块

股方肌

图11-5-10　股方肌蒂骨块植骨治疗股骨颈骨折

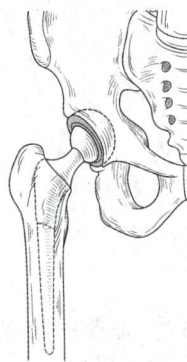

图11-5-11　人工髋关节置换治疗股骨颈骨折

岗位情景模拟 26

患者，女，75岁。摔伤后右髋部疼痛不能行走1小时。患者1小时前走路时不慎摔倒，遂感右髋部剧烈疼痛，不能站立行走。平时体健，生活可自理。

查体：T 37.5℃，P 72次/分钟，R 14次/分钟，BP 130/70mmHg。痛苦面容，一般情况好，心肺腹无异常发现，右髋部压痛，右下肢较左下肢缩短约2cm，外旋约45°。

问题与思考

1. 患者的初步诊断及诊断依据是什么？
2. 需进一步做何种检查？
3. 患者下一步的治疗方案是什么？

答案解析

PPT

第六节　股骨干骨折

股骨干骨折是指股骨小粗隆下2~5cm至股骨髁上2~5cm之间这一段管状骨的骨折。

【解剖概要】

股骨是人体最长、最结实的管状骨，骨干由皮质骨构成，表面光滑，后方有一股骨粗线，是骨折切开复位对位的标志。股骨干呈轻度向前外侧凸的弧形弯曲，有利于伸膝功能，其髓腔略呈圆形，上、中1/3的内径大体一致，以中、上1/3交界处最窄，下1/3的内径较膨大。

股骨干为三组肌肉所包围，其中伸肌群最大（缝匠肌、股四头肌），由股神经支配；屈肌群次之（股二头肌、半腱肌、半膜肌），由坐骨神经支配；内收肌群最小（耻骨肌、长收肌、股薄肌、短收肌、大收肌），由闭孔神经支配。

股动静脉在股骨上、中1/3骨折时，由于有肌肉相隔不易被损伤。而在其下1/3骨折时，由于血管位于骨折的后方，而且骨折端常向后成角，故易刺破该处的血管。

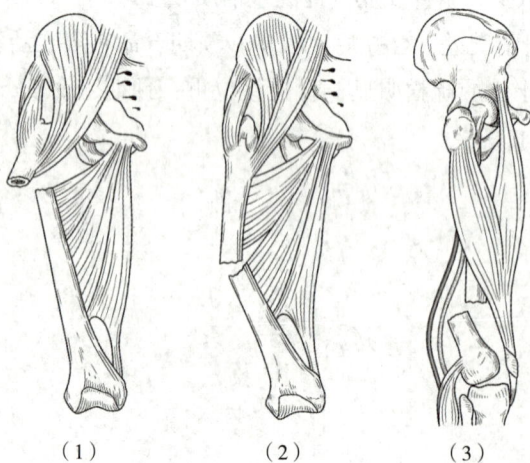

图11-6-1　股骨干骨折的移位
1. 上1/3骨折；2. 中1/3骨折；3. 下1/3骨折

（1）　　　　（2）　　　　（3）

【成因与分类】

重物直接打击、车轮辗轧、火器性损伤等直接暴力作用于股骨，容易引起股骨干的横形或粉碎性骨折，同时伴有广泛软组织损伤。高处坠落伤、机器扭转伤等间接暴力作用，常导致股骨干斜形或螺旋形骨折，周围软组织损伤较轻。

股骨干骨折可分为上1/3、中1/3和下1/3骨折。各部位由于所附着的肌起止点的牵拉而出现典型的移位（图11-6-1）。

1. 股骨干上1/3骨折　骨折近端受髂腰肌、臀中肌、臀小肌及髋关节外旋肌群的作用而呈屈曲、外展、外旋位，而骨折远端因受内收肌的牵拉而向内、向后、向上移位，形成向外成角和短缩畸形。

2. **股骨干中1/3骨折**　因股骨前、后肌群的牵拉可有短缩畸形，骨折远端因内收肌的作用内收而呈向外成角畸形。

3. **股骨干下1/3骨折**　主要受腓肠肌的牵拉而使骨折远端向后移位，易伤及股部血管及神经，又由于股前、外、内肌牵拉的合力，使近折端向前移位，断端重叠，形成短缩畸形。

【**临床表现及诊断**】

根据受伤后出现的骨折特有表现，即可做出临床诊断。X线正、侧位片检查，可明确骨折的准确部位、类型和移位情况。

在下1/3段骨折，由于远折端向后移位，有可能损伤腘动、静脉和胫神经、腓总神经，应同时仔细检查远端肢体的血液循环及感觉、运动功能。

尽管股骨干骨折出血可达1L，但必须在排除其他引起休克的因素之后，决不能简单将循环不稳归因于骨折。单一股骨干骨折因失血量较多，可能出现休克前期临床表现，若合并多处骨折，或双侧股骨干骨折，发生休克的可能性很大，应对患者的全身情况做出正确判断。

必须检查伴发损伤：同侧患肢可能会伴有股骨颈、髁上或髌骨骨折；约有1/3的患者出现同侧膝关节韧带损伤。

【**治疗**】

股骨干骨折的治疗，首先要注意全身治疗，尤其是对休克的防治，应及时补足血容量和止痛，同时根据伤情给予及时合理的治疗。

1. **非手术治疗**

（1）6月龄以内的婴儿，可穿戴Pavlik吊带进行复位治疗（图11-6-2）。穿戴Pavlik吊带治疗时，前端的吊带起到保持髋关节屈曲的作用，后端的吊带保证髋关节轻度外展。因此，无论股骨各段骨折，都可以使患儿保持在屈髋屈膝状态，从而放松所有成角畸形肌肉的牵拉，使得患儿保持远端及近端的对位对线。

（2）3岁以下儿童采用垂直悬吊皮肤牵引（图11-6-3）。将患儿的双下肢做皮肤牵引，两腿同时垂直向上悬吊，其牵引重量以臀部离开床面一拳为宜，牵引时间3~4周，根据X线片显示骨折愈合情况，去掉牵引。在牵引过程中，要定时测量肢体长度和进行床旁X线检查，了解牵引力是否足够。若牵引力过大，导致过度牵引，骨折端出现间隙，将会发生骨折延迟愈合或不愈合。

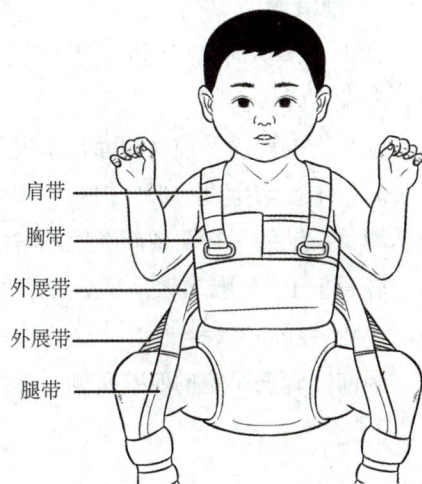

肩带
胸带
外展带
外展带
腿带

图11-6-2　婴儿股骨干骨折穿戴Pavlik吊带

（3）成人和3岁以上儿童的股骨干骨折近年来多采用手术内固定治疗。对于存在手术禁忌证的，可行持续牵引8~10周。卧床期间，需加强肌肉收缩训练，预防肌肉萎缩、关节粘连和深静脉血栓形成。床旁X线平片证实骨折愈合后，可逐渐下地活动。

2. **手术治疗**　成人股骨干骨折手术多采用钢板、带锁髓内钉固定。儿童股骨干骨折多采用弹性钉内固定（图11-6-4）。严重的开放性骨折可用骨外固定器治疗。

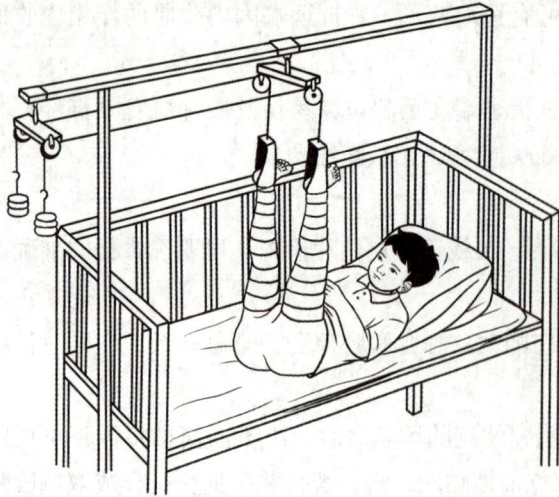

图11-6-3　儿童股骨干骨折垂直悬吊牵引

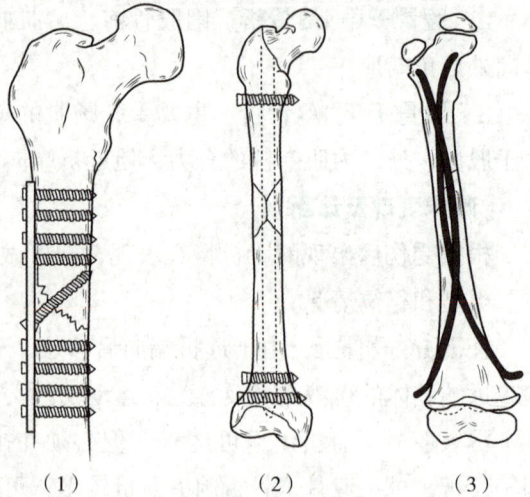

（1）　　　　　　　（2）　　　　　　　（3）

图11-6-4　股骨干骨折内固定方法

（1）钢板固定；（2）带锁髓内钉固定；
（3）弹性髓内钉固定

第七节　胫腓骨干骨折

PPT

【解剖概要】

胫骨干横切面呈三棱形，在中、下1/3交界处变成四边形，在三棱形和四边形交界处是应力集中部位，易发生骨折。

胫骨干的前缘及前内侧面位于皮下，骨折端易穿破皮肤造成开放性骨折。

胫骨干虽有生理弓形，但膝、踝两关节的屈伸轴是相互平行的，骨折的成角和旋转畸形愈合，均可破坏两关节轴的平行关系而继发创伤性关节炎。

胫骨上1/3与腘动脉及其分支解剖关系密切。该部位骨折时，易造成腘动脉及分支断裂或者栓塞，造成小腿骨筋膜室综合征。

胫前区骨筋膜室的四壁坚韧、弹性差，胫骨中1/3骨折和严重挤压伤，易发生骨筋膜室综合征。

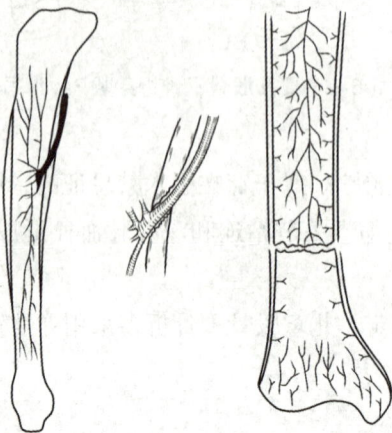

图11-7-1　胫骨营养动脉的入骨部位——
胫骨后外中、上1/3交界处

胫骨的营养血管从胫骨干上、中1/3交界处进入骨内，中、下1/3的骨折使营养动脉损伤，供应下1/3段胫骨的血液循环显著减少，同时下1/3段胫骨几乎无肌附着，由胫骨远端获得的血液循环很少，因此下1/3段骨折愈合较慢，容易发生延迟愈合或不愈合（图11-7-1）。

腓骨小头外、下、前方有腓总神经绕过腓骨颈，腓骨上段骨折时易伤及此神经。

【成因与分类】

1. **直接暴力**　如重物直接撞击，机器或车祸等挤压伤，以横形、短斜形和粉碎性骨折多见。胫、腓骨骨折线多在同一水平面，易发生开放性骨折。

2. **间接暴力**　由高处跌下时，足着地或滑倒时足固定，身体强烈扭转，可引起小腿长斜形或螺旋形骨折。其胫、腓骨骨折线不在同一水平面，腓骨骨折面高于胫骨骨折面，有时在胫骨下1/3的斜形骨折经力的传导可致腓骨颈骨折。软组织损伤较轻，但由于骨折端锐利及移位严重，可刺破皮肤形成开放性骨折。儿童可形成青枝骨折或裂缝骨折。

【临床表现及诊断】

（1）外伤后局部有肿胀疼痛、淤血和功能受限。

（2）伤肢可有短缩、成角和旋转畸形，有异常活动和骨擦音。

（3）儿童的青枝或裂缝骨折症状和体征均较轻，以局部肿胀和压痛多见，并拒绝站立。可疑时应拍X线片确诊。

（4）小腿骨折时，应特别注意是否有腓总神经、腘动脉及分支的损伤征象。要注意骨筋膜室综合征的检查，应及时诊断，及时处理。

（5）X线摄片可明确诊断。

【治疗】

胫腓骨骨干骨折的治疗目的是矫正成角、旋转畸形，恢复胫骨上、下关节面的平行关系，恢复肢体长度。

（1）无移位的胫腓骨骨干骨折采用石膏固定。有移位的横形或短斜形骨折采用手法复位，石膏固定。固定期间应注意石膏的松紧度，并定时行X线检查，发现移位应随时进行调整或重新石膏固定，6~8周可扶拐部分负重行走。

（2）不稳定的胫腓骨骨干双骨折可采用微创或切开复位，可选择接骨板螺钉或髓内钉固定。若固定牢固，术后4~6周可扶双拐下地部分负重行走。

（3）软组织损伤严重的开放性胫腓骨骨干双骨折，在进行彻底的清创术后，选用髓内钉或骨外固定器固定。

（4）单纯胫骨干骨折由于有完整腓骨的支撑，多不发生明显移位，用石膏固定6~8周后可下地活动。单纯腓骨干骨折，若不伴有上、下胫腓联合分离，亦不需特殊治疗。为减少下地活动时疼痛，用石膏固定3~4周。

目标检测

答案解析

一、单项选择题

1. 骨折特有的体征是（　　）

　A. 疼痛　　　　B. 肿胀　　　　C. 功能障碍　　　D. 淤斑　　　　E. 异常活动

2. 下列属于骨折早期并发症的是（　　）

　A. 坠积性肺炎　　　　B. 缺血性骨坏死　　　　C. 关节僵硬

　D. 骨筋膜室综合征　　E. 创伤性关节炎

3. 锁骨骨折多发生在（　　）

　A. 胸骨端　　　B. 肩峰端　　　C. 韧带压迹　　　D. 中1/3段　　　E. 内1/3段

4. 儿童锁骨青枝骨折最适宜的治疗手段是（　　）

　A. 横形"8"字绷带固定　　　B. 锁骨带固定　　　C. 手术接骨板、螺钉固定

　D. 三角巾悬吊　　　　　　　E. 骨外固定器固定

5. 肱骨干中段骨折反复手法复位容易导致（　　）

　　A. 桡神经损伤　　　　　　　B. 尺神经损伤　　　　　　C. 正中神经损伤

　　D. 腋神经损伤　　　　　　　E. 肌皮神经损伤

6. Colles骨折的典型移位是（　　）

　　A. 远端向尺侧、背侧移位　　B. 近端向尺侧、背侧移位　　C. 远端向桡侧、背侧移位

　　D. 近端向桡侧、背侧移位　　E. 远端向桡侧、掌侧移位

7. 股骨颈骨折，下列不可能出现的体征是（　　）

　　A. 髋部轴向叩击痛　　　　　B. Bryant三角底边短缩　　C. 伤肢外旋

　　D. 腹股沟韧带中点下方压痛　E. 伤肢略长于健侧

8. 女，50岁，下楼梯时跌倒，左髋部剧烈疼痛，不能活动。经X线检查示左股骨颈骨折，但断端相互嵌插，无明显移位，Pauwells角<30°。其最佳治疗方法是（　　）

　　A. 切开复位内固定　　　　　B. 人工关节置换术　　　　C. 转子间截骨术

　　D. 带血管蒂的骨块植骨术　　E. 持续皮肤牵引6~8周

9. 股骨颈骨折引起股骨头坏死的主要原因是（　　）

　　A. 骨质疏松　　　　　　　　B. 骨折畸形愈合　　　　　C. 患者年龄较大

　　D. 股骨头血供受损　　　　　E. 长期卧床

10. 成人新鲜股骨干闭合性横形骨折，治疗时首选（　　）

　　A. 卧床制动休息　　　　　　　　　　　B. 手法复位，小夹板固定

　　C. 手法复位，髋人字石膏固定　　　　　D. 皮肤牵引加小夹板固定

　　E. 切开复位内固定或骨牵引

11. 胫骨干容易发生骨折的部位是（　　）

　　A. 上端干骺端部位　　　　　B. 中上1/3处　　　　　　C. 胫骨中段

　　D. 中下1/3处　　　　　　　E. 踝上部位

12. 男，35岁，因车祸致右小腿受伤，经拍X线片，诊断为右胫骨干中下1/3交界处斜形骨折，其易发生（　　）

　　A. 脂肪栓塞综合征　　　　　B. 骨筋膜室综合征　　　　C. 延迟愈合或不愈合

　　D. 血管损伤　　　　　　　　E. 神经损伤

二、简答题

1. 请简述骨折的成因并举例说明。

2. 请简述骨折的治疗原则。

3. 请简述股骨颈骨折的分类。

（王　军）

书网融合……

　　知识回顾　　　　　微课　　　　　习题

第十二章　骨与关节疾病

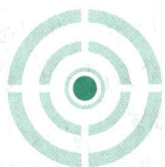

学习目标

知识要求：

1. 掌握化脓性骨髓炎、化脓性关节炎、颈椎病、腰椎间盘突出症、强直性脊柱炎、类风湿关节炎的临床表现和诊断。

2. 熟悉颈项部肌膜纤维织炎、肩关节周围炎、腰椎管狭窄症的诊断。

3. 了解骨与关节感染相关疾病病因和分类。

技能要求：

1. 熟练掌握各与关节感染相关疾病的诊断及治疗原则。

2. 学会应用理论知识解决临床实际问题。

3. 培养学生爱伤观念和爱伤意识。

第一节　骨与关节感染

PPT

一、化脓性骨髓炎

化脓性骨髓炎是指化脓性细菌所引起的骨膜、骨密质、骨松质以及骨髓组织的炎症。本病的特点为：①多发生于儿童和青少年。②男性多于女性。③最常见的发病部位为股骨远端和胫骨近端的干骺部，其次为股骨近端、桡骨远端和肱骨等。④最常见的致病菌是金黄色葡萄球菌，其次是链球菌、白色葡萄球菌等。化脓性骨髓炎感染途径为：①细菌从伤口侵入，如开放性骨折感染后所发生的骨髓炎。②最为严重和最常见为细菌从其他感染灶经血行达到骨组织并引起感染，即血源性骨髓炎。③临近软组织蔓延而来。临床常见的为血源性骨髓炎，常可分为急性和慢性。

（一）急性血源性骨髓炎

【病因】

发病前血液中存在高度感染力的细菌，最多见细菌为金黄色葡萄球菌，其次为乙型溶血性链球菌。导致的原因如疖、痈、扁桃体炎等原发病灶在处理不当或机体抵抗力下降时，细菌进入血液循环，发生菌血症或诱发脓毒症，这是血源性骨髓炎的先决条件。

一旦患者患全身疾病、营养不良，全身抵抗力降低时，进入血液中的细菌不被消除而到达身体各个部位，其中会到达骨髓从而发病。

在解剖学上，小儿长管骨的干骺端在生长活跃期，有丰富的毛细血管网，血流缓慢，血液中细菌易在该处停留，而关节附近常因跌伤、扭挫伤等使干骺端毛细血管网破裂出血，局部抵抗力降低，细菌即易繁殖生长，形成感染病源，因而儿童胫骨上端、股骨下端常为好发部位。

【病理】

急性化脓性骨髓炎早期以骨质破坏和坏死为主，中期出现增生，后期以修复增生为主，形成新生骨，成为骨性包壳。

1. **骨内病灶的形成** 儿童及青少年干骺部血液供应丰富，血流速度缓慢，成为致病菌繁殖的良好环境。一旦发生血源性感染，细菌就在此处停滞繁殖形成病灶。

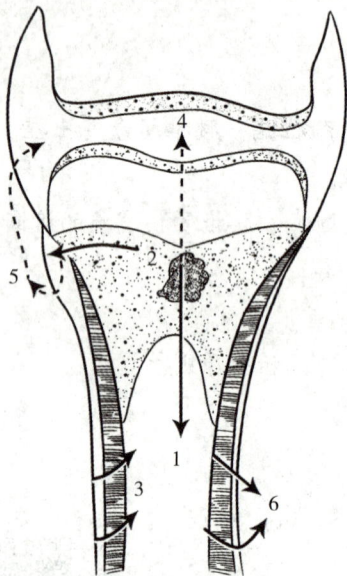

图12-1-1 胫骨上段急性化脓性
骨髓炎扩散途径

1.向骨髓腔发展；2.穿破骨皮质，侵入骨膜下；
3.骨膜下与骨髓腔经骨小管相通；4.至关节腔；
5.穿破骨膜至关节周围；6.穿破骨膜至软组织

2. **脓肿的蔓延途径**

（1）脓肿向骨髓腔蔓延 因骨骺板抵抗感染的能力较强，脓液不易通过，多向骨髓腔扩散，致使骨髓腔受累。

（2）骨膜下脓肿形成 骨髓腔内脓液增多，压力升高，可沿中央管扩散至骨膜下层，形成骨膜下脓肿。脓液也可突破干骺端骨皮质进入骨膜下形成脓肿。骨膜下脓肿压力进一步升高，可穿破骨膜流入软组织，也可沿中央管返回骨髓腔。

（3）穿入关节引起化脓性关节炎 儿童骨骺板对感染的抵抗力较强，脓肿不易进入关节腔，但可引起关节内反应性积液。成人骺板无抵御能力，较易并发化脓性关节炎。若干骺端处于关节囊内，感染很快进入关节内，如股骨上端骨髓炎可引起化脓性髋关节炎。

（4）死骨及骨壳的形成 骨膜下脓肿形成，将骨膜掀起，该部骨质失去来自骨膜的血液供应，严重影响骨的血液循环，造成骨坏死。脓液进入骨髓腔和中央管后，在管腔内通过的滋养血管因炎症而形成血栓和脓栓，骨内血供被阻断，造成骨坏死。坏死骨周围的骨膜，由于炎症刺激形成新骨，包绕在死骨的表面，形成"骨性包壳"（图12-1-1）。

【临床表现】

1. **全身表现** 最典型的是寒战、高热，体温可达39℃以上，有明显脓毒血症样发作。同时全身酸痛，食欲缺乏，烦躁不安，严重者可出现惊厥，甚至有谵妄、昏迷与感染性休克等败血症现象。

2. **局部症状** 干骺端压痛及指压性水肿是最主要的局部表现。早期有局部剧烈疼痛或搏动性疼痛，肌肉有保护性痉挛，肢体呈半屈曲状不敢活动，呈"假性瘫痪"。如关节出现肿胀，患区局部红肿、压痛，有波动感时，说明脓肿已侵犯到关节以及骨质、骨膜至皮下。一旦脓肿穿破皮肤后，形成窦道，伤口则经久不愈。

【实验室检查与辅助检查】

1. **血液检查** 白细胞总数多在10×10^9/L以上，中性粒细胞亦明显升高，血沉加快，C反应蛋白升高，多有贫血。

2. **血培养** 早期血培养阳性率高，且要求寒战高热期抽血培养或初诊时每隔1小时1次，共3次培养。一定要注意抗生素的应用会降低血培养的阳性率。

3. **局部分层穿刺** 选用有内芯的穿刺针，在压痛最明显的干骺端穿刺抽出液体做涂片、细菌培养和药敏试验。这是早期诊断的首选方法。

4. X线检查 发病后2周内X线检查无明显改变。2周后逐渐出现干骺端模糊，轻度骨膜反应，3周后出现骨膜增厚，以后出现骨破坏、死骨和新生骨。

5. CT、MRI检查 CT可提前发现骨膜下脓肿，可清楚显示骨内、外膜新骨形成和病变的实际范围。MRI可以早发现骨内的炎性病灶，并能观察到病灶的范围、程度和有无脓肿形成。

【诊断及鉴别诊断】

1. 诊断 有下列表现均应想到有急性骨髓炎的可能：①发病一开始即出现急骤高热和毒血症的表现。②长骨干骺端剧烈疼痛或搏动性疼痛，肌肉有保护性痉挛，肢体呈半屈曲状不敢活动，呈"假性瘫痪"，有明显压痛区。③白细胞计数和中性粒细胞数升高，血培养阳性。④局部分层穿刺见脓液和炎性分泌物。⑤X线平片征象，2周左右才有变化，早期表现不突出。

2. 鉴别诊断

（1）蜂窝织炎、丹毒等软组织炎症 全身中毒症状较轻，局部压痛范围较大且表浅。部分鉴别困难，可小口引流，骨髓炎可发现骨膜下脓肿。

（2）风湿性关节炎及急性化脓性关节炎 都是关节疾病，疼痛部位在关节，浅表关节可以迅速出现肿胀和积液。

（3）骨肉瘤和尤因肉瘤 起病缓，以骨干居多，特别是尤因肉瘤，早期不妨碍临近关节活动，表现为曲张的血管同时可摸到肿块，难以鉴别的可行组织活检。

【治疗】

一旦明确诊断，应立即采取有效的综合治疗。

1. 抗生素治疗 早期联合应用大剂量有效广谱抗生素，先选用一种针对革兰阳性球菌，选另一种广谱抗生素，再根据细菌培养和药敏试验结果调整，选用敏感抗生素，且应持续使用至体温正常、症状消退后2周左右。不可过早停药，以免病变复发。

2. 局部辅助治疗 用石膏托或牵引等固定患肢于功能位并抬高患肢，可减轻疼痛，防止发生关节畸形及病理性骨折，便于治疗。

3. 全身支持治疗 包括充分卧床休息，适量补充维生素，保持水、电解质平衡，高热时及时降温，如出现贫血可少量多次输血。

4. 手术治疗 在给予药物及对症处理后仍不能控制症状，需进行手术治疗。具体方式有钻孔引流术（图12-1-2）和开窗减压术（图12-1-3）。

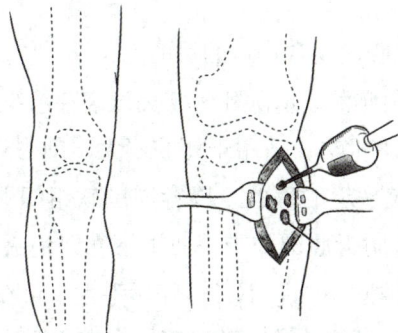

图12-1-2 钻孔引流术

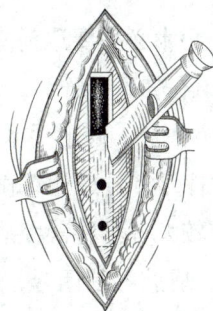

图12-1-3 开窗减压术

（二）慢性血源性骨髓炎

【病因】

常见的病因有：在急性期未能及时和正确地治疗，病情由急性发展为慢性；有大量死骨形成；有异物和死腔存在；局部广泛瘢痕组织及窦道形成，血液循环差，利于细菌生长，而抗生素又不易达到病灶。

【病理】

基本病理改变是病灶区内遗留死腔、死骨、窦道。若急性期感染未能得到有效控制，由于骨质的破坏、坏死和吸收，局部可形成死腔，腔内含有死骨、脓液、坏死组织和炎性肉芽组织，腔外包有新生骨"包壳"，局部形成慢性窦道。有时死骨、脓液经窦道排出后，窦道可暂时闭合，但由于死腔的存在，炎症难以彻底控制，当机体抵抗力降低时，炎症又出现急性发作。窦道周围皮肤因长期受炎性分泌液的刺激，可出现色素沉着，也可发生恶变。

【临床表现及诊断】

1. **全身症状** 慢性化脓性骨髓炎患者的全身症状几乎不明显，只有在局部引流不畅或急性发作时方有发热、寒战等全身表现。

2. **局部症状** 局部可有肿胀、疼痛和压痛。如有窦道，伤口流脓，偶有小块死骨排出，伤口长期不愈。由于炎症反复发作，或有多处窦道，对肢体功能影响较大，有肌肉萎缩。如发生病理性骨折，可有肢体短缩或成角畸形。如病灶接近关节，多有关节挛缩或僵硬。

3. **X线及CT等检查** 对本病的病理类型、病变类型及程度的判断均有意义。

（1）X线片 可见骨膜增生、皮质增厚且密度增高、骨髓腔不规则，有大小不等的死骨或有包壳形成。

（2）窦道造影 可了解窦道的深度、径路、分布范围及其与死腔的关系。

（3）CT及MRI检查 对判断骨内病变情况很有意义，对诊断、拟定手术方案均有极大帮助。

【治疗】

1. **治疗原则** 非手术治疗大多无效，必须以手术治疗为主，原则是摘除死骨，清除增生瘢痕和炎性肉芽组织，消灭死腔。

2. **手术适应证** 有死骨形成，有死腔及窦道流脓者均应手术治疗。

3. **禁忌证** ①慢性骨髓炎急性发作时不宜行病灶清除术，应以抗生素治疗为主，积脓时宜切开引流。②大块死骨形成而包壳尚未充分生成者，不宜过早取掉大块死骨，须待包壳生成后再手术取出。

4. **手术方法** 手术必须要达到清除病灶、消灭死腔、闭合伤口的目的。

（1）清除病灶 在骨壳上开洞，进入病灶内，吸出脓液，清除死骨与炎性肉芽组织。

（2）消灭死腔方法 ①碟形手术：又名奥尔开放手术法，适用于死腔不大、削去骨量不多的病灶，在清除病灶后再用骨刀将骨腔边缘削去一部分，使成平坦的碟状，以容周围软组织贴近而消灭死腔。② 肌瓣填塞：死腔较大者可将骨腔边缘略事修饰后将附近肌肉作带蒂肌瓣填塞以消灭死腔。③闭式灌洗：小儿生长旺盛，骨腔容易闭合，因此小儿病例在清除病灶后不必行碟形手术。可在伤口内留置2根引流管。术后持续灌洗2~4周，待吸引液转为清晰时即可停止灌洗并拔管。④庆大霉素－骨水泥珠链填塞和二期植骨：将庆大霉素－骨水泥珠链填塞在骨腔内，珠链在体内会缓慢地释放出有效浓度的庆大霉素达数周之久。2周后珠链的缝隙内会有肉芽组织生长，即可拔去珠链。小的骨腔经肉芽组织填满，大的骨腔可手术植入自体松质骨而愈合。

（3）伤口的闭合　伤口应该一期缝合，并留置负压吸引管。一般在术后2~3天内，吸引量逐渐减少，此时可拔除引流管。周围软组织缺少不能缝合时，可任其敞开，骨腔内填充凡士林纱布或碘仿纱条，包管形石膏，开洞换药。让肉芽组织慢慢生长，填满伤口以达到二期愈合，称为奥尔疗法。也可采用负压封闭引流技术，能缩短疗程，更快地促进伤口愈合。

知识拓展

负压封闭引流技术

　　负压封闭引流技术在1992年由德国ULM大学Fleischman博士首创，1994年引入我国。其原理是利用医用泡沫包裹多侧孔引流管后置入被引流区，再用透性粘贴薄膜封闭被引流区，使之与外界隔绝，接通高负压源（负压瓶或吸引器等，负压值在−60kPa以上），形成一个高效引流系统。在这个系统中，高负压经过引流管传递到医用泡沫材料，且均匀地分布在医用泡沫材料的表面。由于泡沫材料的高度可塑性，负压可以到达被引流区的每一点，形成一个全方位的引流。较大块的、质地不太硬的块状引流物在高负压作用下被分割和塑形成颗粒状，经过泡沫材料的孔隙进入引流管，再被迅速吸入收集容器；而可能堵塞引流管的大块引出物则被泡沫材料阻挡，只能附着在泡沫材料表面，在去除或替换引流泡沫材料时，与泡沫材料一起离开机体。封闭使作为引流动力的高负压得以维持，同时也使被引流区与外界隔绝，有效地防止了污染和交叉感染。由于高负压经过作为中介的柔软的泡沫材料均匀分布于被引流区的表面，可以有效地防止传统负压引流时可能发生的脏器被吸住或受压而致的缺血、坏死、穿孔等并发症。高负压同时有利于局部微循环的改善和组织水肿的消退，并促进肉芽组织生长。该技术操作简便，易于掌握，疗效远优于常规治疗。

二、化脓性关节炎

化脓性细菌引起的关节内感染，称为化脓性关节炎。多见于儿童，常为败血症的并发症，也可因手术感染、关节外伤性感染和关节火器伤所致。受累的关节多为单一肢体大关节，最常受累者为膝、髋关节，其次为肩、肘和踝关节。

【病因】

致病菌多为金黄色葡萄球菌，其次为白色葡萄球菌、淋病奈瑟菌、肺炎球菌和肠道杆菌等。细菌入侵关节的途径有：①血源性传播，身体其他部位的化脓性病灶内细菌通过血液循环传播至关节内。②邻近关节附近的化脓性病灶直接蔓延至关节腔内，如股骨头或髂骨骨髓炎蔓延至髋关节。③开放性关节损伤发生感染。④医源性感染，如关节手术后感染和关节内注射皮质类固醇后发生感染等。

【病理】

1. 早期　即浆液期，细菌进入关节腔后，滑膜明显充血、水肿，有白细胞浸润和浆液性渗出物，渗出物中含大量的白细胞。本期内病理改变具有可逆性，因为关节软骨尚未破坏，及时有效的治疗可促进渗出物的吸收，不遗留任何关节功能障碍

2. **中期** 即浆液纤维蛋白期病变继续发展，渗出物变浑浊，数量增多，细胞亦增多，滑膜炎症因滑液中出现了酶类物质而加重，血管通透性增加。纤维蛋白沉积在关节软骨上可以影响软骨的代谢。本期内病理改变为部分可逆性，因为此时软骨已遭到破坏，发生了崩溃、断裂和塌陷，修复后会遗留关节粘连和功能障碍。

3. **后期** 即化脓期，炎症已侵犯至关节软骨下骨质，滑膜和关节软骨都已破坏，关节周围也有蜂窝组织炎，渗出物已转为明显的脓性。此期内病理改变为不可逆性，关节粘连难以修复，会遗留骨性强直和关节功能障碍。

【临床表现】

1. **全身症状** 起病急骤，有间歇性的寒战，高热，厌食，急躁不安，甚至出现谵妄与昏迷等症状，小儿惊厥多见。

2. **局部症状** 受累关节剧痛与功能障碍，浅表的关节，如膝、肘和踝关节红、肿、热、痛明显；深部的关节，如髋关节，局部红、肿、热都不明显。关节往往处于屈曲位，久之可发生关节挛缩，关节可发生半脱位或脱位。关节腔内积液在膝部最为明显，浮髌试验阳性。

3. **关节穿刺检查** 关节穿刺和关节液检查是确定诊断和选择治疗方法的重要手段。关节液涂片检查可发现大量白细胞和脓细胞。细菌培养可鉴别菌种并找到敏感的抗生素。

4. **实验室检查** 白细胞计数升高，其中中性粒细胞增多，血培养可为阳性。

5. **影像学征象** X线早期仅见关节肿胀、积液，关节间隙增宽；稍晚可有骨质疏松脱钙，因软骨及骨质破坏而有关节间隙变窄；晚期有增生和硬化，关节间隙消失。CT及MRI均有助于诊断。

【诊断及鉴别诊断】

诊断主要根据病史、临床症状及体征，疑有血源性化脓性关节炎患者应做血液及关节液细菌培养及药物敏感试验。X线检查仅见关节肿胀，稍晚可有骨质脱钙，因软骨及骨质破坏而有关节间隙狭窄，晚期可发生关节骨性或纤维强硬及畸形等，有新骨增生现象，但死骨形成较少。鉴别的疾病有类风湿关节炎、风湿性关节炎、关节滑膜结核等。

【治疗】

治疗原则：早期诊断、及时治疗是关键。早期处理，保留关节功能，减少残疾。

1. **全身治疗** 早期足量全身性使用抗生素，补液以纠正水、电解质紊乱。

2. **局部治疗**

（1）急性期治疗 ①患肢牵引、制动，早期应用石膏、夹板或牵引等制动于功能位，利于控制炎症，便于护理，解除肌肉痉挛，减轻疼痛，防止畸形、非功能位僵直和感染扩散。②关节腔内注射抗生素，每天做一次关节穿刺，抽出关节液后，注入抗生素。③关节镜治疗，在关节镜直视下反复冲洗关节腔，清除脓性渗液、脓苔与组织碎屑，完成后在关节腔内留置敏感的抗生素，可以减轻症状。必要时置管持续灌洗。④关节腔持续性灌洗，适用于表浅的大关节，如膝关节。⑤关节切开引流，适用于较深的大关节，如髋关节，应该及时行切开引流术，并做关节腔持续灌洗。

（2）恢复期治疗 ①局部炎症消退后及早开始肌肉收缩及自主关节活动，逐渐增加活动，促进功能恢复。②关节已有畸形，应用牵引逐步纠正。③后遗严重畸形、有明显功能障碍者，须行手术治疗。对关节强直于非功能位者，可采用全关节置换术、截骨矫形术或关节融合术。

第二节 颈肩痛

PPT

一、颈椎病

颈椎病是指颈椎间盘退行性变，及其继发性椎间关节退行性变所致脊髓、神经、血管损害而表现出相应症状和体征。

【病因】

1. **颈椎间盘退行性变** 是颈椎病的发生和发展中最基本的原因。由于颈椎间盘退变，引起脊柱稳定性下降，进而引起椎体、关节突关节、钩椎关节、前后纵韧带、黄韧带及颈韧带等变性、增生、钙化，最后发生脊髓、神经、血管受到刺激或压迫的表现。

2. **颈椎先天性椎管狭窄** 是指在胚胎或发育过程中椎弓根过短，使椎管矢状径小于正常（14~16mm）。即使退行性变比较轻，亦可以产生临床症状。

3. **损伤** 急性损伤可使原已退变的颈椎和椎间盘损害加重而诱发颈椎病；慢性损伤可加速其退变过程。

【临床表现】

由于颈椎病的临床表现多样化，故其分型方法也不尽相同，以下简要介绍其中一种分型。

1. **神经根型** 临床较多见，占颈椎病的50%~60%。主要是由于椎间盘向后外侧突出，钩椎关节或椎间关节增生、肥大，刺激或压迫神经根所致。先有颈肩痛，短期内加重，并向上肢放射，上肢有沉重感，皮肤可有麻木、过敏等感觉异常。体检可见患侧颈部肌痉挛，颈肩部压痛，上肢牵拉试验（Eaton试验）阳性：检查者一手扶患侧颈部，一手握患腕，向相反方向牵拉，刺激已受压之神经根而出现放射痛。压头试验（Spurling试验）阳性：患者端坐，头后仰并偏向患侧，检查者用手掌在其头顶加压，出现颈痛并向患手放射。X线正侧位片显示颈椎生理前凸减小或消失，椎间隙变窄，骨质增生，钩椎关节增生；左右斜位片可见椎间孔变形、缩小；过伸过屈位可见颈椎不稳等征象。CT或MRI可见椎间盘突出、椎管及神经根管狭窄及脊神经受压情况。

2. **脊髓型** 占颈椎病的10%~15%，脊髓受压的主要原因是中央后突的髓核、椎体后缘骨赘、增生肥厚的黄韧带及钙化的后纵韧带等。脊髓受压早期，由于压迫物多来自脊髓前方，故临床上以侧束、锥体束损害表现突出，四肢乏力，行走、持物不稳，下肢有踩棉感，躯干有束带感。随病情加重发生自下而上的上运动神经元性瘫痪。X线片表现与神经根型相似，脊髓造影、CT、MRI可显示脊髓受压情况。脑脊液动力学试验显示椎管有梗阻征象，脑脊液蛋白定量稍高于正常值。

3. **交感神经型** 发病机制尚不清楚，临床表现较复杂。可有交感神经兴奋症状，如头痛或偏头痛、头晕、恶心、呕吐、视物模糊、心跳加速、心律不齐、血压升高以及耳鸣、听力下降、发音障碍等。亦可出现交感神经抑制症状，如头昏、眼花、流泪、鼻塞、心动过缓、血压下降以及胃肠胀气等。X线、CT、MRI等检查与神经根型颈椎病相似。

4. **椎动脉型** 颈椎横突孔增生狭窄、上关节突增生肥大、颈椎失稳等都可直接刺激、牵拉或压迫椎动脉。临床表现有眩晕、头痛、视觉障碍、猝倒等，当头部活动时，可诱发或加重。

【辅助检查】

1. **X线平片** 包括正侧位和过屈过伸侧位片，是最基本的影像学检查，对于了解颈椎骨骼结构的基本状况是必不可少的检查。X线平片显示曲度的改变、异常活动度、骨赘、椎间隙变窄、半脱位及椎间孔变小、项韧带钙化等。此外，还可鉴别诊断，如鉴别颈椎先天畸形骨折脱位和肿瘤结核等。

2. CT扫描　对椎间盘和骨组织显示较好，避免结构重叠，能准确地显示出普通X线检查不易发现的疾病，可直接显示椎间盘变性、椎管内韧带变化及其硬脊膜囊神经根与关节的情况，能正确地诊断椎间盘突出症、神经纤维瘤、脊髓或延髓的空洞症。对于颈椎病的诊断及鉴别诊断具有一定的价值。

3. MRI检查　具有清晰的高分辨率，对软组织的显示较好，因而有利于发现颈椎的早期微小病理变化和发生在小关节上的改变。能清晰显示椎间盘突出的位置、移位方向、大小以及椎管内的脊髓、神经根受压情况。

【诊断与鉴别诊断】

1. 诊断　中年以上患者，根据病史和体格检查，特别是神经系统检查，结合X线平片以及CT、MRI等检查，一般能做出诊断，神经根型颈椎病发病率高，表现多典型，诊断并不困难。

2. 鉴别诊断　需要同下列疾病鉴别。

（1）神经根型颈椎病的鉴别诊断

①肩关节周围炎：详见本节三。

②胸廓出口综合征：包括前斜角肌综合征、肩锁综合征及肋锁综合征等。是由先天性畸形、外伤瘢痕、骨痂或肿瘤等在上述解剖部位压迫臂丛神经或锁骨下血管而表现的神经、血管症状。X线片可发现颈肋、锁骨与第1肋骨间隙狭窄等。

③肌萎缩侧索硬化：是一种原因不明的运动神经元疾病。表现为进行性肌萎缩，从手向近端发展，最后可侵及舌肌和咽部。与颈椎病不同点为：①对称性发病。②感觉正常，感觉神经传导速度亦正常。③无神经根性疼痛。

④颈神经根肿瘤：临床表现为进行性根性疼痛，有典型节段性损害体征。可借助MRI和脊髓造影进行诊断。

（2）脊髓型颈椎病的鉴别诊断

①与颈椎骨折、脱位、结核和肿瘤所致脊髓压迫症的鉴别可参阅相关章节。

②后纵韧带骨化症：病因不明，可能与劳损、韧带退行性变有关。骨化的后纵韧带可为节段性或连续性，当骨化的后纵韧带厚度超过颈椎椎管的30%时，即可出现脊髓压迫症状。在X线侧位片及CT片上可明确显示此种病变。

（3）椎动脉型和交感神经型颈椎病的鉴别诊断　此二型颈椎病在临床表现方面有较多相似之处，且可同时存在，故放在一起讨论，主要特点之一是均可能发生眩晕，故应注意与各类眩晕相鉴别。

①能引起眩晕的疾病：眩晕可分为脑源性、耳源性、眼源性、外伤性及神经官能性等。颈椎病所致眩晕属脑源性。常见耳源性眩晕有a.梅尼埃病，眩晕发作多与情绪有关，前庭功能减退，发作时有水平性眼震颤，神经系统无异常。b.链霉素致内耳前庭损害，常在用药后2~4周出现眩晕，伴平衡失调、口唇及肢体端发麻，无眼震。眼源性眩晕多由眼肌麻痹或屈光不正引起，当遮蔽病眼时，眩晕可消失。头部外伤所致眩晕常伴有大脑皮层功能障碍及头痛等症状。神经官能症性眩晕，常有多样临床表现，但检查时却无明显客观体征，其发作也无一定规律性，易受情绪影响。

②冠状动脉供血不足：与交感神经型颈椎病有相同的心前区痛、心律失常等表现，但前者没有上肢节段性疼痛和感觉异常。心电图检查有病理性改变，用血管扩张剂可改善症状。

③锁骨下动脉盗血综合征：有椎–基底动脉供血不足表现，患侧上肢乏力、沉重、疼痛及麻木。体

检可发现患侧上肢血压低于健侧，桡动脉搏动减弱及患侧锁骨处可闻及血管杂音。此病与椎动脉型颈椎病的鉴别方法主要是行椎动脉造影。

【治疗】

1. **非手术治疗** 多数患者治疗效果良好。

（1）颌枕带牵引 取坐位或卧位均可，进行牵引头前屈15°左右，牵引重量2~6kg，牵引时间每次1小时，每日数次，也可持续牵引，每日6~8小时，2周为1个疗程。

（2）颈托或围领制动 用以限制颈椎过度活动，而患者行动不受影响。充气型颈托，除固定外还有一定撑开牵张作用。

（3）推拿按摩 减轻肌痉挛，改善局部血液循环。应注意手法轻揉。脊髓型颈椎病患者不能采用。

（4）理疗 可改善颈肩部血液循环，有加速炎性水肿消退和松弛肌肉的作用。

（5）药物治疗 目前尚无治疗颈椎病的特效药物，所用药物皆系对症治疗。

2. **手术治疗** 诊断明确的颈椎病经非手术治疗无效或反复发作者，或脊髓型颈椎病症状进行性加重者适用于手术治疗。手术可分为前路手术、前外侧手术及后路手术三种。

（1）前路及前外侧手术 适用于切除突出之椎间盘、椎体后方骨赘及钩椎关节骨赘，以解除对脊髓、神经根和椎动脉的压迫。同时可进行椎体间植骨融合术，以稳定脊柱。

（2）后路手术 主要是通过椎板切除或椎板成形术达到对脊髓的减压。在椎板切除不多即能达到减压目的时，也可辅以后方脊柱融合术。

岗位情景模拟27

男性，52岁。颈肩部疼痛并向左上肢放射2~3年，加重10天。患者2~3年前逐渐出现颈部酸痛，偶有左上肢麻木放射至局部，局部有放电样感觉，手指动作不灵活，有时似"不听使唤"。近10天症状加重，头及左上肢活动不适则有剧烈的放电样锐痛，以至于不敢轻易活动头及左上肢，严重影响日常生活及工作。查体：T36.4℃，P85次/分钟，R18次/分钟，BP120/80mmHg。骨科专科检查：被动体位，颈项部肌肉紧张，颈部较广泛压痛，颈椎活动明显受限，左前臂外侧及手尺侧浅感觉减退，小鱼际肌轻度萎缩。左上肢牵拉试验阳性，压头试验阳性。X线正位片检查：颈椎生理前凸消失，$C_{5~6}$椎间隙变窄，腰椎关节骨质增生，相应椎间孔狭窄。

问题与思考

1. 初步诊断是什么？
2. 为明确诊断需要做哪些进一步检查？
3. 请列出治疗原则。

答案解析

二、颈项部肌膜纤维织炎

颈项部肌膜纤维织炎是由多种因素导致颈部筋膜肌肉内的微循环障碍，组织渗出、水肿，纤维性变而形成的一种非特异性的无菌性炎症。多见于中老年人，男多于女，多发于冬、春两季。

【病因】

1. **急性创伤** 曾经发生的急性颈项部软组织创伤，未经及时、正确治疗，转化为慢性创伤性炎症。

2. **慢性劳损** 长期低头伏案工作者，因长时间案头工作，处于单一的特定姿势，或肩部持续性负重，形成慢性劳损。

3. **颈椎结构性异常**   如存在颈椎曲度异常或不稳时，机体为维持局部或全身的平衡状态而使肌肉长期处于紧张状态。

4. **环境因素**   寒冷和潮湿因素影响肌肉筋膜的营养和代谢。

5. **心理因素**   如抑郁、强迫症、慢性焦虑状态亦对本病的发生有一定的影响。

6. **其他**   某些病毒感染或风湿病和本病的发生亦有一定关联。

【临床表现】

1. **疼痛**   多局限于项部，两侧为重，晨起明显，活动后减轻，阴雨天时加重。以持续性酸胀疼痛为特点，严重时伴有头痛，肩、背痛。

2. **压痛**   急性者局部压痛明显，有时可触及大小不等的结节。慢性者压痛广泛，疼痛呈酸痛样。

3. **颈部活动受限**   自觉颈部僵硬、紧束或沉重感，活动不灵活，早晨起床时明显，活动后减轻，过度活动后加重；重者可见颈肌萎缩和斜颈。

【诊断】

该病起病缓慢，病程可持续数周、数月，可因局部受潮湿或头颈受外力作用而急性发病。自觉颈部不适，或伴一侧肩背疼痛，颈项肌肉僵硬，胸锁乳突肌与斜方肌相交处、肩胛骨内角上方等处压痛，局部皮下可见硬结。颈椎X线无明显异常或为轻度退变。

【治疗】

1. **封闭治疗**   封闭点为局部压痛点，如果压痛点较多，或范围较大时，寻找最痛点（一处或数处），常规消毒后，缓慢进针，一旦患者出现麻胀感或局部肌肉抽搐、痉挛时，固定针头不动，回吸无血后即可注射0.25%~0.5%利多卡因1~2ml，或再加入维生素B$_{12}$ 500μg，每个点注射1~2ml，急性者可在这些药液中加入地塞米松5mg，1日或隔日1次，其疗程随病情变化而定。

2. **药物治疗**   可口服非甾体类抗炎止痛药，如布洛芬（芬必得）、双氯芬酸钠缓释片（扶他林）等药物。

3. **物理疗法**

（1）热敷   对于慢性者进行热敷治疗。

（2）红外线照射   用红外线灯照射颈部及压痛点处，照射距离为30~60cm，每次照射15~30分钟，以皮肤出现红斑而感觉舒适为宜。1日1次，10次为1个疗程。

4. **推拿**   推拿具有良好疗效。

三、肩关节周围炎

肩关节周围炎又称肩周炎、冻结肩，是多种原因致肩关节囊炎性粘连、僵硬，出现肩关节周围疼痛、各方向活动受限等症状的疾病。

【病因】

中老年人常因软组织退行性变引起，其对各种外力的承受能力减弱是基本因素，加之长期过度活动、姿势不良等致肩部慢性损伤是本病的主要诱因。或外伤后肩部固定过久，肩周组织继发萎缩、粘连，或肩部急性挫伤、牵拉伤后因治疗不当等，均可发生本病。

【临床表现】

1. **年龄、性别、部位**   多发生于中老年，女性多于男性，常发生于左肩，也可双侧先后发病。

2. **病程**   有自限性，一般在6~24个月自愈。

3. **症状**　逐渐加重的肩部疼痛，与姿势、动作有明显关系，伴肩关节活动障碍，肩周痛以肩袖间隙区为主，疼痛可放射至颈部或上臂。夜间可因翻身移动肩部而痛醒，严重时患肢不能梳头、洗脸。

4. **体征**　肩关节各方向主动、被动活动均不同程度受限，以外展、外旋和内旋、后伸最重。肩袖间隙、肱二头肌长头肌腱等处压痛。

5. **影像学**

（1）X线检查　①早期的特征性改变主要是肩峰下脂肪线模糊变形乃至消失。所谓肩峰下脂肪线是指三角肌下、筋膜上的一薄层脂肪组织在X线片上的线状投影。当肩关节过度内旋位时，该脂肪组织恰好处于切线位，而显示线状。②中晚期肩部软组织钙化，X线片可见关节囊、滑液囊、冈上肌腱、肱二头肌长头肌腱等处有密度淡而不均的钙化斑影。在病程晚期，X线片可见钙化影致密锐利，部分病例可见大结节骨质增生和骨赘形成等。此外，在肩锁关节可见骨质疏松、关节端增生或形成骨赘或关节间隙变窄等。

（2）MRI检查　肩关节MRI检查可以确定肩关节周围结构信号是否正常，是否存在炎症，可以作为确定病变部位和鉴别诊断的有效方法。

6. **其他**　关节镜可以发现肩肱关节囊纤维化、增厚等异常，是肩关节周围炎的检查手段之一。

【诊断与鉴别诊断】

1. **诊断**　根据病史和临床症状多可诊断。常规X线摄片，大多正常，后期部分患者可见骨质疏松，但无骨质破坏，可在肩峰下见到钙化阴影。年龄较大或病程较长者，X线平片可见肩部骨质疏松，或冈上肌腱、肩峰下滑囊钙化征。

2. **鉴别诊断**　需与下列疾病鉴别。

（1）肩袖损伤　主要临床表现为抬臂无力，多见于中老年人。一般肩部外展60°~120°时出现明显疼痛，低于60°疼痛不明显，超过120°疼痛减轻，60°~120°之间称为疼痛弧，多以夜间痛为主，特别是患者侧身休息以及肩部运动时会出现疼痛。肩袖损伤大部分发生在肩关节的前内侧，肩峰部位更明显。

（2）肩峰下撞击综合征　肩峰前外缘压痛，上肢外展时疼痛弧征阳性；与被动活动相比，肩关节主动活动时疼痛明显；Neer撞击征阳性；骨赘，肩袖部分撕裂或全层撕裂。

（3）肩关节半脱位　通常由于运动损伤引起。主要症状为肩关节疼痛及反复的关节交锁。被动强制外旋、外展可出现疼痛、半脱位和不稳定感。惧痛试验阳性。在前后方向上做肱骨头被动推拉试验，可发现肩肱关节过度松弛现象。X线片在患肩上举前后位照射，可见盂肱间滑落现象。碘水、气体双重对比造影可见前关节囊膨隆、盂唇缺损或剥离现象。

（4）其他疾病　包括颈椎病，化脓性肩关节炎，肩关节结核，肩部肿瘤，风湿性、类风湿关节炎及单纯性冈上肌腱损伤，包括肱二头肌长头肌腱炎及腱鞘炎等。

【治疗】

以缓解疼痛、恢复功能、避免肌肉萎缩为目的。早期给予理疗、针灸、适度的推拿按摩，可改善症状。痛点局限时，可局部注射醋酸泼尼松龙缓解疼痛。疼痛持续、夜间难以入睡时，可短期服用非甾体类抗炎药。对肩外因素所致粘连性肩关节囊炎除局部治疗外，还需对原发病进行治疗。

无论病程长、短，症状轻、重，均应每日进行肩关节的主动活动，活动以不引起剧痛为限。对症状持续且重者，以上治疗无效时，在麻醉下采用手法或关节镜下松解粘连，然后再注入类固醇或透明质酸钠，可取得满意疗效。

第三节　腰腿痛

PPT

一、腰肌膜纤维织炎

腰肌膜纤维织炎是指因寒冷、潮湿、慢性劳损而使腰部肌筋膜及肌组织发生水肿、渗出及纤维性变，而出现的一系列临床症状，是身体富有的白色纤维组织，如筋膜、肌膜、韧带、肌腱、腱鞘、骨膜及皮下组织等的一种非特异性变化。

【病因及发病机制】

潮湿、寒冷的气候环境是最多见的原因之一，湿冷可使腰部肌肉血管收缩、缺血、水肿，引起局部纤维浆液渗出，最终形成纤维织炎。慢性劳损为另一重要发病因素，腰背部肌肉、筋膜受损后发生纤维化改变，使软组织处于高张力状态，从而出现微小的撕裂性损伤，最后又使纤维样组织增多、收缩，挤压局部的毛细血管和末梢神经出现疼痛。其他如病毒感染、风湿症的肌肉变态反应等都是诱因。

【临床表现】

急性期患者腰部疼痛剧烈，有烧灼感，腰部活动时症状加重，局部压痛较显著（多在病变肌肉的起止点处），有的患者体温升高，血液检查可见白细胞升高。急性发作后，少数患者症状可完全消退，多数会遗留疼痛，或相隔数月、数年以后再次发作。慢性表现为腰部酸痛，肌肉僵硬，有沉重感，常在天气变化（如阴雨天）、夜间或居潮湿地域时疼痛加重，晨起腰部酸痛加重，稍加活动可缓解，劳累后又加重。腰部压痛广泛，尤以两侧腰肌及髂嵴上方更为明显，腰功能活动可正常，但活动时腰部酸痛明显。患部有明显的局限性压痛点，触摸此点可引起疼痛和放射痛。有时可触到肌筋膜内有结节状物，此结节称为筋膜脂肪疝。红外热像图对于此疾病有一定的诊断意义。

【诊断与鉴别诊断】

主要依据临床表现诊断，需要同急性腰扭伤、腰椎间盘突出症、腰椎管狭窄症、第三腰椎横突综合征等疾病进行鉴别。

【治疗】

半数以上的患者经休息症状即可得到缓解，对于疼痛结节可采用热敷、按摩或局部封闭治疗，但临床上不少症状顽固、久治不愈的患者需行手术治疗或者行微创治疗。目前微创治疗中超声引导下的小针刀或者射频等肌肉松解最为常见。

二、腰椎间盘突出症

腰椎间盘突出症是因椎间盘变性，纤维环破裂，髓核突出刺激或压迫神经根、马尾神经所表现的一种综合征，是腰腿痛最常见的原因之一。以20~50岁为多发年龄，男性多于女性。

【病因】

1. **椎间盘退行性变**　是基本因素，MRI证实，20岁青少年已可发生椎间盘退行性改变，随年龄增长，髓核水分减少，弹性降低，椎间盘结构松弛，软骨板囊性变。

2. **损伤**　积累伤力是椎间盘变性的主要原因，也是椎间盘突出的诱因。

3. **遗传因素**　有色人种本就发病率较低。小于20岁的青少年患者中约32%有阳性家族史。

4. **妊娠**　妊娠期盆腔、下腰部组织充血明显，各种结构相对松弛，而腰骶部又承受较平时更大的重力,这样就增加了椎间盘损伤的机会。

【病理及分类】

腰椎间盘突出症的分类方法较多,根据椎间盘向后突出的位置不同,一般可分为两型:①侧突型,突出的椎间盘位于中线外、神经根前方,往往压迫相应的一条神经根。如$L_{4~5}$椎间盘突出压迫L_5神经根,$L_5~S_1$椎间盘突出压迫S_1神经根。②中央型,突出的椎间盘位于中线,可压迫马尾神经,累及两侧神经根。

根据病理变化和CT、MRI所见可分为四型:①膨隆型,纤维环部分破裂,表层完整,髓核因压力局限性地向椎管隆起,表面光滑。②突出型,纤维环完全破裂,髓核突向椎管,仅有后纵韧带或一层纤维膜覆盖,表面高低不平或呈菜花状。③脱垂游离型,破裂突出的椎间盘组织或碎块脱入椎管内或完全游离。④schmorl结节,指髓核经上、下软骨板裂隙突入椎体松质骨内,一般不产生症状。

【临床表现】

1. 症状

(1)腰痛 是最先出现的症状。由于纤维环外层及后纵韧带受到突出髓核刺激,经窦椎神经而产生的下腰部感应痛。

(2)坐骨神经痛 绝大部分患者是$L_{4~5}$、$L_5~S_1$椎间盘突出,压迫下位神经根,极外侧突出者压迫同位神经根,引起坐骨神经痛。从下腰部向臀部、大腿后方、小腿外侧,直至足部的放射痛,并可伴麻木感。可因咳嗽、大便或打喷嚏时腹压升高而使疼痛加剧。高位椎间盘突出可引起股神经痛。

(3)马尾神经受压 中央型突出的髓核或脱垂、游离的椎间盘组织可压迫马尾神经,出现大小便障碍、马鞍区感觉异常。

2. 体征

(1)腰椎侧凸 是一种为减轻疼痛的姿势性代偿畸形。如髓核突出在神经根外侧,上身向健侧弯曲,腰椎凸向患侧,可松弛受压的神经根;如髓核突出在神经根内侧时,上身向患侧弯曲,腰椎凸向健侧可缓解疼痛。

(2)腰部活动受限 以前屈受限最明显,是由于前屈位时进一步促使髓核向后移位并增加对受压神经根的牵张所致。

(3)压痛及骶棘肌痉挛 在相应的病变间隙棘突旁侧1cm处有深压痛,并可向下肢放射,约1/3患者腰部固定于强迫体位。

(4)直腿抬高试验及加强试验阳性 患者仰卧、伸膝,被动抬高患肢,抬高在60°以内,即出现放射痛,称为直腿抬高试验阳性。缓慢放下患肢,待放射痛消失,再被动背伸踝关节,如又出现放射痛为加强试验阳性(图12-3-1)。

(5)感觉、肌力、腱反射改变 腰5神经根受损时,小腿前外侧及足背内侧痛觉、触觉减退,𧿹趾背伸力减弱;骶1神经根受损时,外踝附近及足外侧痛觉、触觉减退,踝反射减弱或消失。

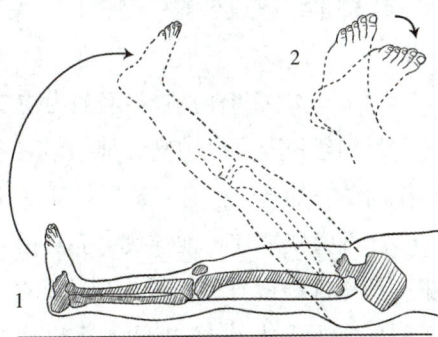

图12-3-1 直腿抬高试验与加强试验
1.直腿抬高试验;2.加强试验

【影像学检查】

1. X线平片 通常作为常规检查,一般拍摄腰椎正、侧位片,若怀疑脊椎不稳可以加照屈、伸动力位片和双斜位片,在腰椎间盘突出症的患者,腰椎平片的表现可以完全正常,但很多患者也会有一些阳性发现。在正位片上可见腰椎侧弯,在侧位片上可见生理前凸减少或消失,椎间隙狭窄。在平片上还可以看到纤维环钙化、骨质增生、关节突肥大硬化等退变的表现。

2. CT扫描　不但能清楚地观察椎体、椎管及附件的横断面，对不同组织层次有较强的分辨能力，而且能直接显示腰椎间盘突出的部位、形态大小、边缘、密度、钙化、骨化、突出髓核的滑移、碎片及其与周边的关系，还能显示腰椎附件的增生退变，黄韧带肥厚或骨化，椎间盘突出压迫神经、侧隐窝等情况。CT能准确显示出椎间盘病变间隙、突出方向、突出物大小、神经受压情况及对引起症状的部位进行诊断。

3. MRI检查　能清楚地显示出人体解剖结构的图像，对于腰椎间盘突出的诊断有极大帮助。MRI可以全面地观察各椎间盘退变情况，也可以了解髓核突出的程度和位置，并鉴别是否存在椎管内其他占位性病变。在读片时需注意矢状位片和横断面片要对比观察，方能准确定位。

4. 其他　造影检查、远红外热成像技术、肌电图等电生理检查。

【诊断与鉴别诊断】

1. 诊断　结合临床表现和影像学检查可明确诊断。

2. 鉴别诊断　由于腰椎间盘突出症早期可仅表现为腰痛，后期又有腰腿痛，这与多数可引起腰痛、腿痛及少数可同时引起腰腿痛的其他疾病混淆，故其鉴别诊断既重要，又复杂。

（1）与以腰痛为主要表现疾病的鉴别

①慢性腰肌劳损：这是一类最常见的腰痛疾病。主要指腰骶部肌肉、筋膜、韧带等软组织的慢性损伤，导致局部无菌性炎症，从而引起腰骶部一侧或两侧的弥漫性疼痛，是慢性腰腿痛中常见的疾病之一，常与职业和工作环境有一定关系。直腿抬高试验阳性，也可以阴性，但踝反射阴性，亦无伸踇肌力障碍。X线片、肌电图及脊髓造影响对本病无诊断意义。

②第三腰椎横突综合征：第3腰椎横突通常较第2、4腰椎横突长，又居于腰椎中部，故为腰部活动的力学杠杆支点，容易受到损伤。本病疼痛主要在腰部。体检可见骶棘肌痉挛，第3腰椎横突尖部压痛。

③椎弓根峡部不连与脊柱滑脱症：二者均可出现下腰痛，脊椎滑脱程度较重时，还可发生神经根症状。腰骶部X线斜位片可证实椎弓根骨折，侧位片可了解有无椎体滑脱。

④腰椎结核或肿瘤：腰椎骨、关节结核和肿瘤均是腰痛的重要原因，必要时做核素骨显像，以助诊断。

（2）与以腰痛伴坐骨神经痛为主要表现疾病的鉴别

①神经根及马尾肿瘤、神经鞘瘤：神经肿瘤发病较缓慢，呈进行性损害，通常无如椎间盘突出症因动作而诱发的病史。脊髓造影、MRI及脑脊液检查是主要鉴别诊断依据。

②椎管狭窄症：椎管狭窄症是指多种原因所致椎管、神经根管、椎间孔的狭窄，并使相应部位的脊髓、马尾神经或脊神经根受压的病变。过去认为有无间歇性跛行是椎管狭窄症与椎间盘突出症的重要区别，实际上大约1/3椎间盘突出症患者也发生间歇性跛行。结合X线摄片、造影、CT、MRI检查可鉴别。

（3）与以坐骨神经痛为主要表现疾病的鉴别

①梨状肌综合征：梨状肌本身肥厚或瘢痕组织压迫坐骨神经干者少见，多系因挛缩的梨状肌构成坐骨神经盆腔出口狭窄，以至坐骨神经等被嵌于此狭窄出口之中而引起症状。主要表现为沿坐骨神经的放射痛及其所支配区的运动、感觉和反射障碍等。病程较长者，可出现小腿肌萎缩甚至足下垂等症状。

②盆腔疾病：早期盆腔后壁的炎症、肿瘤等，当其本身症状尚未充分表现出时，即可因其刺激腰、骶神经根而出现骶部疼痛，或伴单侧或双侧下肢痛，这时鉴别较为困难。故对不典型之腰腿痛患者，应

常规行直肠、阴道检查及骨盆平片、B超检查。

【治疗】

1. 非手术疗法　多数初次发作、症状较轻的患者可采用此法缓解症状或可治愈。

（1）绝对卧硬板床休息　可减轻机械性负荷，解除大部分疼痛。卧床包括大、小便均不应下床或坐起，一般卧床3周后带腰围下床活动，3个月内不做弯腰持物动作。

（2）持续牵引　采用骨盆水平牵引，牵引重量为7~15kg，抬高床足做对抗牵引。持续约2周。目前有多种电脑控制的牵引床问世，适应不同情况的患者。

（3）理疗推拿　可使痉挛的肌肉松弛，进一步减轻椎间盘压力。若患者选择适当，手法正确，则效果较好。

（4）皮质激素硬膜外封闭　国内常用醋酸泼尼松龙1.7ml，加2%利多卡因4ml行硬膜外注射，每7~10天1次，3次为1个疗程。

2. 手术治疗

（1）经皮椎间盘髓核切吸术　是通过椎间盘镜或特殊器械在X线监视下直接进入椎间隙，将部分髓核绞碎吸出，从而减轻了椎间盘内压力，达到缓解症状的目的。主要适合于膨出或轻度突出型，且不合并侧隐窝狭窄者。对明显突出或髓核已脱入椎管者，用本法仍不能回纳。与本法原理和适应证类似的尚有髓核激光气化术、射频技术。

（2）髓核摘除术　对已确诊的腰椎间盘突出症患者，经严格非手术治疗无效或有马尾神经受压者，可考虑行髓核摘除术。手术治疗有可能发生椎间盘感染、血管或神经根损伤，以及术后粘连等并发症。近年来采用微创外科技术使手术损伤减少，取得良好效果。

三、腰椎管狭窄症

腰椎管狭窄症，是指各种原因引起椎管各径线缩短，压迫硬膜囊、脊髓或神经根，从而导致相应神经功能障碍的一类疾病。它是导致腰痛及腰腿痛等常见腰椎病的病因之一，又称腰椎椎管狭窄综合征，多发于40岁以上的中年人。

【病因】

腰椎管狭窄症是骨科的常见病，其发病原因十分复杂，有先天性的腰椎管狭窄，也有由于脊柱发生退变性疾病引起的，还有由于外伤引起脊柱骨折或脱位，或腰手术后引起椎管狭窄。其中最为多见的是退变性腰椎管狭窄症。

【分类】

1. 原发性腰椎椎管狭窄　单纯由先天性骨发育异常引起，临床较少见。

2. 继发性腰椎椎管狭窄　由椎间盘椎体、关节退化变性或脊椎滑脱、外伤引起。

【临床表现】

1. 间歇性跛行　当患者步行一定距离（数米至数百米）后，出现一侧和双侧腰酸、腿疼、下肢麻木、无力以致跛行，当蹲下或坐下休息数分钟后又可继续步行，但距离较正常人为短。严重者不能下地行走。

2. 腰部后伸受限及疼痛　当腰椎由中立位到后伸位时，椎管后方的小关节囊及黄韧带被挤向椎管，椎管长度亦缩短2.2mm，椎间孔变窄，以致管腔内压力急剧升高，并由此出现各种症状。

3. 主述与客观检查不符合　病程早期，由于椎管狭窄使椎管及神经根管容积降至正常低限，当患者处于各种增加椎管内压的被迫体位时，主述多，而就诊时因经短暂休息，故客观检查常为阴性。

4. 其他症状

（1）腰部症状　主要表现为腰痛、无力、易疲劳，但屈颈试验阴性。

（2）下肢根性症状　多为双侧性，可与腰椎间盘突出症相似，尤以步行时为甚，但休息后缓解或消失。反复发作。

5. 体征
患者症状与体征多不一致，一般症状重而体征轻。患者常有脊柱侧弯、病处压痛，椎旁肌肉痉挛、腰后伸受限、腰过伸试验阳性是本病的重要体征。患侧足趾被伸肌力减弱，膝、踝放射减弱或亢进，受压神经支配区感觉减退。有些患者下肢肌肉萎缩、无力，鞍区麻木，肛门括约肌松弛，直腿抬高试验无明显的放射性疼痛。

【治疗】

1. 保守治疗

（1）卧床休息　发病初期卧床休息是一个较好的缓解症状的方法。卧床后局部静脉回流改善，无菌性炎症反应（充血、水肿）消退，椎管内的狭窄得以缓解，加上腰背肌放松，一般卧床2周主观症状会减轻。

（2）药物治疗　应用药物吲哚美辛（消炎痛）、布洛芬、盐酸曲马多缓释片（奇曼丁）等，可缓解部分症状。

（3）物理治疗　局部可消除炎症，解除肌肉痉挛，缓解症状，也可使用局部热敷。

（4）骨盆牵引　可拉开关节间和椎间距离以缓解受压神经，消除充血、水肿以达到缓解症状目的。

（5）腰背肌锻炼　脊柱的不稳定程度与腰背肌肌力、骨质疏松程度有关系。腰背肌锻炼的目的在于加强腰椎稳定性，有助减缓脊柱退行性变的速度。腰肌强壮者临床症状一般较轻，而且发作次数少，手术后锻炼腰背肌又可加快腰部功能的恢复以达到较好的疗效。

（6）腰围保护　目的在于加强脊柱稳定性，对滑脱继发椎管狭窄者效果较好，使用后症状能迅速改善。但长期应用腰围可促使腰肌萎缩，会导致腰围依赖，因此，应避免长期使用腰围。

2. 手术治疗

（1）手术指征　①症状、体征严重影响生活、工作，经系统保守治疗3个月以上无明显疗效者。②神经根和马尾神经广泛被压受损或瘫痪者。③腰椎间盘突出合并腰椎管狭窄者。④椎管狭窄合并腰椎峡部不连与滑脱。⑤经椎管造影、CT、MRI证实有局部明显狭窄伴有相应的临床症状者。

（2）手术治疗原则　①腰椎管狭窄症的治疗以手术为主，对椎管及神经根管准确而彻底地减压是治疗成功的关键。②术前应明确定位，减压的区域应是引起相应临床表现的部位，对所有狭窄节段和部位进行充分减压。③在彻底解除压迫因素前提下，尽可能少地破坏结构，尽量保持脊柱的稳定性。④对于多节段椎管狭窄患者，减压术后对脊柱稳定性影响较大时，应同时做腰椎内固定。⑤腰椎管狭窄合并腰椎不稳的患者，在彻底减压同时亦行腰椎内固定术。⑥术中发现硬膜囊增厚、纤维化等病变时，应切开硬膜，行神经探查、松解术。

（3）手术治疗方法　椎板开窗、半椎板切除、全椎板切除等，也可以采用微创技术治疗。

四、骨关节炎

骨关节炎是以关节软骨退行性变和继发性骨质增生为特征的慢性关节病变。病变可累及关节软骨或整个关节及周围肌肉，好发于负重较大的膝关节、髋关节、脊柱及远侧趾间关节等部位。主要有关节肿痛、活动受限、晨起关节僵硬等表现。多见于中老年人，女性多于男性。

【病因】

原发性骨关节炎的发病原因尚未完全明了，许多因素与本病有关。它的发展是一种长期、慢性的过程。年龄、应力平衡失调、软骨的营养和代谢异常、受累关节的过度活动与外伤、激素水平变化等均可能与骨关节炎的发生有关。女性发病率高，可能与关节软骨中雌激素受体有关。

【分类】

骨关节炎分为原发性和继发性两类。原发性骨关节炎与遗传和体质有一定的关系，多见于50岁以上的中老年人。继发性骨关节炎可在如骨关节的畸形、创伤或其他疾病等局部原有病变的基础上发生。

【病理】

骨关节炎最早、最主要的病理改变发生在关节软骨。早期局部软骨软化、糜烂，软骨下骨外露，继而骨膜、关节囊及关节周围肌肉改变使关节面上生物应力平衡失调，病变加重，最终关节面破坏、畸形。

【临床表现及诊断】

主要症状为疼痛，初期为钝痛，随活动增加而加剧，休息后可减轻；晚期可出现持续性疼痛或夜间痛，疼痛可能与天气变化、潮湿受冷等因素有关。病变关节局部有压痛，在伴有关节肿胀时尤为明显。关节僵直，在早晨起床时明显，活动后可缓解。活动时可有响声，有关节内游离体时可出现关节交锁症状。关节常肿大，有时可触及增生的骨赘，关节活动受限或出现功能障碍。

实验室检查多无阳性发现，继发性骨关节炎可出现原发疾病的相关指标异常。

X线检查可见骨性关节面轮廓不规则，非对称性关节间隙变窄，软骨下骨硬化和（或）囊性变，并出现边缘性骨赘，有时可见关节内的游离体。病情严重者可有关节畸形。

【治疗】

治疗目的是缓解或解除疼痛等症状，减缓关节退变，最大限度地保持和恢复患者的日常生活。

1. **非药物治疗** 对初次就诊且症状不重的患者，首选非药物治疗的方法，包括患者教育、物理治疗、行动支持等。其目的是减轻疼痛，改善功能，让患者了解疾病的性质和预后。

2. **药物治疗** 非药物治疗无效，可选择药物治疗。

（1）局部药物治疗 首先可选择非甾体类抗炎药的局部外用药（双氯芬酸二乙胺乳胶剂），可以有效缓解关节轻、中度疼痛，且不良反应轻微。

（2）全身镇痛药物 ①对乙酰氨基酚，为镇痛治疗首选药物，主要用于改善患者的疼痛症状。②软骨保护剂（氨基葡萄糖透明质酸硫酸软骨素等），保护关节软骨，延缓病症的进展。

（3）关节腔内药物注射 ①糖皮质激素，对于严重的急性关节炎不能耐受口服非甾体类抗炎药，持续疼痛、炎症明显，可以考虑关节腔内注射糖皮质激素，但每年注射次数不应超过4次。②关节腔内注射透明质酸钠可起到润滑关节、保护关节软骨和缓解疼痛的作用。

3. **手术治疗** 对内科治疗无效者早中期可在关节镜下做关节清理术，因发育或创伤导致的骨干畸形可在关节面破坏前行截骨矫正手术，晚期骨性关节炎或老龄患者可根据情况选择髋、膝关节置换术。

五、强直性脊柱炎

强直性脊柱炎是脊柱的慢性进行性炎症，病变主要侵犯骶髂关节、脊柱骨突、脊柱旁软组织及外周关节，并可伴发关节外表现，可导致脊柱畸形和强直。多见于16~30岁的青壮年。男性多见，占90%。本病属于血清阴性反应的结缔组织病，应与类风湿关节炎鉴别。

【病因】

病因尚不清楚，但强直性脊柱炎患者的人类白细胞相关抗原HLA-B27阳性率达88%~96%。

【病理】

基本病理改变为原发性、慢性、血管翳破坏性炎症，韧带骨化属于继发的修复过程。本病常先侵犯双侧骶髂关节，继而沿脊柱向上伸延，小关节关节囊和椎间盘的纤维环骨化导致相邻脊椎的外周呈骨性连接。病变也可向下蔓延，波及髋关节，少数可累及膝关节。

【临床表现及诊断】

1. **临床表现**　早期主要表现为下腰痛、两侧骶髂关节疼痛和僵硬，活动后缓解，随后症状逐渐向近心端发展，进而出现胸腰椎疼痛和活动受限，胸廓扩展受限，肺活量减少，并可出现束带状胸痛。晚期可出现脊柱后凸畸形。

2. **实验室检查**　HLA-B27检测对诊断强直性脊柱炎有一定的辅助作用，类风湿因子大多为阴性，免疫球蛋白可轻度升高，病变活动期可合并贫血、血小板增多、血沉加快、C反应蛋白升高等。

3. **X线检查**　早期双侧骶髂关节骨质疏松，继而骨性关节面模糊、间隙变窄，以后骶髂关节融合，椎间小关节出现类似的变化，随病变进展椎间盘的纤维环和脊柱前、后纵韧带发生骨化，形成典型的"竹节样"脊柱。

【治疗】

治疗目的是缓解疼痛，防止畸形和改善功能。活动期患者应睡硬板床，低枕、仰卧，活动时带支架，防止驼背。服用吲哚美辛、布洛芬等非甾体类抗炎药物可减轻疼痛。病变致髋关节强直可行人工关节置换术。脊柱严重后凸畸形影响生活时，可行椎体截骨矫形术。

六、类风湿关节炎

类风湿关节炎属全身性自身免疫性疾病，以关节非特异性炎症病变为主，好发于手、腕、足等小关节，呈多发性、对称性的慢性关节炎，反复发作，最终可导致关节破坏、畸形和功能丧失；同时其他器官或组织也可受累。各年龄组均可发病，多发生在20~45岁，女性多于男性。

【病因】

病因尚不明。目前认为主要与下列因素相关：①自身免疫反应，人类白细胞相关抗原HLA-DR4与本病有相关性，在某些因素作用下可与短链多肽结合，激活T细胞，产生自身免疫反应，导致滑膜增生、血管翳形成、炎性细胞聚集和软骨退变。②感染，本病发展过程中的一些特点与病毒感染相符，部分学者认为甲型链球菌感染可能为本病的诱因。③遗传因素，本病有明显的家族遗传特点。

【病理】

病变关节主要病理变化是滑膜的慢性炎症。最早为滑膜内充血、水肿，淋巴细胞、单核细胞浸润，滑膜边缘部分增生形成肉芽组织血管翳，血管翳向软骨内侵入，并引起关节相邻骨质破坏和骨质疏松。后期随着病变进一步发展，逐渐出现纤维性和骨性关节强直，关节功能丧失。除关节病变外，有的患者在关节附近的皮下组织内可出现皮下结节，尚可累及关节周围的肌腱、韧带等，使周围肌肉发生萎缩，加重对关节功能的影响。

【临床表现及诊断】

1. **症状体征**

（1）晨僵　为早晨起床时关节活动不灵活的主观感觉，它是关节炎症的一种非特异性表现，其持续时间与炎症的严重程度成正比。

（2）关节受累的表现　①多关节受累呈对称性多关节炎（常≥5个关节）。易受累的关节有手、足、腕、踝及颞颌关节等，其他还可有肘、肩、颈椎、髋、膝关节等。②关节畸形，手的畸形有梭形肿胀、尺侧偏斜、天鹅颈样畸形、纽扣花样畸形等。足的畸形有跖骨头向下半脱位引起的仰趾畸形、外翻畸形、跖趾关节半脱位、弯曲呈锤状趾及足外翻畸形。③其他可有正中神经/胫后神经受压引起的腕管/跗管综合征，膝关节腔积液挤入关节后侧形成腘窝囊肿（Baker囊肿），颈椎受累（第2、3颈椎多见）可有颈部疼痛、颈部无力及难以保持其正常位置，寰枢关节半脱位，相应有脊髓受压及椎-基底动脉供血不足的表现。

（3）关节外表现　①一般表现可有发热、类风湿结节（属于机化的肉芽肿，与高滴度类风湿因子、严重的关节破坏及类风湿关节炎活动有关，好发于肘部、关节鹰嘴突、骶部等关节隆突部及经常受压处）、类风湿血管炎［主要累及小动脉的坏死性小动脉炎，可表现为指（趾）端坏死、皮肤溃疡、外周神经病变等］及淋巴结肿大。②心脏受累可有心包炎，心包积液，心外膜、心肌及瓣膜的结节，心肌炎，冠状动脉炎，主动脉炎，传导障碍，慢性心内膜炎及心瓣膜纤维化等表现。③呼吸系统受累可有胸膜炎、胸腔积液、肺动脉炎、间质性肺疾病、结节性肺病等。④肾脏表现主要有原发性肾小球及肾小管间质性肾炎、肾脏淀粉样变和继发于药物治疗（金制剂、青霉胺及非甾体类抗炎药）的肾损害。⑤神经系统除周围神经受压的症状外，还可诱发神经疾病、脊髓病、外周神经病，继发于血管炎的缺血性神经病、肌肥大及药物引起的神经系统病变。⑥贫血是类风湿关节炎最常见的关节外表现，属于慢性病性贫血，常为轻至中度。⑦消化系统可因类风湿关节炎血管炎、并发症或药物治疗所致。⑧幼年患者可有葡萄膜炎，成人可有巩膜炎，可能由血管炎所致。还可有干燥性角膜结膜炎、巩膜软化、巩膜软化穿孔、角膜溶解。

（4）Felty综合征　1%的类风湿关节炎患者可有脾大、中性粒细胞减少及血小板减少、红细胞计数减少，常有严重的关节病变、高滴度的类风湿子及抗核抗体阳性，属于一种严重型类风湿关节炎。

（5）缓解型血清阴性对称性滑膜炎伴凹陷性水肿综合征（RS3PE综合征）　男性多见，常于55岁以后发病，呈急性发病，有对称性腕关节、屈肌腱鞘及手小关节的炎症，手背可有凹陷性水肿。晨僵时间长（0.5~1天），但类风湿因子阴性，X线显示多无骨破坏。有56%的患者HLA-B7阳性。治疗上单用非甾体类抗炎药药物反应差，而小剂量糖皮质激素疗效显著。常于1年后自发缓解，预后好。

（6）成人Still病（AOSD）　以高热、关节炎、皮疹等的急性发作与缓解交替出现为特征的一种少见的类风湿关节炎类型。因临床表现类似于全身起病型幼年类风湿关节炎（Still病）而得名。部分患者经过数次发作转变为典型的类风湿关节炎。

（7）老年发病的类风湿关节炎　常>65岁起病，性别差异小，多呈急性发病，发展较快（部分以膝骨关节炎为最初表现，几年后出现典型的类风湿关节炎表现）。以手足水肿、腕管和跗管综合征及多肌痛为突出表现，晨僵明显，60%~70%类风湿因子阳性，但滴度多较低。X线以骨质疏松为主，很少有侵袭性改变。患者常因心血管、感染及肾功能受损等合并症而死亡。选用非甾体类抗炎药要慎重，可应用小剂量激素，对慢作用抗风湿药（SAARD）反应较好。

2. 实验室检查

（1）一般检查　如血常规、尿常规、血沉、C反应蛋白、生化（肝、肾功能）、免疫球蛋白、蛋白电泳、补体等。

（2）自身抗体　目前临床常用的自身抗体包括类风湿因子抗体、抗环瓜氨酸肽抗体、类风湿因子IgG及IgA、抗核周因子、抗角蛋白抗体，以及抗核抗体、抗ENA抗体等。此外，还包括抗RA33抗体、抗葡萄糖-6-磷酸异构酶（GPI）抗体、抗P68抗体等。

（3）基因检测　遗传标记HLA-DR4及HLA-DR1亚型。

3. 影像学检查

（1）X线片　关节X线片可见软组织肿胀、骨质疏松及病情进展后的关节面囊性变、侵袭性骨破坏、关节面模糊、关节间隙狭窄、关节融合及脱位。X线分期为：①I期，正常或骨质疏松。②Ⅱ期，骨质疏松，有轻度关节面下骨质侵袭或破坏，关节间隙轻度狭窄。③Ⅲ期，关节面下明显的骨质侵袭和破坏，关节间隙明显狭窄，关节半脱位畸形。④Ⅳ期，上述改变合并关节纤维性或骨性强直。胸部X线片可见肺间质病变、胸腔积液等。

（2）CT检查　CT可进一步提示肺部病变，尤其高分辨CT对肺间质病变更敏感。

（3）MRI检查　手关节及腕关节的MRI检查可提示早期的滑膜炎病变，对发现类风湿关节炎患者的早期关节破坏很有帮助。

（4）超声关节　超声是简易的无创性检查，对于滑膜炎、关节积液以及关节破坏有鉴别意义。研究认为其与MRI有较好的一致性。

4. 特殊检查

（1）关节穿刺术针对有关节腔积液的关节，关节液的检查包括关节液培养、类风湿因子检测、抗环瓜氨酸肽抗体检测、抗核抗体检测等，并做偏振光检测鉴别痛风的尿酸盐结晶。

（2）关节镜及关节滑膜活检对类风湿关节炎的诊断及鉴别诊断很有价值，对于单关节难治性类风湿关节炎有辅助治疗作用。

5. 诊断标准

主要依靠本病的特征性临床表现、实验室检查和影像学检查。依据美国风湿病学会制订的标准，确诊本病需具备下列4条或4条以上标准：①晨起关节僵硬至少1小时（≥6周）。②3个或3个以上关节肿（≥6周）。③腕、掌指关节或近侧指间关节肿（≥6周）。④对称性关节肿（≥6周）。⑤皮下结节。⑥手、腕关节X线片有明确的骨质疏松或骨侵蚀。⑦类风湿因子阳性（滴度>1∶32）。同时，本病应与风湿痛、风湿性关节炎、骨关节炎等疾病鉴别。

【治疗】

目的在于控制炎症，减轻症状，延缓病变发展，保持关节功能，预防和纠正关节畸形。治疗原则包括患者教育、早期治疗、联合用药、个体化治疗方案以及功能锻炼。

1. 一般治疗　关节肿痛明显者应强调休息及关节制动，而在关节肿痛缓解后应注意早期开始关节的功能锻炼。此外，理疗、外用药等辅助治疗可快速缓解关节症状。

2. 药物治疗　方案应个体化，药物治疗主要包括非甾类抗炎药、慢作用抗风湿药、免疫抑制剂、免疫和生物制剂及植物药等。

（1）非甾类抗炎药　有抗炎、止痛、解热作用，是类风湿关节炎治疗中最为常用的药物，适用于活动期等各个时期的患者。常用的药物包括双氯芬酸、萘丁美酮、美洛昔康、塞来昔布等。

（2）抗风湿药（DMARDs）　又被称为二线药物或慢作用抗风湿药物。常用的有甲氨蝶呤，口服或静脉注射，柳氮磺吡啶，从小剂量开始，逐渐递增，以及羟氯喹、来氟米特等。

（3）糖皮质激素　激素不作为治疗类风湿关节炎的首选药物。但在下述四种情况下可选用激素。①伴随类风湿血管炎，包括多发性单神经炎、类风湿肺及浆膜炎、虹膜炎等。②过度治疗，在重症类风湿关节炎患者，可用小量激素快速缓解病情，一旦病情控制，应首先减少或缓慢停用激素。③经正规慢作用抗风湿药治疗无效的患者可加用小剂量激素。④局部应用如关节腔内注射可有效缓解关节的炎症。总原则为短期、小剂量（10mg/d以下）应用。

（4）生物制剂　目前在类风湿关节炎的治疗有英夫利昔单抗、阿达木单抗、妥珠单抗、利妥昔单抗等。

（5）植物药　如雷公藤、白芍总苷、青藤碱等。

3. **免疫净化**　目前常用的免疫净化疗法包括血浆置换、免疫吸附和淋巴细胞/单核细胞去除术。

4. **功能锻炼**　一般说来，在关节肿痛明显的急性期，应适当限制关节活动。但是，一旦肿痛改善，应在不增加患者痛苦的前提下进行功能活动。对无明显关节肿痛，但伴有可逆性关节活动受限者，应鼓励其进行正规的功能锻炼。在有条件的医院，应在风湿病专科及康复专科医师的指导下进行。

5. **外科治疗**　经内科治疗不能控制及严重关节功能障碍的类风湿关节炎患者，外科手术是有效的治疗手段。

思政课堂

"七一勋章"获得者——张桂梅

类风湿关节炎属全身性自身免疫性疾病，以关节非特异性炎症病变为主，好发于手、腕、足等小关节，呈多发性、对称性的慢性关节炎，反复发作，最终可导致关节破坏、畸形和功能丧失；同时其他器官或组织也可受累，使患者身心受到严重折磨。在"七一勋章"颁授仪式上，丽江华坪女子高级中学书记、校长张桂梅老师被搀扶着上台领奖，她的双手对称性近端指间关节发病，部分关节出现轻微畸形，双手贴满膏药，不禁让人泪目。张老师就是类风湿关节炎患者。但是她忍受着类风湿关节炎带来的病痛，把全部身心投入到当地的教育和儿童福利事业，并且创办了全国第一所全免费女子高中。她坚持用红色文化引领教育，培养学生不畏艰辛、吃苦耐劳的品格，引导学生铭记党恩、回报社会。她以坚韧执着的拼搏和无私奉献的大爱，诠释了共产党员的初心使命。希望作为一名医学生，同学们应增强作为一名医生的责任感，体现"大爱"情怀。

目标检测

答案解析

一、单项选择题

1. 急性化脓性骨髓炎好发人群为（　）

A. 婴儿　　　B. 儿童　　　C. 青年　　　D. 老年　　　E. 任何年龄

2. 儿童化脓性骨髓炎的脓肿不易进入关节腔的原因是（　）

A. 关节囊对关节腔具有保护作用　B. 儿童关节对细菌的抵抗力强　C. 骺板起屏障作用

D. 脓液容易局限和吸收　E. 脓肿容易经由软组织溃破

3. 属于肩周炎诊断依据的是（　）

A. 男性多于女性　　　B. 右侧多于左侧　　　C. 肩部疼痛，与动作无关系

D. 肩关节外展、外旋、后伸受限　E. 肩部三角肌无萎缩

4. 手足无力、括约肌功能障碍、脚踩棉花感，最可能的颈椎病类型是（　）

A. 椎动脉型颈椎病　　　B. 脊髓型颈椎病　　　C. 交感神经型颈椎病

D. 神经根型颈椎病　　　E. 复合型颈椎病

5. 男，41岁。2周前搬重物时出现腰部疼痛，排便时加重，并向左下肢放射，逐渐出现左小腿皮肤感觉

减退。查体：腰部活动受限，左侧直腿抬高40°出现左下肢放射性疼痛。腰椎X线片未见异常。最可能的诊断是（　　）

　　　A. 腰椎间盘突出症　　　　　B. 腰椎肿瘤　　　　　　　C. 腰椎管狭窄症

　　　D. 强直性脊柱炎　　　　　　E. 腰扭伤

　　6. 男，28岁。腰痛伴右下肢麻木疼痛1周，查体：直腿抬高试验（＋）。CT示腰椎间盘向右后侧突出，压迫硬膜囊。目前首选的治疗方法是（　　）

　　　A. 腰背肌功能锻炼　　　　　B. 经皮髓核切吸术　　　　C. 椎板减压髓核摘除术

　　　D. 卧床休息、理疗　　　　　E. 腰椎内固定植骨融合术

　　7. 类风湿关节炎的基本病理特征是（　　）

　　　A. 韧带炎　　　B. 软骨炎　　　C. 肌腱炎　　　D. 附着点炎　　　E. 滑膜炎

　　8. 类风湿关节炎最早累及的关节是（　　）

　　　A. 腕关节　　　B. 远端指间关节　　C. 肘关节　　　D. 近端指间关节　　E. 掌指关节

　　9. 除了关节肿痛之外，对类风湿关节炎的诊断最有意义的临床表现是（　　）

　　　A. 肘膝部肌腱附着端痛与足跟、脚掌痛

　　　B. 关节隆起与受压部位有无痛性皮下结节

　　　C. 小腿发现紫红色痛性皮下结节

　　　D. 弥漫性肺间质改变伴肺内结节

　　　E. 双侧渗出性胸腔积液，其糖定量正常

　　10. 对强直性脊柱炎的叙述，错误的是（　　）

　　　A. 以中轴关节慢性炎症、骨质破坏为主要特点的风湿性疾病

　　　B. HLA-B27基因与本病发病高度相关

　　　C. 男性多见

　　　D. 20~30岁为高峰期

　　　E. 休息后疼痛缓解

　　11. 男，24岁。腰背痛2年，下腰段及骶髂关节压痛，腰椎活动明显受限。X线片示双侧骶髂关节虫蚀样破坏，脊柱呈"竹节样"改变。最可能的诊断是（　　）

　　　A. 强直性脊柱炎　　　　　　B. 腰椎间盘突出症　　　　C. 腰椎结核

　　　D. 腰椎肿瘤　　　　　　　　E. 化脓性脊柱炎

　　12. 骨性关节炎的主要病变是（　　）

　　　A. 关节内化脓性感染　　　　　　　　　B. 关节特异性炎症

　　　C. 关节软骨退变和继发性骨质增生　　　D. 关节骨质疏松

　　　E. 骨与关节慢性疼痛

　　13. 女，65岁。左膝关节严重疼痛，步行距离少于500m。查体：左膝关节屈曲挛缩畸形，活动受限，负重位关节正位X线片显示左膝内侧关节间隙消失，骨质硬化，边缘骨赘增生。最可能的诊断是（　　）

　　　A. 骨关节炎　　　　　　　　B. 痛风关节炎　　　　　　C. 化脓性关节炎

　　　D. 骨关节结核　　　　　　　E. 风湿性关节炎

　　14. 骨关节炎的临床特点是（　　）

　　　A. 基本病变为滑膜炎　　　　　　　　　B. 晨僵时间常超过30分钟

　　　C. 以近端指间关节最常受累　　　　　　D. 一般不累及负重关节

　　　E. 关节痛于运动后加重，休息后缓解

二、简答题

1. 简述急性血源性骨髓炎的病理特点及典型临床表现。
2. 慢性血源性骨髓炎的临床表现和治疗原则有哪些?

（王力闯）

书网融合……

知识回顾　　　微课1　　　微课2　　　习题